Die Chirurgie

der

Blutgefässe und des Herzens.

Von

Dr. Ernst Jeger.

Mit 231 Abbildungen im Text.

1913
Springer-Verlag Berlin Heidelberg GmbH

Softcover reprint of the hardcover 1st edition 1913

ISBN 978-3-662-34353-1   ISBN 978-3-662-34624-2 (eBook)
DOI 10.1007/978-3-662-34624-2

Alle Rechte vorbehalten.

Herrn Dr. Alexis Carrel

in Dankbarkeit und Verehrung

gewidmet.

Vorwort.

Wenn ich es unternommen habe, im Folgenden eine zusammenfassende Darstellung der Blutgefäß- und der experimentellen Herzchirurgie zu geben, so geschieht dies in der Hoffnung, damit einem Bedürfnis abzuhelfen. Es sind bislang in deutscher Sprache über diesen Gegenstand nur kurze Sammelreferate — ich nenne diejenigen von Stich, London und Hadda — erschienen, die, so verdienstvoll sie an sich sind, doch dem großen Stoff nicht nach allen Richtungen hin gerecht werden können. Ueberdies ist die Technik der Gefäßnaht so schwierig und ihr Gelingen von so zahlreichen Bedingungen abhängig, daß nur eine bis ins letzte Detail gehende Besprechung derselben den Leser der Notwendigkeit entheben kann, sich durch zahlreiche, mühselige Versuche die erforderlichen Erfahrungen selbst schaffen zu müssen. Ich habe bei Abfassung meines Werkes alle bislang erschienenen Arbeiten über Blutgefäßchirurgie, namentlich auch das kürzlich von C. Guthrie, dem bekannten Mitarbeiter Carrels, publizierte Buch „Blood-vessel Surgery and its applications, London, Edward Arnold, 1912" eingehend berücksichtigt, außerdem jedoch versucht, mir durch eine sehr große Zahl eigener Experimente ein selbständiges Urteil über den Wert der verschiedenen bisher angegebenen Methoden zu bilden.

Das vorliegende Werk erhebt keinen Anspruch auf Vollständigkeit. Es kam mir lediglich darauf an, jedem, der sich mit diesem ebenso schwierigen, wie interessanten und hoffnungsvollen Gebiet näher zu befassen wünscht, die Erlernung der Technik zu erleichtern und ihm eine Uebersicht über die bisher geleistete Arbeit wie über die weiteren Entwicklungsmöglichkeiten zu geben. In letzterer Beziehung bemerke ich, daß ich mich nicht gescheut habe, jede noch so vage Anregung, die bislang in dieser Richtung gegeben wurde, eingehend zu besprechen, auf die Gefahr hin, daß vieles davon sich als unbrauchbar erweisen wird. Die Blutgefäß- und Herzchirurgie ist eben ein noch so wenig durchforschtes Gebiet, daß jede Anregung, wenn sie nur zu neuen experimentellen Untersuchungen Veranlassung gibt, direkt oder indirekt zu Fortschritten führen kann.

Die beigegebenen Abbildungen wurden der Mehrzahl nach von Herrn Maler Max Landsberg gezeichnet; die übrigen sind den besten Arbeiten über Gefäßchirurgie entnommen.

Es ist mir schließlich eine angenehme Pflicht, der Verlagsbuchhandlung für ihr weitgehendes Entgegenkommen bei der Ausstattung des Buches mein herzlichsten Dank auszusprechen.

Berlin, im März 1913.

Dr. **Ernst Jeger.**

Inhaltsverzeichnis.

                                                               Seite

1. Kapitel: **Einleitung** . . . . 1—24

    Geschichte der Gefäßnaht. — Allgemeines über experimentelle Chirurgie (Vorbehandlung, Narkose, Asepsis, Operationstechnik, Nachbehandlung). — Technik der endothorakalen Operationen. — Die theoretischen Grundlagen der Gefäßnaht (Ursachen der Thrombenbildung und Mittel zur Vermeidung derselben).

2. Kapitel: **Die Technik der Gefäßnaht** . . . . 25—111

    Instrumentarium. — Herstellung von End-zu-Endanastomosen an Arterien nach Carrel. — Herstellung von End-zu-Endanastomosen an Arterien nach Payr. — Verschluß von Schlitz- und Lappenwunden. — Zirkuläre Venennaht. — End-zu-Endvereinigung einer Arterie mit einer Vene. — End-zu-Endvereinigung feinster Gefäße. — Seit-zu-Seitanastomosen. — End-zu-Seitanastomosen. — Plastische Herstellung großer Gefäße aus kleineren. — Uebersicht über alle bisher angegebenen Methoden der Gefäßnaht.

3. Kapitel: **Resultate der Gefäßnaht** . . . . 112—138

    Wundheilungsprozeß nach Gefäßnähten. — Resultate der Arteriennaht. — Autoplastische Arterientransplantation. — Arterienvenenanastomosen. — Homoioplastische Gefäßtransplantation. — Heteroplastische Gefäßtransplantation. — Transplantation konservierter Gefäße. — Transplantation abgetöteter Gefäße. — Ersatz von Gefäßstücken durch Peritoneum, Gummimembranen, Metall- und Glasrohre.

4. Kapitel: **Die Bedeutung der Blutgefäßchirurgie für die experimentelle Medizin** . . . . 139—170

    Die nach Herstellung von Anastomosen zwischen verschiedenen Blutgefäßen auftretenden Veränderungen der Blutzirkulation. — Verengerung von Blutgefäßen mit Aluminiumbändern nach Halsted. — Ecksche Fistel. — Einleitung des Blutes der Cava in die Vena portae. — Anastomose zwischen der Milzvene und der Arteria renalis. — Anastomose zwischen einer Mesenterialvene und der Aorta — Anastomose zwischen der Arteria pulmonalis und der Aorta. — Implantation eines Ureters in das Gefäßsystem. — Parabiose. — Durchblutung isolierter Organe (Herz, Kopf).

5. Kapitel: **Transplantation** . . . . 171—226

Vorbemerkungen. — Transplantation der Nieren; — der Nebennieren; — der Schilddrüse; — der Epithelkörperchen; — der Ovarien; — des Herzens; — des Herzens und der Lungen; — des Darmes; — der Gliedmaßen; — des Kopfes und Halses.

6. Kapitel: **Die Verwendung der Gefäßnaht in der praktischen Chirurgie** . . . . 227—294

Die Folgen der Ligatur großer Blutgefäße. — Geschichte der Gefäßnaht am Menschen. — Statistik der Gefäßnaht am Menschen. — Gefäßtransplantation am Menschen. — Andere am Menschen ausführbare Gefäßoperationen. — Arteriotomie. — Trendelenburgsche Operation. — Organtransplantationen am Menschen. — Erzeugung passiver Hyperämie durch Gefäßnaht. — Verengerung von Blutgefäßen des Menschen durch Aluminiumstreifen nach Halsted. — Naht des Ductus thoracicus. — Katheterismus von Blutgefäßen nach Bleichröder und Unger. — Einblasen von Sauerstoff in das Venensystem. — Verwendung von Blutgefäßen zur Urethralplastik u. dgl. — Aneurysma. — Aszites und Ecksche Fistel. — Ventrikeldrainage mit Hilfe frei transplantierter Blutgefäße nach Payr. — Die Wietingsche Operation. — Behandlung von Varizen mit Hilfe der Gefäßnaht. — Bluttransfusion.

7. Kapitel: **Experimentelle Herzchirurgie** . . . . 295—328

Vorbemerkungen. — Bedeutung der Kompression der großen Gefäße in der Nähe des Herzens. — Methoden zum Operieren an denselben ohne Unterbrechung des Blutstromes. — Schwierigkeiten der Naht der Aorta endothoracalis. — Operation eines Aneurysma der Aorta endothoracalis. — Bisher ausgeführte Operationen an der Aorta endothoracalis. — Geschichte der Herzchirurgie. — Methoden der Herzfreilegung. — Eröffnung des Perikards. — Herzkollaps und seine Bekämpfung. — Veränderungen der Herztätigkeit nach Verletzungen. — Blutung nach Herzverletzungen. — Technik der Herznaht. — Heilungsvorgänge nach Herzverletzungen. — Blutsparung bei Herzoperationen. — Exzision von Herzstücken. — Operative Therapie der Herzklappenfehler.

Sachregister . . . . 329—331

1. Kapitel.

Einleitung.

Die Versuche, größere Blutgefäße nach Verletzungen dadurch für den Blutstrom durchgängig zu erhalten, daß man an die Stelle der Ligatur derselben die Naht der Gefäßwunde zu setzen suchte, dürften zunächst die Folge der Erkenntnis gewesen sein, daß die Ligatur der großen Gefäßstämme häufig deletäre Folgen nach sich zieht und selbst das Leben des betreffenden Individuums bedrohen kann. Schon die ältere medizinische Literatur berichtet über eine Reihe von Fällen, in denen die seitliche Naht von Arterien und Venen geglückt sein soll. Wieweit dabei wirkliche Erfolge erzielt wurden, wieweit solche nur durch das Ausbleiben schwerer Folgeerscheinungen, — die ja schließlich in vielen Fällen auch bei komplettem Verschluß des betreffenden Gefäßes nicht unbedingt einzutreten brauchen, — vorgetäuscht wurden, läßt sich heute kaum mehr beurteilen. Man wird jetzt, da uns eine Reihe eingehender experimenteller Untersuchungen darüber belehrt haben, wie schwierig es ist, eine Gefäßnaht einwandfrei auszuführen, welcher Menge schwer zu erfüllender Bedingungen dabei entsprochen werden muß, geneigt sein, den älteren Berichten über gelungene Gefäßnähte eine gewisse Skepsis entgegenzubringen. Jedenfalls aber waren die Erfolge der Blutgefäßchirurgie bis gegen das Jahr 1890 hin sehr bescheidene und man beschränkte sich auf die Verschließung kleiner Verletzungen von Arterien und Venen, wie sie bei Operationen gelegentlich durch einen unglücklichen Zufall entstanden waren.

Erst in den letzten 20 Jahren entwickelte sich die Blutgefäßchirurgie zu einem selbständigen Zweig der chirurgischen Kunst. In den Jahren 1890 bis 1900 wurde eine größere Zahl experimenteller Arbeiten geliefert, die die Bedingungen für das Gelingen von Blutgefäßnähten aufklärten und praktische Methoden zur Durchführung solcher Operationen schufen. Aber bis zum Beginn dieses Jahrhunderts beschränkte man sich auf die Aufgabe, einfache, die Kontinuität der Blutgefäße nicht unterbrechende Schnittwunden durch Naht zu versorgen. Den ersten Ansatz zu einer weiteren Entwicklung stellen die aus dem Jahre 1897 stammenden Versuche von Murphy einerseits, Briau und Jaboulay andererseits (s. 2. Kapitel), dar, völlig durchtrennte Gefäße wieder zur Vereinigung zu bringen. Nachdem dann zwischen den Jahren 1900 und 1903 relativ leicht und sicher durchführbare Methoden der zirkulären Gefäßnaht geschaffen worden waren, entwickelte sich die Blutgefäßchirurgie in einer bislang ungeahnten Weise. Durch die unermüdliche Tätigkeit zahlreicher hervorragender Forscher, unter denen in erster Linie der Franzose Carrel zu nennen ist, hat sie Erfolge errungen, die zu den großartigsten Leistungen der Medizin zu zählen sind und der praktischen Chirurgie, wie der experimentellen Forschung zahlreiche neue Wege eröffnet haben. Noch ist sie bei weitem nicht am Ende ihrer Entwicklung angelangt. Noch ergibt sich für denjenigen, der sich näher mit ihr befaßt, auf Schritt und Tritt eine Fülle der interessantesten, aber auch schwierigsten Aufgaben, die noch ihrer Lösung harren. Es soll im folgenden versucht werden, zunächst einmal durch gründliche Besprechung der Technik der Gefäßnaht die Erlernung derselben zu erleichtern, dann aber einen Einblick in die Bedeutung der Gefäßchirurgie für die verschiedenen Zweige der Medizin, in ihre Erfolge und die noch zu lösenden Fragen zu geben.

Die auffallend späte Entwicklung der Blutgefäßchirurgie ist darauf zurückzuführen, daß die Gefäßnaht nicht allein an die Geschicklichkeit des Operateurs, sondern vor allem auch an die äußeren Umstände, unter denen er arbeitet, ungewöhnlich hohe Anforderungen stellt. Die Asepsis, die Ausstattung der für experimentell-chirurgische Zwecke bestimmten Laboratorien, die Kunst der Instrumentenfabrikation mußte die hohe Stufe der gegenwärtigen Entwicklung erreicht haben, ehe auf diesem Gebiet Erfolge erzielt werden konnten.

Es ist selbstverständlich, daß jeder, der sich mit Blutgefäßchirurgie beschäftigen will, einerseits über eine gute chirurgische Ausbildung verfügen und andererseits in der Lage sein muß, unter äußeren Umständen zu arbeiten, die es ihm gestatten, den Anforderungen der modernen Chirurgie in bezug auf Vorbehandlung der Tiere, Narkose, aseptische Durchführung von Operationen, Nachbehandlung usw. vollinhaltlich zu entsprechen. Es ist eine heute noch vielfach verbreitete irrtümliche Ansicht, daß Versuchstiere bei und nach Operationen eines geringeren Aufwandes an Sorgfalt und Pflege bedürfen, als der Mensch, und daß es dabei nicht nötig sei, alle die beim Menschen selbstverständlichen Vorsichtsmaßregeln mit der gleichen Strenge durchzuführen. Nicht allein, daß sehr viele ältere wissenschaftliche Institute in dieser Beziehung ganz ungenügende Einrichtungen haben, man findet auch bei neu errichteten Laboratorien, daß man bezüglich der Einrichtungen für die Tieroperationen halbe Maßregeln für ausreichend hält. Wie falsch das ist, geht schon allein aus der Tatsache hervor, daß Carrel, der die besten Resultate auf dem Gebiete der Gefäßnaht und vielleicht auf dem Gebiete der Tierchirurgie überhaupt erreicht hat, unter äußeren Bedingungen arbeitet, wie sie von unseren bestgeführten Krankenhäusern kaum übertroffen werden, und in bezug auf Pflege der Tiere, Asepsis usw. die allerstrengsten Anforderungen stellt. Selbst wenn es richtig sein sollte, — wovon Verfasser sich übrigens nie überzeugen konnte — daß die Infektionsgefahr bei Hunden etwas geringer ist als bei Menschen, so wird dieser Umstand mehr als kompensiert durch den Umstand, daß man zahlreiche Hilfsmittel, die uns am Menschen zur Verfügung stehen, um Zwischenfälle während und nach der Operation zu vermeiden und einmal eingetretene wirksam zu bekämpfen, an Tieren schwer anwenden kann. So ist beispielsweise eine strikte Ruhelage der Tiere nach der Operation nicht zu erreichen; es gelingt kaum, die Beschmutzung der Wunden zu vermeiden, die Verwendbarkeit der Drainage bei Wundinfektionen ist sehr beschränkt, die Möglichkeit, sich durch genaue Beobachtung des operierten Tieres von jeder Störung des Wundverlaufes gleich im Beginn zu überzeugen, fehlt fast völlig.

Die genaue Kenntnis dieser Dinge muß bei jedem, der sich mit Blutgefäßchirurgie befassen will, vorausgesetzt werden. Dagegen sei es gestattet, hier in Kürze einige speziell für die Ausführung erfolgreicher Gefäßoperationen am Tier wichtige Maßregeln ein für allemal zusammenhängend zu besprechen, um spätere Wiederholungen vermeiden zu können.

Bickel hat in einer kürzlich erschienenen ausgezeichneten Darstellung der experimentellen Chirurgie der Abdominalorgane[1]) alle diejenigen Vorschriften zusammengefaßt, denen ein gutes Laboratorium für diesen Zweck zu entsprechen hat, und Verfasser kann daher im allgemeinen wohl auf dieses Werk verweisen. Noch schärfer, als Bickel dies tut, soll jedoch hier auf die Notwendigkeit peinlichster Asepsis hingewiesen werden. Bei den intraabdominellen Operationen, die Bickels Werk behandelt, ist es verhältnismäßig leicht, gute Resultate zu erhalten, da das Peritoneum eine bedeutende Widerstandsfähigkeit besitzt und mit einer ziemlich großen Menge von Infektions-

---

1) Bickel u. Katsch, Chirurgische Technik der normalen und pathologischen Physiologie des Verdauungsapparates. Berlin 1912. August Hirschwald.

erregern fertig zu werden vermag. Unverhältnismäßig schwieriger liegt die Sache bei Blutgefäßoperationen und speziell bei endopleuralen Eingriffen an den großen Gefäßen in der Nähe des Herzens. Carrel betont immer wieder, daß dasjenige Ausmaß Asepsis, das genügt, um bei gewöhnlichen Operationen eine prima intentio zu erzielen, für Eingriffe, wie die eben genannten, nicht ausreicht. Dementsprechend wird auch bei ihm in dieser Beziehung mit ungewöhnlicher Strenge vorgegangen. So darf z. B. kein Besucher einer Operation beiwohnen, ohne vorher sterile Ueberschuhe, einen sterilen Mantel und eine Mütze mit Mundschutz angezogen zu haben. Selbstverständlich werden alle Vorbereitungen (Waschen, Rasieren, Narkose, Desinfektion der Operateure und des Tieres, Auskochen der Instrumente usw.) in einem Vorraum vorgenommen. Ein gut Teil von Carrels Erfolgen mag auch auf die ungeheure Geschwindigkeit, mit der er operiert, zurückzuführen sein. Es ist eben eine vielfach zu wenig beachtete Tatsache, daß das schnelle Operieren einen der wichtigsten Faktoren der Asepsis darstellt. Der Fehler vieler Operateure, die aseptischen Maßnahmen zwar bis zum Aeußersten zu treiben, dann aber die Operation ganz unnötig in die Länge zu ziehen und zu allem viel mehr Zeit zu brauchen als nötig wäre, führt bei Blutgefäß- und speziell bei endothorakalen Operationen mit Sicherheit zu Mißerfolgen.

Die Wahl der Tiere ist je nach der beabsichtigten Operation verschieden zu treffen. Je größer das Thier, desto leichter ist natürlich die Gefäßnaht, und man wird daher für Operationen an oberflächlichen Gefäßen, wie der Carotis, der Jugularis, Femoralis usw. möglichst große Tiere wählen. Dagegen empfiehlt sich für Operationen an tiefliegenden Gefäßen (der Aorta, den Nierengefäßen usw.) die Wahl etwas kleinerer Tiere, da man sonst in einer so großen Tiefe zu arbeiten hat, daß die subtilen Gefäßoperationen ganz außerordentlich erschwert werden. Aeltere und kranke Tiere sollte man für Blutgefäßoperationen überhaupt nicht verwenden. Für abdominale Operationen wähle man unbedingt weibliche Tiere, da man an diesen einen viel längeren medianen Laparotomieschnitt machen kann, als an männlichen. Ferner verwende man für diese letztere Art von Operationen Tiere mit ganz flachem Abdomen, für endothorakale Operationen dagegen solche mit vorspringendem Brustbein und seitlich abgeflachtem Thorax, da man bei diesen Eingriffen im allgemeinen seitlich von einem Interkostalschnitt aus vorzugehen hat und die Zugänglichkeit des Herzens und der großen Gefäße von einem solchen Schnitt her bei flachbrüstigen Tieren eine sehr schlechte ist.

Ueber die Vorbereitung der Tiere ist wenig zu sagen. Sind

sie sehr schmutzig, so sollen sie mehrere Tage vor der Operation ein Seifenbad erhalten; geradezu gewarnt muß hingegen vor einem Bad unmittelbar vor der Operation werden, da die Tiere sich zu leicht erkälten. Hautkranke Tiere sollten zunächst isoliert, mit einer milden Seife und warmem Wasser gewaschen und dann mit einer Schwefelsalbe eingerieben werden.

Zur Narkose ist ausschließlich Morphium-Aether zu empfehlen. Chloroform ist bei Tieren noch gefährlicher als bei Menschen und führt sehr häufig zum Narkosetod. Man gibt eine Stunde vor der Operation $1/2$ bis 1 cg Morphium pro Kilogramm Tier subkutan. Dadurch wird einerseits erreicht, daß die Tiere völlig apathisch werden und alles mit sich anfangen lassen, andererseits jedoch, daß der Aetherverbrauch ein minimaler wird und Todesfälle infolge der Narkose sehr selten werden. Das Tier wird mit Hilfe breiter, nicht einschneidender Bänder in geeigneter Lage auf den Operationstisch festgebunden. Die Operationsstelle wird in weitem Umfange rasiert. Wo das Rasieren Schwierigkeiten macht, kann man die Haare auch recht gut mit Schwefelkalk entfernen. Desinfektion durch Abreiben mit Alkohol und zweimaligen Anstrich mit 10 proz. Jodtinktur. Zur Narkose hat man zahlreiche, zum Teil recht komplizierte Apparate anempfohlen. Man geht am einfachsten in der Weise vor, daß man die Schnauze des Tieres mit einem mehrfach zusammengelegten Tuch fest umwickelt, dasselbe am Nacken des Tieres zubindet und direkt darauf den Aether gießt. Die komplizierten Vorrichtungen zur Narkose sind nicht allein überflüssig, sondern z. T. im höchsten Grade unpraktisch. Ich habe, seit ich die eben erwähnte Technik verwende, noch nie einen Todesfall infolge von Narkose gehabt.

Sobald das Tier tief narkotisiert ist, wird es derartig auf breite Kissen gelagert, daß das freizulegende Blutgefäß möglichst der Körperoberfläche genähert wird. Zum Schutze gegen Abkühlung während langdauernder Operationen ist es sehr zu empfehlen, einen mit warmem Wasser gefüllten Thermophor unter die zum Abdecken des Operationsfeldes verwendeten Tücher zu schieben. Ist es nötig, die Därme ganz oder teilweise aus dem Körper herauszuholen, so schlägt man sie am besten in ein mit steriler Vaseline getränktes Seidentuch, wickelt noch ein zweites steriles Tuch herum und lagert sie dann auf den Thermophor.

Die genaueste Kenntnis und Beherrschung der allgemeinen Operationstechnik muß hier vorausgesetzt werden und es bedarf daher in dieser Beziehung keiner besonderen Auseinandersetzungen. Ueber die an den einzelnen Operationen besonders zu berücksichtigenden Verhältnisse werden die nötigen Bemerkungen bei der Besprechung derselben gemacht werden. Von größter Wichtigkeit ist es, daß bei Gefäßoperationen jede, selbst die kleinste Blutung, sorgfältigst gestillt sein muß, ehe man die Operation am Blutgefäß selbst beginnt. Die Verwendung von Gummihandschuhen empfiehlt Verfasser nicht, da sie durch die bei der Gefäßnaht verwendete Vaseline zu schlüpfrig werden. Ich nehme vielmehr Zwirnhandschuhe, die unmittelbar vor Beginn der eigentlichen Gefäßoperation nach vollkommenem Abdecken des Operationsfeldes gewechselt werden sollen. Wenn man seiner Hände nicht vollkommen sicher ist, z. B. nach Beschäftigung mit Leichenmaterial oder dergleichen, ziehe man Gummihandschuhe und darüber Zwirnhandschuhe an. Der Verschluß der Wunde nach Beendigung der Operation hat äußerst sorgfältig zu geschehen. Man vergesse nicht, daß das Tier meistens schon kurze Zeit nach der Operation vollkommen mobil ist und nachher alle seine Kräfte daran setzt, die Wundnähte wieder auseinanderzureißen; daher soll man in zahlreichen Schichten und ausschließlich mit Knopfnähten aus starker Seide nähen. Namentlich an den oberflächlichen Gewebschichten, nahe der Haut soll die Naht sehr dicht und fest sein und breite Gewebschichten aneinander adaptieren, selbst wenn dies den anatomischen Verhältnissen nicht entspricht. Auf diese Weise erreicht man es wenigstens, daß die in der Tiefe der Wunde liegenden vernähten Gefäße nicht bloßgelegt werden, wenn das Tier sich seine Wunde aufreißt. Wenn man gezwungen ist, mit nur einem Assistenten zu arbeiten, so ist, um die Dauer der Wundnaht möglichst abzukürzen, die Verwendung einer Reverdinschen Nadel sehr zu empfehlen, mit der es z. B. leicht gelingt, eine große mediane Laparotomiewunde eines Hundes mit 4 Reihen Knopfnähten binnen 10 Minuten zu verschließen. In bezug auf die Frage, ob man nach Tieroperationen Verbände anlegen soll, gehen die Ansichten der verschiedenen Experimentatoren auseinander. Tatsache ist, daß in vielen Fällen selbst große Wunden nach Tieroperationen ganz gut ausheilen können, wenn man sich mit einem einfachen Jodoform-Kollodiumanstrich der Wunde begnügt, daß andererseits der beste Verband insofern einen nur problematischen Schutz gewährt, als die Tiere einerseits eine wahre Virtuosität darin besitzen, die stärksten Verbände in kurzer Zeit wegzureißen, daß andrerseits die Verbände sehr leicht beschmutzt werden und beschmutzte Verbände natürlich schlechter sind als gar keine. Verfasser selbst verwendet im allgemeinen bei abdominalen Operationen keine Verbände. Bei Thorax- und Halsoperationen hingegen halte ich solche für unbedingt nötig. Man erreicht dadurch zum Mindesten, daß die

Wunde in den ersten Tagen nach der Operation einigermaßen geschützt ist, und wenn sekundär durch Abreißen des Verbandes und Oeffnen der Hautnaht eine oberflächliche Eiterung auftritt, so haben sich die Granulationen in der Tiefe doch schon so weit entwickelt, daß ein Eindringen der Eiterung in die Tiefe nicht mehr zu befürchten ist. Ein Verband wird am Hund am besten in der Weise angelegt, daß man die Wunde mit zahlreichen Schichten steriler Gaze belegt, dann mit Watte-, hierauf mit einer Mullbinde umwickelt und schließlich durch 2 bis 3 Stärkebinden den Verband fixiert. Dabei mache man unbedingt Achtertouren um die Extremitäten, da den Tieren das Abreißen des Verbandes dadurch sehr erschwert wird. Selbstverständlich muß die Wunde alle zwei Tage revidiert werden und zeigt sich irgendwo eine Eiterung, so muß sie nach den allgemeinen chirurgischen Regeln behandelt werden. Muß man wegen Eintritts einer Infektion sekundär Hautnähte entfernen, so lege man hernach unbedingt einen Verband an, sonst wird die Wunde binnen kürzester Zeit ganz auseinandergerissen und die Eingeweide fallen vor. In allen Fällen, bei denen die oberflächlichen Nahtreihen geöffnet sind, so daß die tieferen Gewebeschichten frei zu Tage liegen, ist es sehr zu empfehlen, die Wunde täglich mit einer Bürste und Perubalsam abzureiben, da sich die Wunde unter dieser Behandlung sehr rasch reinigt und die Vernarbung rasche Fortschritte macht.

Die Tiere werden nach der Operation auf 2 bis 3 Tage isoliert. Eine recht gute Methode, um Selbstverletzungen der Tiere zu vermeiden, die in praxi allerdings nur dann durchführbar ist, wenn zahlreiche Laboratoriumsdiener zur Verfügung stehen, besteht darin, die Tiere in der ersten Zeit nach der Operation in einen Sack zu stecken, denselben am Hals zuzubinden und ihn frei zu suspendieren. Dies zwingt die Tiere, ruhig zu liegen und hindert sie daran, sich die Wunden aufzureißen. Recht zweckmäßig ist es ferner, ihnen einen Maulkorb umzubinden und denselben nur zum Fressen abzunehmen.

Von großer Bedeutung ist es weiterhin, daß der Raum, in dem die Tiere sich in den ersten Tagen nach der Operation befinden, sehr gut durchwärmt ist, ferner daß man für möglichste Sauberkeit sorgt. Es ist ziemlich irrelevant, auf welche Art von Unterlage (Stroh, Sägespäne usw.) die Tiere gelagert werden, wenn sie nur häufig gewechselt und auch sonst die Infektionsgefahr von der Umgebung her nach den bekannten Regeln (häufiges Aufwaschen des Fußbodens mit antiseptischen Lösungen u. dgl.) möglichst verringert wird. Hierher gehört auch die Vorschrift, Tiere nicht in dem Raum zu füttern, in dem sie sich im allgemeinen befinden, da die verfaulenden Nahrungsreste die Infektionsgefahr sehr steigern. Das Tier kann unmittelbar nach der Operation Wasser bekommen und auch sehr bald feste Nahrung (selbstverständlich keine Knochen) zur Verfügung gestellt erhalten. Die Tiere haben selbst einen sehr sicheren Instinkt dafür, wann es ihnen zuträglich ist, mit der Aufnahme fester Nahrung zu beginnen.

Einer besonderen Besprechung bedarf noch die Ausführung endothorakaler Operationen.

Diese Art von Eingriffen bietet dem Operateur ganz außerordentliche Schwierigkeiten, denen nicht einmal Carrel trotz seiner eminenten Technik und trotz der glänzenden äußeren Bedingungen, unter denen er arbeitet, vollkommen gewachsen ist. Er berichtet in seinen Arbeiten, daß es ihm bei aller Sorgfalt nicht gelingt, das häufige Vorkommen tödlich verlaufender Fälle von eitriger Pleuritis zu vermeiden.

Diese Mißerfolge beruhen eben darauf, daß die Pleura vieler Tiere, speziell diejenige von Hunden, offenbar noch weit empfindlicher gegen Infektion ist, als diejenige des Menschen und daß wir andererseits die zahlreichen Methoden, die uns beim Menschen zur Verfügung stehen, um eine einmal aufgetretene eitrige Pleuritis und Mediastinitis wirksam zu bekämpfen, am Hund nur sehr schwer anwenden können.

Zunächst ein Wort über die Methoden zur Vermeidung eines Pneumothorax nach Eröffnung der Pleura. Es ist bekanntlich zu diesem Zweck eine große Reihe von Verfahren angegeben worden. Auf Grund der Berichte zahlreicher Autoren, sowie meiner eigenen ziemlich ausgedehnten Erfahrungen glaube ich, bei Tieroperationen dem Auer-Meltzerschen Verfahren der Insufflationsnarkose unbedingt den Vorzug vor allen anderen Methoden geben zu sollen. Das Prinzip desselben besteht bekanntlich darin, daß man dem Tier einen Schlauch durch den Kehlkopf in die Trachea bis zur Bifurkation einführt, der die Trachea zum Teil ausfüllt, und dann in diesen Schlauch kontinuierlich Luft oder Sauerstoff einbläst. Die Luft dringt durch die Bronchien bis in die Alveolen vor, bläht sie auf und entweicht wieder zwischen Trachealwand und Schlauch. Auf diese Weise wird dem in den Alveolargefäßen zirkulierenden Blut fortwährend frischer Sauerstoff zugeführt, während die abgegebene Kohlensäure mitgerissen wird. Da der Luftstrom ein kontinuierlicher ist, sind die Atembewegungen vollkommen aufgehoben und die Lunge befindet sich in einem Zustand gleichmäßiger Blähung. Dieses Verfahren hat gegenüber anderen Verfahren zahlreiche Vorzüge: 1. Eine Ansammlung zu großer Aethermengen in der Lunge ist nicht möglich, da jeder Ueberschuß sofort durch den Luftstrom entfernt wird. 2. Der Verbrauch an Narkotikum ist minimal. 3. Die bei anderen Narkoseverfahren stets vorhandene Gefahr einer Erstickung infolge Versagens der Respirationszentren ist ausgeschlossen, da der Organismus ohne Atembewegungen dauernd mit Sauerstoff versorgt wird. Aus diesem Grunde ist die Insufflationsnarkose auch bei zahlreichen anderen Operationen (z. B. bei Gehirnoperationen) sehr empfehlenswert. Es gelang Meltzer[1]), Tiere, deren Herz bereits 21 Minuten still gestanden hatte, durch Insufflation wieder zum Leben zurückzurufen. 4. Man kann bei der Insufflationsnarkose im Gegensatz zu den anderen Ueberdruckverfahren mit sehr einfachen Apparaten auskommen und hat daher Zwischenfälle durch Versagen derselben kaum zu befürchten. 5. Die Operation wird durch das Ruhigstellen der Lunge sehr erleichtert.

Die Einführung der Sonde gelingt am Hund sehr leicht. Das Tier wird zunächst wie gewöhnlich tief narkotisiert. Dann öffnet der Narkotiseur das Maul des Tieres weit, indem er mit der rechten Hand den Oberkiefer, mit der linken den Unterkiefer und die weit hervorgezogene Zunge faßt. Der Operateur packt mit einer langen Klemme den Kehldeckel des Tieres und gibt auch diese noch dem Narkotiseur in die linke Hand. Hierauf greift er mit seinem linken Zeigefinger in den Rachen des Hundes und dirigiert damit die mit der rechten Hand eingeführte Sonde in den Kehlkopf. Man schiebt die Sonde vor, bis man einen Widerstand spürt und zieht sie dann 2 cm weit zurück. Ihre Weite soll je nach der Größe des Hundes 3—8 mm betragen.

Zur Ausführung der Meltzerschen Narkose sind sehr zahlreiche Apparate angegeben worden, die zum Teil ganz unnütz kompliziert sind und die Handhabung nur erschweren. Verfasser selbst hat bisher alle seine endothorakalen Eingriffe mit dem ganz einfachen, von Unger angegebenen Apparate ausgeführt, den nachstehende Abbildung 1 zeigt. Er besteht aus einem kleinen Elektromotor, der mit Hilfe eines Schwungrades eine Pumpe P treibt. Diese speichert Luft unter einem regulierbaren Druck in dem Metallzylinder D auf. Der Behälter trägt einen Regulator R und ist mit einem Manometer M verbunden. An seinem Auslaß A befindet sich ein Hahn, durch den der Austritt der Druckluft reguliert werden kann. Von diesem aus führt ein Schlauch in eine mit Aether gefüllte Flasche, deren Stopfen dreifach durchbohrt ist. Durch 2 Bohrungen sind Glasröhrchen gesteckt, die mit den ein- und abführenden

---

1) Berliner klin. Wochenschr. 1910. S. 566.

Abbildung 1.

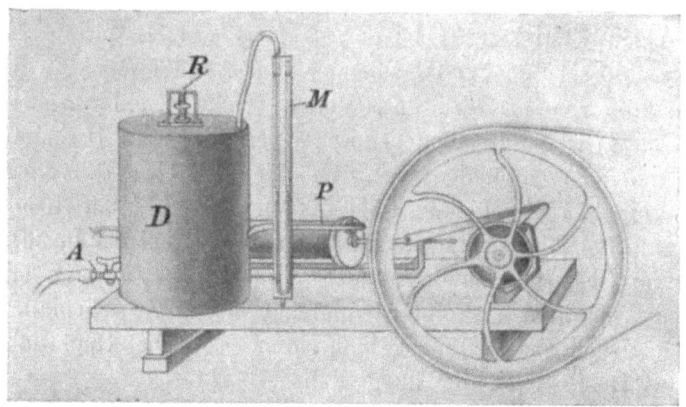

Insufflationsapparat nach Unger.

Abbildung 2.

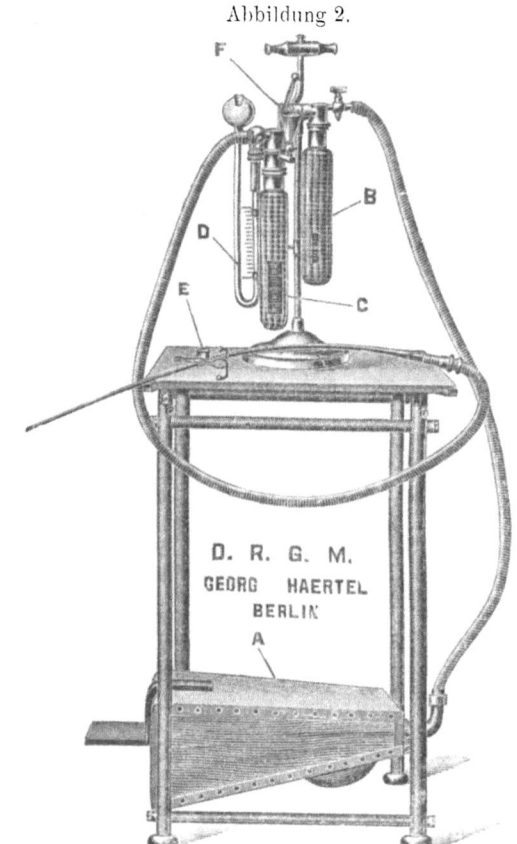

Nordmannscher Apparat.

Schläuchen in Verbindungen stehen. Durch die dritte Bohrung führt ein Glasröhrchen, das einen Hahn trägt. Durch Drehen desselben ist es möglich, den im Apparat herrschenden Druck zu regulieren. Von da aus gelangt die Druckluft in die in die Trachea des Hundes eingeschobene Sonde. Will man die Narkose unterbrechen, so schaltet man einfach die Aetherflasche durch direktes Verbinden der beiden Schlauchenden aus.

Neuerdings hat Nordmann einen sehr praktischen kleinen Apparat[1]) angegeben, der sich durch außerordentliche Einfachheit und Leichtigkeit der Handhabung auszeichnet (Abb. 2). Die Druckluft strömt zunächst durch ein mit einem Hahn versehenes Metallrohr in eine Waschflasche (B), die mit Wasser gefüllt ist. An diese schließt sich eine zweite, mit Aether gefüllte Flasche (C). Je nach der Stellung des Hahnes F perlt die Druckluft durch den Aether hindurch oder streicht nur darüber hinweg oder umgeht die Aetherflasche gänzlich. Dann gelangt die Luft in einen Schlauch, an den die Trachealsonde angeschlossen wird. Ein kleines Manometer (D) zeigt den Druck an, der durch den Hahn vor B reguliert wird. Der Apparat steht auf einem Tisch, in dessen Boden ein großer Blasebalg eingelassen ist. Die Druckluft wird durch Treten dieses Blasebalges erzeugt. Da jedoch bei Verwendung eines Blasebalges leichte Volumschwankungen der Lunge stattfinden, die das Arbeiten stören und andererseits bei mehrstündigen Operationen das Treten des Blasebalges eine ziemlich unangenehme Aufgabe ist, dürfte es nach Ansicht des Verfassers besser sein, sich zur Erzeugung der Druckluft eines Windkessels in der bei Besprechung des Ungerschen Apparats beschriebenen Form zu bedienen oder eine Bombe mit komprimierter Luft oder komprimiertem Sauerstoff an den Apparat anzuschließen.

Die Eröffnung des Thorax kann nach verschiedenen Methoden geschehen, doch ist der einfache Zwischenrippenschnitt an dem auf der Seite liegenden Tier der weitaus sicherste und einfachste. Wenn man eine solche Wunde mit einem automatischen Wundhaken maximal erweitert und ein Kissen unter den Thorax schiebt, so liegen alle Thoraxorgane so bequem vor, daß man jede Operation am Herzen und den großen Blutgefäßen des Thorax mit der größten Bequemlichkeit ausführen kann.

Die größte Schwierigkeit stellt, wie bereits gesagt, der Schutz gegen Infektion dar. Carrel[2]) empfiehlt, die Lungen unmittelbar nach der Eröffnung des Thorax in mit Vaseline getränkte Seidenkompressen

---

1) Hergestellt von Georg Haertel, Breslau u. Berlin.
2) Carrel, Annals of surgery. 1910. Vol. 52. p. 83.

einzuwickeln und über die Seidenkompressen noch dicke Filzstücke zu legen, um eine Abkühlung zu verhindern, weiterhin jede Blutung zu vermeiden, jede Art von Abreiben und Abwischen der Pleura zu unterlassen und schließlich in einem auf 30° C erwärmten Operationszimmer zu arbeiten. Allerdings gelingt es ihm selbst unter diesen Umständen nicht, in jedem Falle Pleuritis fernzuhalten, dies umsoweniger, als ja die Forderungen, Blutungen zu vermeiden, die Pleura nicht auszuwischen und dergleichen bei Blutgefäßoperationen sicherlich nicht erfüllbar sind. Ich selbst habe trotz sorgfältigster Beachtung dieser Vorschriften bei meinen endothorakalen Operationen, ehe ich zur Verwendung des Tiegelschen Ventiles gelangte, zahllose Tiere durch Pleuritis verloren.

Nach den Ausführungen von Tiegel[1]) ist die eminente Gefahr der Pleurainfektion bei großen operativen Eingriffen im Innern des Thorax auf 2 verschiedene Momente zurückzuführen, und zwar 1. auf die nach der Operation im Thorax zurückbleibende Luft und 2. auf die auf fast jeden endopleuralen Eingriff folgende intensive seröse Exsudatbildung. Auf die zahlreichen Experimente, durch die Tiegel die Bedeutung dieser beiden Momente erwiesen hat, kann hier leider nicht näher eingegangen werden und es kann nur eine kurze Erwägung Platz greifen, wie wir uns wohl in praxi gegen diese beiden Gefahren nach Möglichkeit schützen können.

Das Zurückbleiben von Luft in der Pleurahöhle kann mit ziemlicher Sicherheit dadurch vermieden werden, daß man nach Beendigung der Operation unmittelbar vor dem Zuziehen der letzten die Pleura verschließenden Nähte die Lungen kräftig aufbläht und auf diese Weise mechanisch die Luft verdrängt. Ein zweckmäßiger Kunstgriff besteht darin, die Pleurahöhle mit steriler Kochsalzlösung zu füllen und so ein Zurückbleiben von Luft auch dann zu verhindern, wenn die Aufblähung der Lunge keine genügende war. Viel schwieriger ist es, die Exsudatbildung wirksam zu bekämpfen. Es ist naheliegend, das zunächst immer seröse Exsudat durch eine Drainage zu entfernen, ehe es sich durch Infektion in ein eitriges verwandelt hat. Die Verwendung eines einfachen Drains würde jedoch selbstverständlich das Eindringen von Luft in den Thoraxraum gestatten und daher einen Pneumothorax zur Folge haben, der selbstverständlich vermieden werden muß. Tiegel[2]) hat nun diese Schwierigkeit in sehr geistreicher Weise dadurch zu überwinden gesucht, daß er ein Drain angab, das wohl das Austreten von Luft

---

1) Tiegel, Beiträge zur klin. Chirurgie. 1912. Bd. 80. S. 128.
2) Tiegel, Verhandlungen der Deutschen Gesellschaft für Chirurgie. 1912.

und Flüssigkeit aus dem Pleuraraum in die Umgebung nach außen, nicht aber das Eintreten von Luft von außen in das Innere des Thorax gestattet (Abb. 3). Es besteht im wesentlichen aus einem Metallrohr, das in eine viereckige Platte mündet, über die eine an zwei Seiten befestigte Gummimembran gezogen ist. Das Drainrohr wird möglichst luftdicht in die Thoraxwand eingenäht. Durch ein über die Platte aufgesetztes Drahtnetz wird das Ventil vor dem Ankleben der Verbandstoffe geschützt. Das Exsudat kann zwischen der Gummimembran und der Metallplatte nach außen abfließen. Dagegen ist ein Eindringen von Luft in der Thorax nicht möglich, da die Membran durch den Luftdruck an die Platte gepreßt wird und so die Mündung des Rohres luftdicht verschließt.

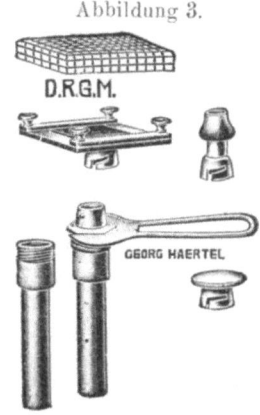

Abbildung 3.

Tiegelscher Ventildrain.

Es hat sich mir nun gezeigt, daß das Tiegelsche Ventil insofern nicht ganz befriedigend arbeitet, als die Gummimembran dem Austritt der Flüssigkeit aus der Pleurahöhle einen zu starken Widerstand entgegensetzt. Es passierte mir gar nicht selten, daß keine Flüssigkeit durch das Drain nach außen trat, daß jedoch nach Entfernung desselben eine kolossale Menge Flüssigkeit nachstürzte, die sich hinter dem Drain gestaut hatte. Die Flüssigkeit müßte eben, um bei dieser Drainform nach außen treten zu können, unter einem sehr bedeutenden Druck stehen, der im allgemeinen im Inneren der Pleura nicht vorhanden ist.

Fernerhin ist es wünschenswert, nicht bloß ein Drain einzulegen, sondern die Flüssigkeit gleichzeitig auch mit einem Gazestreifen oder Docht abzusaugen, was bei dem Tiegelschen Ventil nicht möglich ist. Verfasser hat sich daher eine Modifikation des Tiegelschen Ventils herstellen lassen[1]), die sich ausgezeichnet bewährt hat (s. Abb. 4). Sie besteht aus einem T-förmigen Glasrohr, das in der Mitte durch eine Scheidewand in 2 symmetrische Hälften geteilt wird. An der Unterseite jeder der beiden Hälften des queren Rohres befindet sich je eine große Oeffnung. Die Anwendung geschieht folgendermaßen:

In die eine der beiden Hälften des Drains wird ein Gazestreifen eingezogen und bis zu der Oeffnung hingeführt, während die andere Hälfte des Drains leer bleibt. Hierauf wird jede der beiden Hälften des Querrohres mit je einem Kondomfingerling überzogen und letztere

---

1) Hergestellt von Georg Haertel, Breslau u. Berlin.

an der den Löchern gegenüberliegenden Seite des Rohres eine Strecke weit aufgeschnitten. Das Mittelstück des so armierten Drains wird nunmehr in die Thoraxwand eingenäht, nachdem das Ende des Streifens auf diejenige Stelle der Pleura, an der auf Grund der ausgeführten Operation die stärkste Exsudation zu erwarten ist, gelegt worden ist. Wenn sich nun in der Pleura Flüssigkeit entwickelt, so gelangt sie durch den Gazestreifen bzw. die leere Drainhälfte in das Querrohr und weiterhin durch die Oeffnungen desselben in den Raum zwischen der Außenfläche des Rohres und der Gummimembran. Aus diesem fließt sie durch die Oeffnungen der Fingerlinge nach außen ab. Der Widerstand, den die Flüssigkeit dabei zu

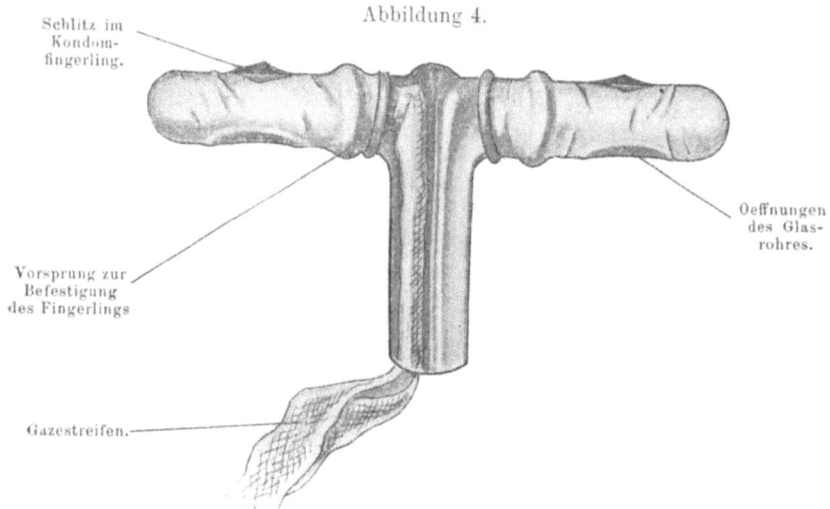

Abbildung 4.

Jegersches Ventildrain.

überwinden hat, ist natürlich fast gleich Null. Selbstverständlich ist bei dieser Konstruktion ein Eindringen von Luft in das Innere der Pleurahöhle ebenso wenig möglich, wie bei Anwendung des Tiegelschen Ventils. Es ist mir, seitdem ich dieses Ventildrain verwende, immerhin gelungen, hie und da Tiere nach großen endopleuralen Eingriffen ohne pleuritische Infektion dauernd am Leben zu erhalten, während ich früher jedes Tier spätestens 4 Tage nach der Operation an schwerster eitriger Pleuritis verlor.

Daß bei Verwendung eines Ventildrains ein Verband angelegt werden muß, ist selbstverständlich. Sobald er durchnäßt ist, muß er gewechselt werden. Nach 2 Tagen wird er entfernt und das Ventil herausgezogen. Ist mein Ventil in Anwendung gewesen, so entfernte ich es zwar ebenfalls, belasse jedoch den Streifen noch 2 Tage länger, selbstverständlich unter Anlegung eines neuen Verbandes. Binnen 2 Tagen haben sich schon genügende Adhäsionen gebildet, daß die Gefahr eines ausgedehnten Pneumothorax nicht mehr besteht. Daß auch bei Anwendung eines Ventils nebenbei alle von Carrel gegebenen Vorschriften nach Möglichkeit zu befolgen sind, ist selbstverständlich. Der Rat Carrels, die ganze Pleurahöhle mit steriler Vaseline zu bestreichen, hat u. a. auch den Vorteil, daß man sich das Abdecken des Operationsfeldes mit Tüchern (s. 2. Kapitel), das bei dem engen Raum sehr lästig ist, ersparen kann.

Ob die Verwendung von Desinfektionsmitteln nach Vollendung der endothorakalen Operationen empfehlenswert ist, läßt sich nicht sicher sagen. Verfasser streut gewohnheitsgemäß nach Beendigung der Operation etwas Jodoformpulver in die Pleurahöhle, ohne jedoch mit Bestimmtheit angeben zu können, ob dadurch die Chancen für das Gelingen der Operation wesentlich gebessert werden.

Noch viel zu wenig ist die Frage untersucht, ob es nicht möglich wäre, durch irgendwelche medikamentöse Vor- oder Nachbehandlung die postoperative Pleuraexsudation und damit die Gefahr der eitrigen Pleuritis einzuschränken. So wäre z. B. die Frage zu erwägen, ob nicht eine präventive Kampferölinjektion, die ja bekanntlich bei drohender Peritonitis ausgezeichnete Erfolge aufzuweisen hat, auch bei drohender Pleuritis gute Dienste leisten könnte. Besonders jedoch sei darauf hingewiesen, daß nach den Untersuchungen von Chiari und Januschke[1]) durch Einführung von Kalk die nach entzündlichen Reizungen auftretenden Oedeme und Exsudate sehr erheblich eingeschränkt werden können. Es scheint durchaus möglich zu sein, daß durch vorherige Einverleibung eines Kalkpräparates oder auch durch Eingießen desselben in die Pleurahöhle nach der Operation die Menge des auftretenden Exsudates bedeutend verringert werden könnte.

Der Verschluß der Pleurahöhle erfolgt in bekannter Weise: Zunächst wird eine Reihe starker Fäden um die beiden benachbarten Rippen gelegt, dann knüpft der Operateur einen nach dem andern mit chirurgischen Knoten, während der Assistent durch kräftiges Anziehen des nächsten gekreuzten Fadenpaares die beiden Rippen einander nähert. Darüber kommen mindestens 3 Schichten von Knopfnähten, wobei dafür zu sorgen ist, daß das Ventil luftdicht eingenäht wird. Nach Vollendung der Wundnaht bläht der Narkotiseur

---

1) Chiari und Januschke, Arch. f. exper. Pathol. u. Pharmakol. 1911. Bd. 65.

durch Verstärken des Luftstromes in dem Trachealrohr die Lungen so stark auf, daß alle im Pleuraraum befindliche Luft durch das Ventildrain nach außen gepreßt wird. Schließlich folgt Entfernung des Schlauches aus der Trachea und Anlegen des Verbandes unter Verwendung von sehr viel Gaze und Watte. Das Tier beginnt nach kürzester Zeit spontan zu atmen.

Soviel über die allgemeine Operationstechnik. Nunmehr soll auf die Blutgefäßoperationen selbst eingegangen werden.

Die Gefäßnaht zählt, wie bereits oben wiederholt betont wurde, zu den schwierigsten Operationen, die es überhaupt gibt. Sie setzt ein hohes Ausmaß operativer Geschicklichkeit und Erfahrung voraus und erfordert die Berücksichtigung einer ganzen Menge von Fehlerquellen. Vielleicht ist es das Richtigste, mit einer Reihe theoretischer Erörterungen zu beginnen, um die Bedingungen, unter denen eine Gefäßnaht mit gutem Erfolge ausgeführt werden kann, klarzulegen. Dieselben werden das Verständnis für die Bedeutung der im folgenden zu gebenden praktischen Vorschriften wesentlich fördern und das Urteil über den Wert der verschiedenen, im nächsten Kapitel zu beschreibenden Methoden in hohem Maße erleichtern.

Eine gute Gefäßnaht muß folgenden 3 Anforderungen entsprechen:

1. Sie muß dicht sein und genügende Festigkeit besitzen, um dem Blutdruck Widerstand leisten zu können.

2. Sie darf das Lumen des Gefäßes nicht übermäßig verengen, und

3. Es darf zu keiner obturierenden Thrombose an den Nahtstellen kommen.

Die beiden ersten Bedingungen bedürfen keiner theoretischen Besprechung. Wie man ihnen in praxi entspricht, wird in den folgenden Kapiteln zur Genüge erörtert werden. Um so ausführlicher müssen wir uns mit der Frage nach den Ursachen der Thrombose und den Mitteln zur Vermeidung derselben beschäftigen.

Wenn man in der Blutgefäßchirurgie von der Gefahr einer Thrombosierung der Nahtstelle spricht, so ist dies eigentlich insofern nicht ganz richtig, als durchaus nicht jedes Blutgerinnsel, das nach einer mißlungenen Gefäßnaht das Gefäß verstopft, ein typischer Thrombus ist. Es handelt sich vielmehr in vielen derartigen Fällen um ein Koagulum, wie es durch Fällung der Eiweißkörper des Blutes dann auftritt, wenn ein eiweißfällendes Mittel, wie Alkohol, Sublimat oder dergleichen während der Operation mit dem Blut in Berührung kommt. In diesem Falle kommt es zu einer mehr oder weniger gleichmäßigen Gerinnung und Denaturierung sämtlicher Blutbestandteile, wodurch eine je nach der Art des Eiweißfällungsmittels verschieden gefärbte, mehr oder weniger feste, gelatinöse Masse entsteht. Im Gegensatz zu diesen Gerinnseln stehen die Thromben im engeren Sinne, die einem fermentativen Prozeß ihre Entstehung verdanken und sich durch die Art ihrer Entwicklung, ihr makroskopisches Aussehen und durch ihre feinere Struktur prinzipiell von ersteren unterscheiden.

Bekanntlich gelingt es nur unter besonderen Kautelen, Blut außerhalb des Körpers dauernd flüssig zu erhalten. Unter gewöhnlichen Umständen gerinnt es ganz kurze Zeit, nachdem es das Blutgefäßsystem verlassen hat. Diese Gerinnung beruht darauf, daß ein im Plasma vorhandener flüssiger Eiweißkörper, das Fibrinogen, in einen festen, das Fibrin, verwandelt wird. Das Wesen dieses Gerinnungsvorgangs ist noch sehr wenig geklärt und die Ansichten darüber sind sehr verschieden. v. Fürth[1]) bemerkt in seinem kürzlich erschienenen Werk, daß es gegenwärtig kaum einen Forscher geben dürfte, der sich in dem Wirrwarr der diesbezüglichen Literatur einigermaßen zurechtfinden kann. Im Wesentlichen gibt es jedoch zwei verschiedene Theorien über das Wesen dieses Gerinnungsprozesses. Die eine ältere Theorie nimmt an, daß im Blute eine Vorstufe eines Fermentes, des sogenannten Fibrinfermentes, das Thrombogen, zirkuliert und bei Anwesenheit von Kalksalzen durch ein zweites Ferment, die Thrombokinase, aktiviert — also in fertiges Fibrinferment übergeführt werden kann, welch' letzteres nunmehr die Fähigkeit besitzt, das Fibrinogen in Fibrin umzuwandeln. Die Thrombokinase soll aus zelligen Elementen der verschiedensten Art, wie Leukozyten, Blutplättchen, Gewebszellen usw. stammen. Die zweite Theorie sieht in der Gerinnung des Fibrinogens einfach eine Störung eines physikalisch-chemischen Gleichgewichtszustandes zwischen den verschiedenen Komponenten des Blutplasmas, und ein Teil der Autoren, die diese Theorie akzeptieren, hält dementsprechend auch die Existenz eines besonderen Fibrinfermentes nicht für erwiesen. Immerhin aber glauben auch viele Anhänger der zweiten Theorie auf die Annahme eines solchen nicht verzichten zu können. Da wir wissen, daß Plasma nicht allein unter der Einwirkung von Gewebsextrakten bzw. lebenden Zellen, sondern auch unter allen möglichen anderen Bedingungen (so bei Berührung mit einer rauhen Oberfläche, bei längerem Stehen usw.) gerinnt, so muß man annehmen, daß das Fibrinferment, ähnlich wie andere Fermente, nicht bloß durch Thrombokinase, sondern auch durch die aller-

---

1) v. Fürth, Probleme der physiologischen und pathologischen Chemie. 1912. W. Vogel.

verschiedensten andersartigen Einflüsse, u. a. auch durch irgendwelche physikalisch-chemische Gleichgewichtsstörungen und schließlich auch spontan aktiviert werden kann. Speziell für die Blutgefäßchirurgie ist die Tatsache von Wichtigkeit, daß bei der Entstehung von Blutgerinnseln jedesmal große Mengen Fibrinferment frei werden, die weitere Gerinnungen veranlassen können.

Wird somit Plasma oder Blut der Einwirkung von Fibrinferment ausgesetzt, z. B. durch Eindringen von Gewebssaft in das Blut, so tritt eine Gerinnung ein. Das Blut wird sich dabei in eine fast gleichmäßige Mischung von Erythrozyten, Leukozyten und Fibrinfäden verwandeln, wie wir sie bei Leichengerinnseln und bei roten Thromben sehen.

Die bei allen möglichen Erkrankungen der Gefäße, wie Infektionen, Wandveränderungen usw., ferner auch bei den meisten mißglückten Gefäßnähten aus dem fließenden Blut sich abscheidenden Thromben sind jedoch keine solchen gleichmäßigen Mischungen von Blutkörperchen und Fibrin, sondern vielmehr sogenannte weiße bzw. gemischte Thromben. Letztere bestehen aus einem primär entstandenen weißen Teil, an den sich sekundär rote Partien anschließen.

Aschoff, de la Camp, v. Beck und Krönig[1]) geben in einer kürzlich erschienenen Arbeit eine erschöpfende Darstellung der mikroskopischen Struktur dieser Thromben und der Art ihrer Entstehung. Es sei mir gestattet, einige der Hauptpunkte dieser Arbeit in Kürze wiederzugeben:

Jeder weiße Thrombus stellt ein Netzwerk dar, das aus feinen Balken zusammengesetzt ist. Das Innere jedes dieser Balken besteht aus einer konglutinierten Masse von Blutplättchen, die außen von einer Leukozytenschicht überzogen ist. In den Maschen des Netzwerkes sind rote Blutkörperchen und Fibrinfäden angehäuft. Man muß somit annehmen, daß sich primär ein aus Blutplättchen bestehendes Netzwerk gebildet hat, daß sich weiterhin Leukozyten darauf niedergeschlagen haben und daß schließlich das zwischen den Maschen durchfließende Blut zur Gerinnung gebracht worden ist.

Die Frage, wieso es unter denjenigen Umständen, die zu einer spontanen Thrombose führen, immer gerade zu einer primären Anhäufung von Blutplättchen kommt, ist nicht geklärt. Ribbert[2]) nimmt an, daß die an den rauhen Stellen der Gefäßwandung vorbeifließenden Blutplättchen sich daselbst verfangen, infolge ihrer Klebrigkeit haften

---

[1]) Aschoff, de la Camp, v. Beck und Krönig, Zur Thrombosefrage. Leipzig 1912. F. C. W. Vogel.
[2]) Ribbert, Deutsche med. Wochenschr. 1912. Nr. 4.

bleiben und untereinander zu einer klebrigen Masse verschmelzen, die immer neue Blutplättchen abfängt. Man hat über die Entstehung der Blutplättchenhaufen auch noch andere Theorien aufgestellt, deren Besprechung jedoch hier zu weit führen würde.

Weiterhin ergibt sich die Frage, warum die Blutplättchenhaufen die charakteristische Netzstruktur annehmen. Auf die hochinteressanten Erklärungen, welche Aschoff[1]) dafür gibt, kann hier leider nicht näher eingegangen werden. Es geht aus ihnen hervor, daß die Balkenbildung einem rein physikalischen Vorgange entspricht, ebenso die Anhäufung der Leukozyten um die Blutplättchen.

Die Gerinnung des zwischen den Balken hindurchfließenden Blutes hat man sich in der Weise zu erklären, daß aus den Blutplättchen bzw. aus den Leukozyten Stoffe frei werden, die zur Gerinnung des Fibrinogens führen. Ob dabei die Blutplättchen oder die Leukozyten die Hauptrolle spielen, ist nicht geklärt. Zur Annahme, daß die Blutplättchen bei der Gerinnung eine wesentliche Rolle spielen, wird man sich schon allein durch die Tatsache gedrängt fühlen, daß beim Auftreten weißer Thromben die Anhäufung der Blutplättchen das Primäre, die Entstehung der Fibringerinnsel das Sekundäre ist. Es sprechen jedoch noch verschiedene andere Momente dafür, so z. B. die klinische Erfahrung, daß bei zahlreichen Erkrankungen, bei denen die Zahl der Blutplättchen verringert ist, wie bei der Purpura haemorrhagica oder der perniziösen Anämie, auch eine Abnahme der Gerinnungsfähigkeit des Blutes zu konstatieren ist. Ferner weist der Umstand, daß einerseits venöses Blut, das etwas reicher an Alkali ist als arterielles, weniger gerinnungsfähig ist als letzteres und daß anderseits Blutplättchen durch die geringsten Mengen Alkali zugrunde gehen, auf einen Zusammenhang zwischen Blutplättchen und Gerinnungsvorgängen hin. Daß auch die Leukozyten für die Gerinnung von Bedeutung sind, ist sichergestellt. Fraglich ist nur, ob die von ihnen gelieferten gerinnungsfördernden Stoffe durch einen Zerfallsprozeß der Leukozyten frei werden oder ob sie von den lebenden Zellen sezerniert werden.

Die Entstehung der roten Thrombusmassen, die sich sekundär an die weißen Thromben anschließen, erklärt sich einfach dadurch, daß, wie oben auseinandergesetzt wurde, bei der Entstehung eines jeden Gerinnsels Fibrinferment frei wird, das zur Gerinnung immer neuer Blutmengen führt.

Welches sind nun die Ursachen für die Entstehung eines weißen Thrombus?

---

1) Aschoff, Thrombose und Sandbankbildung. Zieglers Beiträge. 1912. Bd. 52.

Man hat in dieser Beziehung an eine ganze Reihe von Möglichkeiten zu denken. Die wichtigsten derselben sind Verlangsamung des Blutstromes, Rauhigkeiten der Gefäßwand, Infektion. Eine komplette Unterbrechung des Blutstromes kann natürlich bloß zur Entstehung eines roten Thrombus Veranlassung geben, da sich nur aus fließendem Blut immer neue Blutplättchenmassen absetzen können.

Die Verlangsamung des Blutstromes kann an sich wohl nicht zur Entstehung weißer Thromben führen; wohl aber dürfte sie die Entstehung solcher stark begünstigen, da sich die Blutplättchen und Leukozyten aus einem langsam fließenden Blutstrom natürlich viel leichter absetzen können als aus einem schnellen.

Inwieweit Infektion bei der Entstehung von Thromben nach Gefäßnähten in Betracht kommt, ist noch nicht klargestellt. Während Jassinowski, von dessen Arbeiten noch später die Rede sein wird, die Thromben, die nach mißglückten Blutgefäßnähten aufgetreten waren, immer infiziert fand, konnte Yamanouchi in seinen Fällen Infektionen nicht konstatieren. Die Verhältnisse sind offenbar in dieser Beziehung ziemlich kompliziert. Daß Infektion nicht, wie Jassinowski anzunehmen scheint, die einzige Ursache für das Auftreten von Thromben nach Gefäßnähten ist, ist sichergestellt. Ebenso sicher aber ist es auf der anderen Seite auch, daß Infektionen und selbst solche leichtesten Grades zu Thrombosen führen können. Daß tatsächlich die primäre Infektion der Gefäßwand während einer Gefäßnaht eine wesentliche Rolle bei der Entstehung von Thromben spielt, geht unter anderem aus den Versuchen von Fromme[1]) hervor, der fand, daß in die Jugularvenen von Kaninchen eingelegte aseptische Seidenfäden keine Thromben hervorriefen, während infizierte zur Thrombose führten.

In denjenigen Fällen, in denen Infektion zur Thrombose führt, dürfte es sich im wesentlichen um eine primäre Infektion der Blutgefäßwandungen während der Operation handeln; eine sekundäre Infektion und Eiterung in der Umgebung der Blutgefäße nach Vollendung der Gefäßnaht dürfte von geringerer Wichtigkeit sein. Dies scheint mir u. a. aus meinen Versuchen über endothorakale Blutgefäßoperationen hervorzugehen, bei denen ich zahlreiche Fälle von eitriger Pleuritis hatte, niemals jedoch eine Thrombusbildung an den genähten Gefäßen sah.

Die eben zitierten Versuche Frommes geben gleichzeitig einen Beweis dafür ab, daß auch die Berührung des Blutes mit Fremd-

---

1) Fromme, Münch. med. Wochenschr. 1908. Nr. 43.

körpern, wie mit rauhen Flächen überhaupt, nicht unbedingt zu einer Thrombose führen muß. Dies kann übrigens auch aus der Tatsache gefolgert werden, daß sich sehr häufig bei stark sklerotischen Arterien mit ausgedehnter Endothelnekrose keine Spur eines Thrombus findet.

Es muß somit angenommen werden, daß weiße bzw. gemischte Thromben infolge zahlreicher verschiedener Schädigungen auftreten können, daß jedoch ein exzessiver Grad einer Schädlichkeit oder eine Kombination mehrerer erforderlich ist, um solche herbeizuführen. Alle diejenigen Noxen, die zur Entstehung eines typischen weißen Thrombus führen, können natürlich auch eine einfache Blutgerinnung veranlassen. Wenn beispielsweise eine ausgedehnte Läsion des Endothels vorhanden und der Blutstrom dabei nicht gehemmt ist, so wird sich ein weißer Thrombus entwickeln; besteht aber gleichzeitig eine Stagnation des Blutes, so wird es zur Entwickelung eines roten Thrombus kommen.

In bezug auf die Rolle, die Endothelläsionen bei der Entstehung von Thromben spielen, ist noch folgendes zu bemerken: Es geht aus den bekannten Versuchen von Baumgarten, der Blut in einem doppelt unterbundenen Gefäß tagelang flüssig erhalten konnte, wenn er jede Endothelschädigung sorgfältigst vermied, mit Sicherheit hervor, daß stagnierendes Blut in intakten Gefäßen nicht gerinnen muß. Man hat bislang immer angenommen, daß das intakte Endothel die Fähigkeit besitze, die Gerinnung des Blutes in irgend einer Weise zu verhindern. Neuere Untersuchungen über Blutgefäßnaht haben uns jedoch gelehrt, daß eine Thrombose in einem Blutgefäß auch dann ausbleiben kann, wenn gar kein normales Endothel mehr vorhanden ist, z. B. bei der Transplantation abgetöteter Gefäße (s. 3. Kapitel). Auf die diesbezüglichen Verhältnisse werfen nun neueste Untersuchungen von Danis[1]) Licht, aus denen hervorgeht, daß die bei Endothelschädigungen auftretenden Gerinnungen wenigstens zum Teil nicht auf das Ausbleiben irgend einer Funktion des Endothels, sondern vielmehr darauf zurückzuführen sind, daß nach Läsion desselben die Media der Blutgefäße, die einen außerordentlich stark gerinnungsfördernden Saft sezerniert, mit dem Blutstrom in direkte Berührung kommt. Danis folgert dies aus folgendem Experiment:

Wenn er Blut aus einer einfach durchschnittenen Arterie in ein Gefäß abströmen ließ, so gerann dasselbe, wie zu erwarten war, außerordentlich schnell. Wenn er jedoch nunmehr das Ende des Blutgefäßes unter Verwendung einer Prothese ähnlich wie beim Payrschen Verfahren (s. 2. Kapitel), so nach außen umstülpte, daß das Blut beim

---

1) Danis, Anastomoses et ligatures vasculaires. Bruxelles 1912.

Ausströmen garnicht mit dem Gefäßquerschnitt, also mit der Media und Adventitia, sondern nur mit dem Endothel in Berührung kam, so trat die Gerinnung unverhältnismäßig später auf. Dies beweist, daß die Media eine die Gerinnung sehr stark befördernde Flüssigkeit enthält.

Analoges hat übrigens auch Bernheim[1]) gefunden. Seine Untersuchungen ergaben, daß die Extrakte von Gefäßwänden ebenso wie diejenigen der anderen Organe blutgerinnungsfördernde Substanzen enthalten. Allerdings steht er insofern im Gegensatz zu Danis, als er bei seinen Untersuchungen fand, daß alle Schichten der Gefäßwand die Gerinnung gleichmäßig befördern, während nach Danis die Media die Hauptmenge des gerinnungsbefördernden Saftes sezerniert.

Aus der Kenntnis der Ursachen für das Auftreten von Thromben und anderer Gerinnseln ergibt sich ohne weiteres, welchen Bedingungen zu entsprechen ist, um bei Blutgefäßnähten ein gutes Resultat zu erzielen. Zunächst ist es nötig die Berührung der Blutgefäße mit allen denjenigen Stoffen, die zu einer Koagulation des Blutes führen können, also Desinfektionsmitteln wie Alkohol, Sublimat usw., strengstens zu vermeiden haben wird, somit aseptisch, nicht aber antiseptisch zu arbeiten. Weiterhin folgt aus dem Umstand, daß jede Verengerung des Lumens eines Blutgefäßes zur Entstehung von Thromben führen kann, daß es bei einer guten Methode der Blutgefäßnaht absolut nicht zu Erschwerung der Blutzirkulation durch Verengerung des Blutgefäßes kommen darf, da durch die Kombination der letzteren mit den unvermeidlichen Schädigungen des Endothels bei der Operation ein die Entstehung von Thromben stark begünstigendes Moment geschaffen wird. Des weiteren muß bei einem brauchbaren Verfahren für eine exakte Adaptierung des Endothels der beiden Blutgefäßränder aneinander gesorgt sein, da, wie wir gesehen haben, jeder Kontakt des Blutstromes mit einer anderen Schicht des Blutgefäßes, also der Adventitia und Media, sehr leicht zu einer Thrombusbildung Veranlassung geben kann. Es ist weiterhin dafür zu sorgen, daß das Innere des Blutgefäßes und alle mit dem Blutgefäß in Berührung kommenden Objekte, also Instrumente, Nahtfäden usw., absolut nicht mit Gewebesäften befeuchtet werden, weiterhin, daß bei der Gefäßnaht verwendete Fäden eine möglichst geringe Dicke haben und eine möglichst kurze Strecke im Lumen des Blutgefäßes verlaufen. Letzteres ist aus zwei Gründen wichtig:

1. weil jeder rauhe Fremdkörper die Ablagerung von Blutplättchen begünstigt und

---

1) Bernheim, Journ. of the Americ. Med. Assoc. 1912. July 23.

2. weil jeder Faden eine Art Drain darstellt, durch das Gewebesäfte, die, wie wir gesehen haben, die Gerinnung außerordentlich befördern, in das Innere des Blutgefäßes geleitet werden.

Fernerhin muß die Entstehung von Blutgerinnseln während der Operation sorgfältigst vermieden werden, man darf also nur an blutleer gemachten Gefäßen operieren und muß die abgeklemmten Partien des Blutgefäßes durch sorgfältigstes Entfernen jedes Blutrestes völlig säubern, da ein solcher während des Nähens zur Gerinnung kommen würde und, wie aus dem Vorangehenden hervorgeht, jedes noch so kleine Gerinnsel zum Ausgangspunkt für die Entwickelung größerer Thrombusmassen werden kann, auch tritt im stagnierenden Blut viel leichter eine Gerinnung ein, als in dem in schneller Zirkulation befindlichen. Da beim Nähen eines Blutgefäßes mit jedem Stich alle Schichten der Gefäßwand perforiert werden und dementsprechend Nadel und Faden mit den gerinnungsbefördernden Säften der äußeren Blutgefäßschichten in Berührung kommen, muß für eine entsprechende Isolierung der Fäden Sorge getragen werden, und dies geschieht in der Weise, daß man die Fäden ausgiebig mit Paraffinöl oder Vaseline imprägniert. Dadurch wird die Berührung der Fäden mit dem Sekret der äußeren Gefäßschichten vermieden; außerdem bewirkt die Vaseline jedoch, daß die Fäden selbst, soweit sie im Inneren des Blutgefäßes verlaufen, durch den Blutstrom nicht mehr benetzt werden, daher nicht als Fremdkörper wirken und entsprechend dem bekannten Versuch, daß Blut in paraffinierten Gefäßen nicht gerinnt, keine Veranlassung zur Entstehung einer Thrombose abgeben können.

Weiterhin muß bei jeder Blutgefäßoperation die Läsion von Endothel durch Fassen mit Instrumenten und dergleichen strikte vermieden bzw. dafür gesorgt werden, daß lädierte Partien mit dem Blutstrom nicht mehr in Berührung kommen. Schließlich geht aus den obigen Erörterungen nochmals die schon wiederholt betonte Forderung hervor, streng aseptisch zu verfahren und jeder Gefahr einer Infektion sorgfältigst aus dem Wege zu gehen.

Da die Zahl der Blutplättchen und weißen Blutkörperchen, die in der Zeiteinheit mit der Gefäßwand in Berührung kommen, um so geringer ist, je größer der Durchmesser des betreffenden Blutgefäßes ist, wird die Gefahr einer Thrombose ceteris paribus bei einem engeren Gefäß größer sein als bei dem weiteren. Dementsprechend ist es auch notwendig, bei engeren Gefäßen die feinsten Nadeln und Fäden zu verwenden, während bei weiteren die Verwendung eines etwas stärkeren Nahtmaterials statthaft ist.

Ein anderes Moment, dessen Beachtung vielleicht von Wichtigkeit ist, ist das folgende:

Bei jeder großen Operation wird notwendigerweise eine Menge Thrombokinase aus den Geweben frei und es findet sicherlich eine Resorption eines großen Teils derselben in die Blutbahn statt. Es ist nicht unmöglich, daß dadurch eine Erhöhung der Gerinnungsfähigkeit des Blutes und eine erhöhte Gefahr für die Thrombosierung eines genähten Gefäßes eintreten kann. Tatsächlich stellt auch Fellner[1]) die Theorie auf, daß die postoperativen Thrombosen durch Thrombokinase bedingt werden, die durch Nekrose abgebundener oder sonst aus ihrem Zusammenhang gerissener Gewebe frei geworden ist. Wenngleich von anderen Autoren ein solcher Zusammenhang zwischen Gerinnungsfähigkeit des Blutes und Neigung zu Thrombenbildung nicht angenommen wird [s. z. B. Küster[2])], scheint es doch wünschenwert zu sein, bei Blutgefäßoperationen alle Prozeduren, die zur Entstehung großer Fibrinfermentmengen führen können, wie Quetschung von Gewebe, mangelhafte Blutstillung usw., sorgfältigst zu vermeiden.

Im folgenden Kapitel sollen die Methoden der Gefäßnaht geschildert und untersucht werden, inwieweit die einzelnen Verfahren geeignet sind, zu guten Resultaten zu führen.

---

1) Fellner, Münch. med. Wochenschr. 1912. H. 10.
2) Küster, Deutsche med. Wochenschr. 1911. S. 2442.

2. Kapitel.

Die Technik der Gefässnaht.

Im vorhergehenden Kapitel haben wir durch theoretische Erörterungen die Grundlagen, auf denen ein brauchbares Verfahren zur Herstellung guter Gefäßnähte aufgebaut sein muß, klarzustellen gesucht und die Bedingungen für das Gelingen derselben besprochen. In diesem Kapitel nun sollen die verschiedenen Methoden dargestellt werden, deren man sich bislang zur Erreichung dieses Zieles bedient hat. Es dürfte dabei das Richtigste sein, zunächst die besten, gegenwärtig existierenden Verfahren ausführlich zu schildern und an ihnen die Regeln, die bei der Ausführung einer Gefäßnaht zu beachten sind, ausführlich auseinanderzusetzen und erst dann einen Ueberblick über die verschiedenen anderen im Laufe der Zeit für diesen Zweck versuchten Verfahren zu geben. Dabei soll mit der Technik der End-zu-Endvereinigung quer durchschnittener Arterien begonnen werden und im Anschluß daran auf die zahlreichen anderen mit Hilfe der Gefäßnaht ausführbaren Operationen, wie End-zu-Endvereinigung von Venen, End-zu-Endvereinigung von verschieden großen Gefäßen, Herstellung von Seit-zu-Seitanastomosen usw. eingegangen werden.

Die beiden besten Methoden, die uns gegenwärtig zur Herstellung von End-zu-Endvereinigungen durchschnittener Blutgefäße zur Verfügung stehen, sind diejenigen von Carrel und von Payr und es soll im Folgenden eine ausführliche Darstellung dieser Methoden gegeben werden. Es sei jedoch a priori bemerkt, daß diese beiden Verfahren durchaus nicht die einzigen sind, die zu guten Resultaten führen können. Jede der zahlreichen später zu schildernden Methoden besitzt ihre Vorzüge und Nachteile und kann für irgend einen bestimmten Zweck besser brauchbar sein als jede andere. — Hat sich doch Carrel selbst, dem wir die beste und am universellsten brauchbare Methode der Gefäßnaht verdanken, gelegentlich veranlaßt gesehen, für spezielle Versuchszwecke die Methoden anderer Forscher zu verwenden, so z. B. für die Naht der Aorta diejenige von Briau und Jaboulay (s. 7. Kapitel). Die Methode von Carrel sowohl wie diejenige von Payr ist seit ihrer Veröffentlichung von zahlreichen Autoren modifiziert worden. Es ist sicher, daß die meisten dieser Modifikationen — genügende Uebung vorausgesetzt — zu guten Resultaten führen können. Im Folgenden sollen diejenigen Detailvorschriften gegeben werden, die sich Verfasser auf Grund einer sehr großen Zahl eigener Versuche am besten bewährt haben.

Es soll mit der Besprechung der Methode Carrels begonnen und als Beispiel die Wiedervereinigung der durchschnittenen Arteria carotis am Hund gewählt werden[1]).

Zunächst einige Bemerkungen über die zur Herstellung von Gefäßnähten nötigen Spezialinstrumente:

Von ausschlaggebender Bedeutung für das gute Gelingen von Gefäßnähten ist die Verwendung der richtigen Nadeln und Fäden. Die Nadeln müssen sehr spitz und glatt sein; daß nur runde und nicht etwa kantige Nadeln verwendet werden dürfen, bedarf keiner besonderen Erwähnung. Das Ochr muß verhältnismäßig groß sein, damit der verwendete Faden an Stärke nicht wesentlich hinter der Nadel zurückzustehen braucht, sonst füllt der Faden die durch die Nadel gesetzte Wunde nicht völlig aus und es kommt zu lästigen Nachblutungen.

Wie bereits im vorigen Kapitel erwähnt wurde, sind die Chancen für das Gelingen einer Naht ceteris paribus um so besser, je feiner die verwendeten Nadeln und Fäden sind. Für oberflächliche dünnwandige und kleine Gefäße, bei denen keinerlei Spannung zu überwinden ist, wird man sich zweckmäßig der feinsten von Kirby in London hergestellten geraden Nadeln Nr. 14—16 bedienen. Bei größeren dickwandigen Gefäßen sowie bei starker Spannung gelingt es indessen im allgemeinen nicht, mit diesen allerfeinsten Nadeln auszukommen, und Versuche, solche zu verwenden, sind meistens vergeblich. Da, wie aus dem im 1. Kapitel Gesagten hervorgeht, die Gefahr einer Thrombosierung der Nahtstelle bei Verwendung stärkerer Fäden um so geringer ist, je weiter das betreffende Gefäß ist, so kann man bei großen Gefäßen (Aorta, Arteria pulmonalis usw.) ruhig wesentlich stärkere Nadeln und Fäden verwenden und speziell an der Aorta thoracica kann man auch mit dünnen Darmnadeln arbeiten.

---

[1]) Carrel hat seine Methoden in zahlreichen Arbeiten beschrieben. Siehe u. a. Lyon médical. 1902; Bulletin of the John Hopkins Hospital. Bd. 18. 1907; Surgery, gynecology and obstetrics. 1912. Vol. XIV. S. 246.

Wie man sich helfen kann, wenn große Spannungen zu überwinden sind und doch die Verwendung feinster Nadeln und Seide erwünscht ist, wird weiter unten gezeigt werden.

Soweit als möglich bediene man sich gerader Nadeln (Abb. 5), da die Verwendung gekrümmter viel schwieriger ist. Dies ist bei allen oberflächlichen Gefäßen möglich und wenn man Nadeln von geringer Länge (Haertel, Breslau-Berlin stellt eine vorzüglich brauchbare Sorte her) verwendet, so ist es auch möglich, damit unter Verwendung eines Nadelhalters in der Tiefe zu nähen. Gekrümmte Nadeln verwende ich nur ausnahmsweise bei besonders engem Operationsfeld und zur Anlegung von Ergänzungsnähten. Die vielfach im Handel erhältlichen ganz kurzen, stark gekrümmten Nadeln sind, wie ausdrücklich betont werden soll, durchaus zu verwerfen. Das Hantieren mit solchen Nadeln ist fast unmöglich, die Gefäßwände werden bei Verwendung derselben mehr durchrissen, als durchstochen. Wenn man sich gekrümmter Nadeln bedienen muß, so verwendet man am besten die vom Verfasser angegebenen, von Leiter in Wien hergestellten dünnen

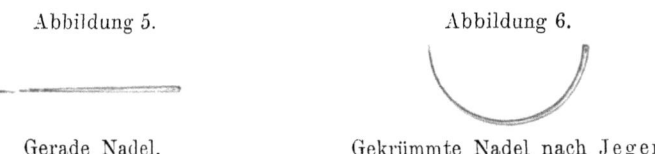

Abbildung 5. Abbildung 6.

Gerade Nadel. Gekrümmte Nadel nach Jeger.

ziemlich langen und mäßig gekrümmten Nadeln von der in Abb. 6 dargestellten Form. (Die Zeichnung zeigt die Nadeln natürlich viel zu dick.)

Bezüglich der Fäden gilt dasselbe wie bezüglich der Nadeln. Bei leicht zugänglichen oberflächlichen Gefäßen soll man sich der dünnsten Fäden bedienen, die überhaupt erhältlich sind. Der Anforderung nach größter Feinheit und Glätte bei verhältnismäßig großer Festigkeit entsprechen nur wenige der in den Handel gebrachten Fabrikate. Eine vorzügliche Marke für allerfeinste Nähte ist die unter der Bezeichnung „Lyon Nr. 000000" verkaufte Sorte. Man kann sich auch durch Aufdrehen stärkerer Fäden solche von genügender Feinheit herstellen. Für stärkere Gefäße und namentlich für große Venen kann man sich einer Seide 000 bis 0 bedienen.

Ein ausgezeichnetes Ersatzmaterial für feinste Seidenfäden ist Frauenhaar (C. C. und F. V. Guthrie[1]). Verfasser kann die Verwendung derselben lebhaft empfehlen, umsomehr, als ein geeignetes

---

[1] C. C. und F. V. Guthrie, Journal of the American medical assoc. 1910. Vol. 54. p. 349.

Nahtmaterial anderer Art durchaus nicht jederzeit zu haben ist. Eden[1]) empfiehlt neuerdings als Nahtmaterial Pferdehaar, das durch Kochen in Sodalösung sterilisiert und in Glyzerin aufbewahrt wird. Ein weiteres ausgezeichnetes Nahtmaterial, das vor Seide den Vorzug größerer Festigkeit bei sehr geringer Dicke hat, sind Baumwollfäden, deren sich viele Autoren, u. a. Carrel und Boothby[2]) bedienen.

Was die Vorbereitung der Nadel und Fäden für die Operation betrifft, so hat zunächst einmal als strikte Regel zu gelten, daß die Nadeln unbedingt vor Beginn der Operation eingefädelt bereit liegen müssen. Ein Einfädeln während der Operation hält viel zu lange auf und gelingt mit den in Vaseline getränkten Fäden außerordentlich schwer. Ferner beeinträchtigt das Manipulieren mit denselben die Asepsis. Des weiteren muß man es sich zur Regel machen, mindestens doppelt so viele Nadeln und Fäden bereit zu legen, als man voraussichtlich gebrauchen wird. Wer diese Regel nicht beachtet, wird zahlreiche,

Abbildung 7.

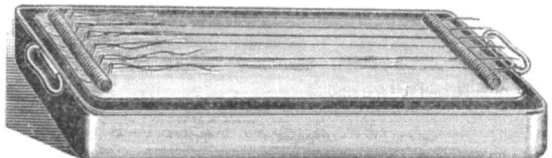

Wanne zum Kochen der eingefädelten Nadeln.

äußerst ärgerliche Mißerfolge zu beklagen haben, da fast immer aus irgend einem Grunde mehr Nadeln und Fäden erforderlich werden als man ursprünglich annimmt. Verfasser verwendet die feinsten Fäden meistens doppelt und knüpft sie an einem Ende zusammen, da ein Ausfädeln während der Operation mit Rücksicht auf die Schwierigkeit des Wiedereinfädelns ebenfalls zu den unangenehmsten Komplikationen gehört. Stärkere Fäden müssen natürlich einfach genommen werden. Die Fäden müssen ausgiebig mit Vaseline oder Paraffinöl durchtränkt sein, und man geht am besten so vor, daß man die fertig eingefädelten Nadeln in einem mit Paraffinöl bzw. Vaseline gefüllten Topf 10 Minuten lang auf 110° bis 120° erhitzt. Recht angenehm ist die Verwendung der in Abb. 7 dargestellten Wanne. Sie trägt an beiden Seiten Spiralen, in die die Nadeln und Fadenenden eingespannt werden. Sie wird mit Paraffinöl bzw.

---

1) Eden, Beiträge zur klin. Chir. 1912. Bd. 80. S. 597.
2) Boothby, Annals of surgery. 1912. Vol. 56.

Vaseline gefüllt, auf 110° erhitzt und mit einem Deckel bedeckt stehen gelassen. Guthrie[1]) steckt die Nadel durch ein kleines Stück Papier und wickelt den Faden um dasselbe (Abb. 8). In diesem Zustand werden die armierten Nadeln in eine kleine verschraubbare Büchse, wie sie zum Aufbewahren von Mikroskopobjekten gebraucht werden, gebracht. Diese wird mit Paraffinöl gefüllt, zugeschraubt und mit dem übrigen Instrumentarium gekocht. Wenn man letztere Methode verwendet, so tut man gut daran, vor Beginn der Operation selbst die Fäden abzurollen und auf einem womöglich schwarzen Tuch bereitzulegen.

Ein Teil der Autoren bedient sich bei der Gefäßnaht des flüssigen Paraffinöls, andere verwenden gelbe amerikanische Vaseline. Verfasser selbst möchte nach zahlreichen Versuchen letzterer unbedingt den

Abbildung 8.

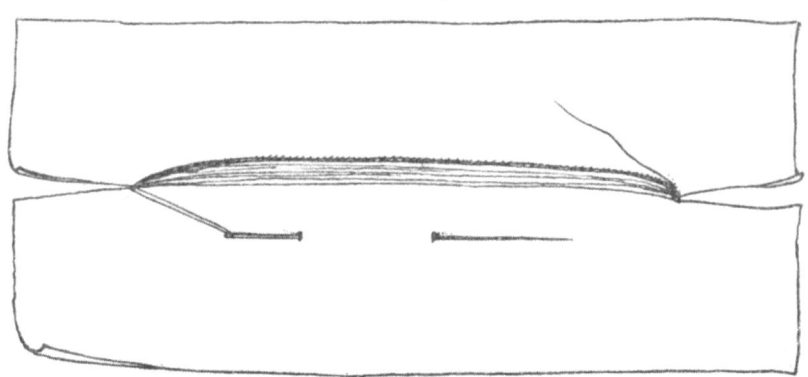

Aufwickeln der Fäden nach Guthrie.

Vorzug geben und zwar vor allem deshalb, weil sie in viel größeren Mengen an den Fäden haftet, ferner weil sie die Fäden viel besser gegen die Gefäßwandschichten isoliert und schließlich vermöge ihrer festeren Konsistenz viel später durch den Blutstrom mitgerissen wird und daher die Fäden viel länger vor der Berührung mit dem Blutstrom schützt. Ich glaube beobachtet zu haben, daß ich seit Verwendung von Vaseline viel seltener kleine wandständige Thromben bei Gefäßnähten bekomme als früher.

Verwendet man Frauenhaar, so kann man es, wenn es sehr unsauber und fett ist, zunächst mit Sodalösung und 10 prozentigem Formol vorbehandeln und dann in Paraffinöl kochen; im allgemeinen bedarf es keiner besonderen Vorbehandlung.

---

1) Guthrie, Bloodvessel surgery. p. 28.

Diejenige Partie eines Blutgefäßes, an der eine Gefäßnaht ausgeführt wird, muß während der Operation völlig blutleer sein. Man geht meistens so vor, daß man das Gefäß zentral und peripher von der beabsichtigten Nahtstelle abklemmt. Zu diesem Zweck sind sehr verschiedene Instrumente angegeben worden, die alle der Bedingung zu entsprechen suchen, die Gefäße, ohne sie zu stark zu quetschen, sicher zu verschließen und dabei nicht leicht abzugleiten. Man kann

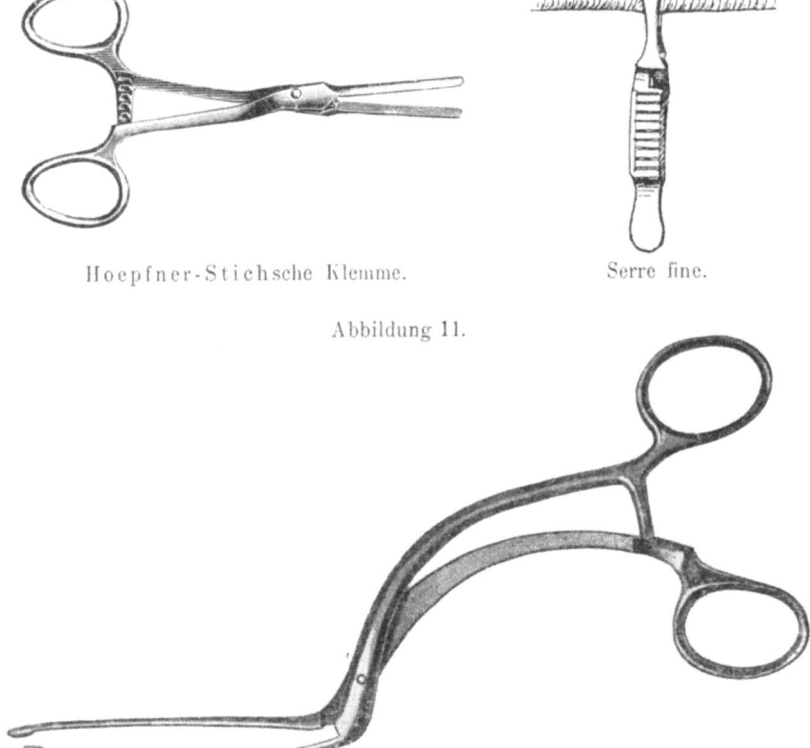

Abbildung 9.

Hoepfner-Stichsche Klemme.

Abbildung 10.

Serre fine.

Abbildung 11.

Jegersche Klemme (hergestellt von Leiter, Wien).

im Notfall jede gewöhnliche mit einem Gummischlauch überzogene Klemme verwenden. Besser jedoch verwendet man eigens dazu konstruierte Instrumente. Unter diesen sind zunächst die von Hoepfner angegebenen, von Stich modifizierten, in Abb. 9 dargestellten breiten, stark elastischen Klemmen zu empfehlen, namentlich für größere, dickwandige Gefäße. Carrel verwendet meistens sogenannte „Serres fines" (Abb. 10) von besonderer Weichheit. Die seinerzeit vom Verfasser zur Herstellung Eckscher Fisteln angegebenen, ganz schmalen Modelle sind besonders da zweckmäßig, wo wenig Platz vorhanden ist (Abb. 11). Schließlich sei noch eine neue vom Verfasser angegebene, in Abb. 12 dargestellte, äußerst feine Klemme erwähnt, die an ihrem Ende ein Schloß trägt, wodurch das äußerst lästige Abgleiten der Klemme während der Operation sicher vermieden wird. Alle Klemmen müssen zum Gebrauch mit Gummi überzogen werden, nur die letztgenannte Form sowie die Serres fines nach Carrel können mit Rücksicht auf die besondere Zartheit und

Abbildung 12.

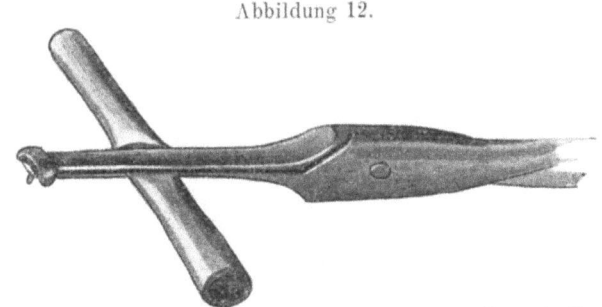

Jegersche Klemme, 2½ fach vergrößert (hergestellt von Haertel, Breslau-Berlin).

Abbildung 13. Abbildung 14.

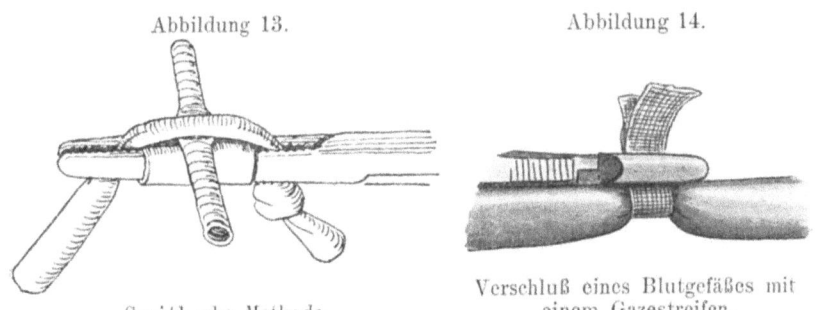

Smithsche Methode.   Verschluß eines Blutgefäßes mit einem Gazestreifen.

Weichheit der Feder eventuell ohne Gummiüberzug verwendet werden. Recht zweckmäßig ist es, über den Gummischlauch noch ein Stück Gaze zu nähen, da auf diese Weise ein Abgleiten der Klemmen nicht leicht vorkommt. Sehr zweckmäßig ist es auch, Gummiüberzüge mit rauher Oberfläche zu verwenden, wie sie auf Veranlassung des Verfassers von Leiter (Wien) hergestellt werden.

Eine sehr hübsche Improvisation ist von Smith[1]) angegeben worden. Er zieht ein Stück Gummischlauch über eine geschlossene Klemme und klemmt, wie in Abb. 13 dargestellt, ein zweites Stück Gummischlauch so ein, daß das zwischen beiden Schläuchen liegende

---

1) Smith, Langenbecks Archiv. Bd. 88.

Gefäß durch Anziehen des zweiten Schlauchstückes ohne jede Quetschung komprimiert wird. Ein sehr schonendes Verfahren besteht darin, daß man sich zum Verschluß eines Blutgefäßes schmaler Gazestreifen bedient, welche um das Gefäß gelegt und solange um ihre eigene Achse gedreht werden, bis es verschlossen ist. Man kann einen solchen Streifen auch stark anziehen und seitlich abklemmen, wie in Abb. 14 dargestellt. Beim Arbeiten an den Extremitäten ist es sehr zweckmäßig, die Esmarchsche Blutleere zu verwenden und auf Gefäßklemmen zu verzichten.

Um bei Vorhandensein einer starken Spannung ein Herausgleiten der Arterienenden aus den Klemmen zu vermeiden, kann man in der

Abbildung 15.

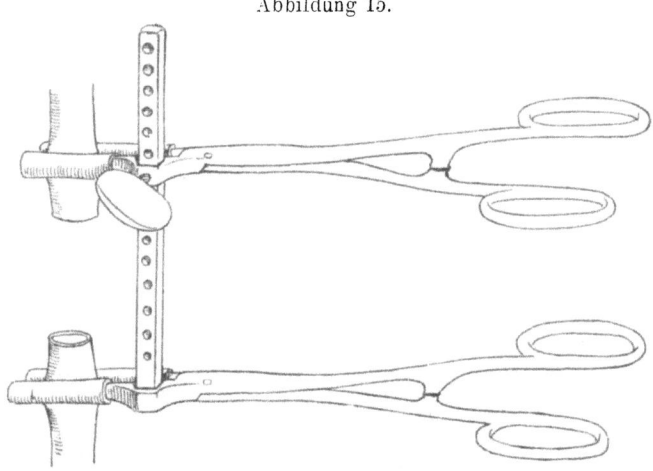

Doppelklemme nach Jeger und Josef.

Weise vorgehen, daß man auf beiden Seiten etwas von der Adventitia des Gefäßes unmittelbar am Rande der Klemme mit einem Mosquito faßt. Dadurch wird das Herausgleiten selbstverständlich unmöglich gemacht (s. Abb. 103). Für diejenigen Fälle, bei denen es sich darum handelt, zwei unter besonders starker Spannung stehende Blutgefäßenden miteinander zu vereinigen, hat Verfasser in Gemeinschaft mit Hellmuth Josef die in Abb. 15 dargestellte Klemme[1]) verwendet. Sie besteht aus zwei Klemmen, die an einer Schiene gegeneinander verschoben werden können. Die eine der beiden Branchen jeder Klemme ist im Durchschnitt konvex, die andere konkav. Diese Konstruktion verhindert — auch bei Anwendung eines nur geringen Druckes — das Herausgleiten eines eingeklemmten Blutgefäßendes mit absoluter Sicherheit.

---

1) Hergestellt von Georg Haertel, Breslau-Berlin.

Als Pinzette verwendet man am besten die von Stich angegebene allerfeinste Hakenpinzette, die den Vorzug hat, fest zu fassen und dabei die Gefäßwand nur in sehr geringem Umfang zu lädieren. Weniger zweckmäßig sind anatomische Pinzetten, da man damit, um sicher zu fassen, ein verhältnismäßig breites Stück Gefäßwand quetschen muß. Bernheim[1]) (Baltimore) hat für Gefäßnähte eine Pinzette mit kleinen Kugeln an den Spitzen angegeben, da er damit die Gefäßwand weniger zu lädieren hofft. Verfasser hält diese nicht für empfehlenswert, da man, um mit ihr genügend fest greifen zu

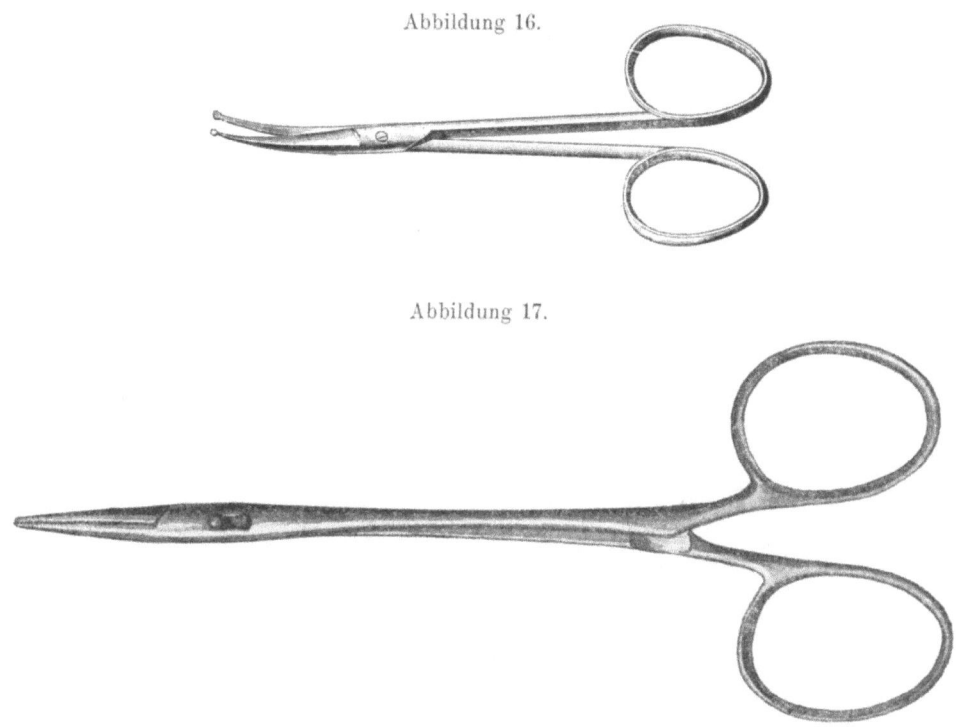

Abbildung 16.

Abbildung 17.

können, einen sehr starken Druck ausüben muß. Uebrigens ist diese ganze Frage deshalb nicht sehr wichtig, weil nur der äußerste Rand der Gefäßwand, der nachträglich bei einer richtig angelegten Gefäßnaht ohnehin nicht mehr mit dem Blutstrom in Berührung kommt, mit der Pinzette gefaßt werden darf. Von großer Wichtigkeit ist weiterhin der Besitz mehrerer sehr feiner und scharfer Scheren. Ein sehr gutes und praktisches Modell ist in Abb. 16 dargestellt; es ist

---

1) Bernheim, Journal of the American medical Assoc. Bd. 57. 1911. S. 1263.

der Fläche nach gebogen, spitz zulaufend und trägt am Ende kleine Knöpfchen.

Erforderlich ist ferner eine kleine Spritze mit stumpfer Kanüle, ferner eine Reihe allerfeinster als Mosquitos bezeichneter Klemmen (s. Abb. 17), die zu allen möglichen Zwecken (Halten von Fäden, Abklemmen kleiner Seitenäste usw.) gebraucht werden. Verfasser empfiehlt, einen Mosquito auch als Nadelhalter zu verwenden, da sich ihm die zahlreichen anderen für Gefäßnaht angegebenen Modelle von Nadelhaltern ganz und gar nicht bewährt haben, indem sie teils die feinen Nadeln nicht genügend fest fassen, teils sie leicht abbrechen, teils zum Oeffnen und Schließen zu brüske Bewegungen erfordern. Wenn möglich, näht man überhaupt ohne Nadelhalter.

Ferner ist eine größere Zahl gesteppter feinster schwarzer Seidentücher und -streifen, sowie mehrere Paare sterilisierter Zwirnhandschuhe erforderlich. Gummihandschuhe zu verwenden ist, wie schon oben erwähnt, nicht zweckmäßig, da diese durch das Paraffinöl oder die Vaseline zu schlüpfrig werden.

Soll nun die Karotis eines Hundes durchschnitten und wieder vernäht werden, so geht man folgendermaßen vor:

Vorbereitung des Tieres, Narkose und Desinfektion wie im vorigen Kapitel auseinandergesetzt. Hierauf Freilegung der Arterie: Mediane Inzision der Haut, vom Schildknorpel nach abwärts bis zur Fossa jugularis, Stillung jeder Blutung. Eingehen zwischen beiden Musculi sternohyoidei und Freilegen der Trachea. Rechts und links davon findet sich mit der Vena jugularis interna und dem Nervus vagus in eine gemeinsame Gefäßscheide eingebettet die Arterie. Man inzidiert die Gefäßscheide, erweitert das Loch stumpf mit den Fingern und isoliert die Arterie von der begleitenden Vene und vom Nervus vagus. Alle noch so geringen Blutungen müssen gewissenhaftest gestillt werden. Die Arterie darf absolut nicht mit Instrumenten angefaßt werden, man hebt sie vielmehr mit einer Aneurysmanadel oder dgl. an. Sie kann ohne jede Schädigung beliebig weit aus der Gefäßscheide isoliert werden. Hierauf wird ein breiter Seidenstreifen unter das Gefäß geschoben, dasselbe zentral und peripher mit einer der erwähnten Klemmen zugedrückt und hierauf das ganze übrige Operationsfeld so mit schwarzen Tüchern abgedeckt, daß überhaupt nichts als das Gefäß mit den Klemmen zu Tage liegt (Abb. 18). Nunmehr wird das Gefäß in toto dick mit Vaseline bestrichen, worauf ein Tupfer unter dasselbe geschoben wird. Es folgt die Durchschneidung der Arterie an der gewünschten Stelle mit einer scharfen Schere durch einen Scherenschlag. Das ausströmende Blut wird von dem Tupfer

aufgefangen und letzterer entfernt. Dann werden die beiden Gefäßenden von der Adventitia befreit, eine Prozedur, die in sorgfältigster
Weise zu geschehen hat, da ein Hineinragen eines Fetzens derselben

Abbildung 18.

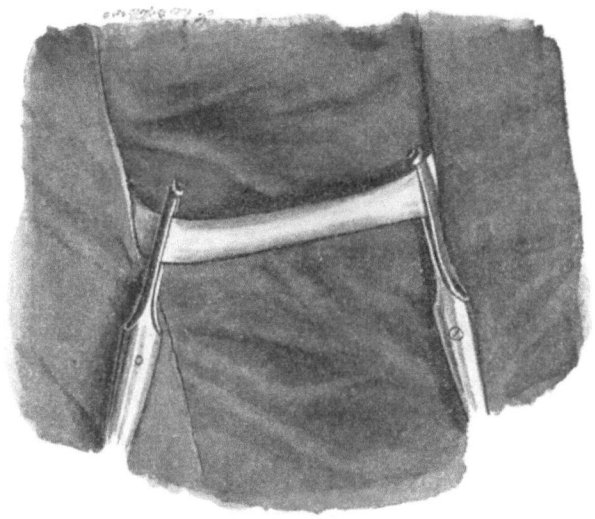

Abbildung 19.

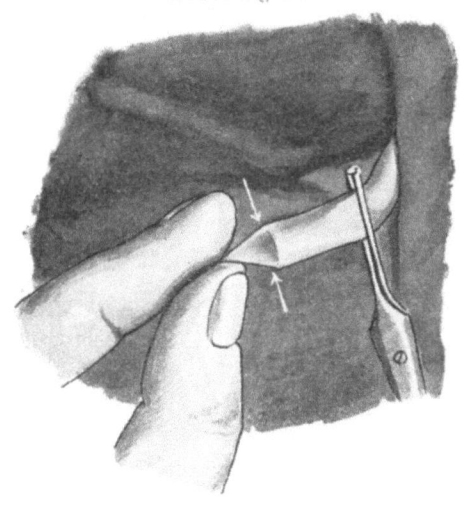

in das Lumen des Gefäßes nach Schluß der Naht mit Sicherheit zu
einer Thrombose führen würde. Man geht so vor, daß man das
Gefäß nahe der Klemme zwischen Daumen und Zeigefinger faßt und
seinen Inhalt ausstreicht, wobei die Adventitia vor das Ende des Ge-

fäßes hervorgezogen wird und nunmehr in der in Abb. 19 angedeuteten Weise mit einer Schere abgekappt werden kann. Wenn sich noch Blutreste in den beiden Gefäßenden finden, so werden sie durch Ausspülung mit steriler Kochsalz- oder Ringerlösung entfernt. Die Intima der Gefäßenden muß reinweiß erscheinen und darf keine Spur eines Gerinnsels enthalten. Hierauf wird die Innenfläche der beiden Enden mit Vaseline bestrichen, worauf die Naht beginnen kann. Das sorgfältige Abdecken des Operationsfeldes mit Tüchern hat den Zweck, jede Berührung der Finger, Instrumente und Fäden mit Gewebssaft zu vermeiden. Die schwarze Farbe bietet den Vorteil, daß die feinen Seidenfäden sich von dem schwarzen Hintergrund viel besser abheben, als von einem weißen, was die Naht wesentlich erleichtert. Die Naht

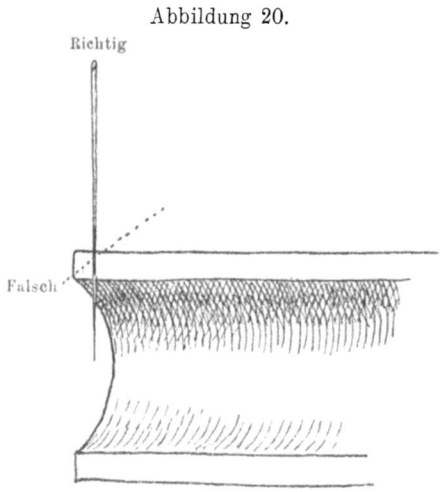

Abbildung 20.

beginnt mit der Anlegung dreier Haltefäden, die die beiden Gefäßenden an drei gleich weit voneinander entfernten Punkten ihrer Zirkumferenz miteinander vereinigen. Man führt zunächst an einem bestimmten Punkt des einen Gefäßendes eine Nadel von außen nach innen nahe dem Rande durch. Die Distanz der Durchstichstelle vom Gefäßrand soll bei kleinen Gefäßen etwa $1/2$ mm betragen; bei größeren Gefäßen wählt man sie vorteilhaft etwas größer. Zu beachten ist, daß man nicht schräg, sondern senkrecht durch die Gefäßwand hindurchstechen soll (siehe Abb. 20). An der korrespondierenden Stelle des anderen Gefäßendes wird der Faden von innen nach außen durchgeführt, worauf beide Enden des Fadens mit einem Mosquito gefaßt werden. Das Anlegen der Haltefäden gelingt meistens ohne Verwendung einer Pinzette. Wo eine solche verwendet werden muß, darf man nur den äußersten Rand des Gefäßes fassen und muß weiter entfernt vom Rand mit der Nadel durchstechen, so daß der mit der

Abbildung 21.

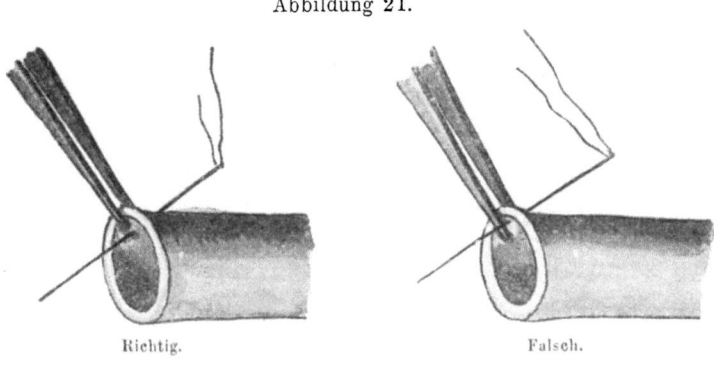

Richtig.   Falsch.

Abbildung 22.

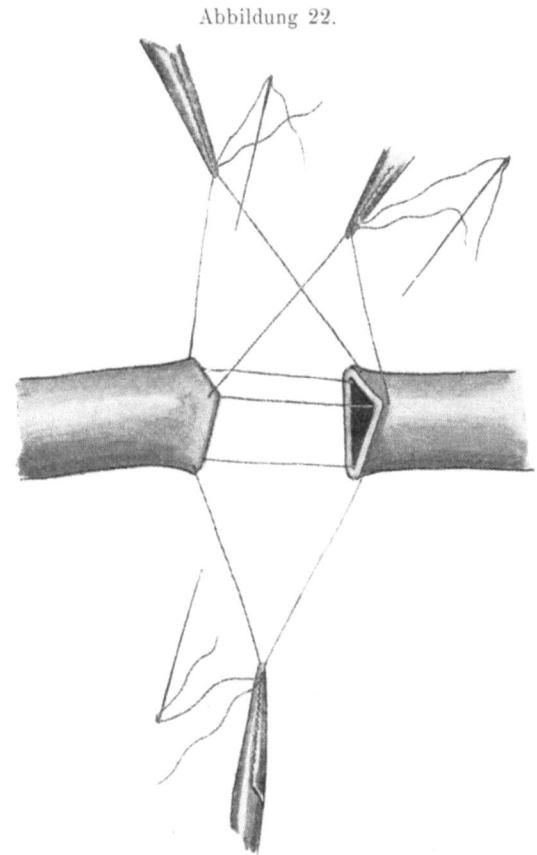

Pinzette gefaßte Teil des Gefäßes nachträglich nicht mehr mit dem Blutstrom in Berührung kommt (Abb. 21). Zwecks Vermeidung nachträglicher Blutungen ist es ferner von Wichtigkeit, die Nadel gleich an der richtigen Stelle durchzuführen und nicht durch wiederholtes Zurückziehen der einmal eingestochenen Nadel die Gefäßwand zu durchlöchern. Dann folgt die Anlegung der beiden anderen Haltefäden; nachdem alle drei in der in Abb. 22 angedeuteten Weise angelegt sind und jeder Faden durch einen Mosquitos gesichert worden ist, werden die beiden Enden jedes Haltefadens miteinander verknüpft. Die Haltefäden sind zweckmäßig so angelegt worden, daß einer nach vorne, einer rechts und der dritte links gelegen ist. Man knüpft zunächst den vorderen Faden. Dabei zieht der Assistent an den beiden anderen Fäden kräftig an, so daß die beiden Gefäßenden einander

Abbildung 23.

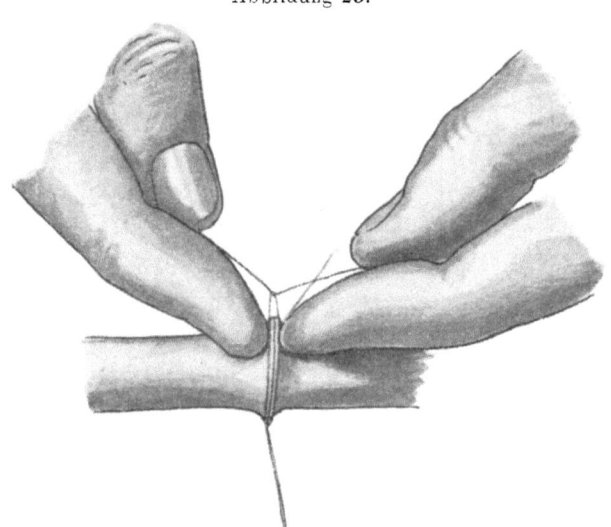

möglichst genähert werden, der Operateur faßt die beiden Enden des vorderen Fadens, spannt ihn ziemlich stark an und knüpft, indem er in der in Abb. 23 u. 24 angedeuteten Weise dafür sorgt, daß die Gefäßränder nach außen gekrempelt werden und so Endothel an Endothel zu liegen kommt. In genau gleicher Weise werden die beiden anderen Fäden verknüpft. Die beiden Enden jedes der verknüpften Fäden werden wieder mit Mosquitos angeklemmt, nur bei dem dem Operateur fernerliegenden seitlichen Faden wird das mit der Nadel armierte Ende frei gelassen und mit diesem die zirkuläre fortlaufende Naht ausgeführt. Das Nähen geschieht in folgender Weise: Der Assistent faßt den ihm näherliegenden seitlichen und den vorderen Haltefaden und zieht an beiden ziemlich kräftig an, wodurch der dazwischen liegende Teil des Gefäßrandes gerade gezogen wird. Der Operateur drückt in der in Abb. 25 angedeuteten Weise mit dem Mittelfinger der linken Hand das eine Gefäßende nieder und spannt mit Daumen und Zeigefinger derselben Hand den Nahtfaden an. Dadurch wird die Anastomosenstelle dachgiebelförmig emporgezogen und das Nähen mit einer geraden Nadel außerordentlich erleichtert. Der dritte Haltefaden hängt durch einen Mosquito beschwert nach unten und zieht derart an dem Gefäß, daß ein Mitfassen der gegenüberliegenden Wand beim Nähen unmöglich ist. Bei jedem einzelnen Stich ist darauf zu achten, daß jedesmal

Abbildung 24.

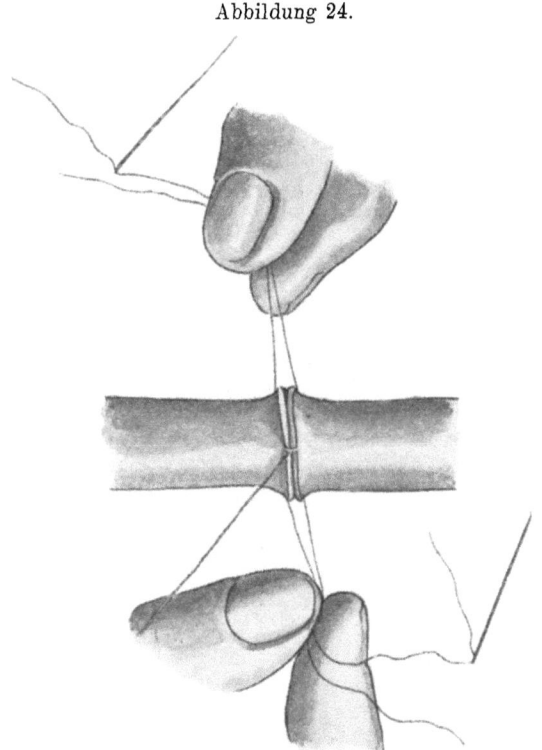

gleich viel von beiden Gefäßwänden gefaßt wird, ferner daß jedesmal die Gefäßwand in toto durchstochen wird, nicht etwa nur die äußeren Schichten gefaßt werden. Bei Nichtbeachtung dieser Regel passiert es sehr leicht, daß die Wand sich an irgend einer Stelle einkrempelt und dadurch Media oder Adventitia in das Lumen hineinragt. Die einzelnen Stiche sollen streng parallel zueinander verlaufen. Sie brauchen bei gutem Anspannen der Haltefäden nicht weniger als 1 mm voneinander entfernt zu sein. Nach jedem Stich soll der Faden sorgfältigst durchgezogen und ziemlich stark gespannt werden.

Wenn man zwei Assistenten zur Verfügung hat, so ist es sehr zweckmäßig, daß einer jedesmal die halb durchgeführte Nadel mit einem Mosquito nahe der Spitze faßt, völlig durchzieht und dem

Abbildung 25.

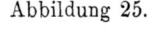

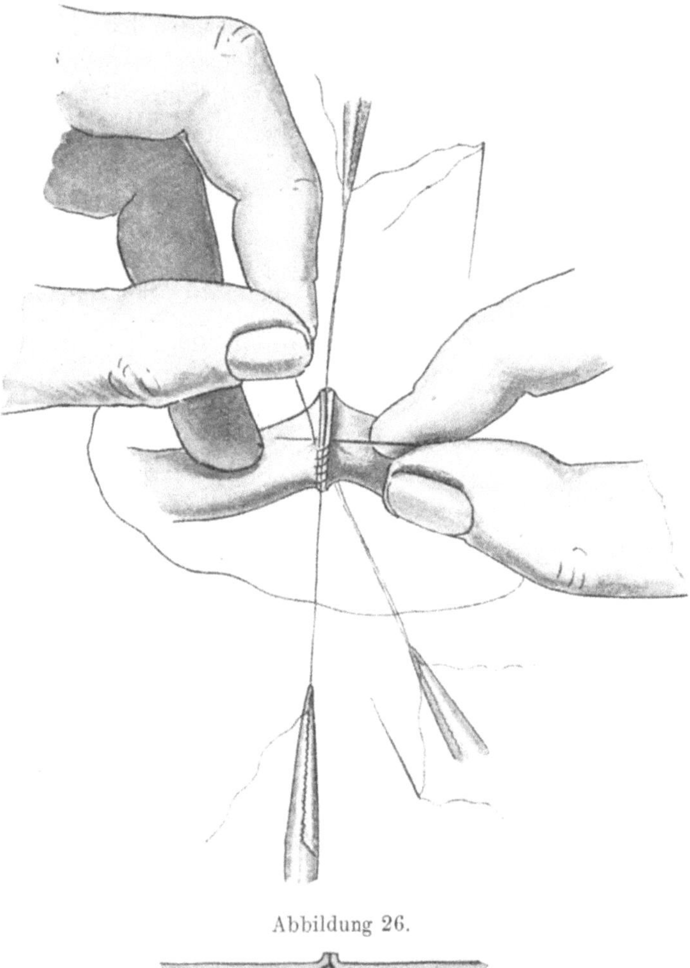

Abbildung 26.

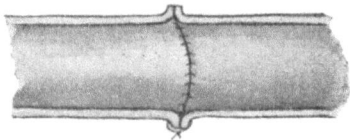

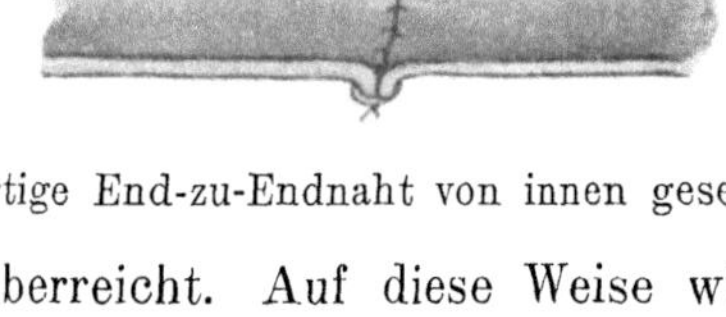

Fertige End-zu-Endnaht von innen gesehen.

Operateur wieder überreicht. Auf diese Weise wird viel Zeit bei der Naht erspart. Die Stiche müssen die sämtlichen Wandschichten perforieren und sollen bei einem kleineren Gefäß etwa $1/2$ mm vom

Neuere medizinische Hand- und Lehrbücher
aus dem Verlage von **August Hirschwald** in Berlin.

Bachem, Privatdozent Dr. **Carl,** Unsere Schlafmittel mit besonderer Berücksichtigung der neueren. Zweite verbesserte und neubearbeitete Auflage. 8. Mit 1 Kurve. 1910. 2 M.

Baum, Ober-Med.-Rat Prof. Dr. **H.,** Das Lymphgefässsystem des Rindes. 4. Mit 32 Tafeln farbiger Abbildungen. 1912. Kart. 24 M.

Beck, Prof. Dr. **Carl** (New York), Die chirurgischen Krankheiten der Brust und ihre Behandlung. Aus dem Englischen übersetzt von Dr. Schroeder (Düsseldorf). gr. 8. Mit 16 kolorierten und 251 anderen Abbildungen. 1910. 12 M.

v. Behring, Wirkl. Geh. Rat Prof. Dr. **E.,** Einführung in die Lehre von der Bekämpfung der Infektionskrankheiten. Mit Abbildungen im Text, Tabellen und farbiger Tafel. gr. 8. 1912. 15 M.

v. Bergmann und **Rochs'** Anleitende Vorlesungen für den Operations-Kursus an der Leiche, bearbeitet von Geh. Med.-Rat Prof. Dr. **A. Bier** und Generalarzt Dr. **H. Rochs.** Fünfte Auflage. 8. Mit 144 Textfiguren. 1908. Gebd. 8 M.

Bickel, Prof. Dr. **Ad.** und Dr. **G. Katsch,** Chirurgische Technik zur normalen und pathologischen Physiologie des Verdauungsapparates. gr. 8. Mit 6 Tafeln und zahlreichen Textfiguren. 1912. 12 M.

Binz, Geh. Med.-Rat Prof. Dr. **C.,** Grundzüge der Arzneimittellehre. Ein klinisches Lehrbuch. Vierzehnte gemäss dem „Arzneibuche für das Deutsche Reich" von 1910 völlig umgearbeitete Auflage. 8. 1912. 6 M., geb. 7 M.

Bischoff, Oberstabsarzt Prof. Dr. **H.,** Oberstabsarzt Prof. Dr. **W. Hoffmann** und Oberstabsarzt Prof. Dr. **H. Schwiening,** Lehrbuch der Militärhygiene. Unter Mitwirkung der Stabsärzte Dr. H. Findel, Dr. Hetsch, Dr. Kutscher, Dr. Martineck und Dr. Möllers herausgegeben. In 5 Bänden. gr. 8. I. Band. Mit 121 Textfig. 1910. 7 M.; gebd. 8 M. — II. Band. Mit 198 Textfig. 1910. 7 M.; gebd. 8 M. — III. Band. Mit 2 Tafeln und 169 Textfig. 1911. 7 M.; gebd. 8 M. — IV. Band. Mit 2 Tafeln und 39 Textfig. 1912. 7 M.; gebd. 8 M. V. Band erscheint im Februar 1913. (Bibliothek v. Coler-v. Schjerning, Bd. XXXI u. ff.)

du Bois-Reymond, Prof. Dr. **R.,** Physiologie des Menschen und der Säugetiere. gr. 8. Dritte Aufl. Mit 139 Textfiguren. 1913. (Erscheint im Februar 1913.)

Brandt, Prof. Dr. **Alexander,** Grundriss der Zoologie und vergleichenden Anatomie für Studierende der Medizin und Veterinärmedizin. (Zugleich Repetitorium für Studierende der Naturwissenschaften.) gr. 8. Mit 685 Abbildungen im Text. 1911. 14 M.

Brenning, Dr. **M.** und Dr. **E. H. Oppenheimer,** Der Schiffsarzt. Leitfaden für Aerzte und Kandidaten der Medizin. Mit Angabe der Reedereien, ihrer Linien und Anstellungsbedingungen. 8. Zweite vermehrte und verbesserte Auflage. Mit 5 Textfiguren. 1911. 1 M. 80 Pf.

Bruck, Dr. **Franz,** Aphorismen für die hals-, nasen- und ohrenärztliche Praxis. 8. 1911. 1 M.

Ellenberger, Geh. Rat Prof. Dr. **W.** und **Baum,** Ober-Med.-Rat Prof. Dr. **H.,** Handbuch der vergleichenden Anatomie der Haustiere. Dreizehnte Auflage. Mit 1078 Textfiguren. gr. 8. 1912. 30 M.

Engel, Dr. **C. S.,** Leitfaden zur klinischen Untersuchung des Blutes. gr. 8. Dritte Auflage. Mit 49 Textfiguren und 2 Buntdrucktafeln. 1908. 5 M.

Ewald, Geh. Med.-Rat Prof. Dr. **C. A.** und Geh. Med.-Rat Prof. Dr. **A. Heffter,** Handbuch der allgemeinen und speziellen Arzneiverordnungslehre. Auf Grundlage des Deutschen Arzneibuches 5. Ausgabe und der neuesten ausländischen Pharmakopöen. Mit einem Beitrag von Prof. Dr. E. Friedberger. Vierzehnte gänzlich umgearbeitete Aufl. gr. 8. 1911. Gebd. 18 M.

Medizinische Hand- und Lehrbücher.

Fischer, Geh. Med.-Rat Prof. Dr. **Bernh.,** Anleitung zu den wichtigeren hygienischen Untersuchungen. Für Studierende und Aerzte, besonders an Untersuchungsämtern tätige, auch Kreisarztkandidaten und Kreisärzte. Zweite verbesserte Auflage. 8. 1912. 5 M. 60 Pf.

Gennerich, Marine-Oberstabsarzt Dr., Die Praxis der Salvarsanbehandlung. Mit 2 Tafeln. gr. 8. 1912. 3 M. 60 Pf.

Greeff, Prof. Dr. **R.,** Anleitung zur mikroskopischen Untersuchung des Auges. Dritte vermehrte Aufl. Unter Mitwirkung von Prof. Stock (Freiburg) und Prof. Wintersteiner (Wien). 8. Mit 7 Textfiguren. 1910. Gebd. 4 M.

— — Die pathologische Anatomie des Auges. gr. 8. Mit 9 lithographierten Tafeln und 220 Textfiguren. 1902—1906. 21 M.

Grotjahn, Dr. **Alfred,** Soziale Pathologie. Versuch einer Lehre von den sozialen Beziehungen der menschlichen Krankheiten als Grundlage der sozialen Medizin und der sozialen Hygiene. gr. 8. 1912. 18 M., geb. 20 M.

v. Hansemann, Geh. Med.-Rat Prof. Dr. **D.,** Deszendenz und Pathologie. Vergleichend-biologische Studien und Gedanken. gr. 8. 1909. 11 M.

— — Atlas der bösartigen Geschwülste. gr. 8. Mit 27 lithogr. Tafeln. 1910. 9 M.

— — Ueber das konditionale Denken in der Medizin und seine Bedeutung für die Praxis. 8. 1912. 5 M.

Heller, Prof. Dr. **J.,** Die vergleichende Pathologie der Haut. gr. 8. Mit 170 Abbildungen im Text und 17 Tafeln. 1910. 24 M.

Henoch, Geh. Med.-Rat Prof. Dr. **Ed.,** Vorlesungen über Kinderkrankheiten. Ein Handbuch für Aerzte und Studierende. Elfte Auflage. gr. 8. 1903. 17 M.

Hermann, Geh. Med.-Rat Prof. Dr. **L.,** Lehrbuch der Physiologie. Vierzehnte umgearbeitete und vermehrte Auflage. gr. 8. Mit 274 Textfiguren. 1910. 18 M.

Hildebrandt, Prof. Dr. **Hermann,** Der gerichtlich-medizinische Nachweis der wichtigsten Gifte. gr. 8. 1912. 2 M.

Hoche, Prof. Dr. **A.,** Handbuch der gerichtlichen Psychiatrie. Unter Mitwirkung von Prof. Dr. Aschaffenburg, Prof. Dr. E. Schultze und Prof. Dr. Wollenberg herausgegeben. Zweite Auflage. gr. 8. 1909. 20 M.

Höckendorf, Dr. **Paul,** Der Kohlehydratstoffwechsel und die innere Sekretion. Darlegung ihrer Beziehungen und neue Erklärung des Wesens hiermit zusammenhängender Stoffwechselkrankheiten. Für Forscher und Praktiker. gr. 8. 1912. 2 M. 40 Pf.

Hohmeyer, Prof. Dr. **Fritz,** Die Anwendungsweise der Lokalanästhesie in der Chirurgie. Auf Grund anatomischer Studien und praktischer Erfahrungen dargestellt. Mit einer Einführung von Prof. Dr. Fritz König. gr. 8. Mit 54 Textfig. 1912. 4 M.

Hoppe-Seyler's, weil. Prof. Dr. **Felix,** Handbuch der physiologisch- und pathologisch-chemischen Analyse für Aerzte und Studierende bearbeitet von Geh. Med.-Rat Prof. Dr. H. Thierfelder. Achte Auflage. gr. 8. Mit 19 Textfig. u. 1 Spektraltafel. 1909. 22 M.

Kantorowicz, Dr. **E.,** Praescriptiones. Rezept-Taschenbuch für die Praxis. Mit einem Vorwort von Geh. Rat Senator. 8. 1906. 2 M.

Kern, Obergeneralarzt Prof. Dr. **Berth.,** Das Problem des Lebens in kritischer Bearbeitung. gr. 8. 1909. 14 M.

— — Das Erkenntnisproblem und seine kritische Lösung. Zweite erweiterte Auflage. gr. 8. 1911. 5 M.

— — Die psychische Krankenbehandlung in ihren wissenschaftlichen Grundlagen. Vortrag. gr. 8. 1910. 1 M. 20 Pf.

— — Weltanschauungen und Welterkenntnis. gr. 8. 1911. 10 M.

— — Ueber den Ursprung der geistigen Fähigkeiten des Menschen. Nach einem Vortrage. gr. 8. 1912. 1 M. 60 Pf.

— — u. Oberstabsarzt Dr. **R. Scholz,** Sehproben-Tafeln. Dritte Auflage. 7 Taf. u. Text in einer Mappe. 1913. 3 M.

Medizinische Hand- und Lehrbücher.

Klemperer, Prof. Dr. G., Grundriss der klinischen Diagnostik. Siebzehnte Aufl. 8. Mit 54 Textfiguren und 2 Tafeln. 1911. 4 M.

— — Der jetzige Stand der Krebsforschung. Referat, erstattet in der Generalversammlung des Deutschen Zentralkomitees für Krebsforschung, 18. Mai 1912. 8. 1912. 2 M.

König, Geh. Med.-Rat Prof. Dr. **Franz,** Lehrbuch der speziellen Chirurgie. Für Aerzte und Studierende. Achte Auflage. In drei Bänden. gr. 8. Mit Textfiguren. 1904 bis 1905. 49 M.

König's Lehrbuch der Chirurgie für Aerzte und Studierende. **IV. Band. Allgemeine Chirurgie.** Bearbeitet von Geh. Med.-Rat Prof. Dr. **Otto Hildebrand.** Dritte neu bearbeitete Auflage. gr. 8. Mit 438 Textfiguren. 1909. 20 M.

Krankenpflege-Lehrbuch. Herausgegeben von der Medizinal-Abteilung des Ministeriums des Inneren. Dritte Aufl. 8. Mit 5 Tafeln und zahlreichen Abbildungen im Text. 1913. (Im Druck.)

Liepmann, Privatdozent Dr. W., Der gynäkologische Operationskursus. Mit besonderer Berücksichtigung der Operations-Anatomie, der Operations-Pathologie, der Operations-Bakteriologie und der Fehlerquellen in 16 Vorlesungen. Zweite neubearbeitete und vermehrte Auflage. gr. 8. Mit 409 grösstenteils mehrfarbigen Abbildungen. 1912. Gebd. 24 M.

— — Das geburtshilfliche Seminar. Praktische Geburtshilfe in 18 Vorlesungen für Aerzte und Studierende. gr. 8. Mit 212 Konturzeichnungen. 1910. 10 M.

— — Atlas der Operations-Anatomie und Operations-Pathologie der weiblichen Sexualorgane mit besonderer Berücksichtigung des Ureterverlaufes und des Suspensions- und Stützapparates des Uterus. 1912. Text und Atlas (35 Tafeln). 24 M.

Marx, Gerichtsarzt Dr. **H.,** Praktikum der gerichtlichen Medizin. Ein kurzgefasster Leitfaden der besonderen gerichtsärztlichen Untersuchungsmethoden nebst Gesetzesbestimmungen und Vorschriften für Medizinalbeamte, Studierende und Kandidaten der Kreisarztprüfung. 8. Mit 18 Textfiguren. 1907. 3 M. 60 Pf.

Meyer, Prof. Dr. **George,** Erste ärztliche Hilfe bei plötzlichen Erkrankungen und Unfällen. In Verbindung mit Exz. Wirkl. Geh. Rat Prof. Dr. E. von Bergmann, weil. Geh. Med.-Rat Prof. Dr. C. Gerhardt, Geh. Med.-Rat Prof. Dr. O. Liebreich und Prof. Dr. A. Martin bearbeitet. Zweite Aufl. 8. Mit 4 Textfiguren. 1905. 8 M.

Michaelis, Prof. Dr. M., Handbuch der Sauerstofftherapie. Unter Mitwirkung von hervorragenden Fachgelehrten. gr. 8. Mit 126 Textfiguren und 1 Tafel. 1906. 12 M.

Munk, Geh. Rat Prof. Dr. **Herm.,** Ueber die Funktionen von Hirn- und Rückenmark. Gesammelte Mitteilungen. Neue Folge. gr. 8. Mit 4 Textfiguren. 1909. 6 M.

Neimann, Dr. W., Grundriss der Chemie. Für Studierende bearbeitet. 8. 1905. 7 M.

von Noorden, Prof. Dr. C., Handbuch der Pathologie des Stoffwechsels. Unter Mitwirkung von A. Czerny (Breslau), Carl Dapper (Kissingen), Fr. Kraus (Berlin), O. Loewi (Wien), A. Magnus-Levy (Berlin), M. Matthes (Köln), L. Mohr (Halle), C. Neuberg (Berlin), H. Salomon (Frankfurt), Ad. Schmidt (Halle), Fr. Steinitz (Breslau), H. Strauss (Berlin), W. Weintraud (Wiesbaden). gr. 8. **Zweite** Auflage. (I. Bd. 1906. 26 M. II. Bd. 1907. 24 M.) Zwei Bände. 50 M.

— — Die Zuckerkrankheit und ihre Behandlung. Sechste vermehrte und veränderte Auflage. gr. 8. 1912. 10 M.

Nothelferbuch. Leitfaden für erste Hilfe bei plötzlichen Erkrankungen und Unglücksfällen. Herausgegeben von der Medizinal-Abteilung des Ministerium des Inneren. 8. Zweite Auflage. Mit zahlreichen Abbildungen im Text. 1911. Gebd. 1 M. 50 Pf.

Oestreich, Prof. Dr. R., Grundriss der allgemeinen Symptomatologie. Für Aerzte und Studierende. gr. 8. 1908. 6 M.

Medizinische Hand- und Lehrbücher.

Orth, Geh. Med.-Rat Prof. Dr. **Joh.**, Pathologisch-anatomische Diagnostik, nebst Anleitung zur Ausführung von Obduktionen sowie von pathologisch-histologischen Untersuchungen. Siebente durchges. und verm. Auflage. gr. 8. Mit 438 Textfiguren. 1909. 16 M.

— — Erläuterungen zu den Vorschriften für das Verfahren der Gerichtsärzte bei den gerichtlichen Untersuchungen menschlicher Leichen. gr. 8. 1905. 2 M.

Pagel, Prof. Dr. **J. L.**, Zeittafeln zur Geschichte der Medizin. gr. 8. In 26 Tabellen. 1908. Gebd. 3 M.

Posner, Prof. Dr. **Carl**, Vorlesungen über Harnkrankheiten für Aerzte und Studierende. gr. 8. 1911. 9 M.

Raecke, Prof. Dr. **J.**, Grundriss der psychiatrischen Diagnostik nebst einem Anhang, enthaltend die für den Psychiater wichtigsten Gesetzesbestimmungen und eine Uebersicht der gebräuchlichsten Schlafmittel. Dritte vermehrte und verbesserte Auflage. 8. Mit 14 Textfiguren. 1912. 3 M.

Richter, Prof. Dr. **Paul Friedr.**, Stoffwechsel und Stoffwechselkrankheiten. Einführung in das Studium der Physiologie und Pathologie des Stoffwechsels für Aerzte und Studierende. gr. 8. Zweite Auflage. 1911. 8 M.

Roeder, Dr. **H.** und Rektor **E. Wienecke**, Jugendwanderung und Jugendkraft. Ein Weg zum Ausbau moderner Jugendpflege. Auf Grund ärztlich-pädagogischer Beobachtungen. Dritte erweiterte Auflage. gr. 8. Mit 27 Textfiguren. 1912. 5 M.

Salkowski, Geh. Med.-Rat Prof. Dr. **E.**, Praktikum der physiologischen und pathologischen Chemie, nebst einer Anleitung zur anorganischen Analyse für Mediziner. 8. Vierte verm. Aufl. Mit 10 Textfig. u. 1 Spektraltafel in Buntdruck. 1912. Gebd. 8 M.

Salzwedel, Oberstabsarzt z. D. Prof. Dr., Handbuch der Krankenpflege. Zum Gebrauch für die Krankenpflegeschulen sowie zum Selbstunterricht. Neunte Auflage. 8. Mit 3 Farbendrucktafeln und 77 Textfig. 1909. 6 M.

Schmidt, Dr. **H. E.**, Kompendium der Röntgentherapie. (Oberflächen- und Tiefenbestrahlung.) 8. Dritte vermehrte Aufl. Mit 80 Textfiguren. 1913. 5 M.

Schmidt, Geh. Med.-Rat Prof. Dr. **Ad.** und Prof. Dr. **J. Strasburger**, Die Fäzes des Menschen im normalen und krankhaften Zustande mit besonderer Berücksichtigung der klinischen Untersuchungsmethoden. Dritte neubearbeitete und erweiterte Auflage. gr. 8. Mit 15 lithograph. Tafeln und 16 Textfiguren. 1910. 21 M.

Schmidtmann, Wirkl. Geh. Ober-Med.-Rat Prof. Dr. **A.**, Handbuch der gerichtlichen Medizin. Herausgegeben unter Mitwirkung von Prof. Dr. A. Haberda in Wien, Prof. Dr. Kockel in Leipzig, Prof. Dr. Wachholz in Krakau, Med.-Rat Prof. Dr. Puppe in Königsberg, Prof. Dr. Ziemke in Kiel, Geh. Med.-Rat Prof. Dr. Ungar in Bonn, Geh. Med.-Rat Prof. Dr. Siemerling in Kiel. **Neunte** Auflage des Casper-Liman'schen Handbuches. gr. 8. Mit Textfiguren. 1905—1907. Drei Bände. 55 M.

Semon, Prof. Dr. **Sir Felix**, K. C. V. O., Forschungen und Erfahrungen 1880—1910. Eine Sammlung ausgewählter Arbeiten. Mit 5 Tafeln und zahlreichen Textfiguren. 2 Bde. gr. 8. 1912. 32 M.

Silberstein, Dr. **Adolf**, Lehrbuch der Unfallheilkunde für Aerzte und Studierende. gr. 8. 1911. 13 M., gebd. 14 M.

Sonnenburg, Geh. Med.-Rat Prof. Dr. **Ed.** und Oberarzt Dr. **R. Mühsam**, Kompendium der Verband- und Operationslehre. I. Teil. Verbandlehre. 8. Zweite Aufl. Mit 150 Textfiguren. 1908. Gebd. 3 M. — II. Teil. Operationslehre. 8. Mit 290 Textfig. 1910. Gebd. 9 M. (Bibliothek v. Coler-v. Schjerning, XV./XVI. Bd.)

Stoeckel, Prof. Dr. **W.**, Atlas der gynäkologischen Cystoskopie. 4. Mit 14 Tafeln. 1908. Gebd. 12 M.

— — Lehrbuch der gynäkologischen Cystoskopie und Urethroskopie. Zweite völlig umgearbeitete Auflage. gr. 8. Mit 25 Tafeln und 107 Textfig. 1910. Gebd. 16 M.

Strassmann, Prof. Dr. **P.**, Arznei- und Diätverordnungen für die gynäkologische Praxis aus der Frauenklinik von Prof. Dr. Paul Strassmann in Berlin. 8. 1912. Gebd. 1 M. 60 Pf.

Westenhoeffer, Prof. Dr. **M.**, Atlas der pathologisch-anatomischen Sektionstechnik. 8. Mit 34 Textfiguren. 1908. 2 M.

Rand durch die Gefäßwand gehen. Sobald der vordere Haltefaden erreicht ist, wird der Nahtfaden mit demselben durch einen einfachen Knoten verknüpft. Dann spannt der Assistent den vorderen und den ihm ferner liegenden seitlichen Haltefaden an und der Operateur setzt die Naht immer mit dem gleichen Faden fort. Sobald auch der zweite Haltefaden erreicht und angeschlungen worden ist, werden die beiden seitlichen Haltefäden gespannt und daß Gefäß so um seine Achse torquiert, daß das noch zu vernähende Drittel der Gefäßränder nach vorne zu liegen kommt, worauf die Naht fortgesetzt wird, bis der Ausgangspunkt erreicht ist. Durch Verknüpfen der beiden Fadenenden der 1. Haltenaht mit einander wird die Naht vollendet. Bei einem Gefäß von der Dicke der Karotis eines mittelgroßen Hundes genügen 4 Stiche zwischen je 2 Haltefäden. Nunmehr wird die Spannung der Haltefäden verringert und zuerst die peripher von der Nahtstelle gelegene Klemme geöffnet. Es tritt rückläufig eine geringe Menge Blut, die nur bei Vorhandensein einer großen Lücke in der Nahtreihe zu einer Blutung nach außen führen kann, in das bisher abgeklemmte Gefäßstück ein. Dies gibt dem Operateur Gelegenheit, sich zu überzeugen, ob eine solche größere Lücke in der Nahtreihe vorhanden ist. Findet man eine solche, so schließt man sie zweckmäßig sofort durch eine Knopfnaht, indem man die betreffenden zwei Haltefäden wieder anspannt und weiter genau nach den oben erwähnten Regeln vorgeht. Dem mancher Orts gegebenen Rat, bei Ergänzungsnähten nur die Adventitia zu fassen, kann ich nicht beistimmen, da auf diese Weise das Endothel beider Ränder nicht exakt adaptiert wird und nachträglich andere Gefäßschichten in das Lumen hineinragen können. Hierauf wird die zentrale Klemme abgenommen und so dem Blut die Möglichkeit gegeben, unter vollem Druck an der neu gebildeten Anastomose vorbeizufließen. Dabei treten immer kleine Blutungen auf. Man versuche nicht, sie sofort durch Anlegung von Ergänzungsnähten zu stillen, da sie bei einer gut angelegten Naht meistens nach einigen Minuten von selbst stehen, indem das Blut in die Lücken zwischen den Gefäßrändern sowie in die Stichkanäle eindringt und daselbst feinste Thrombenmassen bildet, die den Verschluß bewirken. Man komprimiere vielmehr die Anastomosenstelle zwischen Daumen und Zeigefinger leicht, so daß eine Blutung nach außen zwar verhindert, der Blutstrom jedoch nicht vollständig unterbrochen wird, und warte etwa 5 Minuten. Erst wenn dann noch irgend eine Blutung vorhanden ist, muß zur Anlegung von Ergänzungsnähten geschritten werden. Nach Möglichkeit sind solche zu vermeiden, da es nie gelingt, sie ebenso exakt anzulegen wie die ursprünglichen Nähte, und dadurch die Chance auf ein tadelloses Resultat wesentlich beeinträchtigt wird, indem entweder zu viel Wand gefaßt und dadurch das Lumen verengt wird, oder zu große Fadenstrecken in das Innere des Gefäßes zu liegen kommen, was die Gefahr der Thrombose wesentlich erhöht. Recht zweckmäßig ist es, wenn die Blutungen lange nicht stehen wollen, ein Stückchen Muskel auf die blutende Stelle aufzudrücken. In einzelnen Fällen, namentlich nach Nähten an der Aorta, kommt die Blutung überhaupt nicht zum Stehen. Man kann sich dann so helfen, daß man einen feinen Streifen Faszie oder Peritoneum in der in Abb. 27 angedeuteten Weise um die Nahtstelle herumwickelt. Dies stillt die Blutung mit Sicherheit binnen weniger Minuten.

Schließlich wird das Gefäß zurückgelagert, (eine Naht der Adventitia ist gänzlich überflüssig), und die Wunde nach den bekannten allgemeinen chirurgischen Regeln verschlossen.

An Stelle der überwendlichen fortlaufenden Naht nach Carrel kann man natürlich auch Knopfnähte verwenden. Diese verzögern

Abbildung 27.

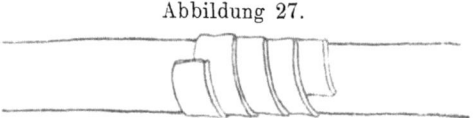

jedoch die Fertigstellung der Naht außerordentlich, die Nahtblutungen sind viel reichlicher und die exakte Adaptierung viel schwerer, daher sie im allgemeinen nicht zu empfehlen sind. In Fällen, bei denen man unter besonders starker Spannung nähen muß und daher Grund hat, der einfachen fortlaufenden Naht zu mißtrauen, geht man zweckmäßig so vor, daß man nach Anlegung der Haltefäden erst zirka 1 mm vom Rand entfernt eine fortlaufende Matratzennaht und darüber eine nur die äußersten Gefäßränder fassende überwendliche Naht (s. u. Technik von Dorrance) legt, beide natürlich von feinster Seide.

Sollte es während der Operation zufälligerweise zum Beispiel durch Abrutschen einer Klemme zu einer Blutung kommen, so sind die Tücher durch andere zu ersetzen, das Blut durch Ausdrücken und Ausspülen sorgfältigst zu entfernen, die Gefäßränder und Fäden aufs neue mit Vaseline zu bestreichen.

Horsley[1], Eden, Lexer[2], ferner Danis[3], raten neuerdings, an Stelle der überwendlichen stets Matratzennähte zu verwenden, also

---

[1] Horsley, Annals of Surg. 1912.
[2] Lexer, zit. bei Eden, Beitr. zur klin. Chir. 1912. Bd. 80. S. 597.
[3] Danis, Anastomoses et ligatures vasculaires. Bruxelles 1912.

in der Weise vorzugehen, daß der Faden durch beide Gefäßwände abwechselnd in verschiedener Richtung durchgeführt wird (Abb. 28). Sie begründen diesen Vorschlag damit, daß die von Carrel angegebene überwendliche Naht zu viel intensiveren Nachblutungen führt als die Matratzennaht, und daß ferner bei Matratzennähten fast nichts von den Fäden in das Lumen zu liegen kommt. Verfasser kann diese Beobachtungen nach einigen Versuchen, die daraufhin ausgeführt wurden, bestätigen, hält aber doch die Matratzennaht nicht für sonderlich vorteilhaft, da bei einer gut angelegten überwendlichen Naht ebenfalls keine dauernden Blutungen aufzutreten brauchen und überdies eine Matratzennaht unverhältnismäßig mehr Zeit in Anspruch nimmt, als die überwendliche Naht von Carrel. Das Vorhandensein kurzer Strecken feinster gefetteter Seide im Lumen erhöht die Thrombosegefahr nicht.

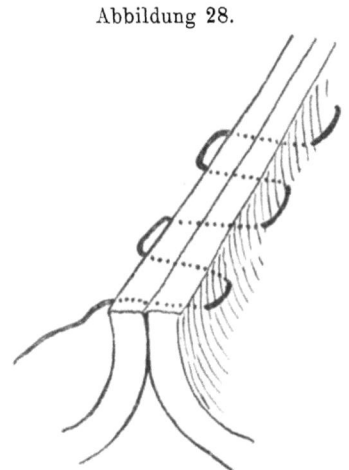

Abbildung 28.

Matratzennaht nach Danis.

Die eben beschriebene Technik ist an oberflächlich gelegenen Gefäßen bei entsprechender Uebung leicht und sicher auszuführen, bei tiefer liegenden Gefäßen jedoch, die nicht von allen Seiten her gut zugänglich sind, bieten verschiedene Punkte wesentliche Schwierigkeiten. Zunächst ist in solchen Fällen das exakte Adaptieren der Blutgefäßränder aneinander, so, daß Endothel an Endothel zu liegen kommt, sehr erschwert. Ganz besondere Schwierigkeiten bietet die Adaptierung, wenn es sich um die Vereinigung von Blutgefäßenden handelt, die unter starker Spannung stehen. Es ist in solchen Fällen zu empfehlen, nach dem Vorschlage von Jensen (s. unten) statt der gewöhnlichen Haltenähte U-Nähte zu verwenden, also in der Weise vorzugehen (s. Abb. 29 u. 30), daß man den einen Blutgefäßrand von außen nach innen, den anderen an der entsprechenden Stelle von innen nach außen, dann etwa $1/2$ mm davon entfernt in umgekehrter Richtung letzteren Rand von außen nach innen und schließlich ersteren von innen nach außen wieder durchsticht. Wenn man die 3 Haltenähte in dieser Weise anlegt und nachher knüpft, legt sich Endothel automatisch an Endothel an, selbst wenn das Knüpfen unter starker Spannung geschieht. Weiter wird wie oben beschrieben vorgegangen. Bei oberflächlichen Gefäßnähten würde die Verwendung dieser U-Nähte einen unnützen Zeitverlust darstellen, bei tiefliegenden ist es jedoch dringend zu empfehlen, diesen in Kauf zu nehmen. Eine weitere Schwierigkeit bei Anlegung von Gefäßnähten in der Tiefe derselben besteht darin, daß das Hantieren mit den Haltefäden, das Auswechseln derselben, das Drehen des Gefäßes um seine eigene Achse recht schwer gelingt und ein unerwünschtes Zerren und Mißhandeln des Gefäßes erfordert. Diese

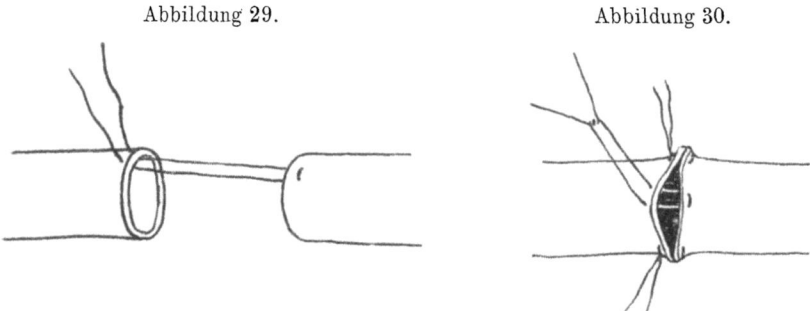

Abbildung 29.   Abbildung 30.

bei oberflächlichen Gefäßen so einfachen Prozeduren können bei tiefliegenden Gefäßen oft außerordentlich schwer, ja fast unausführbar werden. Dazu kommt noch, daß ein so exaktes Abdecken der Wunde, ein so sorgfältiges Vermeiden jeder Benetzung der Fäden und Instrumente mit Gewebssaft, wie es oben postuliert wurde, bei tiefliegenden, stark gespannten Gefäßen viel schwieriger ist als bei oberflächlichen. In solchen Fällen hat ein neuerdings von Horsley[1]) angegebenes Instrument zum automatischen Anspannen der Haltefäden Berechtigung. Es besteht aus einem winkelig abgebogenen, dünnen, elastischen Metallstab, der an 3 Punkten (s. Abb. 31) Schrauben besitzt; je ein Haltefaden wird in eine der 3 Schrauben eingespannt, und man kann nun durch Anheben dieses Gestelles und entsprechendes Neigen desselben die 3 Schenkel des Gefäßdreiecks dem Operateur einen nach dem anderen präsentieren. Horsley näht, wie oben bemerkt, mit Matratzennähten. Nach Schluß der

---

1) Horsley, l. c.

Operation wird der Stab etwas komprimiert, die Blutstillungsklemme entfernt. Sieht man irgendwo eine Blutung auftreten, so wird die Klemme neuerdings angelegt, die Spannung wiederhergestellt und

Abbildung 31.

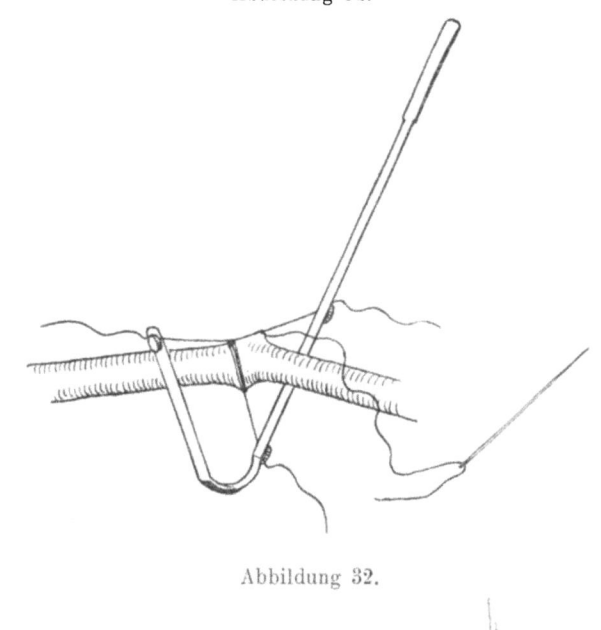

Abbildung 32.

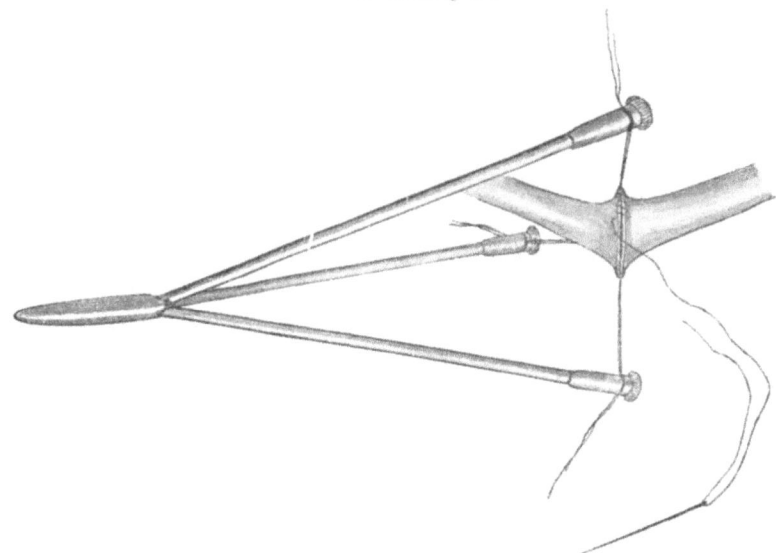

die klaffende Stelle durch eine Knopfnaht völlig verschlossen. Das Instrument von Horsley hat den Nachteil, daß 2 von den 3 Seiten des Blutgefäßes nicht direkt zugänglich sind. Bei Verwendung der

Horsleyschen Matratzennaht ist das kein Nachteil; wenn man jedoch die einfache überwendliche Naht nach Carrel verwenden will, was, wie bereits bemerkt wurde, nach Ansicht des Verfassers durchaus vorzuziehen ist, so verwendet man zweckmäßig ein kleines, von mir selbst angegebenes Instrument[1]) (s. Abb. 32). Es besteht aus 3 elastischen Metallstäben, die an einem Punkt vereinigt sind und deren Enden je eine Schraube tragen. An jeder der 3 Schrauben wird einer der 3 Haltefäden befestigt. Man spannt die Haltefäden so stark an, daß die Gefäßränder genügend gedehnt werden, und legt die Naht an, wobei man durch Anheben des ganzen Instrumentes

Abbildung 33.

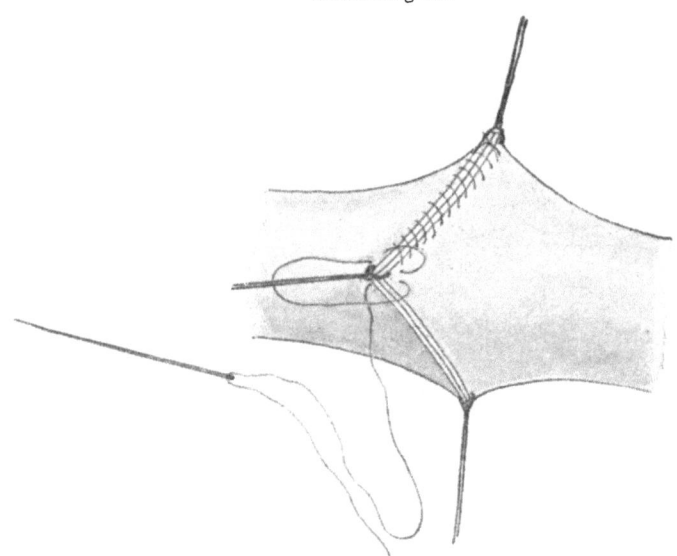

noch dafür sorgen kann, daß sich die Intima gut nach außen krempelt. Nach Vollendung der Naht wird durch Kompression des Instrumentes die Distanz der Schrauben voneinander etwas verringert, nach Lücken in der Nahtreihe gesehen, bei Vorhandensein von solchen die Spannung wiederhergestellt und die nötigen Knopfnähte angelegt. Bei Verwendung dieses Instrumentchens ist eine zirkuläre Naht auch in der Tiefe ohne jede Schwierigkeit unter strengster Einhaltung aller Kautelen leicht durchführbar. Weniger Geübte mögen eventuell ein solches Instrument auch bei oberflächlichen Gefäßnähten verwenden. Ein weiterer Vorteil desselben besteht darin, daß es eventuell einen Assistenten entbehrlich macht.

Stehen die beiden Gefäßenden unter so starker Spannung, daß

---

1) Jeger, Berliner klin. Wochenschr. 1913. Nr. 2. (Hergestellt von Georg Haertel, Breslau-Berlin.)

feinste Fäden ausreißen würden, so kann man die Verwendung derselben dadurch ermöglichen, daß man zu den 3 Haltenähten stärkere Seidenfäden nimmt und dann die fortlaufende Naht mit einem feinsten Faden macht, was nunmehr leicht gelingt. Wenn man bei der fortlaufenden Naht in der Gegend der Haltefäden etwas weiter vom Rande durchsticht, kann man die dicken Fäden ganz vom Blutstrom abtrennen (Abb. 33).

Die eben besprochene Carrelsche Technik stellt die beste Methode dar, über die die Gefäßchirurgie gegenwärtig verfügt und bei guter Ausführung sind ihre Resultate geradezu ideal. Immerhin aber haften ihr mehrere Uebelstände an: Sie ist äußerst schwierig und nimmt zu ihrer exakten Ausführung ziemlich viel Zeit in Anspruch. Carrel selbst gelingt es ja vermöge seiner unvergleichlichen chirurgischen Technik, eine zirkuläre Gefäßnaht nach seiner Methode in etwa 5 Minuten anzulegen, für den Durchschnittschirurgen aber muß man eine unverhältnismäßig längere Zeit rechnen. Schließlich fordert dies Verfahren ein Ausmaß Uebung, das unmöglich jedem Arzt zur Verfügung stehen kann. Nun ist aber eine ganze Reihe von Fällen denkbar, in denen an einen in der Gefäßnaht nicht besonders versierten Arzt die Aufgabe herantreten kann, die Kontinuität eines durchtrennten Gefäßes schnellstens wiederherzustellen, so z. B. nach Unfällen, während eines Krieges usw. In solchen Fällen ist die Verwendung der Payrschen Methode der End-zu-End-Vereinigung von Blutgefäßen mit Hilfe resorbierbarer Magnesiumprothesen zweckmäßig, die jetzt als zweites Beispiel besprochen werden soll. Sie besitzt den Vorzug viel größerer technischer Einfachheit und — wenigstens für den in der Gefäßnaht nicht besonders geübten Chirurgen — denjenigen schnellerer Ausführbarkeit. Diesen Vorzügen steht allerdings der schwere Nachteil gegenüber, daß die Payrsche Methode nur für größere Gefäße brauchbar ist und daß sie ferner nicht entfernt dieselbe Sicherheit gegen Thrombose bietet wie die Carrelsche Naht.

Die Methode von Payr[1]) besteht im Prinzip darin, daß der Rand des einen Gefäßendes durch einen aus Magnesium angefertigten Zylinder oder Ring gezogen und nach außen umgestülpt, und das andere Gefäßende darüber gezogen wird, so daß beide Enden eine Strecke weit Endothel an Endothel aufeinander zu liegen kommen, worauf sie beide durch einen Faden auf die Prothese aufgebunden werden. Die Prothese selbst wird allmählich resorbiert. Daß die Payrsche Methode keine so guten Resultate gibt wie die Carrelsche, ist in

---

1) Payr, Langenbecks Arch. Bd. 62, 64 u. 72.

verschiedener Weise zu erklären. Daß bei kleineren Gefäßen die starke Verengerung eine Rolle spielt, ist selbstverständlich. Dazu kommt noch der Umstand, daß infolge der starken Spannung die Umschlagsstelle durch den Rand der Prothese häufig mehr oder weniger stark aufgescheuert wird und nekrotisiert, wodurch die äußeren Schichten der Gefäßwand mit dem Blutstrom in Berührung kommen. Die Resorbierbarkeit scheint nicht so wichtig zu sein wie Payr annahm, da wir aus den Untersuchungen von Halsted (s. 4. Kapitel) wissen, daß es möglich ist, nicht resorbierbare Metallstreifen um Blutgefäße herumzulegen, und dieselben ziemlich stark zu komprimieren, ohne Thrombose befürchten zu müssen und überdies die Resorption der Prothese sehr lange Zeit in Anspruch nimmt, während eine Thrombose meistens schon sehr bald nach Herstellung der Gefäßanastomose auftritt.

Payr hat verschiedene Formen von Prothesen angegeben, von denen weiter unten noch die Rede sein wird, neben verschiedenen voluminöseren Formen auch Ringe von der in Abb. 34 dargestellten Form. Da nun wohl a priori zu erwarten ist, daß die Resultate ceteris paribus um so besser sein dürften, je kleiner der verwendete Fremdkörper ist, ist es am richtigsten, allerfeinste derartige Ringelchen zu verwenden. Die im folgenden beschriebene Modifikation der Payrschen Methode, die ich ausgearbeitet habe und die sich mir ausgezeichnet bewährt hat, ermöglicht die Verwendung solcher feinster Ringe. Man muß sich selbstverständlich einen Satz Prothesen der verschiedensten Größe bereit halten. Die Rinne an den Ringelchen darf nicht zu tief sein, da sonst zwischen dem inneren und dem äußeren Durchmesser der Prothese eine zu große Differenz bestände, so daß das Blutgefäß bei ihrer Anwendung an der Anastomosenstelle stark verengt würde. Ferner müssen die Prothesen so dünn sein, daß sie gerade noch einem mäßigen Druck ohne Formveränderung widerstehen können. Ist eine Prothese zu dick geliefert worden, so muß sie vor der Verwendung durch Einlegen in Essig möglichst verdünnt werden. Das Aufbewahren der Prothesen geschieht zweckmäßig in Petroleum oder Paraffinöl, da das Magnesium an der Luft rasch zugrunde geht. Die Sterilisierung geschieht durch Kochen und kann mit den übrigen Instrumenten erfolgen.

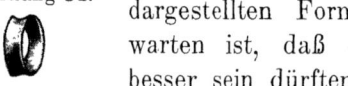

Abbildung 34.

Die Verwendung allerfeinster Ringelchen wird nun durch ein von mir angegebenes Halteinstrument, das in Abb. 35 abgebildet ist, sehr erleichtert. Dasselbe besitzt 3 Branchen, die durch Kompression des Griffes beliebig von einander entfernt und in jeder Stellung

Die Technik der Gefäßnaht.

durch die Schraube *a* fixiert werden können. Die gewählte Prothese wird auf das Instrument aufgesetzt, worauf dasselbe soweit geöffnet

Abbildung 35.

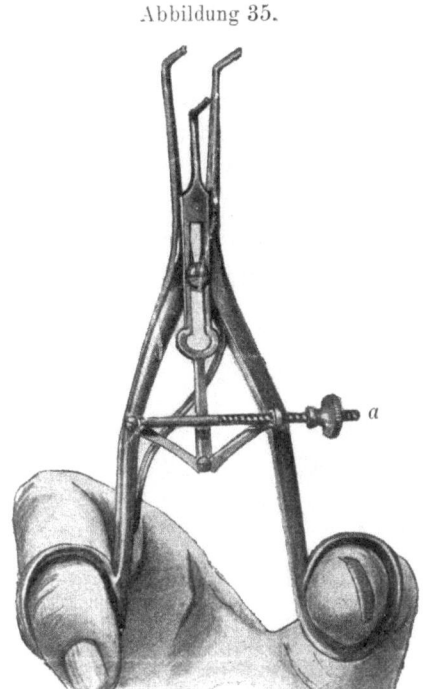

Abbildung 36.

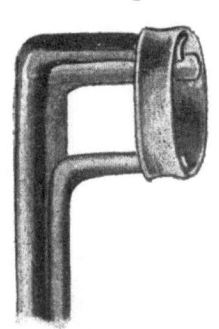

Abbildung 37.

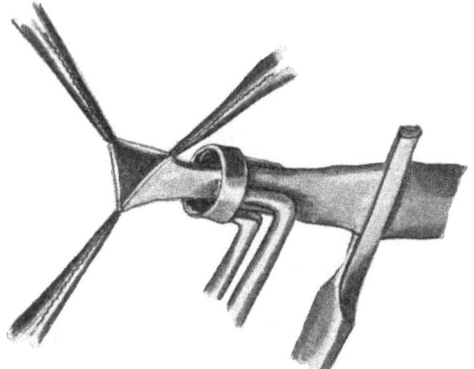

Abbildung 38.

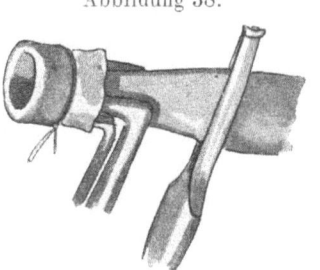

wird, daß das Ringelchen unverrückbar festsitzt und mit Hilfe der Schraube in dieser Stellung fixiert (Abb. 36). Die Vorbereitungen (Freilegen des Gefäßes, Abdecken usw.), erfolgen genau wie bei der

Carrelschen Naht beschrieben. Die Prothese wird möglichst groß genommen. Man führt einen Mosquito durch sie hindurch und faßt damit den Rand des zentralen (bei einer Vene des peripheren) Gefäßstumpfes, zieht ihn durch die Prothese durch, faßt ihn noch mit zwei anderen Mosquitos (s. Abb. 37) und stülpt ihn über die Prothese nach rückwärts. In dieser Stellung wird das Gefäßende durch einen jenseits der Prothese angebrachten Faden provisorisch fixiert (Abb. 38).

Abbildung 39.

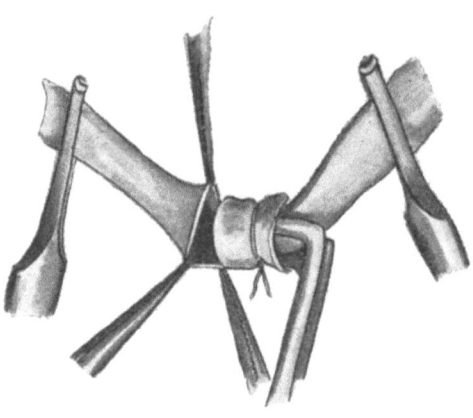

Abbildung 40.

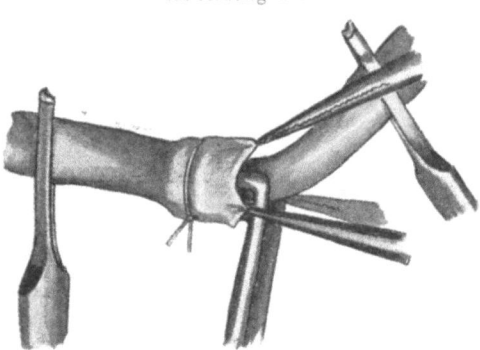

Darauf wird das andere Gefäßende mit 3 Mosquitos gefaßt und über das erste Gefäßende gezogen, so daß die Endothelflächen beider Gefäßenden einander auf eine lange Strecke berühren (Abb. 39). Dann wird ein Faden um beide Gefäßenden gelegt und so zugeknotet, daß die beiden Enden des zu anastomosierenden Gefäßes auf die Rinne der Prothese aufgebunden werden (Abb. 40). Hierauf wird der zuerst angelegte provisorische Haltefaden zerschnitten, das Halteinstrument durch mäßiges Zusammenschrauben gelockert und entfernt (Abb. 41). Eine Nachblutung ist natürlich gänzlich ausgeschlossen

Die soeben anempfohlene Modifikation der Payrschen Anastomosierungsmethode gibt ausgezeichnete Resultate und ist bei oberflächlich gelegenen Blutgefäßen spielend leicht. Bei tieferen allerdings besteht häufig die Schwierigkeit, daß es nicht gelingt, den Haltefaden richtig in die Rinne der Prothese einzubinden und daß er immer wieder abrutscht. In solchen Fällen ist die Verwendung der älteren Prothesenform, wie sie von Payr ursprünglich angegeben wurde, leichter. Wie Abb. 42 zeigt, stellt diese ziemlich lange zylindrische mit zwei nahe dem einen Ende gelegene Rinnen ausgestattete Röhrchen dar. Die Verwendung geschieht ganz analog derjenigen mit Ringprothesen: Das eine Gefäßende wird durch eine möglichst weite Prothese gezogen, sein Rand nach rückwärts umgestülpt und mit einem Halte-

Abbildung 41.

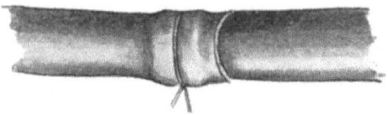

Abbildung 42.   Abbildung 43.

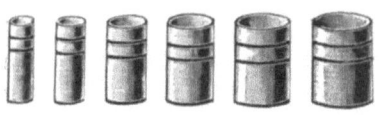   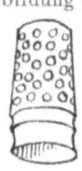

faden in eine der beiden Rinnen eingebunden. Darüber wird das zweite Gefäßende gezogen und mit einem zweiten Haltefaden fixiert.

Die Verwendung dieser langen Prothesen führt zu weit schlechteren Resultaten als diejenige der Ringprothesen. Dies ist wahrscheinlich darauf zurückzuführen, daß der innerhalb der Prothese verlaufende und ganz besonders der nach außen umgestülpte Teil des Blutgefäßes sich unter besonders ungünstigen Ernährungsbedingungen befindet. Dies brachte Fleig[1]) auf den Gedanken, die Ernährungsbedingungen für die genannten Blutgefäßstücke dadurch zu verbessern, daß er vielfach durchlochte Prothesen (s. Abb. 43) verwendete. Durch diese Löcher hindurch kann ein lebhafter Säfteaustausch zwischen den verschiedenen Gefäßstücken stattfinden und es können Verwachsungen zustande kommen.

Von dem gleichen Gedankengang ausgehend, habe ich selbst mir

---

1) Fleig, Archives générales de Chirurgie. 1910. T. 6. p. 959.

für Fälle, bei denen die Verwendung langer Prothesen unumgänglich nötig ist, also bei sehr schwer zugänglichen Gefäßen und ganz besonders bei Herzoperationen (s. 7. Kapitel) Prothesen von der in Abb. 44 dargestellten Form anfertigen lassen[1]). Sie bestehen aus zwei Ringen, einem ganz schmalen und einem etwas breiteren, welch letzter mit Rinnen versehen ist; die beiden Ringe sind durch zwei ganz dünne Magnesiumstäbe miteinander verbunden. Die Verwendung geschieht so (Abb. 45), daß das eine Blutgefäßende durch die Prothese gezogen und so weit nach rückwärts umgestülpt wird, daß es in eine Rinne eingebunden werden kann. Darüber wird das zweite Gefäßende gezogen und wie sonst fixiert. Bei Verwendung dieser Prothesenform ist einerseits die Gelegenheit zum Säfteaustausch und zu Verwachsungen noch ausgiebiger als bei der Fleigschen und andererseits besitzt die Gefäßwandung die Möglichkeit, sich im Bereich der großen Lücken frei zu bewegen und so dem Blutdruck anzupassen. Da nun die wenig befriedigenden Resultate bei Anwendung der Payrschen Zylinder

Abbildung 44.   Abbildung 45.

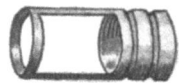
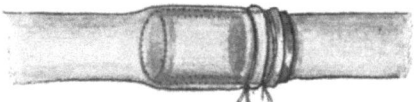

möglicherweise zum Teil auf die verminderte Bewegungsfreiheit und Akkommodationsfähigkeit der Gefäßwand im Bereich der Prothese zurückzuführen sind, wird die eben beschriebene neue Prothesenform vielleicht bessere Resultate zeitigen als die älteren Zylinderprothesen, um so mehr, als sie trotz ihrer Größe aus einer geringen Metallmenge angefertigt ist.

Die eben gegebene Beschreibung der beiden typischen Methoden der End-zu-Endvereinigung von Arterien hat gleichzeitig Gelegenheit gegeben, die allgemeinen technischen Grundsätze der Gefäßnaht zu besprechen. Nunmehr soll dazu übergegangen werden, die verschiedenen anderen gefäßchirurgischen Operationen zu erörtern. Es ist selbstverständlich, und soll im folgenden ein für alle Mal vorausgesetzt werden, daß alle die zur Herstellung guter Gefäßnähte und zur Fernhaltung der zahlreichen Fehlerquellen gegebenen Vorschriften bei allen im folgenden dargestellten Methoden in gleicher Weise beachtet werden müssen.

---

1) Hergestellt von Haertel, Breslau-Berlin.

Die einfachste und häufigste Aufgabe der Gefäßchirurgie ist der Verschluß eines seitlichen Schlitzes eines Blutgefäßes, wie er bei zahlreichen Operationen, bei denen in der Nähe großer Blutgefäßstämme gearbeitet werden muß, z. B. bei Ausräumung von karzinösen Drüsen in der Achselhöhle oder in der Schenkelbeuge, entstehen kann. Wenn der Schlitz mehr als die Hälfte der Zirkumferenz des Blutgefäßes umfaßt, so durchschneidet man das Gefäß am besten vollständig, glättet die Wundränder und vereinigt es wieder End-zu-End. Liegt eine gerade schlitzförmige Wunde vor, so legt man etwa 1 mm von beiden Enden entfernt je eine Knopfnaht (a) an, läßt die beiden Fäden stark anspannen und näht von einer derselben fortlaufend bis zur anderen hin (Abb. 46). Wenn die Schlitzwunde sehr lang ist, so tut man gut daran, vor Beginn der fortlaufenden Naht die Mitte der beiden Wundlippen durch eine Knopfnaht zu vereinigen. Wenn es sich um eine Lappenwunde handelt, so legt man

Abbildung 46.

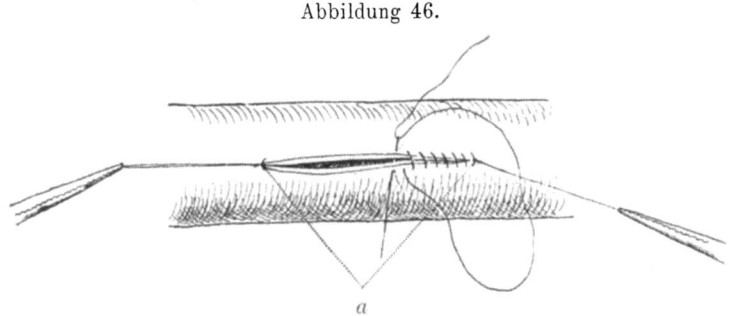

beiderseits eine Haltenaht an die Basis des Lappens, vereinigt die Spitze desselben mit dem gegenüberliegenden Rand durch einen weiteren Haltefaden und vernäht hierauf die Ränder der Wunde mit einer fortlaufenden Naht (Abb. 47).

Sollen die Enden einer zerschnittenen Vene End-zu-End wieder miteinander vereinigt werden, so bedarf das für die Arterien angegebene Verfahren einiger Modifikationen, da die Venennaht verschiedene Schwierigkeiten bereitet, die es bei Arteriennähten nicht gibt. Bei letzteren klafft das Lumen infolge der Dicke der Wandung weit; es ist selbst bei sehr kleinen Arterien deutlich sichtbar, man kann alle Prozeduren (Nähen, Adaptieren der Gefäßränder aneinander usw.) unter größter Schonung der Gefäßwand und fast ohne Verwendung einer Pinzette durchführen und wenn man erst die 3 Haltefäden richtig angelegt hat, so legen sich die Ränder an der ganzen Zirkumferenz des Gefäßes automatisch richtig aneinander. Ganz anders liegt die Sache bei den Venen. Diese kollabieren nach dem Durchschneiden völlig, das Lumen ist vielfach nur nach langem Suchen aufzufinden, die Vene muß durch Instrumente klaffend erhalten werden. Dabei ist natürlich ein häufiges Fassen der Ränder mit Pinzetten und dementsprechend eine vielfache Läsion des Endothels daselbst unvermeidlich. Auch während des Nähens müßte man, wenn man wie bei der Arteriennaht vorginge, die Ränder fort und fort mit Pinzetten aneinander adaptieren, was, wie schon oben erwähnt, die Gefahr einer Thrombose außerordentlich erhöhen würde. Es ist ja richtig, daß die zirkulären Venennähte in den Händen vieler Experimentatoren ebenso gute und selbst bessere Resultate geliefert haben, als die zirkulären Arteriennähte, doch ist dies in der größeren Weite

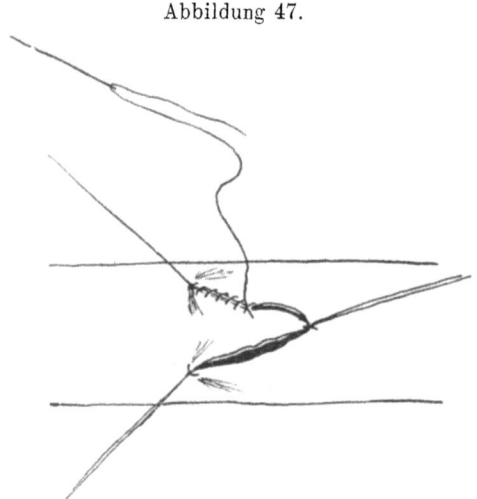

Abbildung 47.

der Venen und vielleicht auch in der etwas geringeren Gerinnungsfähigkeit des venösen Blutes begründet. Um jedoch ganz sicher zu gehen, muß man die eben genannten Fehlerquellen unbedingt ausschalten. Zunächst einmal kann man sich das lästige Suchen des Gefäßrandes der durchschnittenen Vene in denjenigen Fällen, in denen man eine Vene zuerst an einer Stelle durchschneidet, um sie sekundär an derselben oder an einer anderen Stelle wieder anzunähen, dadurch ersparen, daß man die Vene zuerst nur partiell durchschneidet und den Rand sofort mit einem Haltefaden oder noch einfacher mit einem spitzen Mosquito faßt. Dann schneidet man weiter, legt einen zweiten Faden bzw. Mosquito an und schneidet dann schließlich ganz durch. Dieses Vorgehen ist sicherlich weit schonender als das Herumsuchen mit Pinzetten. Beim Nähen adaptiert man nun nicht die äußersten Ränder der Gefäße aneinander, sondern man bedient sich vielmehr zweckmäßigerweise der von Zaaijer (s. unten) angegebenen Technik, die darin besteht, daß man jedes der beiden Venenenden ein wenig nach außen umstülpt und die Umschlagskanten zur Naht verwendet. Diese Umstülpung der Gefäßränder geschieht durch U-Nähte. Man geht folgendermaßen vor (Abb. 48 u. 49):

Nachdem das Lumen der beiden Venenenden durch je 3 Mosquitos zum Klaffen gebracht worden ist, führt der Operateur etwa 3 mm vom Rand des einen Venenendes entfernt eine Nadel von innen nach außen und dann nochmals etwa 4 mm vom Rand entfernt, diesmal von außen nach innen, durch die Gefäßwand durch. Gerade umgekehrt wird an der symmetrischen Stelle des anderen Venenendes verfahren, derart, daß der Faden daselbst etwa 4 mm vom Rand von innen nach außen und hierauf 3 mm vom Rand von außen nach innen

Abbildung 48.   Abbildung 49.

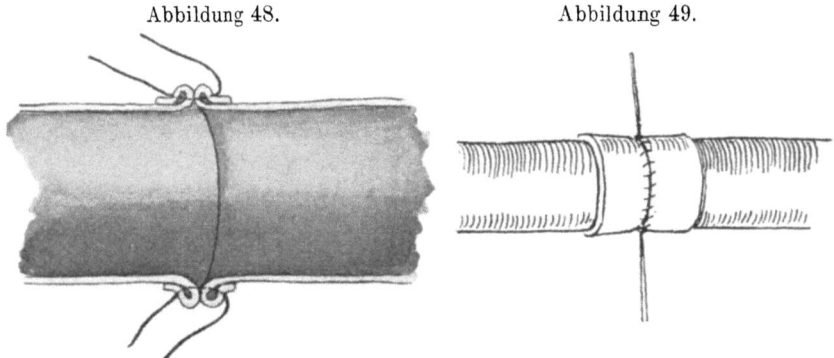

durch die Wand gezogen wird. In analoger Weise wird auch die 2. und 3. Haltenaht angelegt. Beim Verknüpfen einer solchen Haltenaht nun stülpen sich selbstverständlich die Venenränder nach außen und es kommen nur vom Rande entfernte Endothelpartien zur gegenseitigen Berührung, welche mit Instrumenten garnicht gefaßt worden sind. Die fortlaufende Naht bereitet nunmehr keinerlei Schwierigkeiten mehr und wird in der oben beschriebenen Weise unter straffem Anspannen der Haltefäden angelegt. Auf diese Weise werden die eben erwähnten Gefahren mit Sicherheit vermieden und die Resultate sind absolut einwandsfrei.

Ein wichtiges Moment bei der Venennaht, speziell bei der Transplantation von Organen, ist folgendes:

Es ist nicht leicht, an den kollabierten Venenenden die einander korrespondierenden Punkte zu finden und es tritt daher bei der Naht nicht selten eine Torsion der Vene um ihre eigene Achse ein, die man erst dann bemerkt, wenn nach Vollendung der Naht der Blutstrom nicht durch die Vene hindurchgeht. Es ist daher sehr empfehlenswert, sich in irgend einer Weise die einander entsprechenden Punkte der Gefäßwand zu markieren.

Unger[1]) tat dies in der Weise, daß er an jede Seite der Venenwand, also vorn, rückwärtig, rechts, links je eine kleine mit einer Nummer versehene Klemme befestigte.

Um sich eine End-zu-End-Vereinigung von Venen zu erleichtern, kann man sich eines Instrumentchens bedienen, das ich angegeben

Abbildung 50.

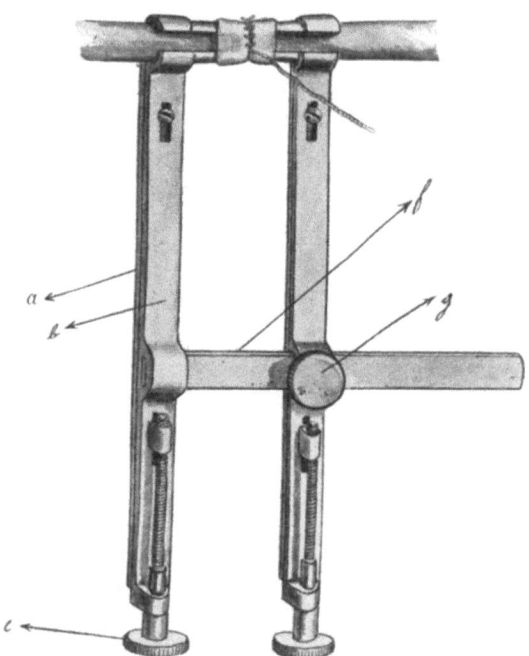

habe[2]) und das im wesentlichen eine Kombination zweier Elsbergscher Kanülen darstellt (Abb. 50). Die Elsbergsche Kanüle ist von ihrem Erfinder zur Erleichterung der direkten Bluttransfusion angegeben worden und wird im 6. Kapitel noch ausführlich zu besprechen sein. Sie besteht aus zwei Halbröhrchen, die mit Schienen (a u. b), die durch eine Schraube (c) aneinander verschoben werden können, verbunden sind, so daß die Distanz der beiden Halbröhrchen voneinander durch Drehen der Schraube beliebig variiert werden kann. An

---

1) Unger, Berliner klin. Wochenschr. 1910. S. 573.
2) Jeger und Lampl, Zentralbl. f. Chir. 1912. Nr. 29.

jedem der beiden Halbröhrchen sind je zwei Widerhaken (e) (Abb. 51) angebracht. Wie das Instrument für Transfusionszwecke zu verwenden ist, wird im 6. Kapitel besprochen werden. Zur Erleichterung der Venennaht bedarf man eines Instrumentes, das aus zwei Elsbergschen Kanülen besteht, die auf einer Schiene (f) gegeneinander verschiebbar sind[1]). Man schraubt die eine Elsberg-Kanüle weit auf, legt das eine Venenende in das Röhrchen ein, schraubt wieder so weit zu, daß es gelingt, das Ende der Vene nach hinten über das Röhrchen umzustülpen und den äußersten Rand der Vene an den 4 Widerhaken zu befestigen. Dasselbe geschieht mit dem anderen Venenende an der anderen Elsbergschen Kanüle. Dann setzt man das Instrument zusammen und nähert die beiden Kanülen einander so weit, daß die Venenränder sich gegenseitig berühren. Hierauf schraubt man die Kanülen so weit auf, daß die Venen maximal und gleichweit dilatiert sind. Nunmehr kann man ohne jede Schwierigkeit die beiden Enden durch eine fortlaufende Gefäßnaht vereinigen. Nachdem diese vollendet ist, schraubt

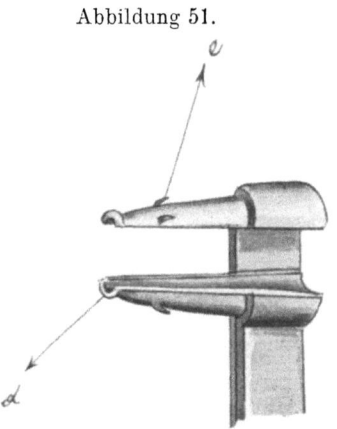

Abbildung 51.

man die Kanülen ein wenig zu, hebt die Ränder des Gefäßes von den Widerhaken ab und entfernt das Instrument. Uebrigens ist eine derartige Elsbergsche Kanüle eventuell auch statt des auf Abb. 35 abgebildeten Instrumentes zum Halten von Ringprothesen nach Payr verwendbar, so daß also dieses eine Instrument sehr verschiedenen gefäßchirurgischen Zwecken dienen kann. Ein ähnlicher Apparat, wie die doppelte Elsberg-Kanüle, ist auch von Janeway[2]) angegeben worden.

Eine weitere häufige Blutgefäßoperation ist die End-zu-End-Vereinigung des Endes einer Arterie mit dem Ende einer Vene. Dabei wird der Faden in der in Abb. 52 angedeuteten Weise erst durch den Rand der Arterie von außen nach innen, dann durch die Vene zunächst von innen nach außen, dann von außen nach innen hindurchgeführt. Wie die Abbildung zeigt, wird durch dieses Vorgehen ebenso wie bei der Venennaht eine tadellose Adaptierung von Endothel an Endothel gewährleistet.

Wenn es sich darum handelt, End-zu-End-Anastomosen bei ganz

---

1) Hergestellt von Leiter, Wien.
2) Janeway, Annals of surgery. 1911. Vol. I. p. 720.

engen Blutgefäßen herzustellen, so können die von Dobrowolskaja[1]) angegebenen Methoden ausgezeichnete Dienste leisten. Wie der Leser aus dem Vorangegangenen entnommen haben dürfte, ist die Carrelsche Technik ohne eine gewisse Verengerung des Gefäßlumens nicht durchführbar, die allerdings so gering ist, daß sie bei Gefäßen, die einen Durchmesser von mehr als 2 mm besitzen, keine Rolle spielt. Bis zu dieser Grenze herab bereitet die Ausführung einer Naht nach der Carrelschen Technik keine Schwierigkeiten.

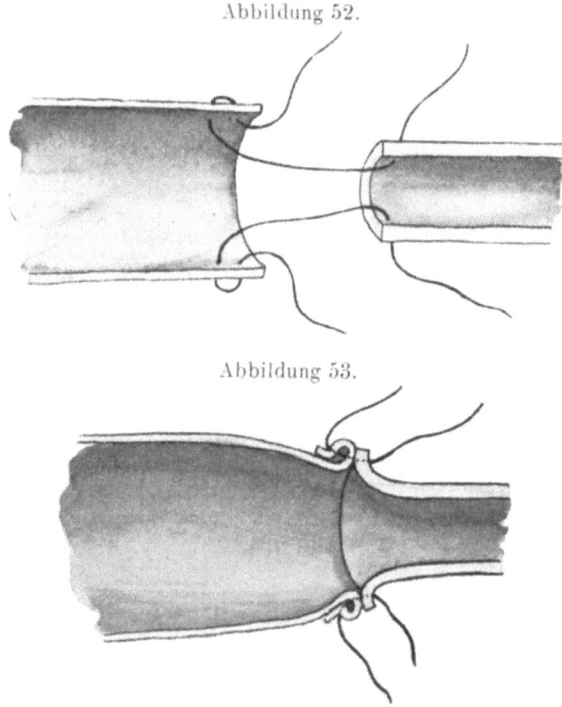

Abbildung 52.

Abbildung 53.

Da nun aber nach Yamanouchi[2]) die Weite der Arteria femoralis eines mittelgroßen Hundes zwischen $1^{1}/_{2}$ und etwa 2 mm, diejenige der Karotis zwischen 1,2 und 2 mm variiert, können sich bei kleineren Versuchstieren wohl Schwierigkeiten einstellen und die einfache Nahttechnik, wie sie oben beschrieben wurde, zu einem vollständigen Verschluß des Lumens führen. Nach den Methoden von Dobrowolskaja gelingt es, Gefäße bis zu 1 mm Durchmesser ohne Verschließung des Lumens zu nähen. Diese Methoden beruhen darauf, daß man die Gefäße nicht quer durchschneidet, sondern durch

---

1) Dobrowolskaja, Deutsche Zeitschr. für Chir. 1912. Bd. 119. S. 31.
2) Yamanouchi, Deutsche Zeitschr. f. Chir. 1912. Bd. 112. S. 1.

verschiedene Arten von Schräg- und Winkelschnitten die beiden Ränder verlängert und so die bei der Naht entstehende Verengerung kompensiert. Dobrowolskaja gibt für diesen Zweck eine größere Zahl von Methoden an und zwar:

1. Durchschneidung schräg zur Längsachse des Gefäßes (s. Abb. 54), so daß also der Querschnitt nicht rund, sondern elliptisch wird.

2. Bildung zungenförmiger Lappen durch verschiedene winkelige Schnittführungen (s. Abb. 55, 56, 57).

Abbildung 54. (Aus Dobrowolskaja, Deutsche Zeitschr. f. Chir. 1912. Bd. 112.)

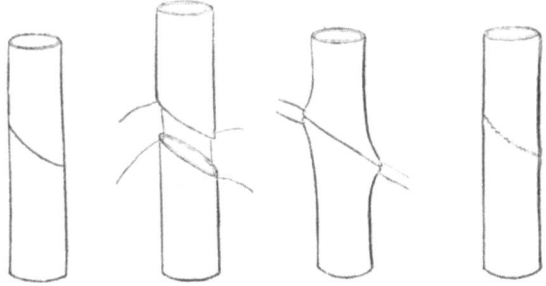

Abbildung 55. (Aus Dobrowolskaja, l. c.)

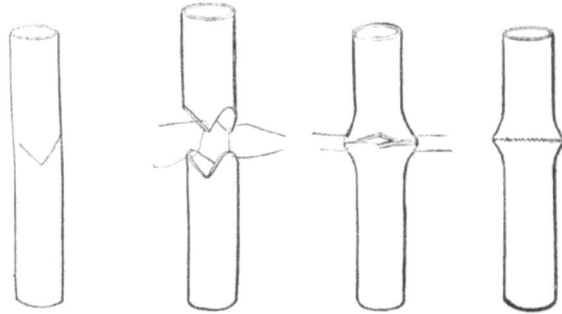

3. Schnittführung senkrecht zur Achse des Gefäßes und Hinzufügen zweier Längseinschnitte, so daß der Schnittrand die Form eines Vierecks annimmt (s. Abb. 58).

Verfasser möchte unter den verschiedenen in den Abb. 54—58 abgebildeten Verfahren besonders der Bildung zweier zungenförmiger Lappen empfehlen. Weiterhin soll nicht versäumt werden, darauf hinzuweisen, daß man die Idee D.'s auch dann vorteilhaft benutzen kann, wenn es sich darum handelt, Blutgefäße von verschiedener Weite miteinander End-zu-End zu vereinigen. Wenn der Unterschied des Lumens der beiden Gefäße kein sehr beträchtlicher ist, bedarf es keiner besonderen Technik; man legt die 3 Haltefäden wie gewöhnlich an und beim Anziehen derselben wird eben das engere Gefäß etwas stärker gespannt und so der Unterschied ausgeglichen, so daß die fortlaufende Naht keine Schwierigkeiten bietet (Abb. 59).

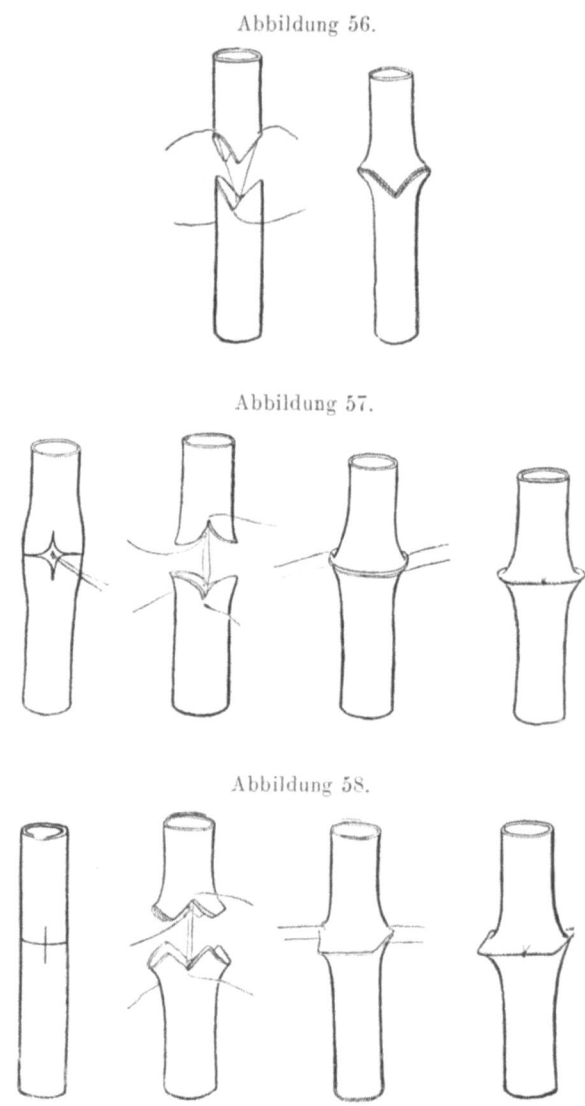

Abbildung 56.

Abbildung 57.

Abbildung 58.

Abbildungen 56—58 aus Dobrowolskaja, l. c.

Wenn aber der Unterschied des Lumens der beiden Gefäße ein bedeutender ist, so kann man in der Weise vorgehen, daß man an dem engeren von beiden zwei zungenförmige Lappen bildet, so daß sein

Rand annähernd ebenso lang wird, wie derjenige des größeren Gefäßes, worauf beide miteinander wie gewöhnlich vereinigt werden (Abb. 60, 61). Verfasser hat sich dieser Methode mit ausgezeichnetem Erfolg zur Herstellung von End-zu-End-Anastomosen zwischen der

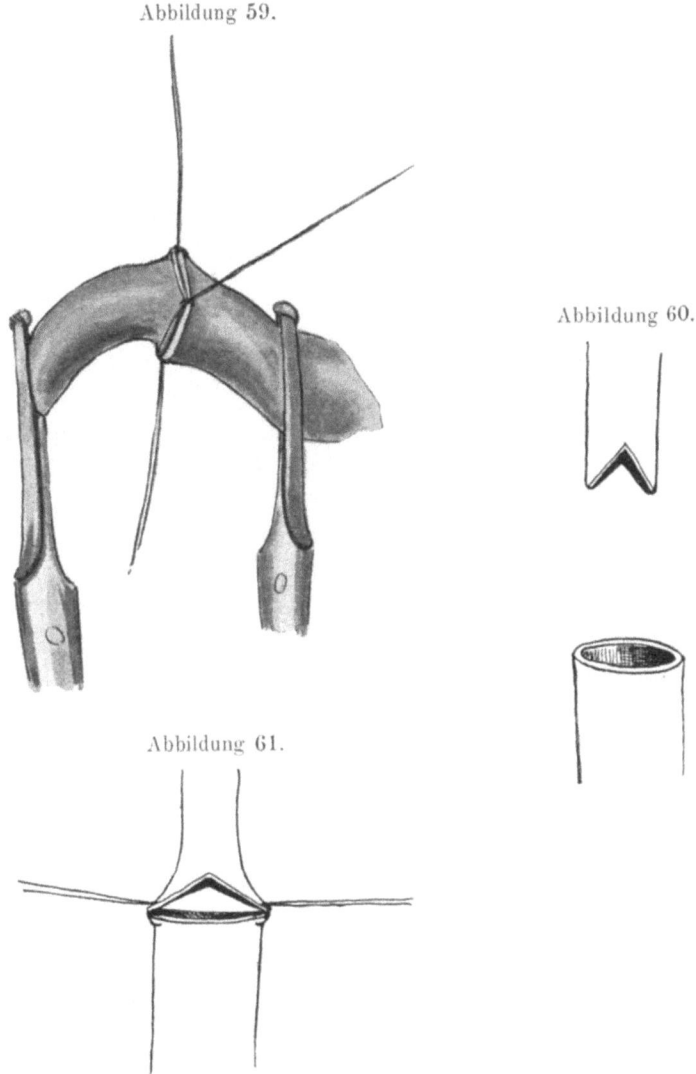

Abbildung 59.

Abbildung 60.

Abbildung 61.

Arteria anonyma und der Arteria pulmonalis (s. 4. Kapitel) bedient. In ganz analoger Weise ist es auch zu empfehlen, das Ende einer Arterie, das mit einer größeren Vene vereinigt werden soll, zungenförmig zuzuschneiden. Ohne Verwendung dieses Kunstgriffes wird der Venenrand bei der Naht zu wenig gespannt und die Exaktheit derselben leidet.

Ist ein Stück aus der Seitenwand eines größeren Gefäßes verloren gegangen (z. B. durch ein Trauma) und ist eine einfache Verschließung der Wunde nicht möglich, ohne das Gefäß hochgradig zu verengen oder zu verzerren, so kann man nach Carrel einen Lappen aus der Wand eines anderen Gefäßes in die Wunde einflicken[1]). Man schneidet sich zunächst die Wunde so zurecht, daß sie eine annähernd dreieckige Form annimmt. Dann entnimmt man einem anderen, für den Organismus entbehrlichen Gefäß (z. B. der Vena jugularis) einen Lappen von der Größe und Form des Defektes und implantiert ihn an Stelle des verloren gegangenen Stückes. Dabei legt man an jeden der Winkel des Dreiecks zunächst je eine Haltenaht an und vernäht dann die Ränder fortlaufend, genau wie bei einer End-zu-End-Anastomose.

Eine weitere häufig gestellte Aufgabe ist die Herstellung von Seit-zu-Seit-Anastomosen zwischen 2 Blutgefäßen. Der älteste erfolgreiche Versuch, eine solche Kommunikation zwischen zwei Blutgefäßen herzustellen, ist die berühmte Ecksche Fistel. Diese wird bekanntlich durch Etablierung einer Seit-zu-Seit-Anastomose zwischen der Vena cava und Vena portae und sekundäre Unterbindung der Vena portae kardialwärts von der Anastomosenstelle hergestellt, so daß das Blut aus dem Darm und der Milz unter Umgehung der Leber direkt in die Cava abströmen muß. Verfasser wird später im zweiten Teil dieses Kapitels bei der Besprechung der älteren Methoden der Gefäßnaht die Technik zu beschreiben haben, deren Eck und seine Nachfolger sich bedient haben, um diese Anastomose herzustellen. Merkwürdigerweise hält ein Teil der Autoren trotz der Erfindung weit einfacherer und zweckmäßigerer Methoden auch heute noch an der ursprünglich von Eck angegebenen, höchst bewundernswerten, aber jetzt völlig veralteten Technik fest. Als den modernen Anforderungen entsprechend sind bloß die Carrelsche Technik mit ihren zahlreichen Modifikationen und die von mir selbst angegebene Methode zu betrachten. Ueber Vorbereitung der Tiere, Freilegung der Gefäße, Nachbehandlung usw. wird im 4. Kapitel zu sprechen sein. Hier soll nur die Technik der Herstellung von Seit-zu-Seit-Anastomosen geschildert werden:

Carrel[2]) geht in der Weise vor, daß er die Vena cava und Vena portae ein Stück weit aus ihrer Umgebung isoliert und beide Blut-

---

1) Carrel et Guthrie, Compt. rend. de la soc. de biol. 1906. I. p. 1039.
2) Carrel et Guthrie, Compt. rend. de la soc. de biol. 1906. I. p. 1204.

gefäße zentral und peripher mit Gefäßklemmen verschließt. Hierauf wird je ein Stück aus der Seitenwand beider Gefäße herausgeschnitten, wodurch 2 ovale Oeffnungen entstehen, deren Weite etwa einem Drittel und deren Länge etwa dem anderthalbfachen Durchmesser des Gefäßes entspricht. Hierauf wird das zentrale und das periphere Ende der einen Anastomosenöffnung durch je eine durchgreifende

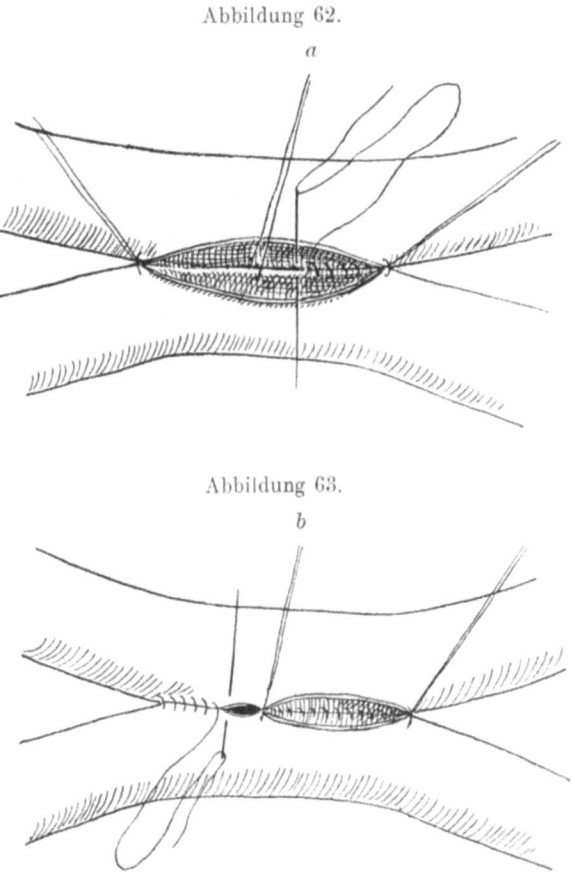

Abbildung 62.

Abbildung 63.

Naht mit demjenigen der anderen vereinigt, dann die Mitte der beiden hinteren Wundlippen mit einer provisorischen Haltenaht *a* angeschlungen und hierauf von einem Ende her fortlaufend die Naht der beiden hinteren Wundlippen angelegt, bis das andere Ende derselben erreicht ist (Abb. 62). Nunmehr wird der provisorische Haltefaden entfernt, die Mitte der beiden vorderen Wundlippen durch eine Knopfnaht (*b*) vereinigt und durch Vernähung der beiden vorderen Wundlippen die Operation beendigt (Abb. 63).

Eine zweckmäßige Modifikation der Carrelschen Technik zur Herstellung einer Seit-zu-Seit-Anastomose zwischen zwei Blutgefäßen geben Bernheim und Stone[1]) an. Sie gehen in der Weise vor, daß sie nach zentraler und peripherer Abklemmung die Gefäße dadurch öffnen, daß sie ein scharfes Starmesser schräg durch das eine Gefäß hindurchstoßen und dasselbe in der in Abb. 64 angedeuteten Weise hindurchführen. Durch die Retraktion der longitudinalen Muskelfasern und elastischen Fasern der Gefäßwand ent-

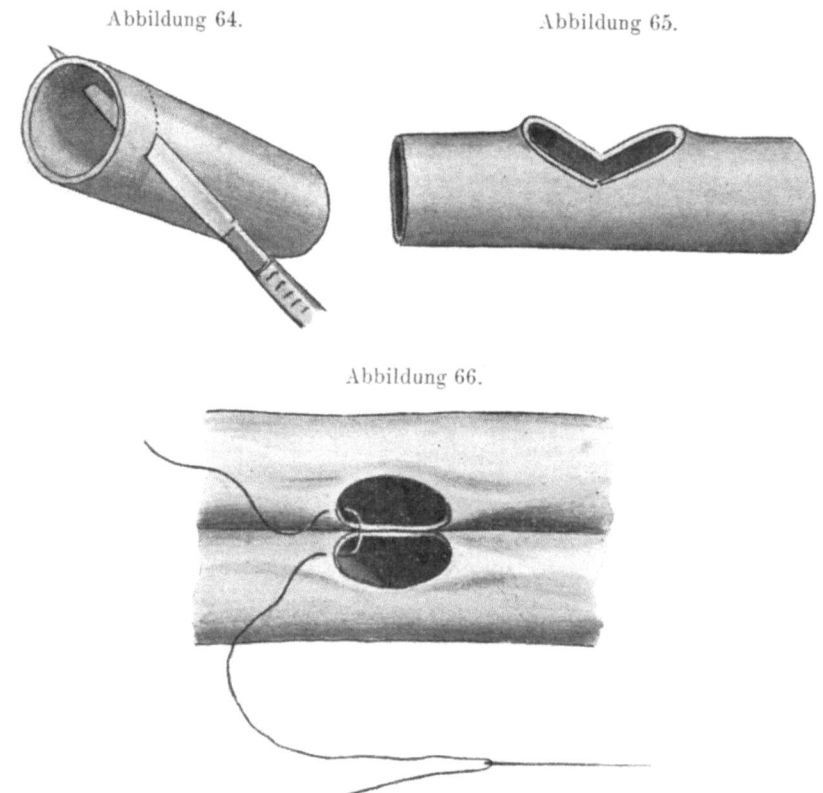

Abbildung 64.

Abbildung 65.

Abbildung 66.

steht ein weit klaffendes Oval (Abb. 65). In gleicher Weise wird bei dem anderen Gefäß vorgegangen und nunmehr fortlaufend in der Weise genäht, daß ein Faden erst durch das eine Gefäß von außen nach innen, dann durch das andere von innen nach außen geführt und geknotet wird (Abb. 66), so daß der Knoten außen sitzt, worauf mit demselben Faden fortlaufend erst die inneren, dann die äußeren Ränder miteinander vernäht werden (Abb. 67).

---
1) Bernheim and Stone, Annals of surgery. Mai 1911. Bd. 37.

Diese Methoden haben insofern einen kleinen Nachteil, als sie es nötig machen, die Vena cava und Vena portae eine Zeitlang abzuklemmen, also den Blutstrom zu unterbrechen. Da nun aber die Unterbrechung der Zirkulation in diesen Gefäßen eine keineswegs gleichgültige Prozedur sein dürfte, sah ich mich veranlaßt, mich mit der Frage zu beschäftigen, ob es nicht möglich wäre, eine Seit-zu-Seit-Anastomose zwischen zwei Blutgefäßen herzustellen, ohne den Blutstrom während der Operation unterbrechen zu müssen. Diese Versuche schienen mir auch insofern von besonderer Wichtigkeit zu sein, als der Besitz von Methoden, um an Blutgefäßen ohne Unterbrechung des Blutstromes operieren zu können, an der Vena cava und Vena portae zwar wünschenswert, aber nicht unbedingt nötig ist, für Operationen an den großen Blutgefäßen in der Nähe des Herzens jedoch eine conditio sine qua non darstellt (s. 7. Kapitel). Ich habe

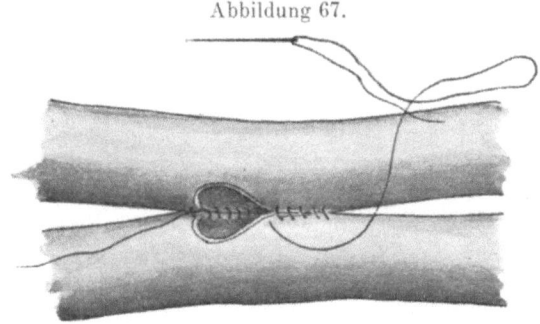

Abbildung 67.

meine diesbezüglichen Untersuchungen in der Biologischen Abteilung des Pathologischen Instituts an der Berliner Universität ausgeführt und in Bickels Zeitschrift[1]) ausführlich publiziert. Mein Verfahren ist von mir seit seiner ersten Veröffentlichung zu wiederholten Malen modifiziert worden. Es basiert auf der einfachen Ueberlegung, daß es möglich sein muß, an einem größeren Blutgefäß blutleer zu operieren ohne den Blutstrom zu unterbrechen noch auch das Lumen übermäßig zu verengern, wenn man durch Anlegen einer sehr feinen Klemme parallel zum Verlauf eines Gefäßes einen kleinen Teil seiner Seitenwand abklemmt und an diesem operiert. Ich habe mich ursprünglich zu einer solchen partiellen Abklemmung einer Vene allerfeinster, etwa 2 mm breiter Klemmen (s. Abb. 11) bedient, die an ihrem Ende mit einer Schloßvorrichtung versehen sind, um einen exakten Verschluß zu sichern. Sie werden in der Weise verwendet,

---

1) Jeger, Internationale Beiträge zur Pathologie und Therapie der Ernährungsstörungen. Bd. 4. H. 1.

E. Jeger, Die Chirurgie der Blutgefäße und des Herzens. 5

daß der Rand des Gefäßes an zwei Punkten mit je einem Mosquito gefaßt, durch Anspannen eine Falte aus der Seitenwand des Gefäßes angehoben und durch die parallel zum Verlauf des Gefäßes angelegte Klemme derartig gefaßt wird, daß der größte Teil des Lumens der beiden Gefäße für den Blutstrom offen bleibt und ein mehrere Zenti-

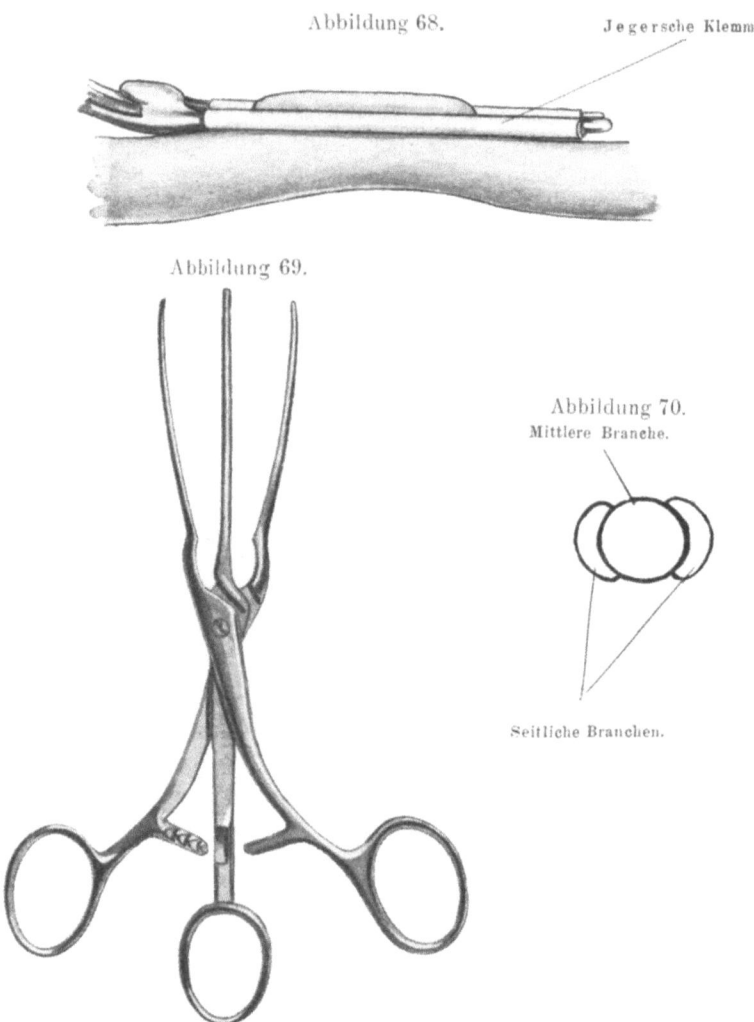

Abbildung 68. Jegersche Klemme.

Abbildung 69.

Abbildung 70.
Mittlere Branche.

Seitliche Branchen.

meter langer und etwa 3 mm breiter Zipfel abgeklemmt ist (s. Abb. 68). Zur Herstellung der Eckschen Fisteln packt man je eine Falte aus der Hinterwand der Vena portae und aus der Vorderwand der Vena cava mit je einer Klemme. Dann wird an beiden abgeklemmten Zipfeln der Rand, soweit er von den Mosquitos gefaßt worden war, weggeschnitten, so daß die gequetschten Stellen wegfallen und ovale Oeffnungen resultieren. Nunmehr werden genau wie bei der Carrelschen Technik Haltenähte angelegt und die Ränder der beiden Oeffnungen durch eine fortlaufende Naht vereinigt.

Diese Methode war insofern nicht ganz befriedigend, als die Adaptierung der beiden Gefäßzipfel aneinander bei der großen Tiefe des Operationsfeldes wesentliche Schwierigkeiten bot. Daher kam es, daß die Operation sich häufig sehr in die Länge zog, daß ferner häufig Nähte durchschnitten, die Gefäßränder zwecks Adaptierung viel

Abbildung 71.

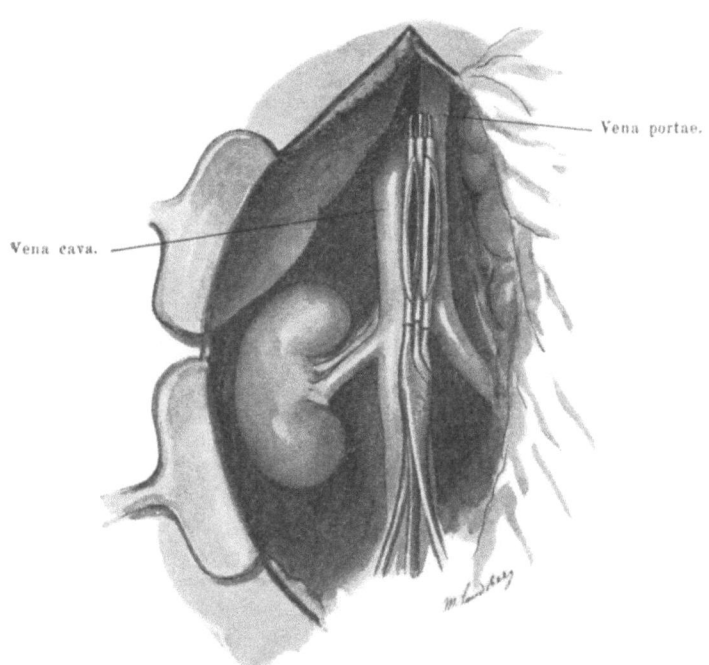

mit Pinzetten gefaßt und gezerrt werden mußten, daß die Naht die nötige Exaktheit vermissen ließ und schließlich nach Beendigung derselben häufig starke Nachblutungen auftraten, die die sekundäre Anlegung zahlreicher Knopfnähte erforderten. Somit war dieses Verfahren trotz seiner unzweifelhaften Ueberlegenheit gegenüber den bis dahin zu diesem Zweck verwendeten noch weiter verbesserungsbedürftig.

Ich modifizierte daher die Methode in der Weise, daß ich mir eine dreiteilige Gefäßklemme[1]) konstruieren ließ (s. Abb. 69), deren mittlere Branche rund ist und die Dicke einer Stricknadel besitzt,

---
1) Hergestellt von Leiter, Wien.

während die beiden äußeren Branchen an ihrer Innenseite Rinnen besitzen, so daß sie bei geschlossener Klemme eine Scheide um die mittlere Branche bilden (Abb. 70). Unter Anwendung dieser neuen Klemme nun wird die Operation in der Weise ausgeführt[1]), daß der Zipfel aus der Seitenwand des einen Gefäßes zwischen die mittlere und eine der äußeren Branchen, derjenige des anderen Gefäßes zwischen

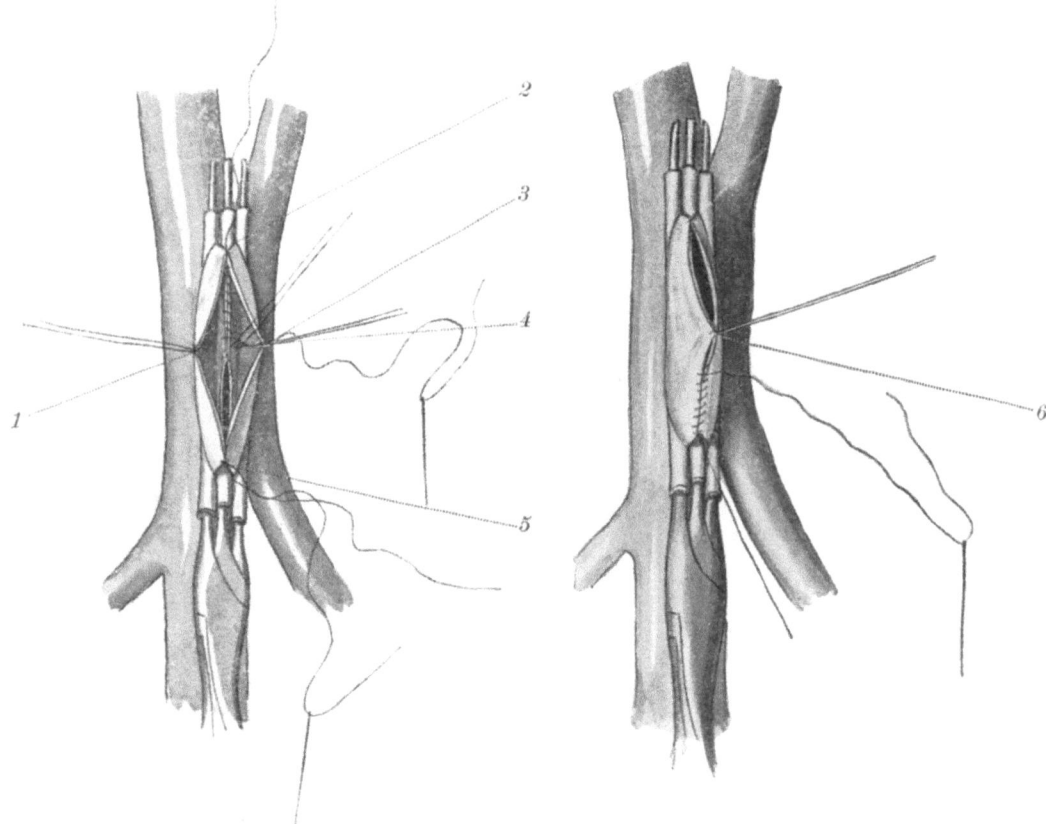

Abbildung 72.   Abbildung 73.

1 = lateraler Haltefaden, *2* = kardiales Ende der Anastomose, *3* = lateraler Haltefaden, *4* = provisorischer mittlerer Haltefaden, *5* = kaudales Ende der Anatomose, *6* = Knopfnaht.

die mittlere und die andere äußere Branche eingeklemmt wird, so daß die zwei gleich langen und gleich großen Zipfel einander dicht anliegen (Abb. 71). Selbstverständlich werden diese Klemmen mit Gummiüberzug verwendet. Durch die eigenartige Konstruktion der Klemme erreicht man, daß die Gefäße, ohne gequetscht zu werden,

---

1) Jeger, Verhandlungen der deutschen Gesellschaft für Chirurgie. 1912. 1. Hälfte, ferner Zentralblatt für Chirurgie. 1912. Nr. 18.

sehr sicher liegen und absolut nicht herausrutschen können. Es ist nunmehr äußerst leicht, aus den beiden Gefäßzipfeln ein gleich großes Stück zu exzidieren und sie durch eine fortlaufende Naht miteinander zu vereinigen (Abb. 72 u. 73). Alle die bei Besprechung meines früheren Verfahrens erwähnten Mißstände werden bei Anwendung dieser Klemme in ebenso einfacher wie vollkommener Weise umgangen. Wichtig ist, daß man nicht eine einfache Inzision der abgeklemmten Gefäßzipfel macht, sondern ein ovales Stück aus der Seitenwand der beiden Gefäße exzidiert. Bei einfacher Inzision ist die resultierende Kommunikationsöffnung spaltförmig, und hat die Tendenz, sich spontan zu schließen; bei Exzision eines ovalen Stückes hingegen klafft sie

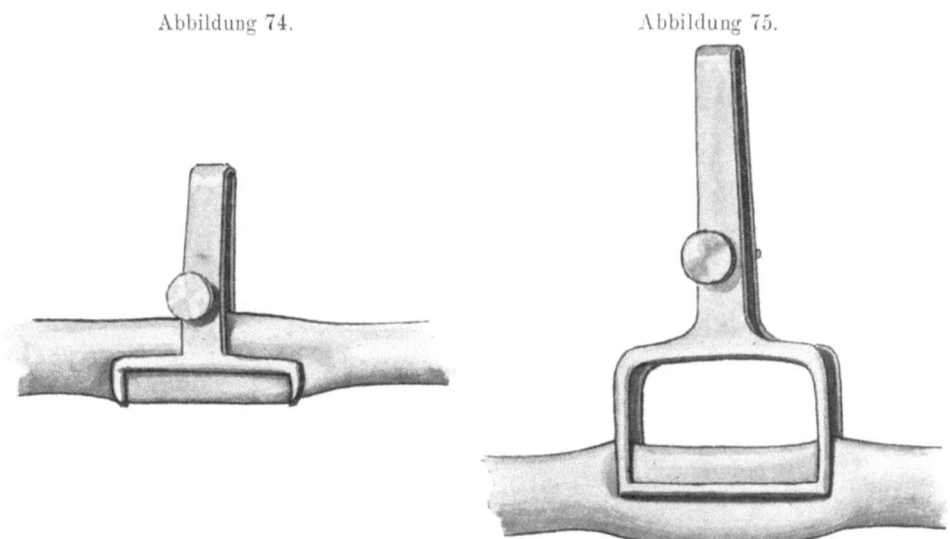

Abbildung 74.   Abbildung 75.

weit und bietet dem Blutstrom kein Hindernis. Es gelingt nach dieser Methode, eine Ecksche Fistel am Hund in knapp 35 Minuten von Anfang bis zu Ende durchzuführen.

Annähernd gleichzeitig mit mir hat auch Stewart[1]) das Problem, Operationen an Blutgefäßen ohne Unterbrechung des Blutstromes auszuführen, durch Konstruktion der auf den Abb. 74 u. 75 dargestellten Klemmen zu lösen versucht. Ich glaube, daß meine Klemmen unbedingt den Vorzug verdienen, da es bei den Stewartschen Klemmen nicht möglich ist, Gummiüberzüge zu verwenden, und es ferner zur Anlegung derselben nötig ist, die Blutgefäße auf eine weite Strecke

---

1) Stewart, Journ. of the Americ. Med. Assoc. 1910. Vol. 55. p. 647.

hin vollständig aus ihrer Umgebung zu lösen, was dem Operateur bei Verwendung meiner Klemmen erspart bleibt.

Daß für die Herstellung von Seit-zu-Seit-Anastomosen die Anwendung meiner dreiteiligen Klemme der Verwendung zweier Stewartscher Klemmen vorzuziehen ist, ist selbstverständlich.

Es sei übrigens gleich jetzt erwähnt, daß die ältere von mir angegebene Klemme sowohl wie die Stewartsche nicht bloß zur Herstellung von Seit-zu-Seit-Anastomosen, sondern auch für zahlreiche andere Operationen an großen Gefäßen, bei denen die Unterbrechung des Blutstromes nicht statthaft ist, mit gutem Erfolg verwendet werden kann (s. 7. Kapitel). Zur Ausführung von Operationen an Arterien ohne Unterbrechung des Blutstromes sind derartige Klemmen wenigstens am Versuchstier nicht brauchbar, da die Arterien

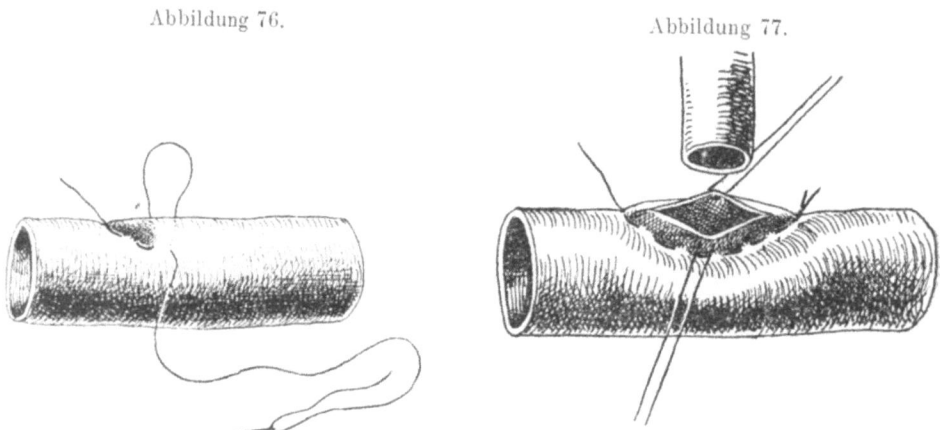

Abbildung 76.　　　　　　　　Abbildung 77.

zunächst viel zu klein sind, um bei diesem Vorgehen eine nur partielle Unterbrechung des Blutstromes zu gestatten, andererseits aber zu stark gequetscht werden müßten, wenn man den Blutstrom sicher absperren und ein Abgleiten der Klemme vermeiden wollte.

Verfasser ist daher bei verschiedenen bisher nicht publizierten Versuchen, bei denen es sich darum handelte, blutleer an der Wand einer großen Arterie, z. B. der Aorta thoracica, zu operieren (derartige Versuche werden im 7. Kapitel über Herzchirurgie genauer zu besprechen sein) in der Weise vorgegangen, daß er provisorisch einen Teil der Seitenwand des Gefäßes durch eine Matratzennaht abnähte (s. Abb. 76), so daß dieser Teil vom Blutstrom isoliert wurde und ohne Blutverlust zwecks Herstellung einer Anastomose oder dergleichen eröffnet werden konnte (Abb. 77). Nach Schluß der betreffenden

Operation wurde die Matratzennaht einfach wieder entfernt. Verfasser kann diesen Kunstgriff für derartige Zwecke sehr empfehlen.

Wir kommen zur Besprechung der End-zu-Seit-Implantation eines Blutgefäßes in ein anderes. Meistens handelt es sich darum, ein kleineres Blutgefäß in die Seitenwand eines größeren einzupflanzen. Die einfachste Technik, die allerdings in praxi sehr selten anwendbar sein dürfte, besteht darin, daß man das betreffende größere Blutgefäß zentral und peripher abklemmt, ein ovales Stück aus seiner Seitenwand herausschneidet (Abb. 78), dann mit drei Haltefäden den Rand dieser Oeffnung und das Ende des zu implantierenden Gefäßes vereinigt (Abb. 79) und mit einer Carrelschen fortlaufenden Naht die Anastomose vollendet (Abb. 80). Handelt es sich jedoch um die

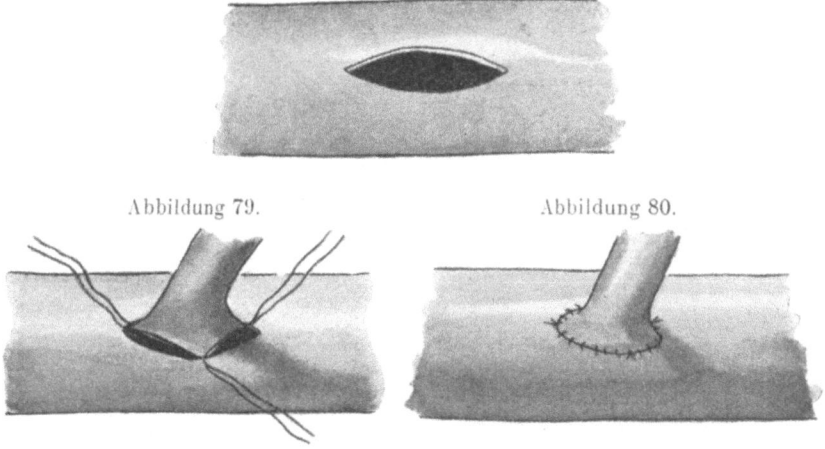

Abbildung 78.

Abbildung 79. Abbildung 80.

seitliche Implantation ganz kleiner Blutgefäße, so würde die eben besprochene Technik zu keinen guten Resultaten führen, da die Naht selbstverständlich nicht ohne eine sehr wesentliche Verengerung des Lumens des kleinen Gefäßes möglich wäre und die Anastomose demgemäß schlecht funktionieren würde.

Carrel hat diese Schwierigkeit in genialer Weise durch seine „patching method", zu deutsch „Flickmethode", umgangen. Er geht in der Weise vor, daß er das zu implantierende kleinere Gefäß von dem größeren Gefäß, aus dem es entspringt, nicht einfach abschneidet, sondern ein größeres Stück aus der Seitenwand des größeren Gefäßes mitnimmt. Dann wird an der Implantationsstelle ein Stück von der Größe dieses Läppchens exzidiert (Abb. 81) und letzteres genau wie oben beschrieben End-zu-Seit mit Hilfe dreier Haltefäden durch eine fortlaufende Carrelsche Naht eingepflanzt (Abb. 82). Es ist klar, daß auf diese Weise keine Verengerung der Einmündungsstelle erfolgen kann und daß überdies etwaige kleine Thromben, die bei jeder Gefäßnaht an der Nahtstelle auftreten können und bei einer gewöhnlichen End-zu-Seit-Naht zu einer Obliteration führen würden, bei dieser Technik ohne Bedeutung sind, da sie entfernt vom Lumen des kleinen Gefäßes zu liegen kommen.

Verfasser hat im Verein mit Lampl ein Verfahren ausfindig gemacht, das gestattet, auch Magnesiumprothesen nach Payr zur

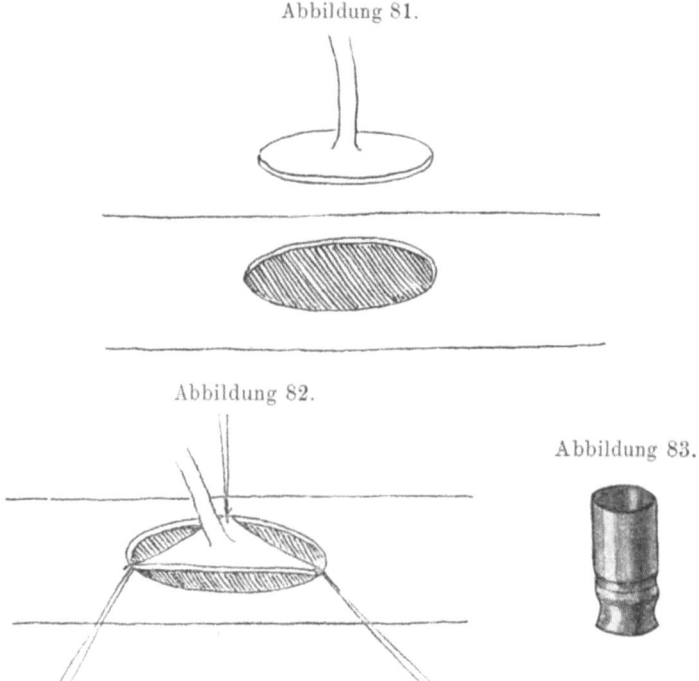

Abbildung 81.

Abbildung 82.

Abbildung 83.

Herstellung von End-zu-Seit-Implantationen zu verwenden[1]). Es wird in folgender Weise vorgegangen: Die Prothesen stellen kurze, dünne Magnesiumröhrchen dar, die an einem Ende eine ziemlich breite, unmittelbar oberhalb eine ganz feine Rinne tragen (Abb. 83). Das Ende des zu implantierenden Gefäßes (das Verfahren wurde bisher nur an Venen verwendet) wird durch eine möglichst große Prothese hindurchgeführt und so nach rückwärts über den Rand der Prothese gestülpt, daß das Endothel nach außen sieht. Der Venenrand wird auf die feine Rinne mit einem Faden festgebunden. Nunmehr wird

---

1) Jeger und Lampl, Zentralbl. für Chir. 1912. Nr. 34.

Die Technik der Gefäßnaht. 73

ein anderer mit zwei Nadeln armierter Faden durch das große Gefäß in der in Abb. 84 angedeuteten Weise hindurchgeführt. Durch Wegschneiden der beiden Nadeln resultieren drei Fäden ik, gh, lm, von denen die beiden äußeren eine Strecke weit gemeinsam mit je einem

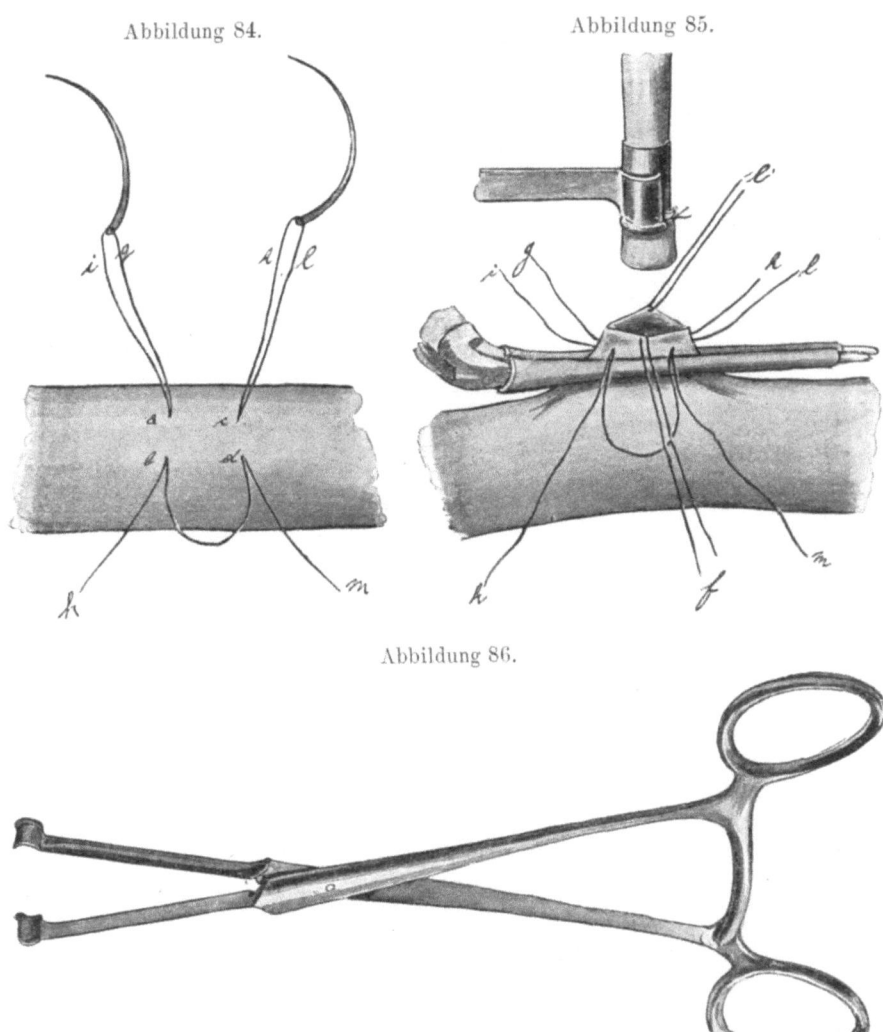

Abbildung 84.

Abbildung 85.

Abbildung 86.

Ende des inneren im Lumen des Gefäßes verlaufen. Die Distanz ab und cd beträgt etwa 5 mm, die Distanz ac und bd etwas mehr als der Durchmesser der Prothese.

Es folgt Abklemmung der Seitenwand der Vene mit Hilfe meiner schmalen Klemme und Inzision zwischen ab und cd. Mit Hilfe zweier

Fäden *e* und *f* wird die Inzisionsöffnung zum Klaffen gebracht (Abb. 85). Nunmehr wird die Prothese mit der in Abb. 86 dargestellten Zange so gefaßt, daß ihr Vorsprung die feine Prothesenrinne gerade bedeckt, und in die Schlitzwunde des anderen Gefäßes soweit versenkt, daß der Rand *a* des letzteren mit einem provisorischen Faden an die Zange oberhalb ihres Vorsprungs fixiert werden kann (Abb. 87). Dann wird der mittlere Faden *g h* um die große Rinne der Prothese

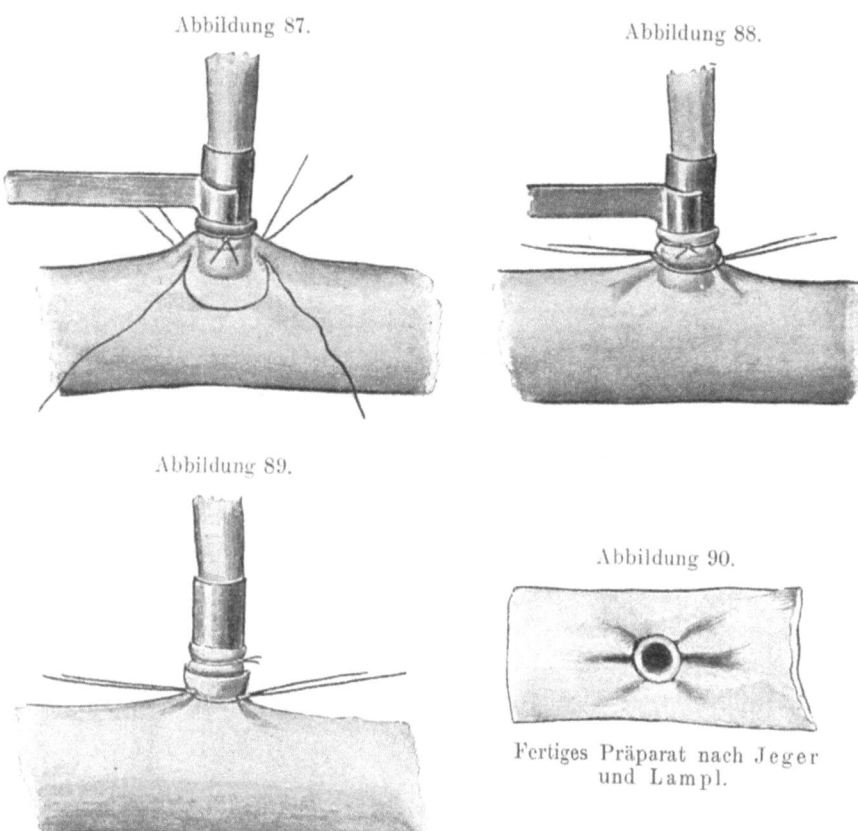

Abbildung 87.

Abbildung 88.

Abbildung 89.

Abbildung 90.

Fertiges Präparat nach Jeger und Lampl.

gelegt und zugebunden, wodurch die Prothese in dem größeren Gefäß *b* unter genauer Adaptierung des Endothels der beiden Gefäße befestigt wird (Abb. 88). Es folgt Lösung des provisorischen Haltefadens und Entfernung der Zange (Abb. 89). Schließlich werden die beiden äußeren Fäden (*i k* und *l m*) geknüpft. Dadurch wird einerseits der meist etwas zu große Schlitz verschlossen und andererseits verhindert, daß ein Teil des Fadens *g h* frei im Lumen des Gefäßes verläuft, was zu Thrombose Veranlassung geben könnte (Abb. 90).

Um auch eine End-zu-Seit-Implantation unter einem spitzen Winkel ausführen zu können, wie dies bei Transplantationen nicht selten nötig ist, habe ich mir auch schräg abgeschnittene Prothesen (s. Abb. 91) anfertigen lassen.

Abbildung 91.

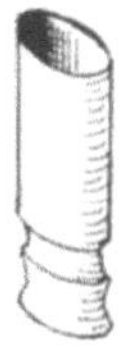

Diese Technik hat sich Wilhelm Israel und mir[1]) bei der Ausführung von End-zu-Seit-Implantationen der Nierenvene in eine andere Stelle der Vena cava vorzüglich bewährt (s. 5. Kapitel). Späterhin habe ich im Verein mit Wilhelm Israel mit Erfolg versucht, statt der voluminösen Magnesiumzylinder kleine Magnesiumringelchen (siehe oben S. 48 ff.) unter Benutzung des Instrumentes Abb. 35 und 36 zu

Abbildung 92.

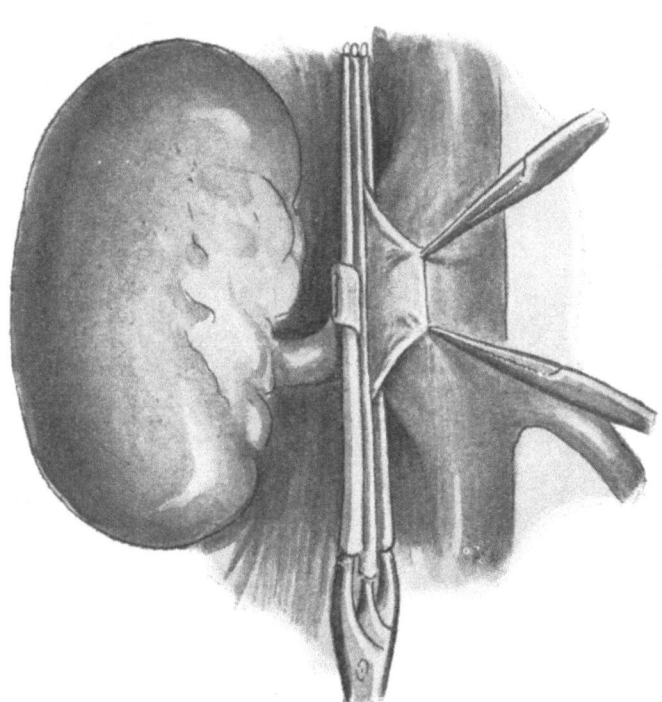

verwenden. Die Technik war im übrigen dieselbe wie bei den Zylinderprothesen (Abb. 37 u. 38). Diese letztere Methode ist der ersteren insofern vorzuziehen, als die verwendeten Prothesen wesentlich kleiner sind, was die Gefahr der Abknickung der implantierten Vene, der Torsion, der nachträglichen Thrombose bedeutend vermindert. Dagegen ist die Verwendung kleiner Ringprothesen wenigstens bei tiefliegenden Ge-

1) Jeger u. Israel, Langenbecks Arch. 1913. Bd. 100. H. 3.

fäßen unverhältnismäßig schwieriger als diejenige der größeren und hat sich uns aus diesem Grunde speziell bei unseren Versuchen über Neoimplantation der Vena renalis in die Vena cava wenig bewährt.

Schließlich habe ich, ebenfalls in Gemeinschaft mit Wilhelm Israel (l. c.) die Implantation der Vena renalis in die Vena cava End-zu-Seit ohne Unterbrechung des Blutstromes in der Cava mit Hilfe der Carrelschen Nahttechnik in folgender Weise ausgeführt: Ein Zipfel

Abbildung 93. Abbildung 94.

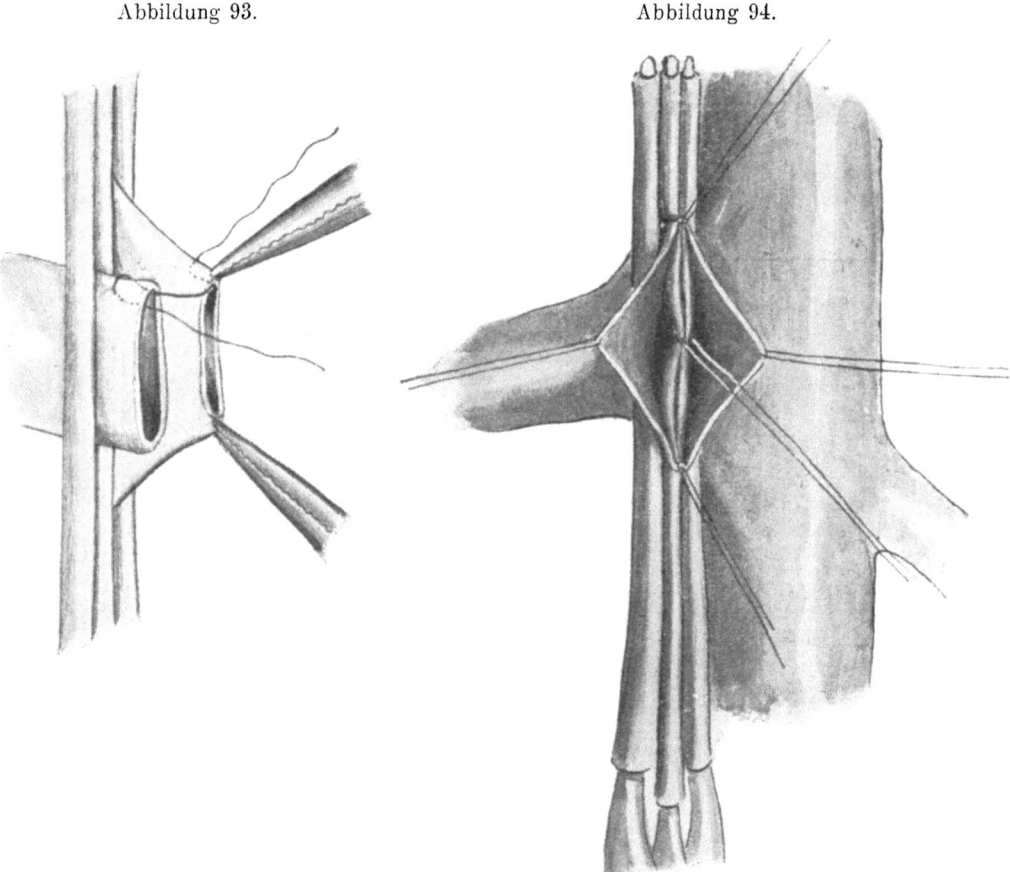

der Seitenwand des großen Gefäßes wurde zwischen die mittlere und eine der äußeren Branchen meiner dreiteiligen Klemme (s. S. 66) eingeklemmt, zwischen die mittlere und die andere äußere Branche der Klemme kam das Ende der zu implantierenden Vene zu liegen (Abb. 92). Es folgte Exzision eines ovalen Stückes aus der Seitenwand der großen Vene und zunächst Anlegung je einer Haltenaht am oberen und unteren Ende des ovalen Schlitzes. Die Oeffnung in der Cava muß so groß sein, daß die zu implantierende Vene nach Anlegung dieser Haltefäden maximal gespannt ist. Um die gegenseitige Berührung des Endothels beider Gefäße zu sichern, wurden die Haltenähte in der auf Abb. 93 angedeuteten Weise durch die Wand der beiden Gefäße hindurchgeführt. Beim Zuziehen einer derartig angelegten Naht krempelt sich der Rand der zu implantierenden Vene ein wenig nach außen und wird in das Loch der anderen Vene ein wenig hineingezogen, so daß Endothel an Endothel zu liegen kommt. Es folgt eine dritte

Abbildung 95.

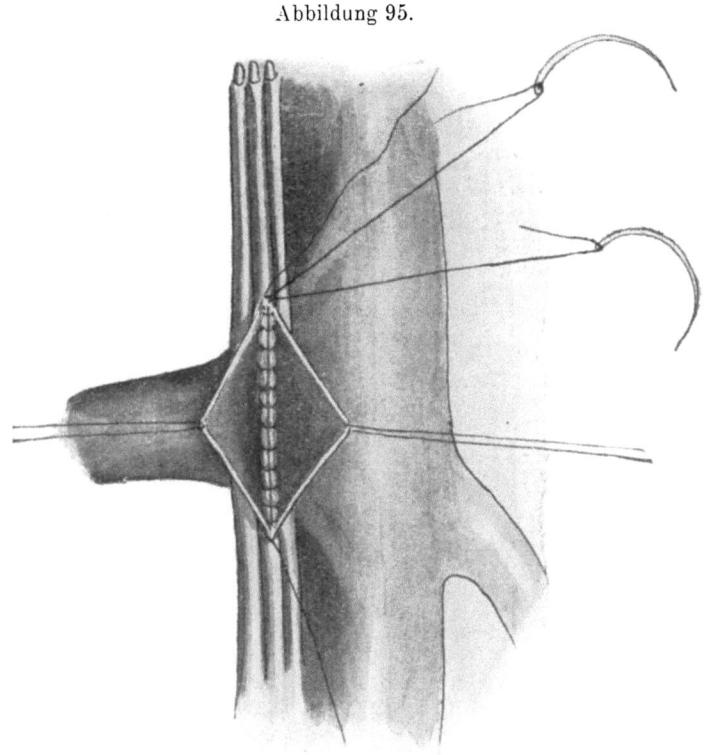

provisorische nicht geknüpfte Haltenaht, die die Mitte der beiden medialen Wundlippen zur Berührung bringt (Abb. 94), worauf die letzteren von dem einen Ende her fortlaufend miteinander vernäht werden (Abb. 95). Durch die beiden Haltenähte am oberen und unteren Ende ist es bereits erreicht worden, daß die Wundränder in der ganzen Länge richtig liegen, so daß während des Nähens die Verwendung einer Pinzette nicht nötig ist. Am anderen Ende der medialen Nahtreihe angelangt, verknüpft man den Nahtfaden mit dem daselbst befindlichen Haltefaden und verwendet ihn dann weiter zum Verschluß der äußeren Wundlippen (Abb. 96), nachdem man vorher die oben erwähnte provisorische hintere Haltenaht entfernt und die Mitte der beiden lateralen Wundränder durch eine Knopfnaht zur Berührung gebracht hat.

Auch Danis[1]) hat neuerdings darauf aufmerksam gemacht, daß es von größter Wichtigkeit ist, bei Seit-zu-Seit-Anastomosen dafür zu sorgen, daß an den hinteren Wundlippen Endothel exakt an Endothel zu liegen kommt, und er empfiehlt dazu eine Nahttechnik, die

Abbildung 96.

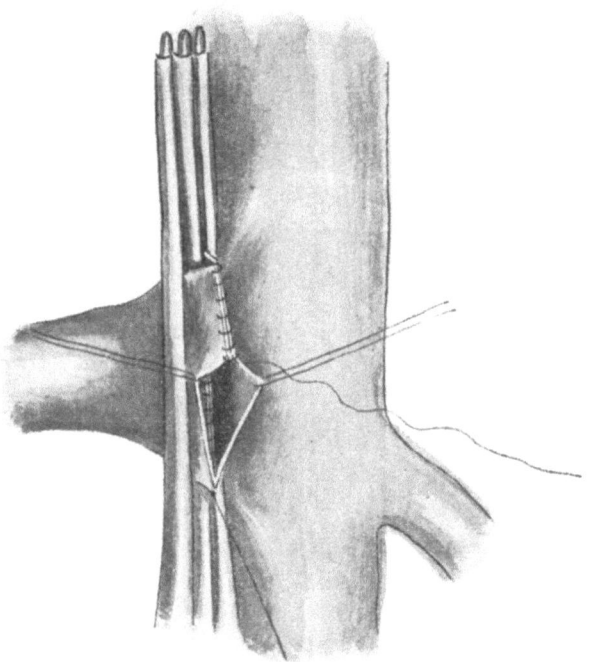

schematisch in Abb. 97 dargestellt ist. Die große Vorsicht bei der Adaptierung des Endothels mag vielleicht deshalb überflüssig erscheinen, weil es gelungen ist, Ecksche Fisteln ohne diese Vorsichtsmaßregeln dauernd durchgängig zu erhalten. Die Ecksche Fistel stellt aber insofern eine Ausnahme dar, als das Blut der Vena portae ganz besonders wenig zur Gerinnung neigt und man sich daher beim Operieren an diesem Blutgefäß mancherlei Vorsichtsmaßregeln ersparen darf, deren Nichtbeachtung bei anderen Gefäßoperationen sicher zu einem Mißerfolg führen würde.

---

1) Danis, Anastomoses et ligatures vasculaires. Bruxelles 1912.

Ueber die ausgezeichneten Erfolge, die W. Israel und ich mit den drei zuletzt geschilderten Methoden der End-zu-Seit-Anastomose erzielt haben, wird später noch ausführlich zu berichten sein.

Es ist selbstverständlich möglich, eine End-zu-Seit-Anastomose sowohl wie eine Seit-zu-Seit-Anastomose, ähnlich wie dies in der Darmchirurgie häufig geschieht, auch zur Wiederherstellung des Blutstromes zwischen den beiden ligierten Enden eines Blutgefäßes zu

Abbildung 97.

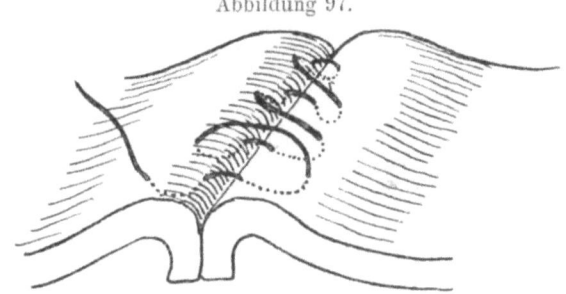

Naht der hinteren Wundränder bei Seit-zu-Seit-Anastomosen nach Danis.

Abbildung 98.

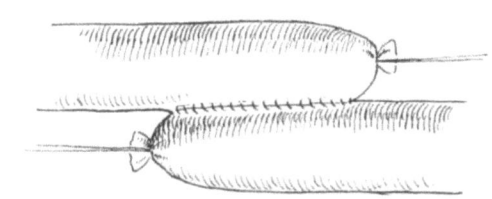

Abbildung 99.

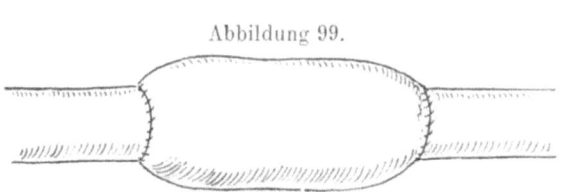

verwenden (s. Abb. 98). Die Herstellung von solchen lateralen Anastomosen ist namentlich dann zweckmäßig, wenn die Spannung der Blutgefäßenden eine sehr große ist. Man kann in diesem Falle jedes der beiden Enden mit Hilfe des Ligaturfadens in entsprechender Stellung an den umgebenden Geweben fixieren, so daß die Anastomose ohne jede Spannung gemacht werden kann.

Wenn es sich darum handelt, ein verloren gegangenes längeres Stück einer größeren Arterie zu ersetzen, so kann man in der Weise vorgehen, daß man ein Stück einer für den Organismus entbehrlichen

Vene frei zwischen die beiden Enden der Arterie implantiert (Abb. 99). Von dieser Methode wird im folgenden Kapitel noch ausführlich zu sprechen sein.

Steht ein entsprechend großes Gefäß nicht zur Verfügung, so kann man mit Hilfe einer von Helmuth Josef und mir neuerdings ausgearbeiteten Operationsmethode aus einem kleinen Blutgefäß ein größeres herstellen und dieses zur Ausfüllung des Defektes verwenden. Man geht folgendermaßen vor:

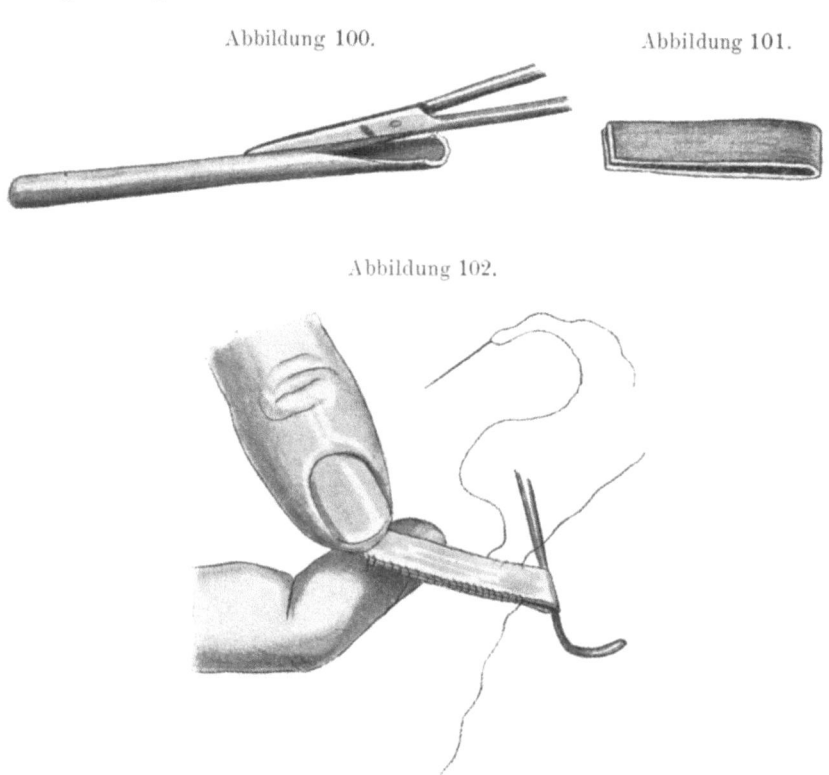

Abbildung 100.   Abbildung 101.

Abbildung 102.

Man exstirpiert ein Stück des zur Verwendung bestimmten kleinen Blutgefäßes, dessen Länge diejenige des auszufüllenden Defektes um mehr als das Doppelte übertreffen muß. Die Arterie wird der Länge nach eröffnet (Abb. 100), das so erhaltene Band quer gefaltet (Abb. 101), worauf die beiden Seitenränder mit allerfeinster Seide fortlaufend vernäht werden (Abb. 102). Auf diese Weise wird aus dem kleinen Blutgefäß ein solches von doppeltem Durchmesser hergestellt. Dieses wird nun End-zu-End zwischen die Enden des größeren Blutgefäßes eingepflanzt (Abb. 103). Es ist Josef und mir auf diese Weise gelungen, resezierte Stücke der Aorta abdominalis von Hunden durch

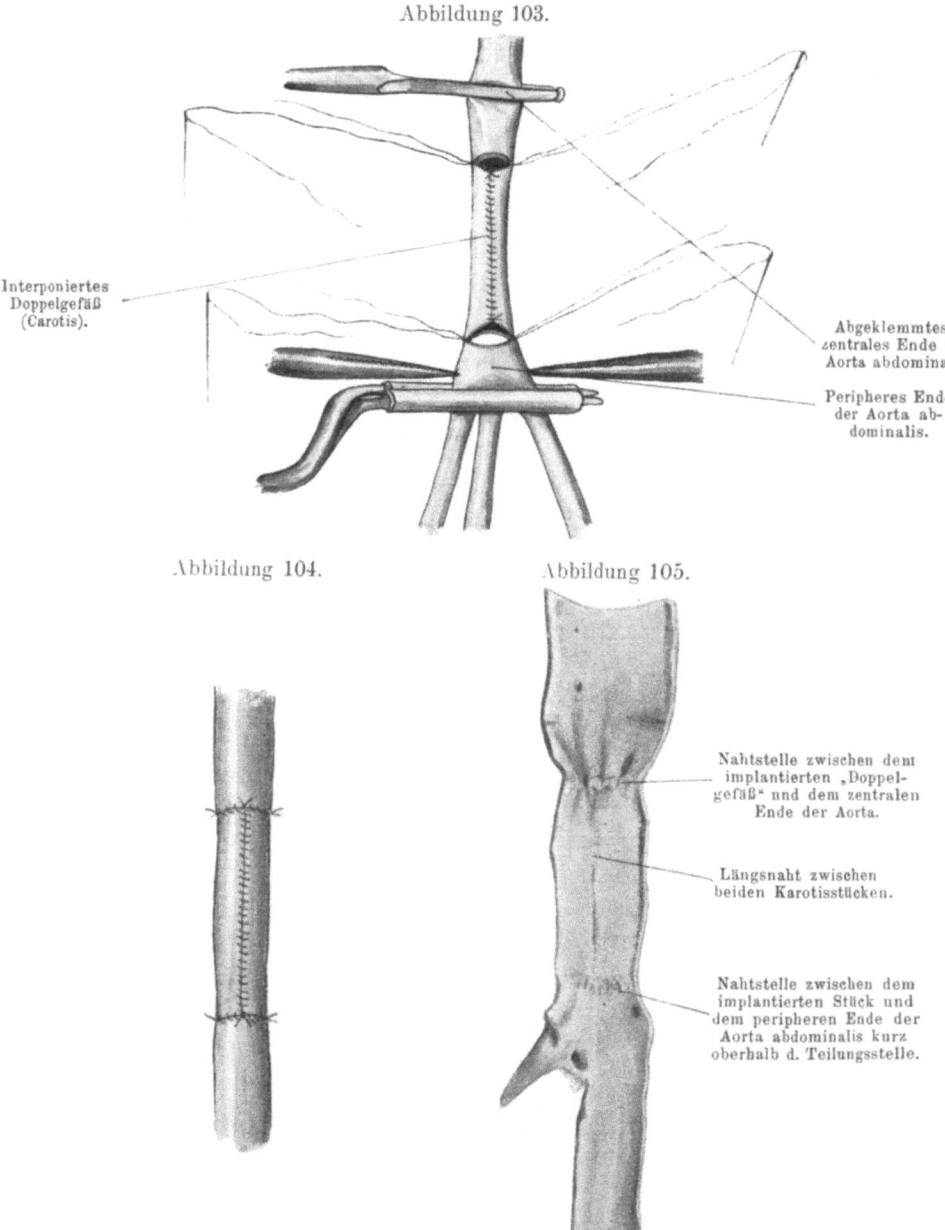

Abbildung 103.

Interponiertes Doppelgefäß (Carotis).

Abgeklemmtes zentrales Ende d. Aorta abdominal.

Peripheres Ende der Aorta abdominalis.

Abbildung 104.   Abbildung 105.

Nahtstelle zwischen dem implantierten „Doppelgefäß" und dem zentralen Ende der Aorta.

Längsnaht zwischen beiden Karotisstücken.

Nahtstelle zwischen dem implantierten Stück und dem peripheren Ende der Aorta abdominalis kurz oberhalb d. Teilungsstelle.

„Doppelgefäße", die wir aus der Karotis desselben Tieres hergestellt hatten, zu ersetzen. Wir bedienten uns dabei zur Erleichterung der

Naht der bereits oben beschriebenen Lappenmethode, indem wir jede Hälfte des aus der Karotis hergestellten Arterienstückes jederseits in einen zungenförmigen Lappen auslaufen ließen, der mit Hilfe einer U-Naht an das entsprechende Ende der Aorta befestigt wurde, worauf die Anastomosen in der gewöhnlichen Weise durch fortlaufende Nähte vollendet wurden (Abb. 104).

Ein auf diese Weise hergestelltes Präparat von einem Hund, der 16 Tage nach der Operation an einer Infektion der Bauchwunde zugrunde ging, zeigt Abb. 105.

Damit ist die Beschreibung der wichtigsten Methoden der Gefäßnaht, deren man sich zu wissenschaftlichen wie zu praktisch chirurgischen Zwecken zu bedienen hat, erledigt und es dürfte möglich sein, mit diesen in den meisten Fällen auszukommen. Es gibt jedoch — wie schon zu Beginn dieses Kapitels gesagt wurde — noch eine große Menge anderer brauchbarer Methoden, deren Kenntnis für bestimmte Zwecke gelegentlich von hohem Wert sein kann. Es ist daher unbedingt nötig, auch diese Verfahren in Kürze darzustellen und es soll die Beschreibung derselben mit einem historischen Ueberblick über die bisherige Entwickelung der Blutgefäßchirurgie kombiniert werden.

Die ersten Versuche, eine Blutgefäßwunde zu nähen, stammen von dem englischen Chirurgen Lambert[1]) aus New Castle. Es gelang ihm, an Pferden einige Arteriennähte mit Erfolg auszuführen und im Anschluß daran verschloß der Arzt Hallowel eine Wunde der Arteria brachialis des Menschen — angeblich mit vollem Erfolg — in der Weise, daß er eine Stecknadel durch den Rand der beiden Wundlippen führte und dieselben durch einen in Achtertouren um beide Nadelenden herumgelegten Faden aneinanderpreßte.

Kurz darauf prüfte Assmann[2]) die Befunde Lamberts an Tieren nach, hatte jedoch nur Mißerfolge zu verzeichnen, so daß er zu dem Schluß gelangte, daß eine Arteriennaht nicht möglich ist. Diese Ansicht wurde allgemein akzeptiert und es wurden mehr als 1 Jahrhundert hindurch keine neuen Versuche in dieser Richtung gemacht. Diese Stagnation in der Entwickelung der Gefäßchirurgie ist durchaus erklärlich, wenn man bedenkt, daß die Gefäßnaht die höchsten Anforderungen an die Asepsis stellt, denen zu jener Zeit natürlich in keiner Weise entsprochen werden konnte. Erst mit Einführung der antiseptischen Wundbehandlung wurden auch die Untersuchungen über die Gefäßnaht wieder aufgenommen. Nachdem es im Jahre 1875 Bruns und Hüter gelungen war, Venenwunden durch

---

1) Lambert, zit. von Broca: Les aneurysmes et leur traitement. 1856.
2) Assmann, Diss. inaug. Groningen 1773.

seitliche Ligatur zu verschließen, also eine Operation an einem Blutgefäß unter Erhaltung des Lumens auszuführen, nähte Czerny als erster im Jahre 1881 eine Wunde der Vena jugularis interna; einen Dauererfolg konnte er nicht erzielen, da der Patient kurze Zeit nach der Operation infolge einer Infektion der Wunde zugrunde ging.

Die seitliche Venennaht fand sehr rasch Eingang in die chirurgische Praxis und Schede[1]) konnte bereits 1892 über etwa 20 mit Erfolg ausgeführte seitliche Venennähte berichten. Er weist in seiner Arbeit auf die eminente Ueberlegenheit der Venennaht gegenüber der seitlichen Unterbindung hin, da bei letzterer die Gefahr einer Nachblutung durch Abgleiten der Ligatur immer bestehe. Er begann seine Nähte damit, daß die Vene zentral und peripher von der verletzten Stelle durch Fingerdruck verschlossen wurde, worauf die Wunde ohne Blutung vernäht werden konnte. Wenn ein Verschluß der Vene durch Fingerdruck nicht möglich war, so wurde die Wunde einfach mit einer Reihe nebeneinander angelegter Schieberpinzetten verschlossen. Die Vernähung der Wunde erfolgte nach zwei verschiedenen Methoden: In einer Reihe von Fällen wurde eine Matratzennaht jenseits der Schieber so angelegt, daß die von dem Schieber abgeklemmte Gefäßpartie wegfiel, in anderen Fällen wurde eine überwendliche Naht gemacht und mit dem Fortschreiten derselben ein Schieber nach dem anderen abgenommen. Er verwendete Katgut und feinste Hagedornnadeln. Ob bei der Naht Intima an Intima oder Adventitia an Adventitia zu liegen kommt, hielt er für gleichgültig. Er hatte niemals Grund, auf Grund seiner klinischen Beobachtungen eine Thrombose anzunehmen. Unter anderem berichtet er über eine seitliche Naht der Vena cava. Bei der 17 Tage später vorgenommenen Autopsie zeigte es sich, daß die Narbe etwa 2 cm lang, das Lumen etwas verengt, die Intima völlig fest vernarbt war. Keine Spur eines Thrombus war zu finden.

Die älteste erfolgreiche Herstellung einer Anastomose zwischen zwei Blutgefäßen gelang dem russischen Militärarzt Eck im Jahre 1879[2]). Wir haben schon oben über die Bedeutung seiner als „Ecksche Fistel" bezeichneten Operation gesprochen und die gegenwärtig besten Verfahren zur Durchführung einer solchen mitgeteilt. Mit Rücksicht auf die eminente Bedeutung, die diese Operation für die experimentelle Medizin gehabt hat, sei es gestattet, einen kurzen Ueberblick über die älteren zu diesem Zweck angegebenen Methoden zu geben. Eck

---

1) Schede, Arch. für klin. Chir. Bd. 43.
2) Eck, Trav. soc. d. natur. de St. Pétersbourg. 1879. T. X.

selbst ging in folgender Weise vor[1]): Die Vorderfläche der Vena cava und die Hinterfläche der Vena portae wurde unmittelbar unterhalb der Leber eine Strecke weit freigelegt. Dann wurden die einander gegenüberliegenden Flächen der beiden Blutgefäße möglichst nahe der Wirbelsäule durch eine Längsreihe von Knopfnähten aneinander befestigt. Diese Nahtreihe muß etwas länger sein als die beabsichtigte Kommunikationsöffnung. Zur Herstellung der Anastomose zwischen den beiden Gefäßen diente eine kleine, der Fläche nach gebogene Schere, deren Spitzen in je einen langen, dünnen Silberdraht übergingen, der seinerseits in eine an sein Ende angelötete krumme Stahlnadel endigte. Man sticht die eine der beiden Nadeln entsprechend dem kaudalen Ende der beabsichtigten Kommunikationsöffnung in die eine Vene ein, schiebt sie im Lumen derselben soweit kardialwärts vor, als die Oeffnung lang werden soll und sticht sie dann wieder nach außen durch, so daß also der Draht ein Stück weit im Lumen des Gefäßes verläuft. In ganz gleicher Weise führt man den anderen Draht durch die andere Vene hindurch. Hierauf werden die beiden Venen noch durch eine zweite Reihe von Knopfnähten miteinander vereinigt, die der ersten Nahtreihe und dementsprechend auch den Drähten parallel läuft und so angelegt wird, daß die Drähte sich genau in die Mitte zwischen beiden Nahtreihen befinden. Zieht man nun an beiden Drähten kräftig an, so wird begreiflicherweise nach Durchziehen derselben die Spitze je einer Scherenbranche in das Lumen jeder der beiden Venen eindringen, so daß jetzt die einander anliegenden Flächen der beiden Venen zwischen die Scherenbranchen zu liegen kommen. Nunmehr kann durch Zudrücken der Schere eine Kommunikation zwischen beiden Gefäßen hergestellt werden. Dann wird die Schere samt den Drähten zurückgezogen und eine eventuelle Blutung durch Zuziehen einer bereits vorher angelegten, offen gelassenen, die beiden Venen am unteren Ende der Nahtreihen fassende Naht gestillt.

Guleke[2]) modifizierte die Pawlowsche Methode in der Weise, daß er statt der Silberdrahtschere eine einfache, sehr feine Schere verwendet, die er nach Anlegung der beiden Nahtreihen im geöffneten Zustand so einsticht, daß die eine Branche in die eine, die andere in die andere Vene eindringt. Durch Zudrücken der Schere stellt er die Kommunikation her und stillt dann die Nachblutung in der oben dargestellten Weise.

---

1) Abbildungen dieses Verfahrens sollen nicht beigegeben werden. Das Verständnis der Methode dürfte durch Betrachtung der Abbildungen 109 und 110, die das ähnliche Haddasche Verfahren darstellen, erleichtert werden.
2) Guleke, Zeitschr. f. exper. Pathologie u. Therapie. Bd. 3. S. 704.

Auf dieses Verfahren sind in jüngster Zeit Bernheim, Homans und Voegtlin[1]) wieder zurückgekommen.

Auch Hadda[2]) hat neuerdings zur Herstellung von Seit-zu-Seit-Anastomosen ein Verfahren angegeben, das auf demselben Prinzip beruht wie die ursprüngliche Technik Ecks. Er bedient sich einer Schere, die aus 2 Messerchen zusammengesetzt ist, deren jedes eine Breite von 3 mm und eine Länge von 3 cm besitzt und nach vorn in eine feine gerade Nadel von 5 cm Länge übergeht. Die beiden

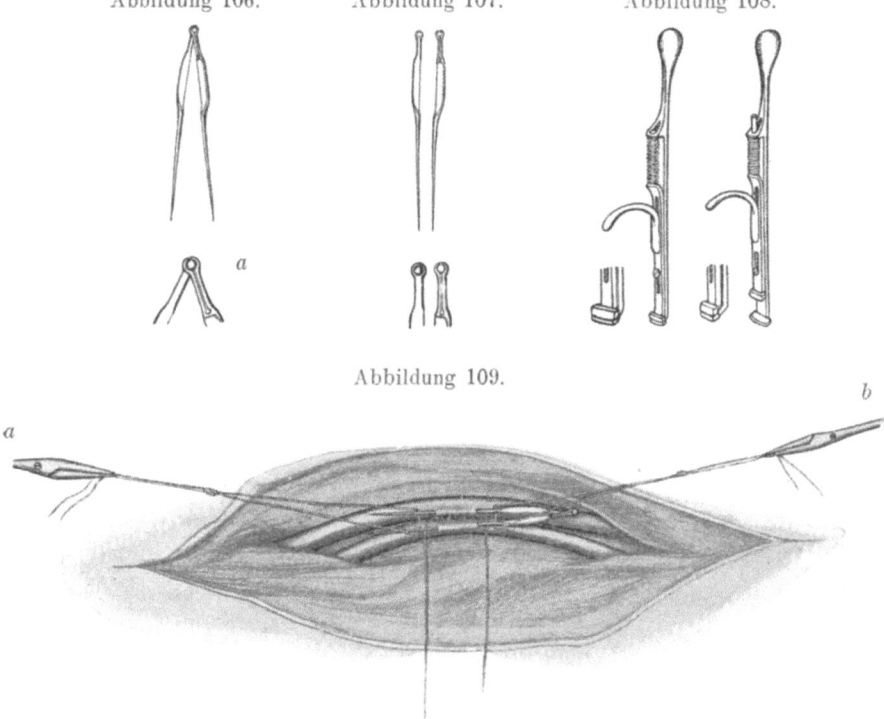

Abbildung 106. Abbildung 107. Abbildung 108.

Abbildung 109.

Herstellung von Seit-zu-Seit-Anastomosen nach Hadda. (Langenbecks Archiv. Bd. 94.)

Messerchen können durch einen Druckknopf a miteinander zu einer Schere vereinigt werden (Abb. 106 u. 107). Zunächst werden sie einzeln verwendet, ihre Führung geschieht mit eigenen Führungsinstrumenten, die aus 2 durch eine Spiralfeder gegeneinander verschiebbaren Branchen bestehen, die nach unten in eine kleine, unter einem Winkel von 45° abgebogene Platte übergehen (Abb. 108). Die beiden Gefäße werden

---

[1] Bernheim, Homans and Voegtlin, The journ. of pharmacol. and exper. ther. 1910. Vol. I. No. 5.
[2] Hadda, Langenbecks Archiv. 1911. Bd. 94. S. 761.

mit einer fortlaufenden Naht aneinandergenäht. Dann wird die Nadel je eines der beiden Messerchen eine Strecke weit durch jedes der beiden Gefäße hindurchgeführt (Abb. 109), und schließlich eine zweite fortlaufende Naht darüber gelegt. Die beiden Messerchen werden durch ein drittes Instrument zur Schere vereinigt und hierauf durch Anziehen an den Nadeln vollends in die Gefäße eingeführt. Durch Zusammendrücken der Schere werden die aneinanderliegenden Flächen der beiden Gefäße durchschnitten und auf diese Weise die Anastomose hergestellt (Abb. 110). Durch Knüpfen von 2 vorher angelegten Fäden (a und b) wird die Blutung gestillt, worauf die Messerchen entfernt werden. Hadda hatte unter 19 derartigen Versuchen 11 Erfolge, wodurch die Brauchbarkeit der Methode erwiesen ist. Da sie jedoch mindestens ebenso kompliziert und schwierig ist wie die alte Ecksche Methode, kann sie wohl kaum als ein Fortschritt betrachtet werden.

Abbildung 110.

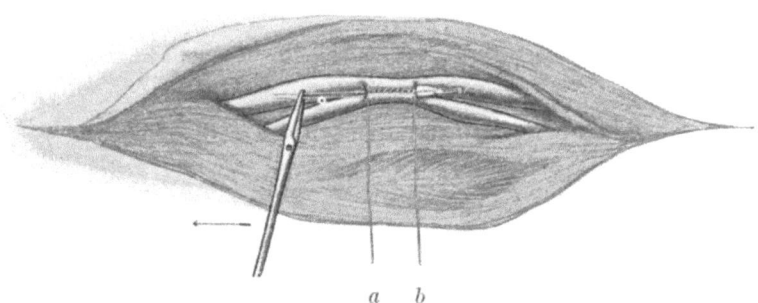

Herstellung von Seit-zu-Seit-Anastomosen nach Hadda. (Langenbecks Archiv. Bd. 94.)

Fischler und Schroeder[1]) verwenden statt der Schere einen Faden, den sie durch beide Gefäße durchziehen und mit dem sie nach Anlegung beider Nahtreihen die aneinander anliegenden Flächen beider Gefäße wie mit einer Kettensäge durchsägen.

Sweet[2]) führte zur Herstellung der Kommunikation einen Draht durch beide Venen und machte ihn nach Anlegung der Nahtreihen durch einen Elektrokauter glühend, so daß die Wände beider Gefäße durchgebrannt wurden.

Gueirolo[3]) durchschnitt die Cava inferior und die Vena portae quer und stellte die Kommunikation zwischen dem zentralen Ende der ersteren und dem peripheren der letzteren durch ein Glasröhrchen

---

1) Fischler u. Schroeder, Archiv f. exp. Pathol. u. Pharmakol. Bd. 61.
2) Sweet, The journ. of exper. med. Vol. 7. p. 164.
3) Gueirolo, Moleschotts Untersuchungen. Bd. 15. S. 228.

her. Es ist fast selbstverständlich, daß diese Methode sich nicht bewährt hat.

Daß gerade die Herstellung einer Anastomose zwischen Vena portae und Vena cava so frühzeitig und mit so primitiven Methoden gelang, ist — wie oben bemerkt — auf die besonders geringe Gerinnungsfähigkeit des Pfortaderblutes zurückzuführen. Dementsprechend hatten die Erfolge Ecks auch keinen Einfluß auf die weitere Entwickelung der Blutgefäßchirurgie.

Erst lange Zeit nach der ersten erfolgreichen Herstellung von Venennähten gelang die Naht von Arterien.

Gluck[1]) mußte noch im Jahre 1883 berichten, daß er bei 19 Versuchen, Längswunden an der Arteria iliaca von Hunden durch Naht zu verschließen, niemals einen Erfolg hatte, da aus den Stichkanälen nach Fertigstellung der Naht stets so starke Blutungen auftraten, daß er sich gezwungen sah, zur doppelseitigen Unterbindung der Arterie zu schreiten. Er versuchte daher Arterienwunden in der Weise zu verschließen, daß er dieselben mit kleinen Elfenbeinklammern zuklemmte. Diese bestanden aus Scharniergelenken, die an ihren beiden Enden in Elfenbeinplatten übergingen, welche genau aufeinander paßten und durch eine Schraube gegeneinander gepreßt werden konnten. Die eine Platte trug eiserne Spitzen, die andere an den korrespondierenden Stellen Löcher. Die Anwendung geschah in der Weise, daß die Klammer an den Schlitz des Blutgefäßes angelegt und so zugeschraubt wurde, daß sie denselben verschloß. Durch Zudrehen der Schraube, Umbiegen der Spitzen und Abzwicken des Scharniers wurde die Operation beendet. Eine Arteria iliaca, an der nach dieser Methode operiert worden war, zeigte, als sie einige Zeit darauf freigelegt wurde, keine Spur eines Thrombus. Gluck weist bereits darauf hin, daß die Therapie vor einer neuen Entwickelungsphase stünde, wenn es gelänge, aneurysmatische Säcke zu exstirpieren und die Gefäßenden mit Hilfe irgend eines Instrumentes zur Vereinigung zu bringen; ein Traum, der schon wenige Jahre später in Erfüllung gehen sollte.

Nebenbei sei erwähnt, daß es Helmuth Josef und mir neuerdings ebenfalls gelungen ist, mit kleinen Nickelklemmen (s. Abb. 111) Schlitze in der Aorta von Versuchstieren erfolgreich zu verschließen.

v. Horoch[2]) gelang es, die durchschnittene Vena jugularis interna und Vena femoralis von Hunden zirkulär unter Erhaltung des Lumens zu vereinigen. Nachdem er einmal mit Katgut eine schwere Nach-

---
[1]) Gluck, Langenbecks Archiv. Bd. 28. S. 188.
[2]) v. Horoch, Allgem. Wiener med. Ztg. 1888.

blutung gesehen hatte, verwendete er später gerade, runde Nadeln und Seide. Seine Versuche, eine durchschnittene Arteria femoralis durch 6 Seidenknopfnähte wieder zu vereinigen, mißlangen sämtlich.

Die ersten erfolgreichen seitlichen Arteriennähte am Versuchstier führte Jassinowski[1]) aus. Er wies auf die hohe Bedeutung der strengsten Asepsis hin, ferner auf die Notwendigkeit, die Gefäßränder vollkommen von der Adventitia zu befreien. Er faßte bei seinen Nähten nur die äußeren Schichten des Gefäßes mit der Nadel und vermied es strengstens, die Intima zu verletzen. Er arbeitete mit Knopfnähten und mäßig gekrümmten, schneidenden Konjunktivalnadeln, die 1 mm weit vom Rande des Gefäßes eingestochen wurden, und empfahl als erster, das Gefäß nach Vollendung der Naht nach

Abbildung 111.

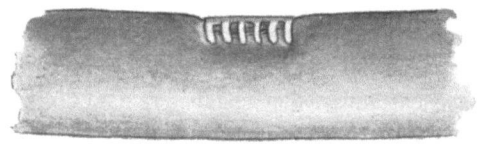

Abbildung 112.

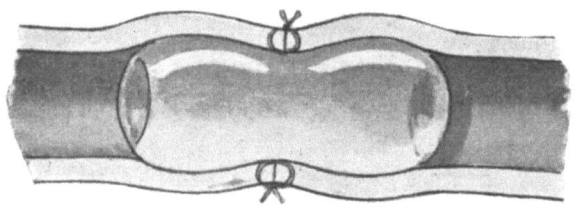

Freigabe des Blutstroms ein wenig zu komprimieren, um durch die so herbeigeführte Stagnation des Blutes das Entstehen kleiner Thromben in den Nahtlücken zu erleichtern und so die Blutstillung zu fördern. Er führte eine Serie von 21 seitlichen Arteriennähten, teils an der Karotis, teils an der Aorta, aus. Die Beobachtungszeit nach der Operation betrug 1 Stunde bis 100 Tage. Niemals beobachtete er Nachblutungen, niemals wesentliche Verengerungen, niemals Aneurysmen und niemals eine obturierende Thrombose.

Burci[2]) (1890), Tansini (1890), Ceccherelli (1890), Musca-

---

1) Jassinowski, Langenbecks Archiv. 1891. Bd. 42.
2) Burci, E., Atti della società Toscana di science natur. 11. 1890.

tello¹) (1891), Lampiasi (1891) prüften durch experimentelle Arbeiten die praktische Verwendbarkeit der Arteriennaht nach. Die bei derselben ziemlich häufig auftretende Thrombose erklärten die Autoren teils durch die Verengerung der Arterien, teils durch eine versehentliche Perforation der Intima bei der Naht.

Etwas später erschien eine Arbeit von Abbé²). Dieser Autor versuchte, durchschnittene Blutgefäße in der Weise zu vereinigen, daß er ein feines Glasröhrchen in die beiden Enden hineinsteckte und die Gefäßenden unter Schonung der Intima darüber vernähte (Abb. 112). Da er keinerlei Vorsichtsmaßregeln verwendete, um die Gerinnung des Blutes an der Glaswand — etwa durch einen Paraffinüberzug — zu erschweren, konnte er selbstverständlich keine Dauererfolge erzielen.

In den Jahren 1896 und 1897 führten Briau und Jaboulay eine Reihe von Versuchen aus, durchschnittene Arterien End-zu-End wieder zu vereinigen³). Sie führten die beiden Enden eines mit zwei Nadeln armierten Fadens nahe aneinander durch den einen Gefäßrand von außen nach innen und an korrespondierenden Stellen des anderen Gefäßendes von innen nach außen durch. Nachdem sie an der ganzen Zirkumferenz 10—12 solche Doppelfäden angelegt hatten, wurden die beiden Enden jedes Fadens miteinander unter sorgfältigem Nachaußenkrempeln der Gefäßränder verknüpft (Abb. 113). Es gelang Briau und Jaboulay bei ihren ersten Experimenten (sie führten 10 Versuche aus) nicht, die Karotis von Hunden nach einer solchen Operation durchgängig zu erhalten, doch saß der obliterierende Thrombus nicht an der Anastomosenstelle, sondern an der Stelle, wo die zur Blutstillung angelegte Klemme gelegen hatte. Späterhin gelang es ihnen an der Karotis eines Esels einen befriedigenden Erfolg zu erzielen; nach drei Wochen bestand keine obturierende Thrombose. Somit haben Jaboulay und Briau als erste eine durchschnittene Arterie End-zu-End erfolgreich vereinigt. Ihr Verfahren, das bereits allen Bedingungen für das Gelingen einer Gefäßnaht (s. 1. Kapitel) in vollkommener Weise entspricht, wurde neuerdings wieder von Carrel zur Naht der Aorta thoracica mit Erfolg verwendet (s. 7. Kapitel).

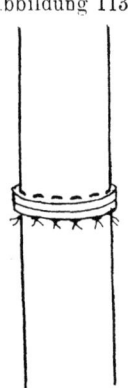

Abbildung 113.

---

1) Muscatello, Ref. Zentralbl. f. Chir. 1892. S. 84.
2) Abbé, New York med. journ. January 13th, 1894.
3) Briau et Jaboulay, Lyon médical. Januar 1896 u. Februar 1898.

Der gleichen Technik wie Briau und Jaboulay bedienten sich Salomoni[1]) und Tomaselli[2]) bei 14 Versuchen an den Arterien von Hunden und Hammeln, wobei zweimal die Aorta, viermal die Femoralis, einmal die Karotis End-zu-End genäht wurde. Unter diesen 14 Versuchen hatten sie 7 Erfolge.

Nitze[3]) demonstrierte 1897 am Internationalen medizinischen Kongreß in Moskau eine kleine Elfenbeinprothese, die in ähnlicher Weise verwendet wurde, wie die später von Payr angegebene Magnesiumprothese. Die Angabe, es sei möglich gewesen, nach Anlegung der zirkulären Naht die Prothese wieder zu entfernen, ist nicht recht

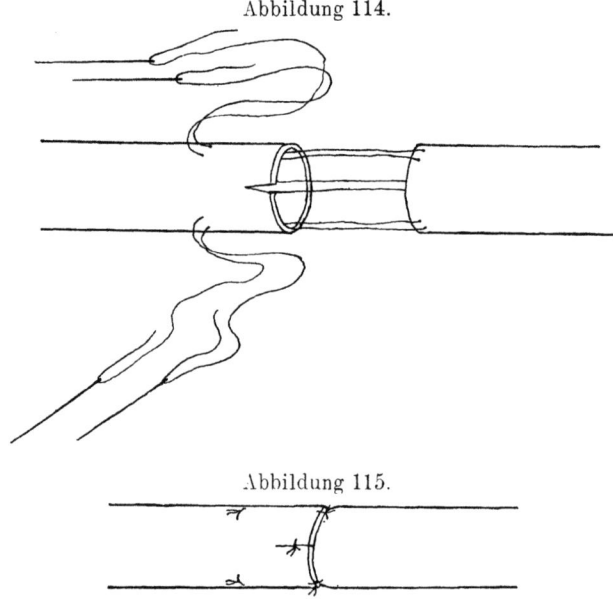

Abbildung 114.

Abbildung 115.

verständlich. Vielleicht handelte es sich um einen Apparat ähnlich dem von Hirschmann angegebenen (s. u.).

Murphy[4]) publizierte 1897 eine neue Methode der zirkulären Gefäßnaht, die außerordentliches Aufsehen erregte und in der Literatur vielfach als das älteste erfolgreiche Verfahren der End-zu-End-Vereinigung von Blutgefäßen bezeichnet wird. Es muß indessen darauf hingewiesen werden, daß Jaboulay und Briau ihr Verfahren

---

1) Salomoni, Clinica chirurgica. 1900. Vol. 21. No. 4. Gazetta degli ospedali e delle cliniche. 1903. No. 56 u. 84; s. ferner Hildebrands Jahresber. 1902. S. 218.
2) Tomaselli, Clinica chirurgica. 1902. No. 6 u. 1903. No. 5.
3) Nitze, Zit. Zentralblatt f. Chir. 1897. S. 1042.
4) Murphy, Medical Record. 1897. Jan. 16.

annähernd gleichzeitig mit Murphy publizierten und daß letzteres zahlreiche Fehlerquellen aufweist, die bei der Technik von Briau und Jaboulay vermieden sind. Dagegen gebührt Murphy das große Verdienst, als erster eine erfolgreiche zirkuläre Gefäßnaht am Menschen ausgeführt zu haben. Nachdem er sich durch 5 Versuche, quer durchschnittene Arterie durch eine einfache zirkuläre Naht zu vereinigen, davon überzeugt zu haben glaubte, daß eine solche in allen Fällen zur Thrombose führen müsse, arbeitete er seine sogenannte Invaginationsmethode aus. Diese wird folgendermaßen ausgeführt (Abb. 114 u. 115): Drei doppelt armierte Fäden werden an das Ende des proximalen Stumpfes des Gefäßes derartig angelegt, daß die Nadeln nahe dem Rand von innen nach außen durchgestochen werden; dann werden sie durch das distale Ende des Gefäßes etwa $1/3-1/2$ Zoll vom Rande entfernt, ebenfalls von innen nach außen durchgeführt. Das Ende des peripheren Stumpfes wird ein kurzes Stück weit längs inzidiert und hierauf durch Anziehen und Knüpfen der Fäden das zentrale Ende des Gefäßes in das periphere invaginiert. Es folgt die Anlegung einiger Knopfnähte am Rande des Intussuscipiens, welche die Außenwand des Intussusceptums fassen. Sämtliche Nähte durchbohren nur die Adventitia und Media und vermeiden die Intima. Unter 13 von Murphy derartig vereinigten Gefäßen blieben nur 4 durchgängig und auch diese waren stark verengt. Die ungünstigen Resultate des Murphyschen Verfahrens erklären sich damit, daß 2 der schwerwiegendsten Fehlerquellen dabei nicht berücksichtigt sind. Die eine ist die starke Verengerung durch die Invagination, die zweite besteht darin, daß der ganze Querschnitt des einen Gefäßendes mit dem Blutstrom in Berührung kommt, und daher ungehindert große Mengen von Gewebesaft aus der Media und Adventitia in den Blutstrom gelangen und Thrombose erzeugen können.

Gluck[1]) ging bei der Herstellung zirkulärer Arteriennähte so vor, daß er ein kleines Stück der Arterie resezierte und über das eine Gefäßende stülpte (Abb. 116). Dann wurden die Enden durch 8 Knopfnähte vereinigt, hierauf an jeder Seite 2 Fadenenden durch die Manschette gezogen (Abb. 117) und diese durch Knüpfen derselben befestigt (Abb. 118). Statt einer Manschette aus Arterienwand versuchte er auch eine solche aus dekalziniertem Knochen oder dünnem Gummistoff.

Dörfler[2]) förderte die Gefäßchirurgie sehr wesentlich dadurch, daß er nachwies, daß das Durchführen der Nahtfäden durch die

---
1) Gluck, Berliner Klinik. 1898. Nr. 120.
2) Dörfler, Beiträge z. klin. Chir. 1899. Bd. 25. S. 781.

Intima bei der Gefäßnaht nicht zur Thrombose zu führen braucht. Er führte im ganzen 20 Arteriennähte an Hunden aus, darunter 16 einfache Arteriennähte (Naht von Längs-, Schräg-, Quer- und Lappenwunden) mit 12 positiven Resultaten, außerdem 4 Invaginationen nach Murphy mit 1 günstigen Ergebnis. Zur Naht benutzte er die Arteria carotis, femoralis, iliaca und die Aorta. Er weist darauf hin, daß bei jeder Art von Abklemmung eines Blutgefäßes leichte Verletzungen der Intima entstehen, daß aber selbst

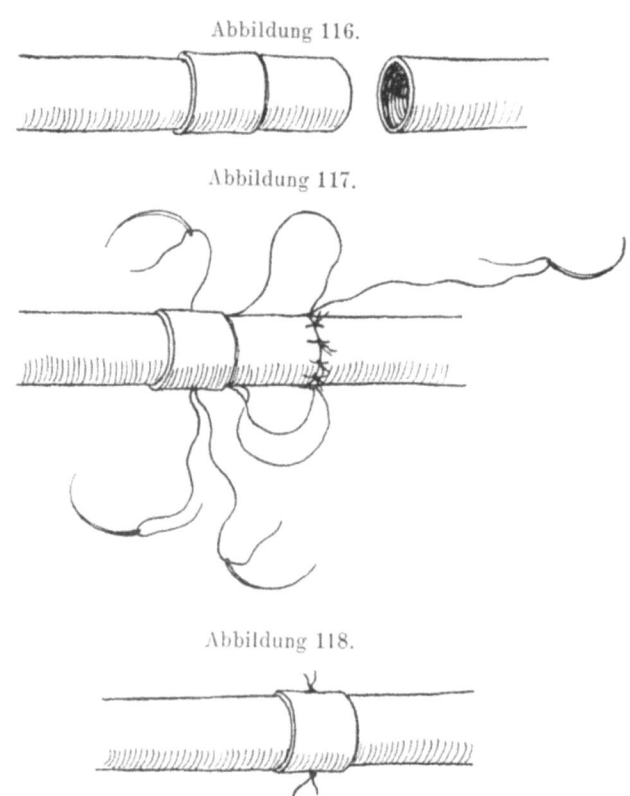

Abbildung 116.

Abbildung 117.

Abbildung 118.

hochgradige Schädigungen dieser Art glatt wieder ausheilen können ohne zu Thrombosen zu führen. Er bediente sich allerfeinster Seidenfäden und feinster Nadeln. Katgut verwendete er nicht, da er es einerseits nicht genügend fein erhalten konnte, anderseits jedoch weil er es für nicht genügend haltbar hielt. Er nähte bei allen seinen späteren Versuchen ausschließlich fortlaufend, wodurch er, wie er auseinandersetzt, den Vorteil erzielte, daß die Operation erstens viel schneller vor sich ging, zweitens die Wundränder sich von selbst adaptierten, drittens der Gebrauch einer Pinzette beim Nähen überflüssig wurde und schließlich nie ein Durchreißen des Gefäßrandes durch die Seide vorkam, während sich dies bei Verwendung von Knopfnähten nicht selten ereignete.

Ueber die Untersuchungen von Jakobsthal[1]), der die Präparate Dörflers mikroskopisch untersuchte, soll im nächsten Kapitel genauer berichtet werden.

1900 publizierte Payr[2]) seine Methode der End-zu-End-Vereinigung von Blutgefäßen mit Hilfe von Magnesiumprothesen, die schon oben

Abbildung 119.

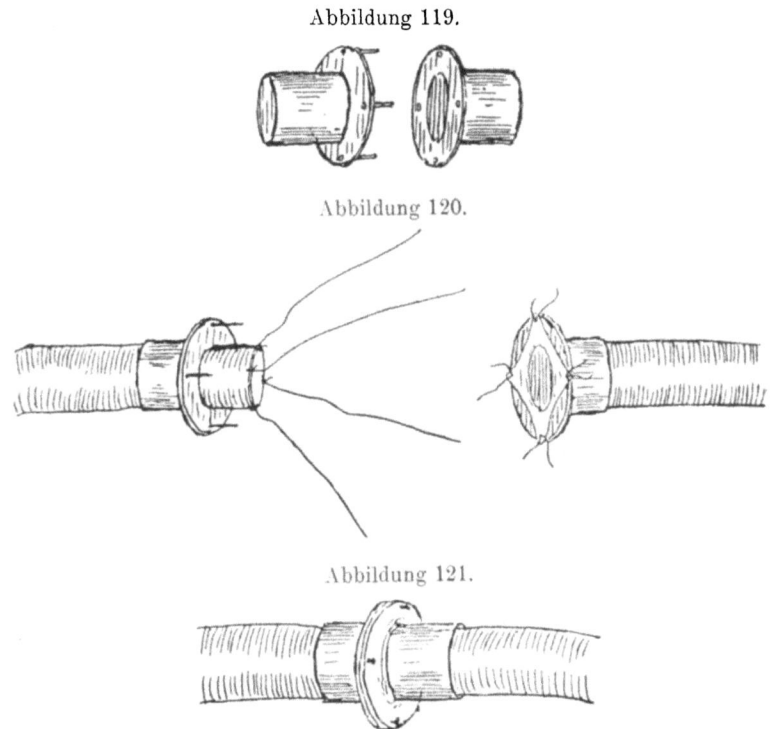

Abbildung 120.

Abbildung 121.

ausführlich besprochen worden ist. Er führte 40 Versuche mit seinen zylindrischen Prothesen aus und konnte sich davon überzeugen, daß dieses Verfahren zu einwandfreien Resultaten führen kann. Da ihm jedoch seine Präparate und Protokolle durch eine Feuersbrunst zugrunde gingen, konnte er keine detaillierten Angaben über seine Resultate machen. Neben seinen Magnesiumzylindern gab er noch eine andere Form von Magnesiumprothese an (Abb. 119), die er besonders für Gefäße mit dicken Wandungen verwendet wissen will,

---

1) Jakobsthal, Beitr. z. klin. Chir. 1900. Bd. 27.
2) Payr, Archiv f. klin. Chir. Bd. 62.

bei denen eine Invagination nur schwer gelingen würde. Diese Prothesen bestehen aus einem kurzen Zylinder und einem am Rande desselben angebrachten Kragen. Zu jeder Anastomose sind zwei Prothesen nötig. Der Kragen der einen trägt 4 Spitzen, derjenige der anderen 4 Löcher. Das eine Arterienende wird durch die erste Prothese gezogen und ihr Rand an den 4 Spitzen befestigt, das andere an den 4 Löchern der zweiten Prothese festgebunden. Dann werden die Spitzen der einen Prothese durch die Löcher der anderen gesteckt, die beiden Prothesen fest aneinander gedrückt und durch Umbiegen der Spitzen in dieser Lage fixiert (Abb. 120 u. 121).

In späteren Publikationen[1]) gab Payr die früher genau besprochenen Ringprothesen an und berichtete weiterhin über eine große Zahl neuerlicher gelungener End-zu-Endvereinigungen von Blutgefäßen mit Hilfe seiner Prothesen. Das Payrsche Verfahren hat, wie schon oben bemerkt, den großen Vorteil, daß breite Endothelflächen aufeinander zu liegen kommen, daß keine Gefahr einer Nachblutung besteht und daß es außerordentlich leicht ist, während jede Nahtmethode ein sehr bedeutendes Ausmaß chirurgischer Geschicklichkeit voraussetzt.

Die Nachteile des Payrschen Verfahrens bestehen darin, daß es erstens nur an relativ großen Gefäßen verwendbar ist und ferner, daß die Gefahr einer Thrombose immerhin eine weit größere ist als bei einer gut angelegten Naht.

1901 berichtete Bouglé[2]) über erfolgreiche End-zu-Endvereinigungen von Arterien durch eine der Murphyschen ähnliche Invaginationsmethode, sowie auch durch einfache Knopfnähte. Am 5. Tage nach der Operation waren die Blutgefäße durchgängig und die Intima war glatt und glänzend.

Clermont[3]) empfiehlt für die zirkuläre Venennaht folgendes Verfahren:

Die beiden Gefäßenden werden mit einer anatomischen Pinzette $1/2$ cm weit nach außen zurückgeschlagen, dann die beiden Enden genau aneinandergelegt, durch eine fortlaufende Matratzennaht miteinander vereinigt und überdies durch eine darübergelegte fortlaufende Naht fixiert. Es gelang Clermont, auf diese Weise die Vena cava eines Hundes mit Erfolg zu nähen.

Taddei[4]) empfiehlt bei größeren Substanzverlusten der Wand eines

---

1) Payr, Archiv f. klin. Chir. 1901. Bd. 64 u. 1904. Bd. 72.
2) Bouglé, Arch. de méd. expér. et d'anat. pathol. 1901. p. 205.
3) Clermont, La presse médicale. 1901. No. 40.
4) Taddei, Gazz. degli ospedali e delle clin. 1901. Nr. 105.

Blutgefäßes, ein Oval, dessen Länge der Hälfte oder $^2/_3$ des Gefäßumfanges entspricht, herauszuschneiden, durch 2 seitlich angelegte Haltenähte (*a* und *b*) in ein Queroval zu verwandeln, noch eine dritte Haltenaht (*c*) anzulegen und fortlaufend zu vernähen (Abb. 122 u. 123).

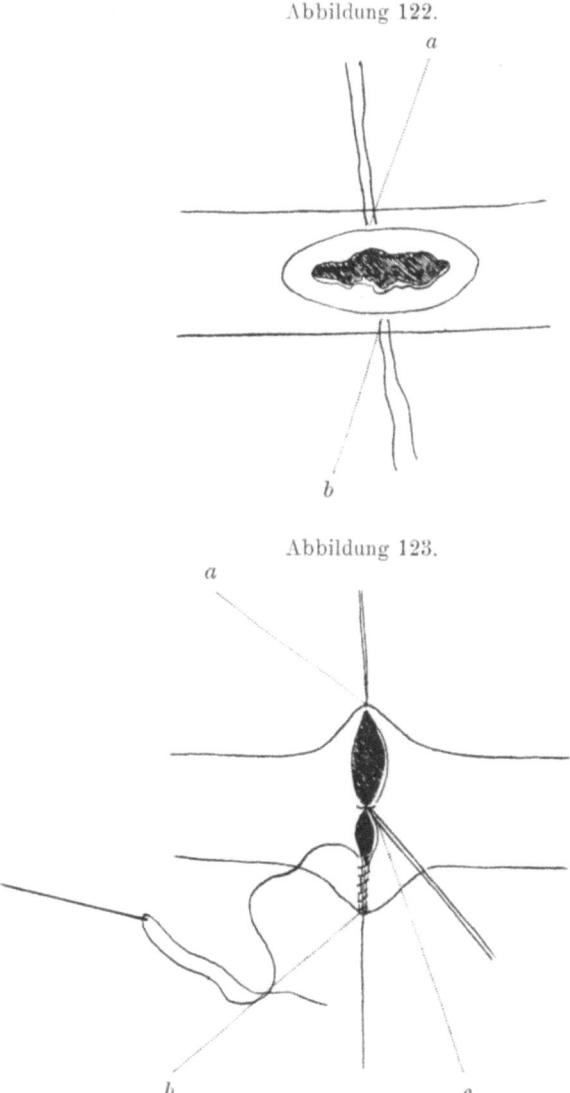

Abbildung 122.

Abbildung 123.

1902 berichtete Tomaselli[1]) über 11 End-zu-Endanastomosen von Arterien mit feinsten Seidenknopfnähten. In 7 Fällen erzielte er

---

1) Tomaselli, Clinica chirurg. 1902. No. 6.

zufriedenstellende Resultate. Salvia[1]) machte 16 Anastomosen nach der Murphyschen Methode, von denen nur 2 — und auch diese mit starker Verengerung — durchgängig blieben. Im gleichen Jahr begann Carrel im Verein mit Bérard und Morrel[2]) seine Untersuchungen, die zu den besten Resultaten führen sollten, die die Blutgefäßchirurgie bisher erzielt hat. Er bediente sich bei seinen ersten Versuchen eines wenig bekannt gewordenen Verfahrens, das darin bestand, daß ein kleiner Zylinder aus Karamel in das Innere der beiden Gefäßenden eingeführt wurde und letztere darüber vernäht wurden. Da das Karamel sich sehr schnell im Blute auflöst, war zu erwarten, daß der Zylinder sehr rasch verschwinden und weder zu Thrombosen noch zu sonstigen Schädigungen führen würde. Doch führte Carrel keine weiteren Versuche mit dieser Methode aus; er gab dieselb bald zugunsten des oben ausführlich beschriebenen Verfahrens auf und konnte auch noch in demselben Jahre über die ersten mit Hilfe der letzteren erzielten Resultate bei End-zu-End- bzw. End-zu-Seit-anastomosen berichten. Auch versuchte er damals schon — allerdings zunächst noch erfolglos — die Transplantation von Organen mit Hilfe der Gefäßnaht. 1905 nahm Carrel seine Versuche in Chicago in Gemeinschaft mit Guthrie wieder auf. Auf die zahlreichen Arbeiten, die er seither auf diesem Gebiet geliefert hat, wird im folgenden immer wieder hinzuweisen sein.

Eine der besten Arbeiten der Blutgefäßchirurgie lieferte im Jahre 1903 Jensen[3]). Er prüfte sämtliche bis dahin angegebenen Methoden der zirkulären Vereinigung durchschnittener Arterien und Venen nach. Er arbeitete ausschließlich an Pferden und erhielt, trotzdem er unter sehr ungünstigen Umständen in einer Pferdestube operieren mußte, ausgezeichnete Resultate. Er versuchte achtzehnmal die Wiedervereinigung durchschnittener Arterien. Bei drei Versuchen bediente er sich der Methode von Murphy, und hatte dabei 1 Erfolg und 2 Thrombosen. Bei weiteren 8 Versuchen verwendete er U-Suturen nach Briau und Jaboulay mit 2 Erfolgen und 6 Thrombosen. Er ging so vor, daß er zunächst 2 U-Nähte an einander gegenüberliegenden Punkten des Randes der Arterienenden anlegte und knüpfte, so daß die Wundränder gut nach außen gestülpt wurden. Dadurch wurde das Anlegen der übrigen U-Nähte sehr erleichtert. Bei 3 weiteren Versuchen bediente er sich der von Gluck angegebenen Methode (s. o.). Er hatte bei allen 3 Versuchen obturierende

---

1) Salvia, Ref. Hildebrands Jahresber. 1902. S. 218.
2) Carrel et Bérard, ferner Carrel et Morrel, Lyon méd. 1902.
3) Jensen, Langenbecks Archiv. Bd. 69. S. 938.

Thrombose. Bei 3 Versuchen bediente er sich schmaler Knochenzylinder, die an 3 Stellen ihrer Zirkumferenz von je 2 Löchern durchbohrt waren (Abb. 124). Der Zylinder wurde auf ein Gefäßende geschoben, dann durch jedes der drei Lochpaare ein Doppelfaden von innen nach außen durchgezogen, hierauf jedes Fadenende zuerst von außen nach innen durch das eine, dann von innen nach außen durch das andere Gefäßende durchgezogen. Zog er nun die beiden Enden eines der Fäden zu, so wurde das eine Gefäßende über die Prothese nach außen umgestülpt, das zweite darüber gezogen und durch Verknüpfen der Fadenenden in dieser Lage festgehalten. Unter 3 Versuchen dieser Art kam es zweimal zu sehr starken Verengerungen und einmal zu einer kompletten Thrombose. Schließlich bediente er sich bei einem einzigen Versuche zweier U-Suturen, die an zwei einander gegenüberliegenden Punkten der Gefäßränder angelegt wurden; die Anastomose wurde hierauf durch eine fortlaufende Naht vollendet.

Abbildung 124.

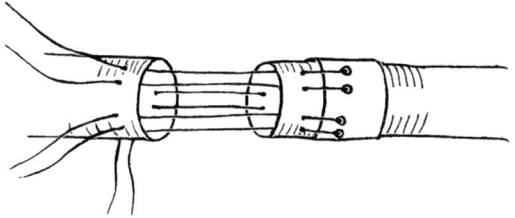

Er hatte bei Verwendung dieser Methode einen vollen Erfolg zu verzeichnen. Weiterhin führte er 17 zirkuläre Venennähte aus. In sechs Fällen legte er — wie eben beschrieben — zwei U-Nähte an und nähte dazwischen die Ränder fortlaufend aneinander; zweimal nähte er mit Katgut, sonst mit Seide. In zwei Fällen blieb das Gefäß durchgängig und wurde nicht verengt, in einem kam es zu einer Verengerung und bei den anderen trat Thrombose ein. In einem Falle wurde nach Briau und Jaboulay (s. S. 89) mit einer Reihe von U-Suturen genäht und die Vene erwies sich nachträglich als durchgängig und nicht verengt. In 4 Fällen von zirkulärer Venennaht verwendete er Knochenzylinder von der oben beschriebenen Form und hatte in allen diesen Fällen Thrombosen. In 2 Fällen wurde jedes Venenende durch einen dicken Knochenring gezogen, dessen Lumen dem Kaliber der Vene entsprach (Abb. 125). Jeder Ring war von 10 von der einen Endfläche nach der anderen gehenden feinsten Kanälchen durchzogen, die gerade so weit waren, daß eine dünne Nadel durch sie hindurchgeführt werden konnte. Durch diese Löcher und die korrespondierenden Punkte der Venenwand wurden Fäden geführt, wie dies in der Abb. 125 angedeutet ist. Nach Anlegung aller Nähte wurden die beiden Ringe aneinandergepreßt und die Fäden geknotet, wobei gleichzeitig versucht wurde, die Ränder der Vene zu evertieren, was allerdings nur unter großen Schwierigkeiten gelang. In einem Falle erzielte er Durchgängigkeit ohne Verengerung, in einem zweiten solche mit geringer Verengerung, in einem dritten kam es zur Thrombose. In vier Fällen verwendete er Payrsche Prothesen und hatte in all diesen Fällen Thrombosen. Zusammenfassend gibt er unbedingt der oben beschriebenen Methode den Vorzug, bei der 2 bis 3 U-Nähte angelegt waren und die dazwischenliegenden Gefäßpartien durch fortlaufende Seidennähte miteinander vereinigt werden, also mit einer geringen — wie wir oben gesehen haben, für bestimmte Zwecke sehr wertvollen — Modifikation das Verfahren von Carrel.

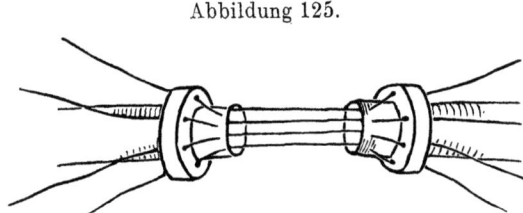

Abbildung 125.

Somit gebührt Jensen der Ruhm, diese Methode gleichzeitig mit Carrel und unabhängig von ihm erfunden zu haben. Bedauerlicherweise hat er sich jedoch nicht weiter mit Blutgefäßchirurgie befaßt, während Carrel durch zielbewußte weitere Arbeit mit dieser Methode seine außerordentlichen Erfolge erreicht hat.

1902 stellte San Martin y Satrustegui[1]) als erster End-zu-Endanastomosen zwischen Arterien und Venen her, und versuchte auch bereits, eine Anastomose zwischen dem zentralen Ende der Arteria und dem peripheren der Vena femoralis auszuführen, um einer drohenden Gangrän des Beines bei Verschluß der Arterie zu begegnen. Allerdings hatte er in allen Fällen Thrombose und es blieb Wieting vorbehalten, in dieser Richtung Erfolge zu erzielen (s. 6. Kap.).

De Gaetano[2]) versuchte die End-zu-Endvereinigung von Blutgefäßen durch folgendes Verfahren: In die beiden Gefäßenden wurde

---

1) San Martin y Satrustegui, Ref. Hildebrands Jahresbericht. 1902. S. 218.

2) De Gaetano, Ref. Hildebrands Jahresbericht. 1904. S. 158.

ein beiderseits spitz zulaufendes Glasstück gesteckt, darüber genäht und nach Vollendung der Naht das Glasstück durch eine seitliche Inzision entfernt (Abb. 126).

Hoepfner[1]) brachte eine ausführliche Arbeit über die Verwendbarkeit der Payrschen Prothesen in der Blutgefäßchirurgie. Dieselbe war um so wichtiger, als Payr selbst, wie schon oben erwähnt, Versuchsprotokolle beizubringen nicht in der Lage war und dementsprechend ein Beweis für die Brauchbarkeit seines Verfahrens bis dahin eigentlich noch ausstand. Hoepfner gab die oben (S. 30, Abb. 9) beschriebenen, nach ihm benannten Klemmen zum Verschluß der Gefäße während des Nähens an und empfahl ferner ein kleines In-

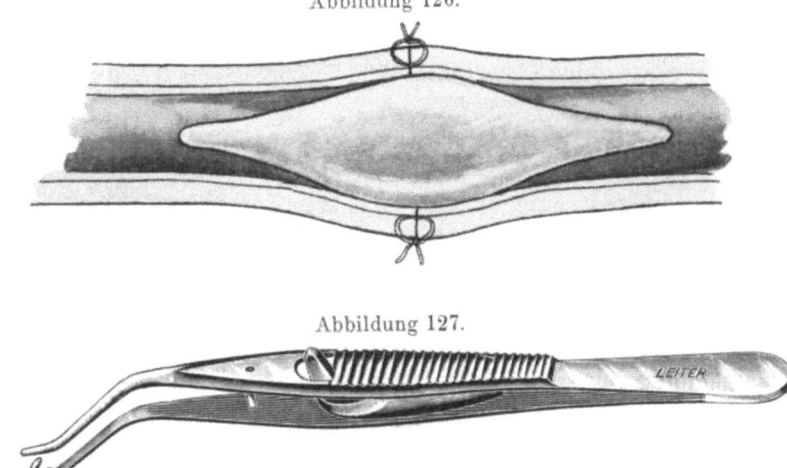

Abbildung 126.

Abbildung 127.

strument (Abb. 127), das das Halten der zylindrischen Prothesen nach Payr sehr erleichtert. Unter seinen Versuchen sind zunächst 6 zirkuläre Vereinigungen der durchschnittenen Arteria carotis zu vermerken, von denen 4 dauernd durchgängig blieben und keine Thromben aufwiesen, während sich in den beiden anderen Fällen, bei denen an Gefäßen von weniger als 2 mm Durchmesser gearbeitet worden war, Thrombosen einstellten. Dementsprechend erklärte Hoepfner es auch für unmöglich, bei Gefäßen unter 2 mm Durchmesser die Payrsche Prothese zu verwenden. Ferner exstirpierte er in 2 Fällen ein Stück einer Arterie und reimplantierte es umgekehrt mit Hilfe zweier Prothesen, so daß der Blutstrom darin in entgegengesetzter Richtung floß. Dabei kam es in dem einen

---

1) Hoepfner, Langenbecks Archiv. 1903. Bd. 70. S. 417.

Falle, bei dem die Arterie wieder besonders eng war, zur Thrombose, in dem anderen Falle jedoch blieben beide Anastomosen völlig durchgängig. Weiterhin tauschte er bei einem Hund ein 3 cm langes Stück der Karotis mit einem ebenso langen der Femoralis aus, und beide Gefäßstücke wurden nicht thrombosiert. Ebenso gelang es ihm, ein Stück Arteria femoralis eines Hundes in die Karotis eines anderen Hundes einzupflanzen. Somit hatte er als erster Erfolg mit einer Homoiotransplantation eines Blutgefäßes. Dagegen blieben seine Versuche, Venen zu transplantieren, erfolglos und ebenso alle Versuche einer heteroplastischen Transplantation von Arterien. In allen gelungenen Fällen von End-zu-Endvereinigung fand er die Wand an der Anastomosenstelle wesentlich verdickt und mit der Umgebung stark verwachsen, das Lumen jedoch nur mäßig verengt.

Brewer[1]) machte den Vorschlag, seitliche Verletzungen von Arterien mit Zinkpflaster zu verschließen. Er trug die Pflastermasse auf dünnen Gummistoff auf und klebte diesen auf das mit Aether getrocknete Gefäß. Versuche an Hunden ergaben, daß unter der Voraussetzung, daß die Gummischicht nicht zu dick genommen wurde und das Gefäß nicht zu stark drückte, keine Nachblutungen und keine Thrombose auftraten.

Um jeden Kontakt zwischen Nahtfäden und Blutstrom bei Arteriennähten zu vermeiden, ging Dorrance[2]), ähnlich wie Clermont (s. S. 94) das schon getan hatte, so vor, daß er zunächst eine fortlaufende Matratzennaht anlegte, wobei nach jedem dritten Stich um die halbe Distanz zwischen zwei Stichen zurückgerückt wurde. Ueber diese Matratzennaht kam noch eine einfache fortlaufende überwendliche Naht. Dorrance operierte ausschließlich an Pferden und hatte bei der Naht seitlicher Wunden von Blutgefäßen einwandsfreie Erfolge. Zirkuläre Nähte (Abb. 128 u. 129) führte er nur in 3 Fällen aus und hatte dabei einmal eine Thrombose, jedoch, wie er angibt, nur infolge Anlegens einer zu starken Klemme. Ob es möglich wäre, mit seiner Technik auch an den Arterien kleinerer Tiere gute Erfolge zu erzielen, erscheint fraglich. Die Dorrancesche Technik ist in denjenigen Fällen vorzüglich brauchbar, bei denen die Nahtstelle einem besonders hohen Druck Widerstand zu leisten hat, wo ferner trotz großer Spannung feinste Seide verwendet werden muß und schließlich dort, wo etwaige Nachblutungen infolge schlechter Zugänglichkeit des Gefäßes nur schwer gestillt werden könnten.

---

1) Brewer, Ann. of surgery. 1904.
2) Dorrance, Annals of Surgery. 1906. Vol. 44. p. 409.

1907 begann Stich[1]) seine berühmten Untersuchungen über Gefäßnaht und Organtransplantation, die insofern von großer Bedeutung geworden sind, als er als erster die Befunde Carrels in Deutschland systematisch nachprüfte und die außerordentliche Leistungsfähigkeit dieses Verfahrens durch seine ausgezeichneten Versuche bestätigte. In seiner in Gemeinschaft mit Makkas und Dowman ausgeführten Arbeit berichtet er über 7 End-zu-End-Vereinigungen von Arterien, unter denen 5 völlig durchgängig blieben. Auch 2 Autotransplantationen von Arterien waren erfolgreich. Unter 5 Homoiotransplantationen von

Abbildung 128.

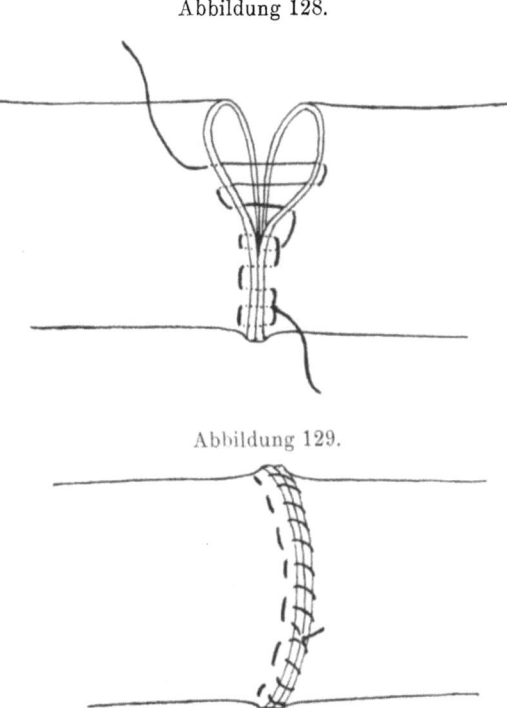

Abbildung 129.

Arterien fielen zwei negativ aus. Unter 6 Heterotransplantationen von Arterien führten 3 zu befriedigenden Resultaten. Genaueres über die letzteren Versuche soll im folgenden Kapitel gebracht werden. Autotransplantationen von Venen wurden in 6 Fällen ausgeführt, unter denen 2 ein gutes Resultat ergaben. Von zwei zirkulären Venennähten fiel die eine befriedigend aus, die andere thrombosierte. Dreimal wurde eine End-zu-End-Anastomose zwischen einer Arterie und einer Vene versucht, doch führten alle 3 Versuche zu Thrombosen.

---

1) Stich, Beiträge zur klin. Chir. Bd. 53. S. 813.

Watts[1]) prüfte die Carrelschen Nahtmethoden in einer großen Zahl von Versuchen nach und erreichte ungewöhnlich günstige Resultate. Wie viele andere Autoren hatte auch er an den Halsgefäßen unverhältnismäßig bessere Erfolge als an den Femoralgefäßen, da eben bei Hunden Wunden am Bein sehr schwer frei von Infektion zu halten sind. Er vernähte die durchschnittene Karotis 13 mal und hatte kein einzigesmal Thrombose; dagegen hatte er bei 2 Fällen von End-zu-Endnaht der Arteria femoralis Mißerfolge. In 13 Fällen wurde die Vena jugularis End-zu-End vernäht und dabei 10 mal ein guter Erfolg erreicht. 4 End-zu-End-Anastomosen zwischen Karotis und Jugularis

Abbildung 130.

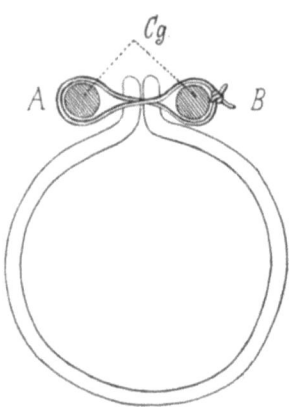

Abbildung 131.

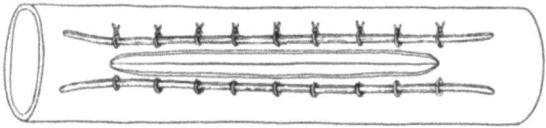

Arteriennaht nach Archibald Smith (Langenbecks Archiv, Bd. 88).

waren erfolgreich, dagegen kam es unter 4 End-zu-End-Anastomosen zwischen Arteria und Vena femoralis in 3 Fällen zu Thrombosen.

Frouin[2]) führte eine Reihe von Blutgefäßanastomosen mit einer Methode aus, die sich im wesentlichen nur dadurch von der Carrelschen unterscheidet, daß er statt dreier Haltefäden vier verwendete. Er konnte u. a. über eine Reihe gelungener Transplantationen von Venenstücken in Arterien berichten.

---

1) Watts, Annals of Surgery. 1907. 2. Hälfte. p. 373.
2) Frouin, Presse médicale. 1908.

Archibald Smith[1]) gab 1910 ein neues Verfahren der Arteriennaht an. Er ging von der Voraussetzung aus, daß bei der Verwendung gewöhnlicher fortlaufender Nähte die Blutstillung vielfach nicht sicher genug sei, daß U-Nähte in dieser Beziehung zwar etwas besser seien, jedoch zu leicht durchschneiden. Um nun diese beiden vermeintlichen Uebelstände zu vermeiden und gleichzeitig eine exakte Adaptierung der Endothelflächen zu erzielen, ging er, wie die Abbildungen 130 und 131 zeigen, in der Weise vor, daß er mit Hilfe einer feinsten Stielnadel eine Reihe gleichlang eingefädelter Fäden durch beide Gefäßränder durchführte. Durch die sämtlichen Fadenschlingen wurde ein Katgutfaden geführt und die freien Enden der Fäden über einem zweiten Katgutfaden verknüpft. Dadurch wurden die Wundränder exakt aneinander adaptiert und zwischen den beiden Katgutfäden fest zusammengepreßt, so daß Nachblutungen nicht eintreten konnten. Die Resultate, die Smith erzielte, waren keine sehr befriedigenden. Doch scheint es, daß dies mehr auf die ungünstigen äußeren Umstände, unter denen Smith zu arbeiten hatte, zurückzuführen ist, als auf die Methode selbst, die unzweifelhaft bei guter Ausführung brauchbare Resultate liefern könnte und alle Fehlerquellen in sehr richtiger Weise vermeidet. Allerdings kann nicht geleugnet werden, daß das ganze Verfahren unnütz kompliziert ist und daß mit einfacheren Mitteln dasselbe erreicht werden kann.

Eine ausgedehnte und sehr gewissenhafte Ueberprüfung der bisherigen Methoden der Gefäßnaht verdanken wir Faykiss[2]). Er führte 40 zirkuläre Arteriennähte an der Karotis des Hundes aus und zwar 10 mit der Payrschen Prothese, 10 mit der Murphyschen Invaginationsmethode, 10 mit 4 Knopfhaltenähten und fortlaufender Naht und 10 mit 2 U-Nähten und fortlaufender Naht nach Jensen. Nach seinem Urteil ist die letztere Methode die beste, diejenige mit der Payrschen Prothese die zweitbeste. Dagegen bewährte sich die Murphysche Invaginationsmethode ganz und gar nicht. Neue Gesichtspunkte stellte er nicht auf.

Borst und Enderlen[3]) führten eine größere Reihe von teils autoplastischen, teils homoio- und heteroplastischen Blutgefäßtransplantationen und eine größere Anzahl von Transplantationen von Schilddrüsen und Nieren aus. Die in dieser Arbeit enthaltenen äußerst wichtigen Untersuchungen über die histologischen Vorgänge bei der Heilung von Gefäßwunden und das Schicksal implantierter Gefäßstücke sind für

---

[1]) Smith, Archibald, Langenbecks Arch. Bd. 88.
[2]) Faykiss, Bruns Beitr. zur klin. Chir. 1908. Bd. 58. H. 3.
[3]) Borst u. Enderlen, Deutsche Zeitschr. f. Chir. 1909. Bd. 99. S. 54.

die Blutgefäßchirurgie von größter Bedeutung. Wir kommen im nächsten Kapitel ausführlich darauf zurück. Die Autoren bedienten sich bei ihren Versuchen ausschließlich der Carrelschen Methode.

Lespinasse, Fischer und Eisenstädt[1]) berichten über eine Verbesserung der Payrschen Prothesenmethode, welch letzterer sie zum Vorwurf machen, daß durch sie das Gefäßlumen zu stark verengt und dadurch die Gefahr der Thrombose erhöht wird. Sie bedienen sich bei ihren Versuchen der End-zu-End-Vereinigung von Blutgefäßen feinster, flacher Magnesiumringe, die von 8 Löchern durchsetzt sind (Abb. 132). Es wird in der Weise vorgegangen, daß ein Ringelchen auf jedes Gefäßende aufgesetzt und in der in Abb. 133 angedeuteten Weise durch 4 Matratzennähte befestigt wird. Nachdem dies an beiden Seiten geschehen ist, werden die beiden Ringe durch 3 Matratzennähte miteinander vereinigt (Abb. 134). Der Verschluß ist sehr exakt, Nachblutungen nnd Thrombosen kommen nicht vor; die Ringe sind binnen 80 bis 100 Tagen resorbiert. In ganz analoger Weise gehen die Autoren vor, wenn es sich darum handelt, seitliche Schlitze an Blutgefäßen zu verschließen. Die der Arbeit beigegebenen Präparatzeichnungen sind von ungewöhnlicher Schönheit. Es wäre dringend erwünscht, daß dieses Verfahren bald einer Nachprüfung unterworfen würde, da mit Rücksicht auf die eminenten Schwierigkeiten der Carrelschen Naht eine Methode wie die eben geschilderte, vorausgesetzt, daß sie die von den Autoren angegebenen Vorzüge wirklich besitzt, entschieden einem Bedürfnis abhelfen könnte.

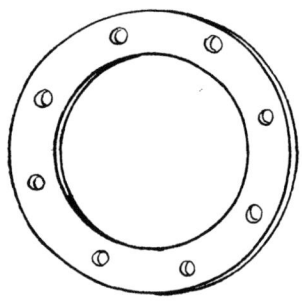

Abbildung 132.

Zaajer[2]) gibt zunächst einmal das schon oben (Abb. 48, 49) ausführlich besprochene Verfahren der End-zu-End-Vereinigung von Venen an und empfiehlt weiter eine Methode zum seitlichen Verschluß von Venenschlitzen, die darin besteht, daß nach Abklemmung des Schlitzes mit einer Klemme zunächst eine Matratzennaht angelegt und nach Abnahme der Klemme eine forlaufende Naht darüber gelegt wird, ein Verfahren, das dem oben besprochenen von Dorrance völlig entspricht (Abb. 135).

---

1) Lespinasse, Fischer u. Eisenstädt, Journ. of the Americ. med. Assoc. 1910. Vol. 55. p. 1785.
2) Zaajer, Zentralbl. f. Chir. 1910. S. 1324.

Pirovano[1]) ging bei der Herstellung von End-zu-End-Anastomosen in der Weise vor, daß er die zwischen Daumen und Zeigefinger abgeplatteten Gefäßenden von der Mitte des freien Randes aus parallel zur Längsachse $1/2$ cm weit einkerbte, wodurch an jedem Ende 2 Lappen

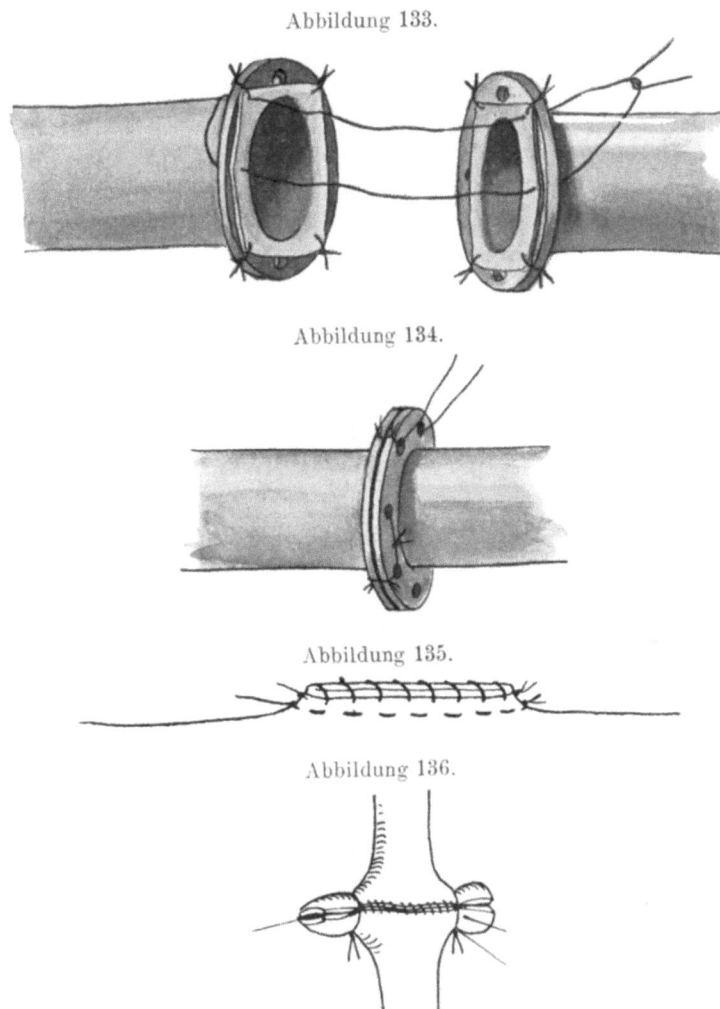

Abbildung 133.

Abbildung 134.

Abbildung 135.

Abbildung 136.

entstanden. Die einander entsprechenden Lappen der beiden Enden wurden an ihrer Basis mit Seide zusammengebunden, die dazwischen liegenden Ränder der Gefäßenden fortlaufend miteinander vernäht (Abb. 136).

---

1) Pirovano, Rev. de chirurgie. 1910. Année 23. No. 10.

Hirschmann[1]) hat einen kleinen Apparat zur Erleichterung der Gefäßnaht konstruiert, der es ermöglicht, eine exakte Naht so anzulegen, daß Intima sicher auf Intima zu liegen kommt, ohne den Blutstrom während der Naht unterbrechen zu müssen. Der Apparat besteht aus 2 aufklappbaren Aluminiumhülsen. Die beiden Gefäßstümpfe werden durch dieselben gezogen, die Enden um den vorspringenden Rand der Hülsen nach außen gestülpt und festgebunden. Dann werden die beiden Hülsen mit Hilfe einer eigens dazu hergestellten Zange fest aneinander gepreßt, die provisorischen Haltefäden entfernt und die Ränder zirkulär vernäht (Abb. 137).

Zesas[2]) gibt eine ausgezeichnete Uebersicht über den gegenwärtigen Stand der Gefäßnaht und Transplantationslehre.

Eine trotz ihrer Kürze sehr inhaltreiche Arbeit, in der eine Fülle ausgezeichneter Anregungen zur Erleichterung und Verbesserung der bisherigen Methoden der Gefäßnaht enthalten ist, hat Fleig[3]) geliefert.

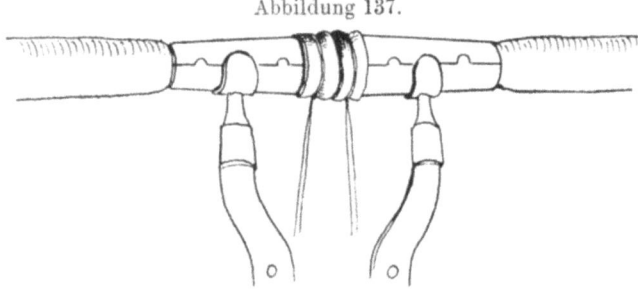

Abbildung 137.

Er empfiehlt zunächst die schon oben besprochenen durchlöcherten Magnesiumprothesen. Um die Verwendung von Ligaturen überhaupt vermeiden zu können, hat er Modelle versucht, die an ihrem Ende Widerhaken tragen (ähnlich wie bei der Elsbergschen Kanüle, s. S. 56). Von großem praktischen Interesse ist seine Methode, End-zu-End-Vereinigungen von Blutgefäßen, die sich schwer umstülpen lassen (z. B. der Aorta) oder die nicht lang genug sind, um die beim gewöhnlichen Prothesenverfahren unvermeidliche Verkürzung zu gestatten, mit Hilfe von Prothesen auszuführen. Er verwendet kurze durchlochte Magnesiumzylinder (s. Abb. 138). Durch einen solchen wird ein Stück einer für den Organismus entbehrlichen Vene (z. B. der Jugularis) gezogen, die beiden Enden derselben werden umgestülpt und mit Hilfe einiger Nähte

---

1) Hirschmann, Freie Vereinigung der Chirurgen Berlins. 13. Juni 1910. Ref. Zentralbl. f. Chir. 1910. Nr. 45. S. 1445.
2) Zesas, Samml. klin. Vortr. 1910. H. 575.
3) Fleig, Archives générales de Chirurgie. 1910. T. 6. p. 559.

aneinander fixiert (Abb. 139). Dann wird über jedes Ende der so armierten Prothese einer der beiden Stümpfe des zu vereinigenden Blutgefäßes gezogen und durch je eine Ligatur befestigt (Abb. 140).

Von dem gleichen Gedankengang ausgehend, empfiehlt er zur doppelseitigen Implantation einer Vene zwischen die beiden Enden eines anderen Blutgefäßes eine Doppelprothese von der in Abb. 141 dargestellten Form. Sie besteht aus zwei durchlochten, etwas konisch zulaufenden Prothesen, die durch 4 feinste Magnesiumstäbe von entsprechender Länge miteinander verbunden sind. Das Venenstück wird durchgezogen, jedes der beiden Enden derselben über die eine Prothese nach hinten zurückgestülpt und festgebunden. Dann werden die beiden Enden der so armierten Prothese in die Stümpfe der zu verbindenden

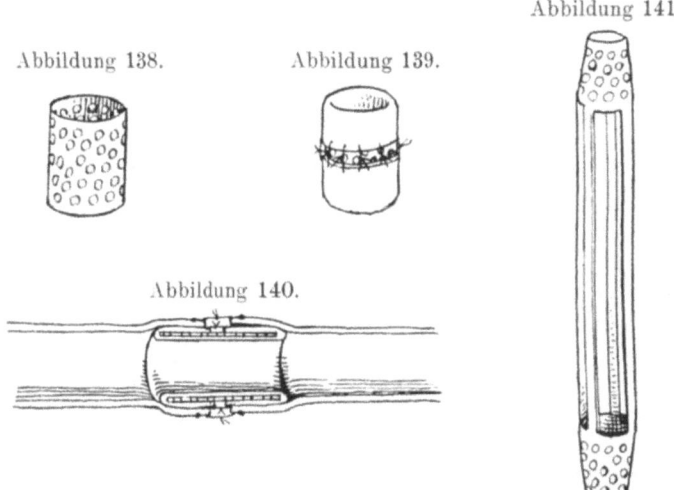

Abbildung 138. Abbildung 139. Abbildung 141.

Abbildung 140.

Blutgefäßenden eingeführt und durch Ligaturen fixiert. Der Vorteil dieser Technik scheint Verfasser darin zu liegen, daß eine Torsion der Vene um ihre eigene Achse nicht möglich ist. Eine ähnliche Prothese habe ich in Gemeinschaft mit Wilhelm Israel benutzt, um ein Stück der Vena cava durch ein solches der Vena jugularis zu ersetzen (s. 6. Kapitel).

Schließlich ist noch der folgende Vorschlag Fleigs von hohem Interesse: Wie im 6. und 7. Kapitel ausführlich berichtet werden wird, kann bei Operationen an den großen Blutgefäßen in der Nähe des Herzens, speziell an der Aorta, an den Experimentator die Aufgabe herantreten, ein Stück eines solchen durch ein anderes Blutgefäß zu ersetzen, ohne den Blutstrom länger als höchstens eine Minute lang zu unterbrechen. Carrel hat für diesen Zweck vorgeschlagen, ein paraffiniertes Glasröhrchen durch das zu implantierende Gefäßstück zu stecken und nach Resektion der zu entfernenden Partie der Aorta rasch die Enden des Glasröhrchens in die beiden Stümpfe derselben zu versenken und daselbst zu befestigen, so daß das Blut nunmehr durch das paraffinierte Glasröhrchen zirkulieren kann, worauf die beiden End-zu-End-Anastomosen angelegt werden. Nach Vollendung derselben soll das Röhrchen durch einen kleinen seitlichen Schlitz der Aortenwand entfernt und dieser rasch vernäht werden. Statt des paraffinierten Glasrohres empfiehlt nun Fleig die Verwendung eines Metallrohres, durch das eine Vene gezogen wird. Die Enden der Vene werden an den Enden dieses Rohres nach außen umgestülpt, festgebunden, worauf dieses Rohr genau so wie das Glasröhrchen Carrels verwendet wird (siehe Abb. 142).

Schließlich empfiehlt er ähnlich wie Dobrowolskaja (s. o.) bei der End-zu-End-Vereinigung von Gefäßen verschiedenen Kalibers das kleinere schräg abzuschneiden, an die beiden Pole des so entstandenen elliptischen Durchschnittes $1/2$—$1 1/2$ mm lange Längs-

Abbildung 142.

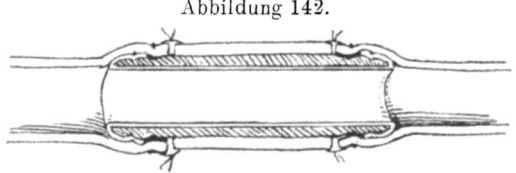

schnitte anzufügen und an die Enden dieser Längsschnitte Haltenähte anzulegen, wodurch der Gefäßrand nach außen gestülpt wird und die Adaptierung der Endothelflächen aneinander leicht gelingt.

Yamanouchi[1]) gibt in einer sehr ausführlichen und gewissenhaften Arbeit noch einmal eine Uebersicht über die bisherigen Resultate der Gefäßnaht und eine große Zahl von eigenen Versuchen.

Schließlich ist noch eine neueste Arbeit von Danis[2]) zu besprechen, in der der Autor eine ausführliche und größtenteils absprechende Kritik der bisherigen Methoden der Blutgefäßnaht gibt, wobei er freilich ein wenig über das richtige Ziel hinauszuschießen scheint. Sehr interessant und wichtig sind seine Versuche über die Bedeutung der Media für die Blutgerinnung und Thrombose, über die schon im vorigen Kapitel gesprochen worden ist (s. S. 21). Sehr wichtig ist es ferner, daß er auf die Notwendigkeit hinweist (s. o.), bei Anlegung einer Seit-zu-Seit-Anastomose dafür zu sorgen, daß überall Intima an

---

1) Yamanouchi, Deutsche Zeitschr. f. Chir. Okt. 1911.
2) Danis, Anastomoses et Ligatures vasculaires. Bruxelles 1912.

Intima zu liegen kommt. Er erreicht dies durch seine bereits in Abb. 97 dargestellte Nahttechnik. Daß er auch bei der Vereinigung der vorderen Wundlippen sich nicht einer überwendlichen, sondern einer Matratzennaht bedient (s. Abb. 28), ist nach Ansicht des Verfassers, wie bereits oben bemerkt (s. S. 43), allerdings überflüssig. Es folgen schließlich in der Arbeit ausführliche Erörterungen über die theoretischen Grundlagen und die praktische Verwendbarkeit der Wietingschen Operation, auf die in dem betreffenden Abschnitt zurückzukommen sein wird (6. Kapitel). Zur Herstellung von Seit-zu-Seit-Anastomosen ohne Unterbrechung des Blutstromes vereinigt er erst die beiden Gefäße durch eine fortlaufende Nahtreihe, dann klemmt er

Abbildung 143.

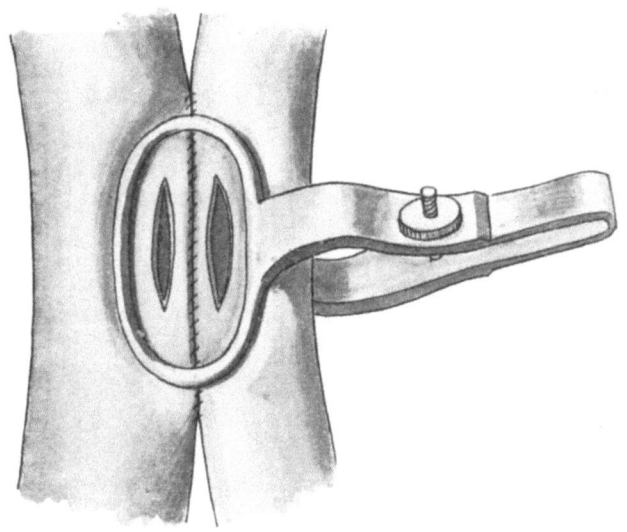

sie mit der in Abb. 143 dargestellten Klemme ab, inzidiert sie und vereinigt die Oeffnungen durch eine zirkuläre Naht. Dieses Verfahren ist unzweckmäßig, da zunächst einmal die zuerst angelegte fortlaufende Naht gänzlich überflüssig ist und nur die Thrombosengefahr erhöht, zweitens weil die Vernähung der beiden äußeren Gefäßränder miteinander bei Verwendung einer derartigen Klemme nur unter stärkster Spannung möglich ist, drittens weil dieses Instrument so groß und unhandlich ist, daß das Arbeiten mit ihm die größten Schwierigkeiten bietet und schließlich, weil es nicht mit Gummi überzogen werden kann und demgemäß Schädigungen der Gefäßwände zu fürchten sind. Zur End-zu-Endvereinigung von Gefäßen verschiedenen Kalibers empfiehlt er, nach der in Abb. 144 u. 145 dargestellten Methode vorzugehen.

An drei gleich weit voneinander entfernten Stellen der Zirkumferenz des engeren Gefäßendes wird je ein Faden 8 mm vom Rand von außen nach innen, 4 mm vom Rand von innen nach außen, gleich darunter wieder nach innen und schließlich durch das Lumen nach außen geführt. Durch das Verknüpfen der beiden Fadenenden wird das Gefäßende nach außen umgestülpt. Dann wird jeder Faden durch das weitere Gefäßende etwa 3 mm vom Rand entfernt von innen nach außen durchgeführt und das schmale Gefäß durch nochmaliges Verknüpfen mit dem anderen Fadenende in das weite hineingezogen. Dieses Verfahren bietet, wie er auseinandersetzt, die Vorteile der Payrschen Methode (Aneinanderliegen breiter Endothelflächen, Ver-

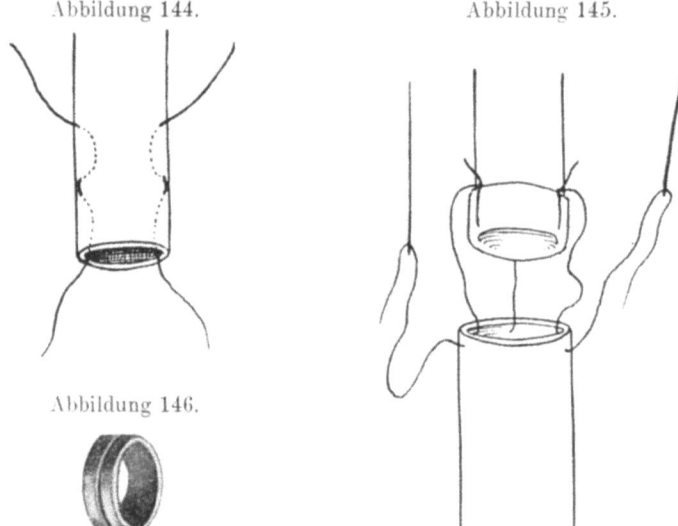

Abbildung 144.   Abbildung 145.

Abbildung 146.

meidung eines Kontakts der Nahtstelle mit dem Blutstrom) und umgeht dabei die Gefahren der Metallprothese.

Neuerdings hat Verfasser in Gemeinschaft mit Hans Lampl versucht, an Stelle von Magnesiumprothesen solche aus einem anderen resorbierbaren Stoff, dem Galalith, zu verwenden[1]). Den Metallprothesen haftet der Uebelstand an, daß sie infolge ihrer Härte und der Schärfe ihrer Ränder leicht zum Dekubitus der Gefäßwand führen können. Galalith ist bekanntlich eine durch Einwirkung von Formol auf Kasein hergestellte Substanz, die von Lieblein zur Herstellung resorbierbarer Darmknöpfe nach Murphy und neuerdings zu Knochenbolzen verwendet worden ist. Es stellt im trockenen Zustand und bei

---

1) Jeger und Lampl, Zentralbl. f. Chirurgie. 1912. Nr. 29.

Zimmertemperatur eine ziemlich feste Masse dar, die aber bei Körpertemperatur und im feuchten Zustande rasch stark erweicht und dann einen ziemlich hohen Grad von Elastizität annimmt. Unter Einwirkung von Pepsin wird sie ziemlich schnell, unter Einwirkung tryptischer Fermente allmählich zum Zerfall gebracht und resorbiert. Ich ließ mir nun von Leiter (Wien) Prothesen von der Form der oben beschriebenen Payrschen Magnesiumprothesen aus Galalith herstellen (Abb. 146). Dieselben sind natürlich wesentlich dickwandiger als Magnesiumprothesen und haben stumpfe Ränder. Sie konnten begreiflicherweise nur an größeren Gefäßen verwendet werden, ergaben jedoch an solchen Resultate, die, wie ein Vergleich mit den unter Anwendung der Payrschen Magnesiumprothesen erzielten Erfolgen lehrt, hinter diesen kaum zurückstehen. Die Sterilisierung geschieht durch trockenes Erhitzen, Härten in Alkohol, worauf sie in sterilem Paraffinöl aufbewahrt werden. Ein Auskochen der Prothesen in Wasser ist nicht statthaft, da das Galalith in siedendem Wasser ganz weich und zerreißlich wird.

3. Kapitel.
Resultate der Gefässnaht.

Im vorhergehenden Kapitel wurden die verschiedenen Methoden der Gefäßnaht und die zahlreichen Bedingungen, von denen ein gutes Gelingen derselben abhängt, geschildert. Nunmehr sollen die Resultate derselben und ihre Anwendungsarten besprochen werden. Zunächst mag hier der Wundheilungsprozeß nach Gefäßnähten seine Besprechung finden. Dieser wird natürlich je nach der verwendeten Methode im Detail verschieden sein. Da jedoch fast alle hierhergehörigen Untersuchungen an Präparaten ausgeführt worden sind, die durch die Carrelsche Nahtmethode gewonnen wurden, soll diese auch als Basis für die folgenden Erörterungen dienen.

Abbildung 147.

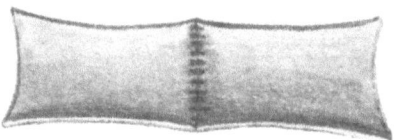

Karotis des Hundes unmittelbar nach der zirkulären Naht (auf das Doppelte vergrößert).

Wenn man eine nach Carrel zirkulär genähte Arterie unmittelbar nach der Operation der Länge nach aufschneidet (Abb. 147), so stellt sich die Nahtstelle als ein schmaler querer Streifen dar, der an beiden Seiten durch die Nadelstiche begrenzt wird. Die im Innern des Blutgefäßes verlaufenden Fadenstücke liegen in Vertiefungen, so daß die Nahtstelle ein gerunzeltes Aussehen hat. Der Rand der beiden Blutgefäßenden ist als ein ganz feiner Strich erkennbar. Von den äußeren Schichten der Blutgefäße, also Media und Adventitia, darf bei einer guten Gefäßnaht von innen nichts sichtbar sein, natürlich auch keine losen Fäden oder Knoten. Das Endothel muß völlig normal und spiegelglatt sein. Allerdings ist dieser Forderung im allgemeinen nicht vollkommen zu entsprechen. Genaue Untersuchungen mit einer

Lupe zeigen immer das Vorhandensein kleiner rauher Stellen infolge von Endothelschädigungen oder Hervorragen feiner Fetzen der Media und Adventitia in das Lumen.

Betrachtet man eine gelungene Anastomose nach Ablauf von etwa 14 Tagen (Abb. 148), so findet man die Fäden nicht mehr an der Oberfläche liegen, sondern man sieht eine gleichmäßige, spiegelnde Endothelfläche, an der die Nahtstelle nur durch etwas dunklere Färbung und durch leichte Unregelmäßigkeiten und Erhabenheiten erkennbar ist. Die Fäden sieht man höchstens ganz schwach und verschwommen durch das Endothel hindurchschimmern. Das Blutgefäß ist an der Nahtstelle nur unbedeutend verengt und meistens ein wenig mit der Umgebung verwachsen. Bei idealen Gefäßnähten kann es so weit kommen, daß die Anastomosenstelle von außen überhaupt nicht mehr erkennbar ist. So war bei zirkulären Arteriennähten, die Stich, Makkas und Capelle[1]) bis zu 409 Tagen nach der Operation

Abbildung 148.

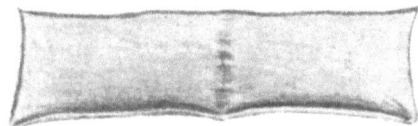

Karotis des Hundes 14 Tage nach der zirkulären Naht (auf das Doppelte vergrößert).

beobachteten, die Nahtstelle von außen nur mehr durch eine ganz leichte Verdickung zu erkennen. Von der Innenfläche her erschien die Nahtstelle als ganz feine, lineare Narbe. Das Kaliber der Arterie war weder oberhalb noch unterhalb der Nahtstelle wesentlich verändert. Senkrecht zur Nahtstelle fanden sich immer einige feine Einziehungen, die offenbar von den Fäden herrührten. Diese selbst waren absolut nicht mehr zu sehen.

Thromben finden sich bei einer einwandsfrei gelungenen Naht nicht. Auch stärkere aneurysmatische Ausweitungen der Narbe kommen nicht vor. Kleine Aneurysmen an der Nahtstelle können auftreten, wenn eine Stelle nicht genügend dicht genäht worden ist. Dann wird diese Lücke durch ein Fibringerinnsel verstopft, dieses sekundär durch widerstandsunfähiges Narbengewebe ersetzt, das durch den Blutdruck allmählich ausgeweitet wird.

Eine nach der Methode von Carrel oder einer ähnlichen Technik ausgeführte Gefäßnaht ist außerordentlich widerstandsfähig. Dies geht

---

1) Stich, Makkas u. Capelle, Beitr. z. klin. Chir. 1909. Bd. 62. S. 87.

aus Versuchen von Sofoteroff[1]) hervor, der Fragmente von Arterien und Venen, die durchschnitten und wieder vernäht worden waren, hernach einem starken Wasserdruck aussetzte, und fand, daß die Naht dem Druck einer Wassersäule von $2\frac{1}{2}$ m Höhe widerstand. Auch Nachblutungen nach Gefäßnähten sind im allgemeinen nicht zu befürchten. Eine Ausnahme von dieser Regel stellen selbstverständlich Nähte an arteriosklerotischen Gefäßen dar und ferner solche an den großen Arterien in der Nähe des Herzens. Die letzteren haben eine Struktur, die einigermaßen an Faserknorpel erinnert und sind dermaßen zerreißlich, daß nach den gewöhnlichen Nahtmethoden außerordentlich schwer ein gutes Resultat zu erzielen ist, da die Fäden immer wieder ausreißen. In solchen Fällen haben selbst die besten Experimentatoren, wie Carrel, eine Reihe von Tieren durch Nachblutungen verloren.

Ueber die mikroskopischen Vorgänge bei der Heilung von Gefäßwunden sind wir durch eine große Anzahl ausgezeichneter Arbeiten vorzüglich unterrichtet. Unter ihnen seien diejenigen von Carrel und Guthrie[2]), ferner Goldmann[3]), Stich und Zoeppritz[4]), Fischer und Schmieden[5]), Archibald Smith[6]), Borst und Enderlen[7]), Jakobsthal[8]), schließlich neuerdings Yamanouchi[9]) erwähnt. Wie letzterer Autor mit Recht hervorhebt, hat sich in allen wesentlichen Punkten eine völlige Uebereinstimmung zwischen den einzelnen Autoren ergeben, und nur in unbedeutenden Einzelheiten gehen die Meinungen noch auseinander.

Zunächst sei bezüglich der normalen Histologie der Arterien und Venen an folgende Punkte erinnert: Man unterscheidet bekanntlich an der Arterienwand 3 Schichten, die Intima, Media und Adventitia. Die Intima besteht bei jugendlichen Individuen aus einer einfachen Endothellage und der unmittelbar daran sich schließenden Elastica interna. Bei älteren Individuen und ferner bei verschiedenen pathologischen Prozessen verdickt sich die Intima und wird mehrschichtig. Diese Verdickung zwischen Endothel und Elastica interna besteht aus Bindegewebe, feinsten elastischen Fasern und einzelnen Muskelzügen. Die Media grenzt sich gegen die Intima hin durch die Elastica

---

1) Sofoteroff, Zentralbl. f. Chir. 1911. S. 119 u. 727.
2) Carrel u. Guthrie, u. a. Americ. Journ. of med. Scienc. 1906. S. 415.
3) Goldmann, Verhandl. d. deutschen Naturforscher u. Aerzte. 1907. S. 292.
4) Stich u. Zoeppritz, Zieglers Beitr. 1909. Bd. 46. S. 337.
5) Fischer u. Schmieden, Frankf. Zeitschr. f. Path. 1909. Bd. 3. S. 1.
6) Smith, Archibald, Langenbecks Arch. 1909. Bd. 88. S. 729.
7) Borst u. Enderlen, Deutsche Zeitschr. f. Chir. 1909. Bd. 99. S. 54.
8) Jakobsthal, Beitr. z. klin. Chir. 1900. Bd. 27. S. 199.
9) Yamanouchi, Deutsche Zeitschr. f. Chir. 1911. Bd. 112. S. 1.

interna, gegen die Adventitia durch die Elastica externa ab. Sie selbst besteht aus einer Reihe von elastischen Lamellen, die durch feine elastische Fasern miteinander verbunden sind. Der Zwischenraum zwischen den elastischen Fasern wird teils durch Bindegewebe, teils durch Muskelfasern ausgefüllt. Die Adventitia setzt sich hauptsächlich aus Bindegewebe und elastischen Fasern zusammen. Die größeren Venen zeigen ebenfalls eine ausgebildete Elastica interna, außen davon Netze von elastischen Fasern mit wenigen Muskelfasern. Die Adventitia besteht aus Bindegewebe und elastischen Fasern und enthält bei einzelnen Venen, z. B. bei der Vena renalis,

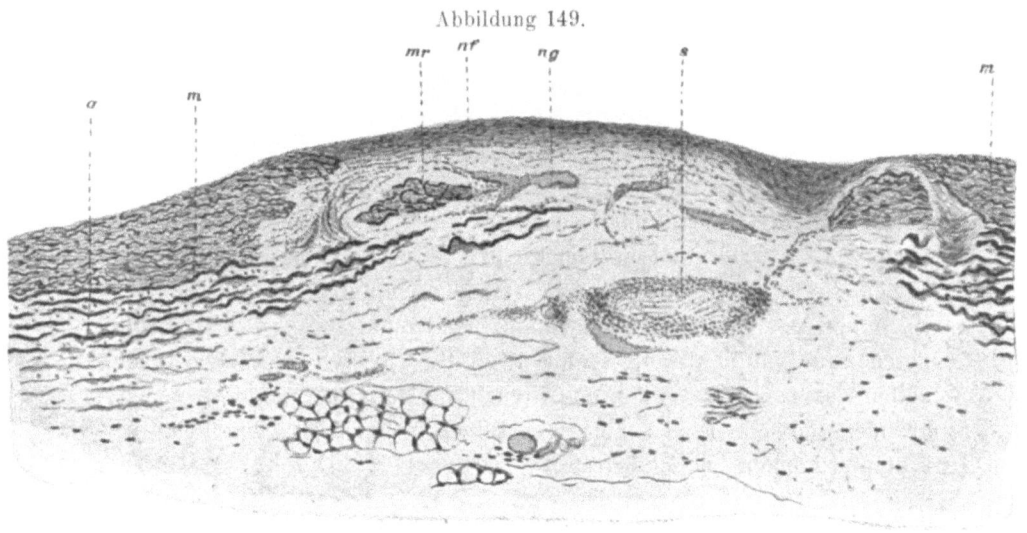

Abbildung 149.

Narbe nach einer zirkulären Arteriennaht nach Stich und Zoeppritz (Zieglers Beiträge, Bd. 46, 1909). 409 Tage post operationem. Zeiß A-Okular 1.
a = Adventitia; m = Media; mr = Mediareste in der Narbe; nf = neugebildete elastische Fasern; ng = neugebildete Gefäße; s = Seidenfäden.

ziemlich viel longitudinal verlaufende Muskelfasern. Die Elastica interna ist bei den Venen schwach entwickelt, die Media dünn, den größten Teil der Wandung nimmt die Adventitia ein. Eine eigentümliche Erscheinung stellt die für das Verständnis der Vernarbung von Gefäßwunden wichtige Tatsache dar, daß eine Arterie auf jede wie immer geartete Schädigung irgend einer Schicht ihrer Wandung mit einer Wucherung der Intima reagiert.

Wenn nun eine Arterienwunde nach der Carrelschen Technik unter Nachaußenkrempeln der Wundränder vernäht worden ist, so geht die Vernarbung in folgender Weise vor sich (vgl. Abb. 149):

Zunächst legt sich an den Trichter, der durch die Auskrempelung der beiden Gefäßränder gebildet worden ist, ein kleiner Thrombus an, der in kürzester Zeit auch die Fäden umhüllt und sie gegen den Blutstrom isoliert. Dieser Thrombus ist ein typischer Plättchenthrombus, wie er im 1. Kapitel beschrieben wurde. Es folgt die Entwickelung des sogenannten Gefäßkallus, der aus Granulationsgewebe besteht, das aus den Bindegewebszellen der Intima einerseits, der Adventitia andererseits hervorwuchert. Die Media nimmt in viel geringerem Maße an der Entwickelung des Gefäßkallus teil. In bezug auf den von der Intima gelieferten Gefäßkallus sind die Meinungen früher insofern auseinandergegangen, als Borst ihn von den Endothelzellen herleitete, während er nach Marchand aus den Bindegewebsfasern der Intima entsteht. Letztere Ansicht dürfte heute wohl allgemein akzeptiert sein. Die kleinen Thrombenmassen im „Trichter" und um die Fäden werden allmählich durch Bindegewebe ersetzt, das zum größten Teil der Intima, zum kleineren Teil jedoch der Adventitia entstammt. Der Intimakallus ist noch lange Zeit von dem aus der Adventitia stammenden Kallus dadurch zu unterscheiden, daß seine Zellen zarter und in Längsreihen angeordnet sind, während die Zellen des Adventitiakallus gröber sind und untereinander verflochtene Züge bilden. Um die Fäden sammeln sich polymorphkernige Leukozyten und Lymphozyten, später auch Riesenzellen an. Die Muskelzellen der nach außen gekrempelten Teile der Gefäßränder gehen zugrunde, die elastischen Fasern erscheinen zunächst gequollen, verklumpt, können sich aber teilweise erhalten. Durch Verschmelzen des von den Rändern gelieferten Kallus entsteht die Narbe, die natürlich zunächst den Bau eines jungen Granulationsgewebes zeigt, später aber in derbes Bindegewebe umgewandelt wird. Eine Regeneration der Muskelfasern in der Gefäßnarbe findet nicht statt. Die gegenteilige Ansicht von Archibald Smith, wonach die Narbe allmählich wieder den Charakter der normalen Gefäßwand annimmt, also eine komplette Restitutio ad integrum stattfindet, besteht nicht zu Recht. Es kann zwar zu einer Hypertrophie der Muskularis am Rande der Narbe und zur Entstehung einzelner Muskelknospen kommen, die Narbe selbst enthält jedoch niemals Muskelfasern. Dagegen treten in der Narbe später wieder elastische Fasern auf und zwar zunächst in dem von der Intima gelieferten Teil. Später werden diese elastischen Netze dichter und verbreiten sich über die ganze Narbe, bleiben aber in der Nähe des Endothels am dichtesten und sind in den mittleren Partien am wenigsten dicht. Sehr hübsch läßt sich nach Borst und Enderlen das Entstehen der elastischen

Fasern an der Oberfläche der Bindegewebszellen beobachten. In der Umgebung der Fäden finden sich häufig Nekrosen, die selbstverständlich um so ausgedehnter sind, je dickere Fäden verwendet worden sind und ferner auch dann einen großen Umfang annehmen, wenn die Fäden zu fest angezogen worden sind und die ausgekrempelten Ränder stark komprimieren. Unter Umständen können die Nekrosen eine so große Ausdehnung erreichen, daß die verdünnte widerstandsunfähige Wand an dieser Stelle ausgebaucht wird, also Aneurysmen entstehen. Das Endothel der Gefäßränder überwuchert sehr rasch die Fäden und die kleinen auf sie aufgelagerten Thromben.

Die eben gegebene Beschreibung wird von allen Autoren im Prinzip akzeptiert, nur die Frage, ob es zu einer Hypertrophie der Muskularis in der Nähe der Narbe kommt, wird verschieden beantwortet, indem Borst und Enderlen eine solche beobachtet haben, Yamanouchi und Jakobsthal hingegen eine solche leugnen. Die mikroskopischen Vorgänge nach Venennähten sind weit weniger genau beobachtet worden als diejenigen an Arterien, was, wie Watts[1]) bemerkt, darauf zurückzuführen ist, daß bei den dünnwandigen Venen durch die Seidenfäden eine derartige Veränderung des normalen mikroskopischen Bildes bewirkt wird, daß die mikroskopischen Befunde keine klare Deutung zulassen.

Die Veränderungen der Gefäßwände an der Stelle, wo die Klemmen gelegen haben, sind bei Wahrung der im 1. Kapitel gegebenen Vorsichtsmaßregeln bedeutungslos. Dies steht in Uebereinstimmung mit den Befunden von Malkoff[2]), der an Tieren größere Arterien mit Péans quetschte und die Gefäßstücke nach 4 Stunden bis 100 Tagen mikroskopisch untersuchte. 3—4 Stunden nach der Quetschung findet sich eine aneurysmaähnliche Erweiterung des Gefäßes im Bereiche der gequetschten Partien, die dann später wieder zurückgeht und einer Verdickung der Gefäßwand Platz macht. Es finden sich Risse in der Intima, der Elastica interna und der Media. Die Zellen der Intima sind gequollen, in der Media findet sich eine Infiltration mit Leukozyten. Nach 5 Tagen traten junge Bindegewebszellen in der Media auf, die die Spalten und Risse ausfüllen. Nach 10 Tagen ist eine Verdickung der Intima bis auf 7 Schichten nachzuweisen. Nach etwa 40 Tagen findet sich eine Verengerung des Blutgefäßes durch Schrumpfung des neugebildeten Bindegewebes der Narbe. Thromben wurden nicht beobachtet.

---

[1] Watts, Annals of Surgery. 1907. Bd. 46. S. 373.
[2] Malkoff, Zieglers Beitr. 1899. Bd. 25. H. 2.

Aus welchem Grunde die an der Nahtstelle jedesmal auftretenden, mikroskopisch kleinen Thromben sich bei guten Gefäßnähten nicht zu größeren entwickeln, ist nicht ganz klar. Vielleicht läßt sich dies in folgender Weise erklären:

Von den Gefäßrändern her wuchert sehr schnell Endothel über die entstandene Thrombenmasse. Entwickelt sich der Thrombus langsam, so wird derselbe vom Endothel überwachsen, bevor eine Ablagerung weiterer Thrombenmassen hat stattfinden können. Entwickelt er sich hingegen — wie das eben bei mißlungenen Nähten der Fall ist — schnell, so hat das Endothel nicht genügend Zeit, ihn zu überziehen und er wird unaufhaltsam fortschreiten, bis das Gefäßlumen völlig obliteriert ist. Die eminente Regenerationsfähigkeit und Wucherungsfähigkeit des Endothels wird am besten durch die Tatsache illustriert, daß wir vielfach kolossale neugebildete aneurysmatische Säcke von normalem Gefäßendothel überzogen finden.

Zu wiederholten Malen ist der Gedanken ausgesprochen worden, die Gefahr einer Thrombose durch Anwendung gerinnungshemmender Mittel, speziell des Hirudins, zu umgehen. Die Verwendung eines solchen Mittels bei Gefäßnähten ist jedoch nicht zweckmäßig, weil die Entstehung kleiner Thromben unbedingt nötig ist, um die Stichkanäle zu verstopfen und so die regelmäßig nach Schluß der Naht eintretenden kleinen Nachblutungen zum Stehen zu bringen.

Die Resultate, die bei der zirkulären Arterien- und Venennaht erreicht worden sind, sind sehr verschieden. Eine zu starke Verengerung des genähten Gefäßes ist ebenso wie das Auftreten von unstillbaren Nachblutungen — mit den oben erwähnten Ausnahmen — nur bei groben technischen Fehlern möglich. Ganz anders steht es mit der Gefahr einer obliterierenden Thrombose. In dieser Beziehung spielen so zahlreiche Faktoren mit, daß eine Vermeidung aller Fehlerquellen tatsächlich recht bedeutende Schwierigkeiten bereitet. Dementsprechend haben auch alle Autoren mit Ausnahme von Carrel über einen mehr oder weniger großen Prozentsatz von Mißerfolgen zu berichten gehabt. So hatten — um nur einige Beispiele zu geben — bei der einfachen zirkulären Arteriennaht nach Carrel:

Borst und Enderlen unter 14 Fällen 7 einwandfreie Resultate
Yamanouchi . . . „ 43 „ 32 „ „
Ward . . . . . „ 15 „ 13 „ „
Stich . . . . . „ 7 „ 5 „ „
Carrel . . . . . „ 13 „ 13 „ „

Die zirkuläre Venennaht ergab bei:

Stich . . . . unter 2 Fällen 1 einwandfreies Resultat
Borst und Enderlen „ 14 „ 7 einwandfreie Resultate
Yamanouchi . . . „ 43 „ 24 „ „

Sofoteroff[1]) berechnet im ganzen auf:

90 Fälle von zirkulärer Naht nach Murphy 15,54 % Erfolge
96 „ „ „ „ „ Payr 17,68 % „
352 „ „ „ „ „ Carrel 49,84 % „

Eigentümlicherweise haben einzelne Autoren trotz der sicher wesentlich größeren Schwierigkeit der End-zu-Endanastomose von Venen bei dieser einen größeren Prozentsatz einwandfreier Resultate erzielt, als bei zirkulären Arteriennähten. So berichten z. B. Schiller und Lobstein[2]) über 40% guter Resultate bei Arteriennaht und 60% bei der Venennaht. Dies ist wohl darauf zurückzuführen, daß das venöse Blut eine geringere Gerinnungstendenz besitzt als das arterielle und daß infolgedessen kleine Verstöße gegen die Technik, die bei Arteriennähten bereits zu Mißerfolgen führen, bei Venennähten bedeutungslos sind. Wie groß die Rolle ist, die dieser Faktor spielt, erhellt am besten aus der schon wiederholt bemerkten Tatsache, daß man mit den älteren Methoden der Eckschen Fistel (s. S. 83), bei denen keine der Vorsichtsmaßregeln zur Verhütung der Thrombosen getroffen wurden und jeder Fehlerquelle geradezu Tür und Tor geöffnet war, dennoch in einem wesentlichen Prozentsatz der Fälle gute Resultate erzielen konnte.

Wenn man sich die Frage vorlegt, ob die bisherigen Leistungen der zirkulären Gefäßnaht befriedigende sind und ob unsere Methoden bereits genügend sichere sind, daß man bei guter Beherrschung derselben sicher auf gute Resultate rechnen kann, so muß man sich sagen, daß das bisher nicht der Fall ist. Mit Ausnahme von Carrel ist, wie eben berichtet wurde, bisher kein einziger Autor bei der zirkulären Arterien- und Venennaht frei von Mißerfolgen geblieben und bei den schwierigeren Operationen, z. B. großen Transplantationen, zählen gute Erfolge geradezu zu den Ausnahmen. Es ist nun klar, daß eine Technik, die nur in den Händen eines so ungewöhnlich geschickten und erfahrenen Chirurgen wie Carrel es ist, jederzeit einwandsfreie Resultate gibt, für den allgemeinen Gebrauch noch nicht einfach und sicher genug ist. Allerdings ist die große Zahl von Mißerfolgen, die

---

1) Sofoteroff, l. c.
2) Schiller u. Lobstein, Deutsche Zeitschr. f. Chir. 1910. Bd. 106. S. 487.

viele Autoren zu verzeichnen hatten, zum wesentlichen Teil darauf zurückzuführen, daß die Kenntnis der Bedingungen, die zur Erreichung eines guten Resultates bei Blutgefäßoperationen zu erfüllen sind, bisher noch recht wenig verbreitet ist, und es ist zu erwarten, daß die Resultate sich mit der Zeit wesentlich bessern werden, ebenso wie das ja auch bei allen möglichen anderen Operationen mit der steigenden Kenntnis der betreffenden Operation und der praktischen Erfahrung der Operateure der Fall war. Wenn Danis[1]) neuerdings eine absprechende Kritik über die bisherigen Methoden fällt, und daraus folgert, daß man trachten müßte, neue und einfachere Methoden zu finden, so muß ihm vollständig Recht gegeben werden. Wenn aber andere Autoren auf Grund der bisher nicht einwandsfreien Resultate ohne weiteres über die Gefäßnaht in toto den Stab brechen und die Behauptung aufstellen, daß sie nur eine Art interessanter wissenschaftlicher Spielerei ohne praktische Bedeutung sei, so zeigt das von äußerst mangelhafter Voraussicht.

Ueber die Resultate der anderen, im vorigen Kapitel beschriebenen Blutgefäßoperationen (End-zu-Seit-, Seit-zu-Seitanastomosen usw.) liegen einwandfreie Statistiken nicht vor. Es ist auch schwer, sich über die Leistungsfähigkeit dieser letzteren Methoden ein Urteil zu bilden, da sie im Gegensatz zur einfachen zirkulären Naht meist unter erschwerenden Umständen ausgeführt wurden. Daß auch diese zu sehr guten Resultaten führen können, geht u. a. aus einer kürzlich von Israel und mir publizierten Arbeit hervor[1]), bei der wir über 23 End-zu-Seitimplantationen der Vena renalis in die Vena cava mit Hilfe der 3 im 2. Kapitel, S. 73 ff. beschriebenen Methoden berichten konnten, unter denen nur eine durch obliterierende Thrombose mißglückt war (s. die Abb. 150 u. 151 über Seit-zu-Seit- bzw. End-zu-Seitanastomose).

Die Blutgefäßchirurgie hat sich, wie bereits im vorangehenden Kapitel wiederholt bemerkt wurde, nicht mit der einfachen Gefäßnaht und der Herstellung von Anastomosen zwischen Blutgefäßen begnügt. Sehr frühzeitig wurden Versuche darüber angestellt, ob nicht auch freie Transplantationen von Blutgefäßen möglich sind, ob man also ein Blutgefäß, das völlig aus dem Organismus entfernt worden ist, wieder an Ort und Stelle oder zwischen die Enden eines anderen durchschnittenen Blutgefäßes einpflanzen kann, ohne Nekrose des transplantierten Gefäßstückes und obliterierende Thrombose im Bereich desselben befürchten zu müssen.

In dieser Beziehung ist nun die Frage von Wichtigkeit, was aus

---

1) Danis, Anastomoses et ligatures vasculaires. Bruxelles 1912.
2) Jeger u. Israel, Langenbecks Archiv. 1913. Bd. 100. Heft 3.

einem Gefäßstück wird, das aus seiner Kontinuität getrennt worden ist und frei in irgend ein anderes Gewebe implantiert wird. Bode und Fabian[1]) sowie Payr[2]) haben derartige Versuche ausgeführt und gefunden, daß in andere Gewebe transplantierte Gefäße nach 1 bis 122 Tagen histologisch unverändert geblieben sind, daß sich die Zellkerne, die Muskel- und die elastischen Fasern erhalten. Das Lumen war meist mit einem Koagulum ausgefüllt, das den Bau eines

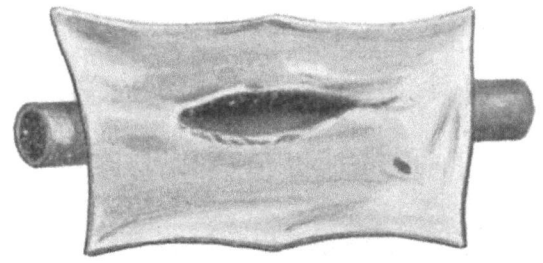

Abbildung 150.

Ecksche Fistel nach Jeger (s. S. 67). 38 Tage post operationem. Die Vena cava ist aufgeschnitten.

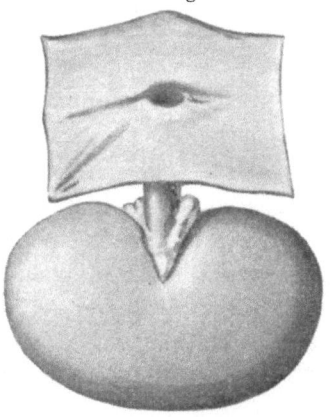

Abbildung 151.

End-zu-Seit-Implantation der Vena renalis in die Vena cava nach Jeger und Israel (s. S. 75). 52 Tage post operationem. (Langenbecks Arch. 1913. Bd. 100. H. 3.)

typischen Thrombus aufwies, die Gefäßwand war mit der Umgebung fest verwachsen. Aus diesen Versuchen geht hervor, daß die Blutgefäße zu den widerstandsfähigsten Geweben des Organismus gehören und daß daher Versuche einer Autotransplantation derselben ganz besonders günstige Chancen bietet. Es geht dies auch aus den Ver-

---

1) Bode u. Fabian, Bruns Beitr. 1910. Bd. 66.
2) Payr, Verhandl. d. Deutschen Gesellschaft f. Chir. 1911.

suchen von Payr[1]) sowie von Mac Clure[2]) hervor, die ein Blutgefäß frei in die Ventrikelhöhle des Gehirns verpflanzten (s. Abschnitt über Hydrozephalusbehandlung, 6. Kapitel). Es zeigte sich, daß die Gefäße sich auch unter diesen außerordentlich ungünstigen Ernährungsbedingungen gut erhalten können.

Dementsprechend sind auch die Resultate der Gefäßtransplantation sehr befriedigende und man kann auf das Gelingen einer solchen im allgemeinen mit der annähernd gleichen Sicherheit rechnen wie auf das Gelingen einer Gefäßnaht überhaupt. Man hat die verschiedensten Arten von Gefäßtransplantationen ausgeführt. Schon Hoepfner (s. 2. Kapitel) vertauschte bei einem Hunde ein Stück Karotis mit einem Stück der Arteria femoralis. Die Veränderungen, die das transplantierte Arterienstück erleidet, sind minimal, alle seine Gewebsschichten — mit Einschluß der Muskularis — bleiben erhalten. Auch findet sich niemals eine aneurysmatische Erweiterung des Transplantats. Die Vorgänge bei der Wundheilung sind dieselben wie nach der einfachen Naht eines solchen Gefäßes, nur mit dem Unterschied, daß der Kallus zum kleinsten Teil von dem implantierten Gefäß, zum größten Teil aber von dem Gefäß, in das die Implantation stattgefunden hat, geliefert wird, was durch die schlechteren Ernährungsbedingungen, unter denen sich das Implantat unmittelbar nach der Operation befindet, zur Genüge erklärt wird. Stich hatte bei 2 autoplastischen Arterientransplantationen mit Hilfe der Gefäßnaht nach Carrel in beiden Fällen einwandfreie Resultate, Yamanouchi unter 8 derartigen Operationen 5 Erfolge.

Von größter Bedeutung für die Kenntnis der Physiologie der Blutgefäße sowohl wie für die praktische Gefäßchirurgie ist nun die Frage nach dem Verhalten von Venen, die mit einer Arterie beiderseitig oder einseitig anastomosiert worden sind und so dem erhöhten Blutdruck und der starken Pulsation ausgesetzt werden. Diese Frage wurde, nachdem Gluck[3]), Hoepfner[4]), Goyanes, San Martin[5]) u. a. die Herstellung von Anastomosen zwischen Arterien und Venen ohne Erfolg versucht hatten, von Carrel und Guthrie[6]), Stich, Makkas und Capelle[7]), Watts[8]), Fischer und Schmieden[9]), Borst und

---

1) Payr, l. c.
2) Mac Clure, Ref. Zentralbl. f. Chir. 1909. Nr. 30.
3) Gluck, Langenbecks Archiv. 1883. Bd. 28. S. 188.
4) Hoepfner, l. c.
5) San Martin, Ref. Hildebrands Jahresbericht. 1902. S. 218.
6) Carrel et Guthrie, Surgery, gynecology and obstetrics. 1906. Vol. 2. p. 266.
7) Stich, Makkas u. Capelle, l. c.
8) Watts, l. c.
9) Fischer u. Schmieden, l. c.

Enderlen[1]) durch zahlreiche erfolgreiche Versuche in genügender Weise aufgeklärt.

Ueber die Operationstechnik wurde schon im vorigen Kapitel berichtet. Man geht am besten so vor, daß man die Enden der Arterien, die bei den meisten in Betracht kommenden Versuchen wesentlich enger sind als die zu implantierenden Venen, nach einer der Methoden von Dobrowolskaja (s. S. 59 u. 60) vorbereitet und dann die Anastomose, wie S. 61 beschrieben, herstellt (Abb. 52, 53, 99). Bei Verwendung einer Vene als Ersatzmaterial für eine Arterie muß natürlich darauf geachtet werden, sie so zu implantieren, daß die Klappen sich dem Blutstrom nicht entgegenstellen.

Wie wir schon oben erwähnt haben, unterscheiden sich die Venen normalerweise durch ihre viel dünnere Wandung und durch die geringe Entwickelung ihrer Muskularis von den Arterien. Es wäre zunächst naheliegend, anzunehmen, daß sie überhaupt nicht imstande sind, dem hohen Blutdruck zu widerstehen, und daß es unter Einwirkung desselben zu Zerreißungen der Venenwand kommen könnte. Die zahlreichen in dieser Beziehung ausgeführten Experimente haben uns aber gezeigt, daß dies nicht der Fall ist. Nicht ein einziges Mal ist es aus diesem Grunde zu einer Zerreißung der Venen gekommen und noch mehr, eigens darauf hin ausgeführte Untersuchungen haben gelehrt, daß die Venenwand einem Druck widerstehen kann, der den höchsten im Organismus jemals vorkommenden Blutdruck um ein Vielfaches übersteigt.

Wenn man ein Stück einer Arterie reseziert und ein Venenstück in das zentrale und periphere Ende der Arterie implantiert, so sieht man, daß die Vene sich unmittelbar nachdem man den arteriellen Blutstrom freigegeben hat, kolossal dilatiert, eine kugelige Gestalt annimmt und stark pulsiert. Untersucht man jedoch eine solche Vene nach einiger Zeit, etwa nach 14 Tagen, wieder, so findet man die hochinteressante Tatsache, daß die Erweiterung der Vene sehr stark zurückgegangen ist, ja daß sie enger geworden ist als sie früher unter dem Einfluß des in den Venen herrschenden geringen Blutdruckes war (Abb. 152). Die Wand der Vene hat sich beträchtlich verdickt, sie kollabiert nicht mehr beim Durchschneiden, kurzum sie hat sich in ihren Strukturverhältnissen wesentlich einer Arterie genähert. Es ist dies eines der reinsten und einwandsfreiesten Beispiele für die eminente Anpassungsfähigkeit, mit der der Organismus ausgestattet ist. Die histologische Untersuchung derartiger Venen (Abb. 153) er-

---

[1] Borst u. Enderlen, l. c.

gibt eine sehr starke Vermehrung des Bindegewebes aller Schichten, besonders der Intima und Adventitia, weniger der Media. Dagegen ist in der Media eine sehr wesentliche Hypertrophie des Muskelgewebes zu finden. Die elastischen Fasern sind in der Intima stark vermehrt, besonders in ihren peripheren Partien nahe der Media, dagegen sind die elastischen Fasern der Media und der Adventitia an Zahl stark vermindert. Yamanouchi macht darauf aufmerksam,

Abbildung 152.

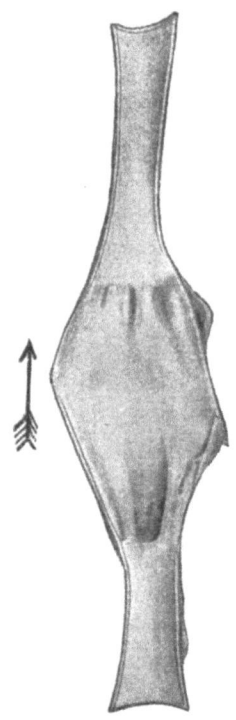

Transplantation der Vena jugularis in die Carotis beim Hund nach Fischer und Schmieden (Frankfurter Zeitschr. f. Pathol., 1909, Bd. 3). Befund 40 Tage post operationem.

daß bei derartigen Venen die Scheidung zwischen Intima und Media keine so scharfe mehr ist als bei normalen Venen. Auch laufen Züge der Mediamuskulatur in die Adventitia hinein.

Watts fand 3 Monate nach einer solchen Venenimplantation eine starke plaqueförmige Verdickung der Intima, zwischen Endothel und Elastica interna hatten sich zahlreiche neue Bindegewebslagen entwickelt. Diese Befunde Watts' wurden von allen anderen Autoren, auch in der neuesten Arbeit von Yamanouchi bestätigt, nur über die Frage, worauf die Verdickung der Intima zurückzuführen ist, gehen die Ansichten auseinander. Borst und Enderlen, sowie Stich und Yamanouchi führen sie auf eine funktionelle Anpassung an den erhöhten Blutdruck zurück. Fischer und Schmieden hingegen halten sie für die Konsequenz einer entzündlichen Wucherung infolge geringfügiger Läsionen der Intima bei der Operation. Gegen

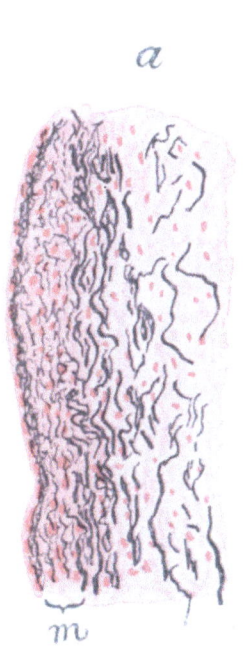
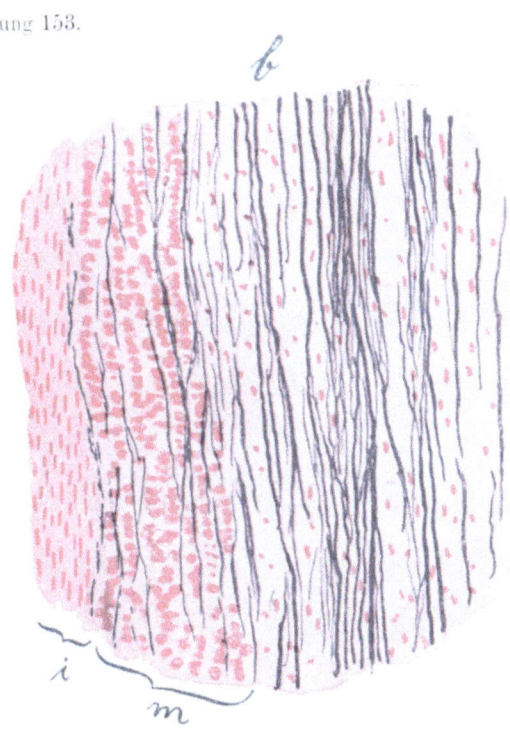

Abbildung 153.

Transplantation der Vena jugularis in die Arteria carotis beim Hund. (Nach Fischer und Schmieden, Frankfurter Zeitschr. f. Pathologie. 1909. Bd. 3.)
a normale, b transplantierte Venenwand im Längsschnitt. Weigerts Elastinfärbung, Lithioncarmin. Starke Vergrößerung, Leitz Objektiv 7. i = Intima; m = Media. Man sieht an der transplantierten Venenwand die Hypertrophie der Ringmuskulatur in der Media, eine starke Verarmung der Media an elastischen Fasern, die straff gespannt sind und eine spindelige Verdickung der Intima.

letztere Ansicht spricht, wie Yamanouchi betont hat, die Tatsache, daß die Intimawucherung nur bei transplantierten Venen, nicht bei transplantierten Arterien auftritt. Für die Ansicht von Fischer und Schmieden scheint der von diesen Autoren erhobene Befund zu sprechen, daß die Intimawucherung am stärksten in der Nähe der zum Nähen verwendeten Fäden ist. Die Befunde von Intimaverdickungen bei anderen Blutgefäßkrankheiten scheinen zur Annahme zu berechtigen, daß beide Möglichkeiten vorliegen. So ist nach den Untersuchungen von Klotz[1]) zu schließen, daß die Hyperplasie der Intima wenigstens bei der Arteriosklerose einen sehr verschiedenen Ursprung haben kann. Es kommen dabei Infektionswirkung durch Bakterientoxine, organische Gifte, Entzündung, erhöhte arterielle

Abbildung 154.

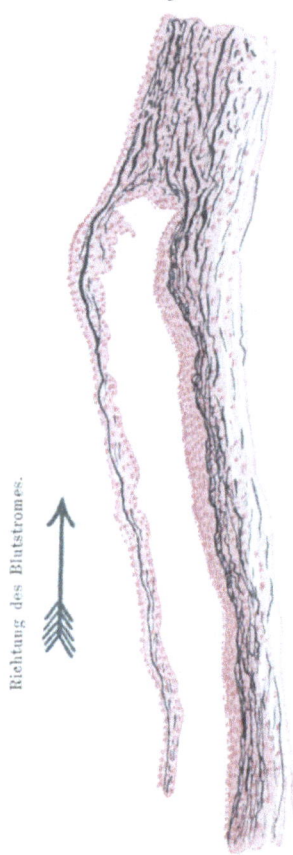

Venenklappe nach längerdauernder Einwirkung des arteriellen Blutdruckes. (Nach Fischer und Schmieden, Frankfurter Zeitschr. f. Pathologie. 1909. Bd. 3.) Implantation der Karotis in die Vena jugularis beim Hund. Die Wand der nächsten von der Vena jugularis abgehenden Vene mit einer Venenklappe. Weigerts Elastinfärbung, Lithioncarmin. Schwache Vergrößerung. Man sieht eine Intimaverdickung der Venenwand im Bereich der Klappe.

Spannung in Betracht; jedenfalls handelt es sich nicht um eine kompensatorische Hypertrophie nach einer Schwächung der Media.

Sehr bemerkenswert ist ferner der Befund von Fischer und

---

1) Klotz, Journ. of exper. medicine. 1910. Vol. 12. Part 6.

Schmieden, daß Venenklappen durch die Erhöhung des Blutdruckes in keiner Weise verändert werden, auch dann nicht, wenn das Venenstück in umgekehrter Richtung implantiert worden ist und die Klappen durch den Blutstrom umgedreht werden. Dagegen finden sich an der Venenwand selbst im Bereiche der Klappen nach solchen Operationen verschiedene Veränderungen, unter anderem eine starke Verdickung der Intima und eine Verdünnung der Muskularis der Media (Abb. 154).

Ganz analoge Veränderungen finden sich an Lappen von Venenwand, die zur Ausfüllung von Substanzverlusten in die Wandung von Arterien eingeflickt worden sind (s. 2. Kapitel). Es kommt auch hier zu einer kolossalen Dehnung der Venenwand unter dem Einfluß des arteriellen Blutdruckes [Carrel und Guthrie[1])], niemals jedoch zu einer Zerreißung. Sehr rasch tritt auch hier eine Verdickung der Wand ein. Carrel und Guthrie implantierten ein Stück der Vena jugularis in einen seitlichen Defekt der Karotis desselben Hundes. Fünf Monate und zwölf Tage später war der Blutstrom gut erhalten. Bei der Betrachtung des aufgeschnittenen Gefäßes zeigte es sich, daß das implantierte Venenstück leicht erweitert war; es war durch seine Farbe leicht von der Arterie zu unterscheiden, hatte die gleiche Dicke erreicht wie letztere und war etwas härter und weniger elastisch als die Arterienwand.

Die Veränderungen, die sich bei Herstellung einer End-zu-Endanastomose zwischen dem zentralen Ende einer durchschnittenen Arterie und dem peripheren einer durchschnittenen Vene ergeben, sind ebenfalls sehr charakteristisch für die eminente Anpassungsfähigkeit der Blutgefäße. Carrel und Guthrie[2]) berichten über die folgenden Versuche: An einem Hund wurde eine End-zu-Endanastomose zwischen dem zentralen Ende der Karotis und dem peripheren einer Vena jugularis externa angelegt, eine Operation, die, wie im 4. Kapitel noch genauer auseinandergesetzt werden wird, zu einer Erniedrigung des normalerweise in der Arterie, hingegen zu einer gewaltigen Erhöhung des normalerweise in der Vene herrschenden Blutdruckes führt. Nach $6^{1}/_{2}$ Monaten wurde die Anastomose wieder freigelegt. Die Vene war stark erweitert, pulsierte wie eine Arterie und die Pulsation setzte sich durch Kollateralen in die Vena jugularis der anderen Seite fort. Die Wand der anastomosierten Karotis war verdünnt, diejenige der

---

1) Carrel et Guthrie, Compt. rend. de la société de biol. 1906. T. 1. p. 1009.
2) Carrel et Guthrie, Compt. rend. de la soc. de biol. 1906. T. 1. p. 529.

anastomosierten Jugularis sehr stark (etwa auf das Elffache), die der anderen Jugularis weniger (etwa auf das Dreifache) verdickt.

Bei einem zweiten Hunde wurde eine End-zu-Endanastomose zwischen dem zentralen Ende einer Karotis und dem peripheren der sehr feinen Vena thyreoidea inferior gemacht. Diese Operation führte natürlich ebenfalls zu einer kolossalen Erhöhung des Blutdruckes in der Vene, jedoch auch — im Gegensatz zum ersten Fall — zu einer Erhöhung des Druckes in der Arterie. Nach $6^{1}/_{2}$ Monaten war die Venenwand sehr stark verdickt und sklerotisch, aber für den Blutstrom durchgängig. Die Wandung der Arterie hatte sich ebenfalls verdickt. Während die Verdickung der Vene hauptsächlich durch Bindegewebswucherung bedingt war, fand sich an der Arterie neben einer unregelmäßigen Verdickung der Intima und Adventitia eine bedeutende Hypertrophie des Muskelgewebes und der elastischen Fasern der Media. Das Bindegewebe erschien vielfach sklerotisch. Carrel und Guthrie[1]) machen auf die auffallende Aehnlichkeit dieser Befunde mit denjenigen an arteriosklerotisch veränderten Blutgefäßen aufmerksam. Sie glauben aus ihren Beobachtungen schließen zu können, daß die Hyperplasie des Muskelgewebes primär eintrat und daß die Bindegewebswucherung erst sekundär — mit dem Versagen der Muskeltätigkeit — eintritt. Atheromatöse Veränderungen fanden sich nicht. Sie erwägen im Anschluß an diese Beobachtungen die Frage, ob die Arteriosklerose nicht ganz im allgemeinen auf eine erhöhte arterielle Spannung zurückzuführen ist.

Die doppelseitige Implantation einer Vene in eine Arterie hat bislang — der größeren Schwierigkeit dieser Operation entsprechend — weniger gute Resultate ergeben als die Arterientransplantation. Fischer und Schmieden hatten unter 15 Fällen 7 Erfolge, Watts unter 2 Fällen einen Erfolg, Stich unter 6 Fällen 2 Erfolge und Yamanouchi unter 5 Fällen 2 Erfolge.

Diese Operation ist im allgemeinen an den Halsgefäßen des Hundes ausgeführt worden. Carrel[2]) verpflanzte in 3 Fällen Stücke der Vena cava von Hunden auf die Aorta desselben Tieres, unmittelbar unterhalb der Nierenarterien. Alle 3 Tiere blieben monatelang am Leben und gingen schließlich an interkurrenten Krankheiten zugrunde. Die Venenwand hatte sich jedesmal verdickt, namentlich bestand eine bedeutende Hypertrophie des Bindegewebes, jedoch hatte auch die Adventitia und die Muskularis der Media an Masse zugenommen.

Die soeben besprochenen Untersuchungen über Blutgefäßtrans-

---

1) Carrel et Guthrie, Compt. rend. de la soc. de biol. 1906. T. 1. p. 730.
2) Carrel, Annals of surgery. 1910.

plantation haben eine ganze Masse der wichtigsten Kenntnisse von der Physiologie der Blutgefäße vermittelt; so hat man auf diese Weise die Widerstandsfähigkeit derselben gegen niedrige Temperaturen, gegen alle möglichen mechanischen Manipulationen, gegen die Zirkulationsunterbrechung in ihrem Lumen und in den Vasa vasorum, Abtrennung vom Zentralnervensystem usw. kennen gelernt. Ueber die eminente Wichtigkeit der Beobachtungen über die Anpassungsfähigkeit transplantierter Blutgefäße wurde bereits gesprochen.

Wir haben bis jetzt immer vorausgesetzt, daß die Transplantationen autoplastisch erfolgten, also daß die Gefäße nur in das Tier, dem sie entnommen waren, reimplantiert wurden. Neben diesen Autotransplantationen sind jedoch auch noch zahlreiche Versuche gemacht worden, Blutgefäße von einem Tier auf ein zweites zu übertragen. Das Genauere über die Lehre von der Transplantation wird in einem besonderen Kapitel gegeben werden. Es wird daselbst auseinandergesetzt werden, daß eine Homoio- und eine Heterotransplantation in dem Sinne, daß das implantierte Gewebe sich dauernd lebensfähig erhält, bei höheren Tieren im allgemeinen ausgeschlossen ist. Es wird gezeigt werden, daß das homoioplastisch oder heteroplastisch transplantierte Gewebe stets einem mehr oder weniger schnellen Zerfall und der Substitution durch körpereigenes Gewebe verfällt. Allerdings werden wir dabei sehen, daß die Gewebe dabei vielfach so langsam und allmählich vom körpereigenen Gewebe substituiert werden, daß keinen Augenblick eine Funktionsunterbrechung des betreffenden Organes eintritt und nur genaue histologische Untersuchungen diesen Vorgang erkennen lassen. All dies gilt auch in bezug auf die Arterien und Venen. Autotransplantationen gelingen ohne weiteres, während bei Homoio- und noch mehr Heterotransplantationen die Gefäßstücke mehr oder weniger schnell zugrunde gehen und durch körpereigenes Gewebe ersetzt werden, wobei jedoch, wie auch in anderen Fällen, die Funktion, d. h. also die Durchlässigkeit für den Blutstrom ohne Auftreten von Thromben, erhalten bleiben kann. Daher können derartige Operationen, trotzdem sie im anatomischen Sinne nicht gelingen, klinisch ausgezeichnete Resultate liefern.

Daß homoioplastische Arterientransplantationen in funktioneller Beziehung gelingen können, ist durch die Befunde aller der erwähnten Autoren und neuestens auch Yamanouchis sicher erwiesen. Ebenso stimmen alle Autoren darin überein, daß es sich dabei nicht um ein wirkliches Erhaltenbleiben der transplantierten Arterie handelt, sondern daß dieselbe ganz allmählich vom Rand her durch Gewebe des Wirttieres ersetzt wird. Diese Substituierung der transplantierten Arterie durch neues Gewebe kann allerdings so langsam vor sich gehen, daß Untersuchungen, die längere Zeit nach der Transplantation gemacht werden, noch keine Degenerationszustände erkennen lassen. In solchen Fällen kann eine im anatomischen Sinne gelungene Homoiotransplantation vorgetäuscht werden. Carrel konnte in einer Reihe von homoioplastischen Transplantationen von Blutgefäßen ein solches ungewöhnlich langes Ueberleben von Muskelfasern der Media konstatieren. Dieser auffällige Befund, der im Widerspruch zu denjenigen anderer Autoren steht, veranlaßte Ingebrigtsen[1]), einen Schüler Carrels, diese Frage neuerdings aufzunehmen, indem er die Karotis von Katzen homoioplastisch auf andere Katzen übertrug. Er fand nach 3 Monaten sehr verschiedene Resultate. In einem unter 8 derartigen Versuchen waren die Muskelfasern nach dieser Zeit völlig erhalten, in den übrigen zum Teil bzw. völlig verschwunden. Es scheint somit, daß die biologische Differenz zwischen zwei artgleichen Tieren eine sehr verschiedene sein kann. Ingebrigtsen legte sich ferner noch die Frage vor, ob nicht vielleicht ein Parallelismus zwischen der Intensität, mit der die Blutkörperchen des einen Tieres durch das Serum des anderen agglutiniert werden und der Geschwindigkeit, mit der das von dem einen auf das andere transplantierte Gefäßstück degeneriert, konstatiert werden könne; es gelang nicht, einen solchen Befund zu erheben. Es muß sich dabei um bisher ganz unbekannte Faktoren handeln.

Makroskopische Veränderungen pflegen an erfolgreich homoioplastisch transplantierten Gefäßen zu fehlen. Die mikroskopischen Veränderungen (vgl. Abb. 155) erhellen sehr gut aus einer Beschreibung, die Yamanouchi von 3 Versuchen dieser Art gibt: Bei einem derselben mit einer Beobachtungsdauer von 10 Tagen erschien das homoioplastisch transplantierte Arterienstück mikroskopisch noch fast völlig normal, doch war in der Periadventitia nahe der Adventitia eine lebhafte Bindegewebswucherung aufgetreten und es war an einzelnen Stellen ein Hineinwuchern des neugebildeten Granulationsgewebes und zahlreicher Wanderzellen in die oberflächlichen Schichten der Adventitia zu konstatieren. Bei einem zweiten Versuch mit einer Beobachtungsdauer von 27 Tagen waren die Muskelfasern der Media des transplantierten Gefäßes bereits halb nekrotisch, die elastischen Fasern allerdings noch wenig verändert. Die fibroplastischen Wucherungen der Periadventitia drangen bereits durch die Adventitia hindurch bis in die oberflächlichen Partien der Media ein. Bei einem dritten Versuch mit einer Beobachtungsdauer von 74 Tagen war die Media bereits

---

1) Ingebrigtsen, Münchener med. Wochenschr. 1912. Nr. 27.

völlig nekrotisch, stark verdünnt, die elastischen Fasern erschienen zerstückelt und an Zahl vermindert. Die fibroplastischen Wucherungen von der Adventitia her hatten an Ausdehnung zugenommen und wiesen bereits zahlreiche neugebildete Bindegewebsfasern auf. Die Wandschichten waren allenthalben von dem neugebildeten Bindegewebe durchsetzt. Die innere Oberfläche des Gefäßes war bereits von Endothelzellen, die von den Rändern der körpereigenen Gefäßränder ausgingen,

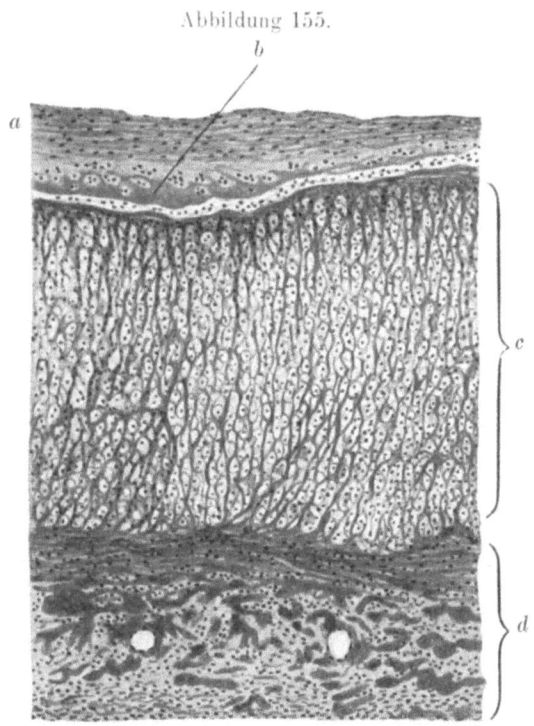

Homoioplastische Transplantation einer Arterie. (Nach Borst und Enderlen, Deutsche Zeitschr. f. Chir. 1909. Bd. 99.)
Transplantation [der Karotis einer Ziege auf die Karotis einer anderen. Befund 29 Tage post operationem. Vergr. 1:100. a = neugebildete, von der körpereigenen Karotis her entstandene und auf das körperfremds Karotisstück hinübergewachsene Intima, b = hyalin degenerierte, von Leukozyten durchsetzte Intima, c = in Zerfall begriffene Media der implantierten Karotis, d = Adventitia der implantierten Karotis mit hyalin entartetem Bindegewebe, von Leukozyten durchsetzt und von (körpereigenem) jungem Bindegewebe substituiert.

in ihrer ganzen Ausdehnung überzogen. Das transplantierte Arterienstück war durch die neugebildete Intima bereits völlig vom Blutstrom abgetrennt und bildete somit nur mehr eine Art Sequester, ganz ähnlich dem Prozeß, den wir bei der Sequestrierung eines toten Knochenstückes finden.

Die Resultate der homoioplastischen Arterien- und Venentransplantationen sind wesentlich schlechtere als diejenigen der autoplastischen Transplantation. Höpfner, der Homoiotransplantationen unter Anwendung der Payrschen Prothesen versuchte, hatte bei 3 Experimenten ausschließlich Mißerfolge. Unter Anwendung der Carrelschen Naht hatten bei homoioplastischen Arterientransplantationen:

  Stich . . . . . unter 5 Fällen 3 Erfolge
  Borst und Enderlen „ 15 „ 7 „
  Yamanouchi . . . „ 5 „ 3 „

Bei der homoioplastischen Venentransplantation hatten:

  Borst und Enderlen unter 13 Versuchen 5 Erfolge
  Yamanouchi . . . „ 8 „ 1 Erfolg.

Daß auch heteroplastische Arterientransplantationen funktionell gelingen können, ist bereits erwähnt worden und die Resultate derselben sind annähernd ebenso gut wie bei Homoiotransplantationen. So berichtet z. B. Yamanouchi bei 6 Versuchen über 2 Erfolge, Stich bei 7 Versuchen über 4 Erfolge, Ward über 1 erfolgreichen Versuch.

Untersucht man derartig erfolgreich heteroplastisch implantierte Gefäße nach einiger Zeit, so findet man makroskopisch im allgemeinen keine starken Abweichungen von der Norm. Die Innenfläche erscheint glatt und glänzend und abgesehen von einer geringen Dilatation finden sich keine charakteristischen Veränderungen an dem implantierten Arterienstück. Wenn man hingegen ein derartiges Gefäß mikroskopisch untersucht, so findet man, daß es sehr schnell zugrunde geht und mehr und mehr durch eine körpereigene Bindegewebsmasse ersetzt wird. Diese Bindegewebsmasse stammt der Hauptsache nach von Wucherungen der körpereigenen Intima, der körpereigenen Adventitia und in geringerem Maße der Media her. Diese Wucherungen dringen mehr und mehr in die implantierte Arterie ein, deren Muskeln und elastische Fasern binnen kurzem vollständig nekrotisch geworden sind. Macht man die Untersuchung nach langer Zeit, so findet man überhaupt keine Reste des implantierten Gefäßes mehr vor. So berichtet Ward[1]), daß der normale Bau einer Kaninchenaorta, die in die Karotis des Hundes implantiert worden war, nach 70 Tagen vollständig verschwunden war und Carrel berichtet, daß ein heteroplastisch implantiertes Blutgefäß sich nach $1\frac{1}{2}$ Jahren völlig in einen bindegewebigen Schlauch verwandelt hatte.

---

1) Ward, Proc. of the soc. for exper. biology and medicine. 1908.

Es ist eigentümlich, daß es trotz des schnellen Eintritts der Nekrose nicht zur Entstehung von Thromben kommt. Dies erklärt sich vielleicht aus der ungewöhnlich großen Widerstandsfähigkeit der Endothelzellen gegen autolytische Prozesse. Wells[1]) hat nachgewiesen, daß sich die Endothelzellen von Gefäßen, die der Autolyse ausgesetzt werden, länger erhalten als alle anderen Schichten der Gefäßwand.

Bei dieser Gelegenheit mögen auch Versuche von Stich, Makkas und Capelle[2]) erwähnt werden, die Nabelgefäße von frischen Plazenten des Menschen in Hundearterien zu verpflanzen suchten. Sie hatten stets Thrombose, die offenbar auf mangelhafte Asepsis zurückzuführen war.

Da es natürlich nicht angängig ist, einem lebenden Menschen Stücke größerer Blutgefäße zu entnehmen, um sie einem anderen Menschen zu implantieren, da es ferner nicht möglich ist, jederzeit sicher aseptische, frische Blutgefäße von Tieren zur Hand zu haben, wandte man sich schon frühzeitig der Frage zu, ob es nicht möglich wäre, verloren gegangene Arterien durch künstlich konservierte Blutgefäße zu ersetzen. Dabei sind Konservierungsmethoden zu unterscheiden, die darauf hinausgehen, die Blutgefäße möglichst lange am Leben zu erhalten und solche, die zu einer Abtötung der Gefäße führen.

Versuche der ersten Art hat zuerst Carrel[3]) im Jahre 1907 gemacht. Er bewahrte dem Körper frisch entnommene Blutgefäße längere Zeit in physiologischer Kochsalzlösung, in anderen Fällen in Ringerlösung oder in Blutserum oder auch in Vaseline bei einer 0^0 nur wenig übersteigenden Temperatur auf und versuchte sie nach längerer Zeit homoio- oder heteroplastisch zu transplantieren. Es gelang ihm[4]) in 70—80% der Fälle Arterien, die auf diese Weise konserviert worden waren, erfolgreich zu transplantieren. Die längste Konservierungsdauer, nach der eine Transplantation noch gelang, betrug 35 Tage. Nach Carrel haben noch zahlreiche andere Autoren diesbezügliche Versuche gemacht, so Bode und Fabian[5]) und neuerdings Yamanouchi. Da es sich bei allen diesen Versuchen um eine Homoio- oder eine Heterotransplantation handelte, war a priori zu erwarten, daß das implantierte Gefäßstück im anatomischen

---

1) Wells, Journ. of Med. Research. 1906. Vol. 10. p. 149.
2) Stich, Makkas u. Capelle, Beitr. z. klin. Chir. 1909. Bd. 62. S. 87.
3) Carrel, Journ. of exp. Med. 1907. Vol. IX. p. 226.
4) Carrel, Soc. of exp. Biol. and Med. New York 1908, ferner Journ. of exp. Med. 1910. No. 4.
5) Bode u. Fabian, Beitr. z. klin. Chir. 1910. Bd. 66. S. 67.

Sinne nicht erhalten bleiben würde. Die mikroskopischen Veränderungen entsprechen so vollkommen den bei der Besprechung der Homoio- und Heterotransplantation beschriebenen, daß eine Schilderung derselben unnötig erscheint. Versuche, Arterien außerhalb der Körpers in einer der erwähnten Konservierungsflüssigkeiten aufzubewahren und nach einer bestimmten Zeit in dasselbe Individuum zu reimplantieren, fehlen leider bisher. Es wären davon möglicherweise sehr interessante Resultate zu erwarten.

Daß selbst in abtötenden Konservierungsflüssigkeiten aufbewahrte Blutgefäße mit funktionellem Erfolg implantiert werden können, hat als erster Guthrie[1]) erwiesen, indem es ihm gelang, ein in Formaldehyd fixiertes Gefäß nach Behandlung mit Alkohol, verdünntem Ammoniak und Paraffinöl mit Erfolg wieder einzupflanzen. Die Wand war nach 23 Tagen etwas verdickt, die Innenfläche glatt und glänzend, das Gefäß war nicht erweitert und wies im Innern keine Thromben auf. Derartige Versuche wurden von Levin und Larkin[2]), ferner von Bode und Fabian[3]) und neuerdings von Yamanouchi wiederholt. Levin und Larkin bedienten sich teils ausgekochter, teils in Formalin fixierter Gefäße. Bei ersteren hatten sie ausschließlich Mißerfolge, bei letzteren 2 mal vollen funktionellen Erfolg. Sie machen darauf aufmerksam, daß es nötig ist, zur Implantation Gefäße von größerem Durchmesser zu verwenden als das Gefäß besitzt, in das die Implantation erfolgt, z. B. zur Implantation in die Aorta abdominalis eines Hundes ein Stück Aorta thoracica eines gleichgroßen Hundes, da sonst das in Formalin fixierte Gefäß, das sich infolge seiner verringerten Elastizität nicht mehr so stark ausdehnen kann wie ein normales, eine relative Verengerung an Ort und Stelle erzeugt. Bode und Fabian[3]) haben ebenfalls einen Erfolg mit einer formalinfixierten Arterie zu verzeichnen. Auch Yamanouchi versuchte die Transplantation abgetöteter Arterien. Mit gekochten Arterien hatte er Mißerfolge, dagegen gelang es ihm unter 3 Versuchen mit in Formalin fixierten Arterien 1 mal, das Lumen durchgängig zu erhalten. Gänzlich erfolglos waren 6 Versuche Yamanouchis, in Sublimat fixierte Arterien zur Transplantation zu verwenden. Es kam teils zu Nachblutungen, teils zu völliger Obliteration und Resorption der implantierten Stücke. Mikroskopisch geben die fixierten Arterien selbstverständlich in allen Fällen das typische Bild konservierter Gewebe, später findet man zer-

---

1) Guthrie, Science. 1908. Bd. 27.
2) Levin u. Larkin, Proceedings of the soc. for experim. biology and med. 1908. July.
3) Bode u. Fabian, Bruns' Beiträge. 1910. Bd. 66.

fallende amorphe Massen und ein Hineinwuchern von Granulationen aus den verschiedenen Schichten der angrenzenden körpereigenen Gewebe.

Schließlich sind die — praktisch bislang noch ziemlich bedeutungslosen, theoretisch aber hochinteressanten — Versuche zu besprechen, Blutgefäße ganz oder teilweise durch ein vollkommen heterogenes Material zu ersetzen. Es hat sich tatsächlich gezeigt, daß auch in dieser Beziehung gewisse, wenn auch bescheidene Erfolge möglich sind. Hierher gehören zunächst die Versuche, Stücke der Blutgefäßwandung durch Peritoneum zu ersetzen.

Carrel[1]) ging dabei so vor, daß er ein kleines Stück Peritoneum aus der vorderen Bauchwand herausschnitt, wobei etwas subperitoneales Bindegewebe und Muskelgewebe mitgenommen wurde. Dann entfernte er ein kleines, viereckiges Stück aus der vorderen Wand der Aorta und setzte den Peritoneallappen, nachdem er genau der Größe des Wanddefektes entsprechend zugeschnitten worden war, in die Aorta ein. Von 3 Tieren starb eines während der Narkose, bei den beiden anderen ergab die Autopsie in vivo 5 bzw. 22 Monate nach der Operation tadellose Pulsation der Aorta, es war äußerlich überhaupt kein Unterschied zwischen dem implantierten Gewebsstück und der übrigen Aortenwand zu erkennen. In ähnlicher Weise ging auch Jianu[2]) vor, nur mit dem Unterschied, daß er die Implantation in die vordere Wand der Vena cava oder der Pfortader machte und daß er sich eines gestielten Peritoneallappens bediente. Er führte die Operation in folgender Weise aus: Inzision des Peritoneums vom unteren Pol der rechten Niere vertikal nach abwärts bis zu den Iliakalgefäßen und Ausschneiden eines gestielten Peritoneallappens, der medialwärts mit dem übrigen Peritoneum in Zusammenhang blieb; Anlegung von Klemmen an die Cava, Exzision eines Stückes aus der Vorderwand derselben von 2 cm Länge und 1—2 cm Breite. Der Peritoneallappen wurde nun medialwärts umgeschlagen, und zuerst durch U-Nähte mit dem rechten, dann durch eine fortlaufende Naht mit dem linken Rand der Venenwunde vernäht. Derartige Versuche wurden sowohl an der Vena portae wie an der Vena cava mit dauerndem Erfolg ausgeführt.

Levin und Larkin[3]) versuchten, ein Ureterstück in eine Arterie zu implantieren, doch führten diese Versuche jedesmal zu Thrombose.

---

1) Carrel, Journ. of exper. med. 1910. Nr. 2.
2) Jianu, Comptes rend. de la soc. de biol. 1910. T. 2. p. 827. Ref. Zentralbl. f. Chir. 1910. Nr. 9. S. 232.
3) Levin u. Larkin, Proc. of the soc. for exp. biol. and med. 1908

Weiterhin gelang es Carrel, Stücke der Gefäßwandung durch Kautschukmembranen zu ersetzen[1]).

Es dürfte von Interesse sein, zu erfahren, auf welche Weise Carrel zur Ausführung derartiger Versuche gekommen ist. Er führte einem Hunde ein ungefähr 5 cm langes, mit Paraffin überzogenes Glasstück in die Bauchaorta ein. Die Pulsation der Femoralarterie blieb bis zum 6. Tage normal. An diesem Tage wurde das Tier freigelassen und es entwickelte sich im Anschluß an sehr lebhafte Bewegungen desselben rasch eine Paralyse der hinteren Extremitäten. Eine sofort ausgeführte Laparotomie zeigte, daß das Glasrohr von einem weichen Thrombus erfüllt war, der sich offenbar ganz kurz vorher durch ein Verschieben des Rohres gebildet hatte, daß sich jedoch an der Innenfläche des Glasrohres allenthalben eine feine Membran gebildet hatte, die sich in einem Stück herausziehen ließ und durchaus das Aussehen einer dünnwandigen Arterie darbot. Es bestand aus einer dichten Fibrinlage mit viel Leukozyten. Carrel schloß aus diesem Experiment, daß sich wahrscheinlich, wenn nicht durch den erwähnten Zwischenfall eine Thrombose eingetreten wäre, mit der Zeit an der Innenfläche dieser Membran eine typische Intima gebildet haben würde und so das Glasrohr dauernd als eine künstliche Aorta funktioniert haben würde.

Im Anschluß daran nun veranlaßte ihn Professor Tuffier in Paris, zu sehen, ob man nicht ein Stück der Wandung der Bauchaorta auch durch ein Stück Kautschukmembran ersetzen könnte. Er führte eine solche Operation am 4. Februar 1910 aus und verwendete ein 20 mm langes und 12 mm breites Stück dünnsten Gummistoffes.

Am 26. Mai desselben Jahres wurde die Aorta freigelegt, sie erschien fast vollständig normal und war nur an der Implantationsstelle etwas verdickt. Das Gummistück war an seiner Innenseite von einer neugebildeten Intima überzogen, die es gegen den Blutstrom abtrennte; auch hatte sich an seiner Außenfläche eine neue Adventitia gebildet, so daß das Gummistück vollkommen im Inneren der Gefäßwand verschwunden und nur am Durchschnitt sichtbar war.

Im Anschluß an die Versuche Carrels machte Ward[2]) zwei Versuche, ganze Stücke von Arterien durch Stücke von Gummischläuchen zu ersetzen. Dieselben waren nach 3 Tagen für den Blutstrom durchgängig, doch hatten sich an der Seitenwand der Gummischläuche überall Thrombenmassen angesetzt. Yamanouchi[3])

---

1) Carrel, Journ. of exper. med. 1911. Bd. 14. H. 2.
2) Ward, Ref. Zentralbl. f. Chir. 1908. S. 2195.
3) Yamanouchi, l. c.

machte einen derartigen Versuch ohne Erfolg, doch scheint die Thrombose erst etwa 24 Stunden nach dem Versuch eingetreten zu sein. Ich selbst habe im Verein mit Wilhelm Israel zweimal den Versuch gemacht, Stücke der Nierenvene durch Gummischläuche zu ersetzen, die in ihrem Innern mit einer Schicht weichen Paraffins überzogen waren. In beiden Fällen gingen die Tiere, denen gleichzeitig die andere Niere exstirpiert worden war, zugrunde, in dem einen Fall allerdings erst 4 Tage nach der Operation und es zeigte sich, daß die Niere infolge zu geringer Weite des Schlauches hochgradig gestaut war und daß das Tier somit offenbar an Nieren-

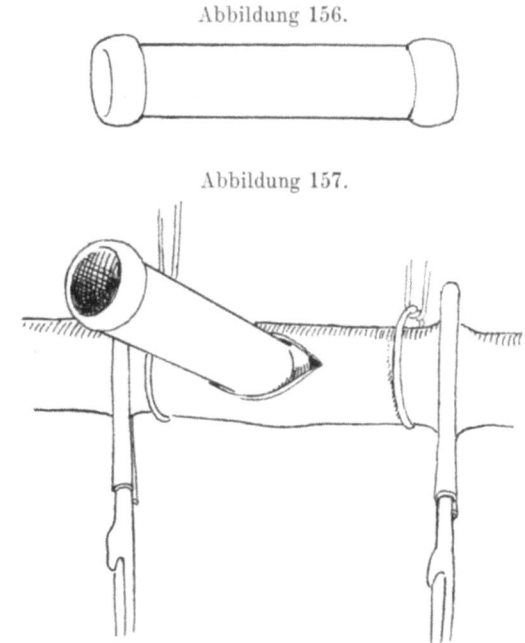

Abbildung 156.

Abbildung 157.

insuffizienz gestorben war. Dagegen fand sich in den Schläuchen selbst in beiden Fällen nur ein auf wenige Stellen beschränkter feiner Fibrinbelag und das Lumen war völlig durchgängig geblieben. Freilich bleibt noch die Frage offen, ob nicht nachträglich, nach Abstreifen der Paraffinschicht durch den Blutstrom noch eine Thrombose eingetreten wäre.

Neuerdings ist es Carrel[1]) gelungen, Stücke der Aorta thoracica durch Glas- bzw. Aluminium- oder vergoldete Röhren zu ersetzen. Die Länge derselben betrug 45 mm, die Weite derselben 9—10 mm (Abb. 156).

---

1) Carrel, Surgery, gynecology and obstetrics. 15. Sept. 1912. Bd. 15.

Sie wurden paraffiniert durch eine Inzisionsöffnung eingeführt (Abb. 157) und mit 2 vorher um die Aorta gelegten Fäden festgebunden, wobei darauf geachtet wurde, daß die Ligatur nicht zu stark zugezogen wurde, um ein Durchschneiden der Wand zu vermeiden (s. Abb. 158). Es traten im allgemeinen keine Blutungen ein. Es wurden 14 Experimente ausgeführt, 7 mit Glasröhren, 3 mit Aluminiumröhren, 1 mit einem vergoldeten Aluminiumröhrchen. Zwei von den mit

Abbildung 158.

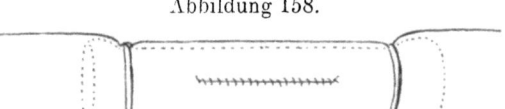

Glas intubierten Tieren starben am 8. bzw. 11. Tage nach der Operation infolge von Blutungen, die durch Durchschneiden der an die Aorta gelegten Fäden bzw. durch Zerbrechen des Glases entstanden waren, und es zeigte sich, daß sich kein Thrombus im Innern der Glasrohre gebildet hatte. Bei den übrigen 5 Tieren mit Glasröhrchen trat ein Thrombus 5 bis 97 Tage nach der Operation auf. Die Thromben waren jedesmal die Folge einer Verletzung der Aorta durch den scharfen Rand des Glases. Carrel hofft, daß diese Methode in Zukunft für die praktische Chirurgie Bedeutung gewinnen wird.

4. Kapitel.

Die Bedeutung der Blutgefässchirurgie für die experimentelle Medizin.

Wir haben in den beiden vorangehenden Kapiteln eine große Zahl von Blutgefäßoperationen besprochen. Es hat sich gezeigt, daß es gelingt, Verletzungen jeder Form und Größe durch Naht unter Erhaltenbleiben des Gefäßlumens zu heilen, daß auch völlig durchschnittene Blutgefäße derart wieder vereinigt werden können, daß die ursprünglichen Zirkulationsbedingungen wiederhergestellt sind. Wir haben uns weiter davon überzeugt, daß es möglich ist, verschiedenartige Gefäße durch End-zu-End-, sowie durch End-zu-Seitanastomosen miteinander zu vereinigen und schließlich, daß es gelingt, verloren gegangene Stücke eines Blutgefäßes durch ein frei transplantiertes Stück eines anderen zu ersetzen. In welch hohem Maße durch die zahlreichen, in dieser Richtung ausgeführten Experimente unsere Kenntnisse von der Physiologie und Pathologie der Blutgefäße selbst gefördert worden sind, haben wir bereits ausführlich besprochen. Dagegen war es bislang, von gelegentlich eingestreuten Bemerkungen abgesehen, nicht möglich, auf die außerordentliche Bedeutung hinzuweisen, die die neuen Methoden der Blutgefäßchirurgie für die experimentelle Physiologie und Pathologie besitzen, indem sie gestatten, eine ganze Reihe der wichtigsten und interessantesten Probleme, die bisher mangels geeigneter Methoden unlösbar waren, mit Aussicht auf Erfolg anzugehen.

Hierher gehört zunächst die Tatsache, daß es uns, wie Guthrie[1] ausführt, möglich ist, durch verschiedene Operationen an einem einzelnen Blutgefäß sowie durch Herstellung von Anastomosen zwischen mehreren Blutgefäßen die Zirkulationsverhältnisse in bestimmten Körperregionen weitgehend zu modifizieren und daselbst einen beliebigen

---

1) Guthrie, Blood vessel surgery. London 1912. p. 157 ff.

Grad von Anämie, aktiver Hyperämie, Stauung usw. zu erzeugen. Zum Verständnis dieser Verhältnisse soll zunächst die Frage studiert werden, welche Folgen die Anlegung der verschiedenen mit Hilfe der oben besprochenen Methoden herstellbaren Anastomosen zwischen 2 Blutgefäßen für die Blutversorgung des betreffenden Organes hätte. Nehmen wir als Beispiel an, es seien bei einem Hund die großen Halsgefäße (beide Karotiden und beide Venae jugulares externae) freigelegt und es würden nun der Reihe nach die verschiedenen denkbaren Anastomosen zwischen denselben hergestellt werden.

Es kommen da in Betracht:

1. Die Durchschneidung einer der Arterien und Wiedervereinigung derselben End-zu-End,

2. die Durchschneidung beider Arterien und Herstellung einer gekreuzten Anastomose, derartig, daß das zentrale Ende der einen Arterie mit dem peripheren Ende der anderen vereinigt wird,

3. analoge Operationen an den Venen,

4. End-zu-Endvereinigung des zentralen Endes einer durchschnittenen Arteria carotis mit dem peripheren Ende der durchschnittenen Vena jugularis,

5. End-zu-Endvereinigung des zentralen Endes einer Vena jugularis mit dem peripheren Ende einer Karotis,

6. Vereinigung der zentralen Enden beider Arterien miteinander,

7. Vereinigung der peripheren Enden beider Arterien miteinander,

8. und 9. Analog Vereinigung der zentralen bzw. peripheren Enden der Venen miteinander,

10. Vereinigung des zentralen Endes einer Arterie mit dem zentralen Ende einer Vene,

11. Vereinigung des peripheren Endes einer Arterie mit dem peripheren Ende einer Vene,

12. Vereinigung des zentralen Endes einer Arterie mit dem peripheren Ende einer Vene und gleichzeitig des zentralen Endes der betreffenden Vene mit dem peripheren der Arterie (Umkehrung des Blutstromes),

13. seitliche Anastomosen zwischen zwei Venen,

14. seitliche Anastomosen zwischen zwei Arterien,

15. seitliche Anastomosen zwischen einer Arterie und einer Vene.

Es ist natürlich noch eine große Reihe anderer Operationen denkbar, und wenn man noch die anderen Gefäße des Halses mit berücksichtigen wollte, so würde ihre Zahl ins Ungemessene steigen. Es dürfte jedoch zum Verständnis der vorliegenden Fragen genügen, zu untersuchen, welche Folgen die wichtigsten der erwähnten Operationen für die Zirkulation haben würden[1]:

Was die Durchschneidung und Wiedervereinigung einer Arterie betrifft, so können wir uns kurz dahin fassen, daß derartige Operationen, wenn sie nicht gerade an den ganz großen Blutgefäßen im Innern des Thorax, die eine länger währende Abklemmung nicht gestatten, ausgeführt werden, keinerlei dauernde pathologische Folgeerscheinungen nach sich ziehen. Dasselbe gilt von der Durchschneidung und Wiedervernähung einer Vene.

Wenn man das zentrale Ende der einen Karotis mit dem peripheren der zweiten verbindet, so werden die Folgen verschiedene sein, je nachdem, ob die Operation einseitig oder beiderseitig ausgeführt wird. Im letzteren Falle findet eine prinzipielle Aenderung der Zirkulationsbedingungen nicht statt. Auch bei einseitiger Ausführung der Operation, wo also das zentrale Ende der einen und das periphere Ende der anderen Karotis ligiert wird, sind bei dem gewählten Beispiel — also am Halse des Hundes — keine wesentlichen pathologischen Erscheinungen zu erwarten, da bei einer so reichen Vaskularisation und beim Vorhandensein so zahlreicher Kollateralen, wie sie am Halse des Hundes zu finden sind, die zentrale Unterbindung des einen und die periphere Unterbindung des anderen Karotisendes nicht zu einer gefahrdrohenden Anämie irgend eines Kapillargebietes führt. Würde es sich um Endarterien handeln, oder wären, wie dies bei älteren Menschen der Fall sein kann, keine genügend entwickelungsfähigen Kollateralen vorhanden, so würden selbstverständlich aus einer solchen Operation schwere Schädigungen durch Gehirnanämie resultieren. Die Folgen dieser, wie auch der anderen weiter unten zu besprechenden Eingriffe sind daher individuell sehr verschieden. Es soll jedoch im folgenden ganz allgemein angenommen werden, daß es sich bei den verschiedenen hier besprochenen Operationen um ein Gefäßgebiet mit zahlreichen Kollateralen handle und daß die Leistungsfähigkeit derselben eine genügende sei, um die durch die verschiedenen Operationen bewirkten Stauungs- oder Anämieerscheinungen wenigstens teilweise zu kompensieren. In wie hohem Maße letzteres gerade am Halse des Hundes möglich ist, geht u. a. aus den Untersuchungen von Coenen[2]) sowie von Danis[3]) hervor, die beide Karotiden, beide Jugulares

---

[1] Guthrie, Blood vessel surgery. p. 132 ff.
[2] Coenen, Bruns' Beiträge. Bd. 75. H. 1 u. 2.
[3] Danis, Anastomoses et ligatures vasculaires. Bruxelles 1912.

externae und beide Arteriae vertebrales am Hund ohne dauernde Schädigung des Tieres in einer Sitzung unterbinden konnten.

Die Herstellung einer End-zu-End-Anastomose des zentralen Endes einer durchschnittenen Karotis mit dem peripheren Ende einer durchschnittenen Jugularis wird folgende Verhältnisse schaffen (Abb. 159):

Der Widerstand, den der Blutstrom in der Arterie zu überwinden hat, wird viel geringer werden als derjenige, der sich ihm normalerweise vor dem Einströmen in die Kapillaren entgegenstellt, da das Blut direkt in die viel weitere und nachgiebigere Vene gelangt und da weiterhin in dem vorliegenden Fall infolge des Vorhandenseins zahl-

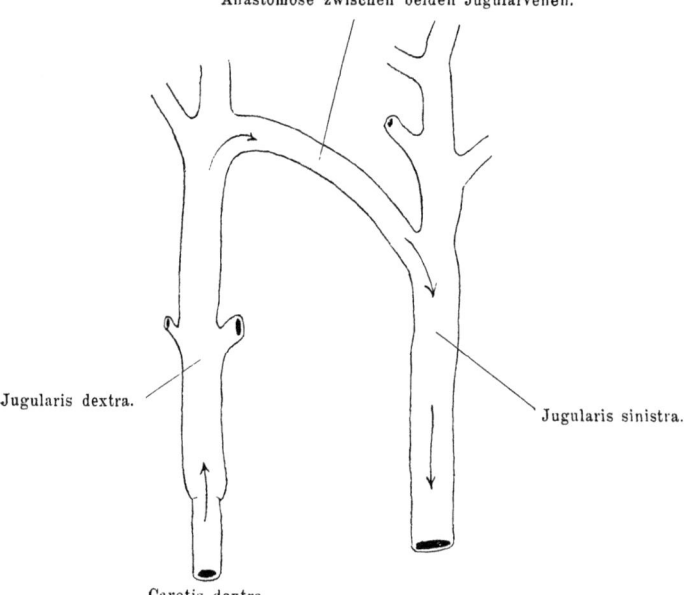

Abbildung 159.
Anastomose zwischen beiden Jugularvenen.

reicher Anastomosen zwischen der Vena jugularis externa und anderen Venen das aus der Arterie in die Vene gelangende Blut leicht nach verschiedenen Richtungen hin abströmen kann und sich in der Vene nicht staut. Somit wird nach dem allgemeinen Gesetze der Hydrodynamik die Geschwindigkeit des Blutstromes in der Arterie größer, der Druck aber geringer werden als normal, in dem Venenstück hingegen wird der Druck stärker sein als derjenige, der sonst in einer Vene herrscht. In dem Kapillarsystem, dem die Vene entstammt, wird der Druck bedeutend steigen: Denn einerseits kann die Vene das Blut, das sie aus ihrem Kapillargebiet empfängt, nicht mehr wie sonst nach dem Herzen zu ableiten, so daß dem Blut nur mehr der

Weg durch Kollateralen, die diese Vene mit anderen verbinden, offen steht, und andererseits dringt arterielles Blut aus der Karotis durch die Vene in das Kapillargebiet ein und erhöht noch den Widerstand gegen den Abfluß des Blutes aus den Kapillaren in die Kollateralen. Das Resultat ist eine starke passive Hyperämie in diesem Kapillargebiet. Freilich wird diese Hyperämie nur eine vorübergehende sein, da die Anastomosen, welche zwischen diesem Kapillargebiet und anderen Venen bestehen, sich in kürzester Zeit genügend ausweiten, um die Erscheinungen der passiven Hyperämie zum Verschwinden zu bringen. Immerhin aber ist es, wie aus dem

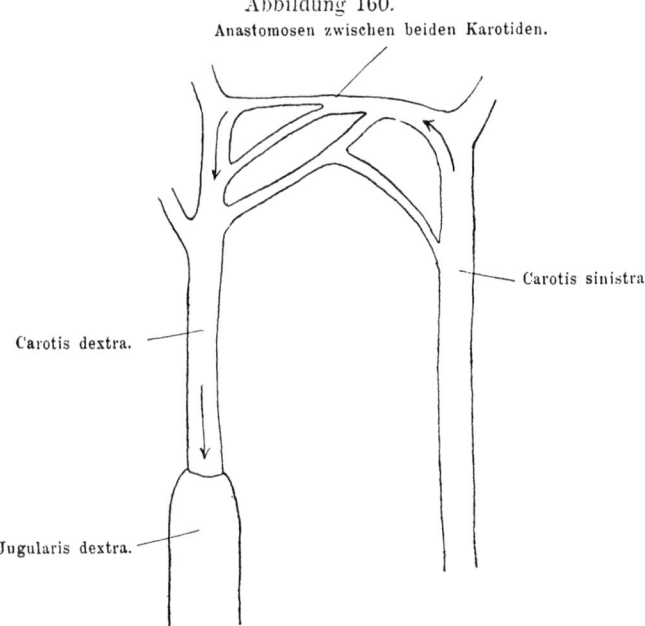

Abbildung 160.
Anastomosen zwischen beiden Karotiden.

eben Besprochenen hervorgeht, klar, daß die durch eine derartige Operation hervorgerufene passive Hyperämie unverhältnismäßig stärker ist, als diejenige, die durch eine einfache Ligatur der Vene erzeugt werden könnte; denn bei der einfachen Ligatur wird das in den Venen enthaltene Blut bloß am Abfließen aus den Kapillaren verhindert, bei der in Rede stehenden Anastomose hingegen durch den arteriellen Blutdruck gewaltsam in die Kapillaren zurückgepreßt.

Die Anastomosierung des peripheren Endes einer durchschnittenen Arterie mit dem zentralen Ende einer durchschnittenen Vene (Abb. 160) bewirkt, daß das Blut in der Arterie mangels einer Vis a tergo nunmehr nicht mehr vom Herzen nach dem Kapillarsystem zu strömt, sondern es wird umgekehrt Blut aus dem Kapillargebiet durch das periphere Arterien- und weiter durch das zentrale Venenende gegen das Herz hin abströmen, mit anderen Worten, die Arterie nimmt die Funktion eines peripheren Venenendes an. Das Gebiet, der die Arterie normalerweise Blut zuzuführen hat, erhält dementsprechend nicht bloß kein Blut mehr durch dieselbe, sondern es wird auch noch ein Teil des Blutes, das dem Kapillargebiet durch kollaterale Verbindungen von anderen Arterien her zufließt, durch die Arterie wieder nach dem Herzen zu abgeführt, ohne die Kapillaren passiert zu haben. Es entsteht also daselbst eine bedeutende Anämie, stärker als diejenige, welche auf eine einfache Ligatur der betreffenden Arterie folgen würde. Der Blutdruck in der Arterie ist selbstverständlich sehr stark verringert, derjenige in der Vene etwas erhöht. In der Arterie ist der Blutstrom, wie schon gesagt, umgekehrt, in der Vene behält er die alte Richtung bei.

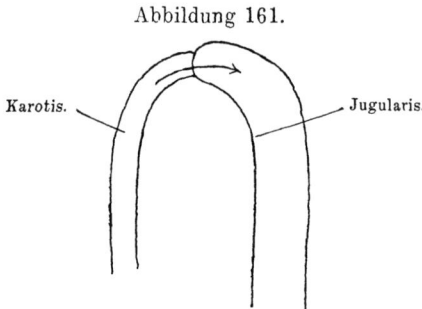

Abbildung 161.

Karotis. Jugularis.

Wenn man das zentrale Ende einer durchschnittenen Arterie mit dem zentralen Ende einer Vene vereinigt (Abb. 161), so wird die Richtung des Blutstromes in beiden Gefäßen die gleiche bleiben. Der Druck in der Arterie wird mangels des sonst durch die Kapillaren gebotenen Widerstandes sinken, derjenige in der Vene durch direkte Uebertragung des arteriellen Druckes steigen. Natürlich hat diese Operation eine Anämisierung des von der Arterie normalerweise versorgten Kapillargebietes zur Folge, deren Grad von der Zahl und Größe der vorhandenen Kollateralen abhängt.

Eine Anastomose zwischen dem peripheren Ende einer Arterie und dem peripheren Ende einer Vene (Abb. 162) ruft recht verschiedene Veränderungen hervor, deren Charakter sich im allgemeinen schwer für den einzelnen Fall voraussagen läßt. Handelt es sich um ein Gefäßgebiet mit zahlreichen Kollateralen, so wird die Karotis von anderen Arterien her noch immer einen so großen Zufluß erhalten, daß sich eine ziemlich große Blutmenge in ihr ansammeln kann und der Druck in ihr größer sein wird, als in der Vene; es wird ein Teil des arteriellen Blutes aus der Arterie durch die Vene in das Kapillargebiet der letzteren abströmen, es wird also eine Anämie im Kapillargebiet der Arterie und eine passive Hyperämie im Kapillargebiet der Vene resultieren. Der Druck in der Arterie wird natürlich stark sinken, derjenige in der Vene etwas steigen.

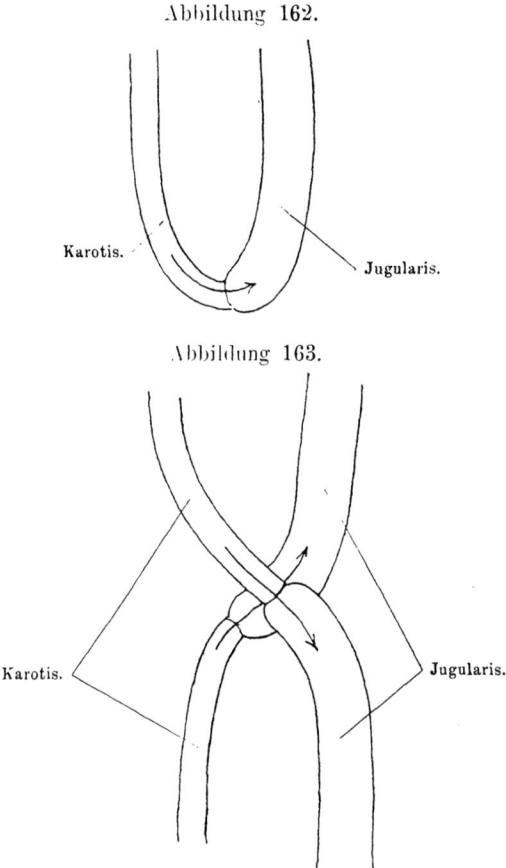

Abbildung 162.

Abbildung 163.

Schließlich kann man noch eine gekreuzte Anastomose zwischen einer Arterie und einer Vene herstellen, derartig, daß man das zentrale Ende der durchschnittenen Arterie mit dem peripheren Ende der Vene und das periphere Ende der Arterie mit dem zentralen der Vene vereinigt (Abb. 163), was zu einer Umkehr des Blutstromes im Kapillargebiet führen müßte.

Gerade diese letztere Art von Versuchen ist deshalb von allergrößter Wichtigkeit, weil sie mit der bekannten Wietingschen Operation zur Beseitigung der drohenden Gangrängefahr nach Verschluß der Hauptarterie einer Extremität in engem Zusammenhang stehen (s. 6. Kapitel). Die Frage, ob es gelingt, den Blutstrom in einem Kapillargebiet umzukehren, so daß er also die Kapillaren von den Venen her nach den Arterien passiert, ist bis heute heiß umstritten und noch nicht vollkommen gelöst. Die ersten hierhergehörigen, erfolgreichen Versuche wurden von Carrel und Guthrie[1]) ausgeführt und zwar in folgender Weise:

Einem Hunde wurden im Scarpaschen Dreieck die Arteria und Vena femoralis freigelegt, durchschnitten uud das zentrale Ende der Arterie mit dem peripheren Ende der Vene End-zu-End vereinigt, während das zentrale Ende der Vene und das periphere der Arterie ligiert wurde. Nach Freigabe des Blutstromes konnte beobachtet werden, daß das aus dem zentralen Ende der Arterie kommende Blut allmählich das venöse Blut in die Vena femoralis zurückdrängte, so daß nach Ablauf einer Viertelstunde bereits die Adduktorenvene eine hellrote Farbe zeigte. Schon nach 3 Stunden waren die Venenklappen, die dem eindringenden arteriellen Blutstrom Widerstand leisteten, durch diesen überwunden. Dagegen führten die Verzweigungen der Arteria femoralis mit wenigen Ausnahmen dunkles venöses Blut; dementsprechend glaubten Carrel und Guthrie aus diesem Experimente schließen zu können, daß der Blutstrom nach Ablauf einiger Stunden in dem Bein umgekehrt worden sei, also daß das Blut von der Vena femoralis her durch die Kapillaren in die Arteria femoralis fließe.

Ein zweites Mal versuchten Carrel und Guthrie die Umkehrung des Blutstromes, indem sie einen exstirpierten Schilddrüsenlappen in der Weise reimplantierten, daß nach Ligatur und Durchschneidung der Arteria und Vena thyreoidea inferior das periphere Ende der durchschnittenen oberen Schilddrüsenvene mit der Arteria carotis und das periphere Ende der oberen Schilddrüsenarterie mit der Vena jugularis anastomosiert wurde, so daß also das arterielle Blut der Schilddrüse von der Karotis her durch die Vena thyreoidea zuströmte, das venöse hingegen durch die Arteria thyreoidea in die Vena jugularis abfließen mußte[2]). Ueber diese Operation soll im 5. Kapitel noch ausführlicher berichtet werden. Hier mag nur erwähnt werden, daß nach kurzer Zeit ein kolossales Oedem der Drüse auftrat, daß sich nach Schwinden desselben späterhin eine

---
1) Carrel u. Guthrie, Annals of surg. 1906.
2) Carrel u. Guthrie, Science. Oct. 1905.

allmähliche Verkleinerung der Drüse und eine starke Bindegewebswucherung in derselben einstellte, daß jedoch auch weiterhin noch eine große Menge funktionierenden Parenchyms erhalten blieb.

Weitere hierher gehörige Experimente stammen von Tuffier[1]), ferner von Cottard und Villandre.

Ersterer führte dieselbe Operation aus wie Carrel, nur mit dem Unterschied, daß er das periphere Ende der Arteria femoralis mit Hilfe eines Glasröhrchens mit dem zentralen der Vena femoralis vereinigte. Da er durch dieses Röhrchen dunkles Blut fließen sah, kam auch er zu dem Schluß, daß im Beine eine Zirkulation in umgekehrter Richtung möglich sei.

Cottard und Villandre[2]) führten das gleiche Experiment aus und zwar mit Hilfe Payrscher Prothesen. Sie amputierten dann das Bein gerade unterhalb der Anastomosenstelle derartig, daß die anastomosierten Gefäße die einzige Verbindung des Beines mit dem Körper darstellten. Nach Abnahme der Klemmen fanden sie, daß aus dem peripheren Ende der Arteria femoralis kontinuierlich schwarzes Blut ausfloß.

Aus diesen Experimenten schien nun tatsächlich hervorzugehen, daß die Umkehrung des Blutstromes in dem erwähnten Sinne möglich ist. Nun haben aber neuerdings Coenen und Wiewiorowski[3]) in einer außerordentlich interessanten und gründlichen Arbeit darzutun gesucht, daß all die erwähnten Beobachtungen auf Irrtümern beruhen und daß eine Umkehrung des Blutstromes nicht möglich ist. Zunächst berichten sie über Versuche, aus denen sie folgern, daß der Blutstrom in den Schenkelgefäßen nicht imstande ist, den Widerstand der Venenklappen zu überwinden: Wenn sie eine End-zu-Endanastomose zwischen dem zentralen Ende der Arteria und dem peripheren der Vena femoralis herstellten, so fanden sie zwar, daß sofort eine Pulsation der ganzen Vene eintrat, daß jedoch beim Anschneiden eines peripheren Astes der Vena saphena oder femoralis auch nach Stunden nur venöses, nicht arterielles Blut entleert wurde. Nur wenn von der Vena saphena aus eine Sonde nach aufwärts geführt und auf diese Weise die Klappen in der Vena femoralis geöffnet wurden, vermochte hellrotes, arterielles Blut in den tieferen Teil der Schenkelvenen zu gelangen. Wenn über der Teilungsstelle der Vena poplitea ein Loch in die Venenwand geschnitten wurde, so entströmte demselben venöses Blut, das jedoch nur aus dem peripheren Teil der

---

1) Tuffier, Bull. de la Soc. de Méd. 1907.
2) Cottard und Villandre, Thèses de Paris. 1907—1908.
3) Coenen und Wiewiorowski, l. c.

Vene kam; wurde dieser abgeklemmt, so sistierte die Blutung völlig. Wurden die oberhalb dieses Loches in der Vena femoralis befindlichen Klappen durch eine von einem Nebenaste her eingeführte Sonde zerstört, so spritzte sofort aus dem Loch ein Strahl hellroten Blutes hervor. Aus diesem Versuche erhellt, wie Coenen und Wiewiorowski erklären, in eklatantester Weise die Tatsache, daß wenigstens an den Gefäßen des Beines der Blutstrom absolut nicht imstande ist, die Venenklappen zu überwinden oder richtiger, daß es zwar gelegentlich vorkommen mag, daß die ersten Klappenpaare überwunden werden, daß jedoch ein Vordringen des Blutstromes bis in die peripheren Teile der Vene unmöglich ist.

Weiterhin wiesen Coenen und Wiewiorowski auch auf die Versuche zahlreicher anderer Autoren, wie Gallois und Pinatelle[1]), ferner Löwenstein[2]), Delbet und anderer hin, aus denen hervorgeht, daß die Venenklappen nicht einmal durch einen Druck überwunden werden können, der denjenigen, der normalerweise in den Arterien herrscht, bei weitem übertrifft, und erhärteten diese Tatsache überdies durch eigene Versuche.

Den Einwand, daß die Pulsation, die an dem peripheren Venenende nach Herstellung einer Anastomose mit dem zentralen Ende der Arteria femoralis konstatiert werden kann, ein Eindringen des arteriellen Blutes bis dahin beweise, weisen Coenen und Wiewiorowski mit der Erklärung zurück, daß es sich dabei nur um eine fortgeleitete Pulsation handelt. Ferner setzen sie auseinander, daß kein Blut durch die Vene in die Kapillaren gelangen würde, selbst wenn der Klappenwiderstand überwunden werden könnte, da die ausgiebigen Anastomosen zwischen den mehr zentralen Partien der Vena femoralis und anderen Venen dem aus der Arterie kommenden Blut einen bequemen Weg nach dem Herzen hin bieten würden, längst ehe die Kapillaren erreicht wären.

Weiterhin suchten Coenen und Wiewiorowski zu beweisen, daß es überhaupt nicht gelingt, Blut durch das Kapillargebiet eines Organes von der Vene her durchzuleiten. Wenn sie bei einem Hund eine Niere exstirpierten und sie derartig an die Vasa iliaca anschlossen, daß die Arteria iliaca mit der Vena renalis und die Vena iliaca mit der Arteria renalis End-zu-End anastomosiert wurde, so wurde die Niere prall gespannt und dunkelrot. Sie änderte diese Beschaffenheit während einer dreistündigen Beobachtungszeit nicht, und es floß auch kein Tropfen Blut aus der Nierenarterie aus. Ganz analog sind die

---

1) Gallois et Pinatelle, Revue de chirurgie. T. 20.
2) Löwenstein, Mitteilungen aus den Grenzgebieten. Bd. 18.

Resultate von Cottard und Villandre[1]), die folgende Versuche ausführten:

Bekanntlich haben Hunde sehr häufig eine doppelte Nierenarterie. Die Autoren klemmten nun eine der beiden Arteriae renales ab, durchschnitten die zweite und anastomosierten das zentrale Ende dieser zweiten Arterie mit dem peripheren Stumpf der ebenfalls durchschnittenen Vena renalis, während das periphere Ende der zweiten Arterie offen gelassen wurde, so daß sie nunmehr die Möglichkeit hatten, durch abwechselndes Abklemmen des zentralen Endes der einen oder der anderen Nierenarterie je nach Wunsch das Blut auf normalem Wege durch die Arterie oder in umgekehrter Richtung durch die Vene in das Kapillargebiet der Niere zu schicken. Wenn sie letzteres versuchten, so wurde die Niere dunkelblau, stark gespannt und aus dem offen gelassenen peripheren Ende der zweiten Arteria renalis ergoß sich fast kein Blut. Nach einer Stunde wurde das Organ durch Sektionsschnitt gespalten, und es entströmte eine große Menge roten Blutes der Gegend, wo sich die Gefäßarkaden der Nieren befinden. Eine nunmehr folgende Abklemmung der Arterien-Venenanastomose und Abnahme der Klemme von der intakten Arterie bewirkte eine weitere Erhöhung der Blutung, das Blut wurde aber nunmehr dunkel und entströmte der Rinde. Auch dieser Versuch spricht dafür, daß eine Umkehrung der Zirkulation in einem Organ nicht möglich ist. Schließlich führten Coenen und Wiewiorowski auch Versuche mit einer Stromuhr aus, die ihnen bewiesen, daß das Blut nach Umkehrung der Zirkulation in der Arteria und Vena femoralis in dem peripheren Teil der Arterie überhaupt stillsteht.

Auch in einer später erschienenen Arbeit[2]) hält Coenen an dem Standpunkt fest, daß beim Versuch einer Umkehrung des Blutstromes höchstens 2 bis 4 % des Blutes die Kapillaren passieren.

Auch Danis[3]) hat ausgedehnte Versuchsserien darüber ausgeführt, ob die Zirkulation an den Ertremitäten und am Hals umkehrbar ist oder nicht, und auch er kommt zu vollkommen negativen Resultaten. Stellte er an Versuchstieren eine gekreuzte Anastomose zwischen der Arteria carotis und der Vena jugularis her, so kehrte das arterielle, in die Venen einfließende Blut direkt durch Venenkollateralen in das Herz zurück, und auch, wenn er die letzteren ligierte, konnte das Blut nicht durch die Kapillaren hindurchgepreßt werden.

---

1) Cottard et Villandre, Thèse de Paris 1907—1908.
2) Coenen, Münchener med. Wochenschr. 1912. Nr. 29.
3) Danis, Anastomoses et ligatures vasculaires. Bruxelles 1912.

Frouin[1]) anastomosierte ebenfalls die durchschnittene Carotis communis mit der durchtrennten Jugularis interna in der Weise, daß er das zentrale Arterienende mit dem peripheren Venenende und das periphere Arterienende mit dem zentralen Venenende vereinigte. Es traten ziemlich starke Oedeme auf, doch konnten die Tiere selbst dann dauernd am Leben erhalten werden, wenn auch noch beide Arteriae vertebrales unterbunden worden waren. Daraus folgert er, daß die Umkehrung der Zirkulation im Kopf gelungen sei und daß sie normal funktioniere. Dem hält jedoch Danis[2]) entgegen, daß von Hunden die Ligatur beider Karotiden, beider Arteriae vertebrales und beider Venae jugulares vertragen wird, daß somit das Ueberleben der Tiere nach dem von Frouin ausgeführten Eingriff ein Funktionieren der gekreuzten Anastomosen nicht beweist.

Sehr lehrreich sind die schönen Versuche, die Rothmann[3]) auf Veranlassung von Coenen angestellt hat. Er führte Kanülen in die Arteria intestinalis communis und in die Vena portae eines Frosches ein und durchströmte nun das zwischen beiden liegende Kapillarsystem des Netzes abwechselnd von der Arterie und von der Vene her, wobei er gleichzeitig das Mesenterium unter dem Mikroskop beobachtete. Er fand, daß in diesem Fall, wo also keinerlei Klappen das Eindringen der Flüssigkeit von den Venen her hindern und überdies wesentliche Venenkollateralen nicht bestehen, eine Umkehrung des Blutstromes möglich ist, daß aber nur 15 bis 50 % der in die Vene eingespritzten Flüssigkeit durch die Arterie zurückkehren, der Rest jedoch teils durch Venenkollateralen abfließt, teils in die Umgebung austritt und ein mächtiges Oedem erzeugt. Durchströmte hingegen Rothmann das Bein eines Frosches von der Arteria bzw. Vena femoralis aus und beobachtete er gleichzeitig das Kapillarsystem des Beines in der Schwimmhaut, so fand er, daß in diesem Fall, wo also zahlreiche Venenkollateralen und Venenklappen vorhanden sind, eine Umkehrung des Blutstromes absolut nicht gelingt. Es gelangte kein Tropfen der in die Vene eingespritzten Flüssigkeit in die Arterie.

Aus diesen Befunden Rothmanns folgt also, daß in Fällen, wo wenige Venenkollateralen und keine Venenklappen vorhanden sind, eine Umkehrung des Blutstromes bis zu einer gewissen Grenze möglich ist. Daher ist es wahrscheinlich, daß bei der oben erwähnten Schilddrüsentransplantation nach Carrel das Blut tatsächlich in umgekehrter Richtung zirkulierte. An den unteren Extremitäten hingegen scheint

---

1) Frouin, Presse médicale. 1909. No. 13 u. No. 25. p. 217 bzw. 516.
2) Danis, l. c.
3) Rothmann, Berliner klin. Wochenschr. 1912. No. 21.

dies nicht möglich zu sein und Coenen und Wiewiorowski dürften mit ihrer Ansicht im Recht sein. Allerdings besagt das nichts in Bezug auf die Wietingsche Operation; bei dieser kommen, wie wir sehen werden, ganz andere Momente in Betracht (s. 6. Kapitel).

Nach Ausführung einer Seit-zu-Seit-Anastomose zwischen einer Arterie und der zugehörigen Vene (Abb. 164) wird ein Teil des von der Arterie gelieferten Blutes direkt durch die Vene zum Herzen zurückströmen, ein anderer Teil, soweit keine unüberwindlichen Klappenwiderstände vorhanden sind, in den peripheren Teil der Vene fliessen oder zum mindesten den Rückfluß des Blutes aus dem Kapillargebiet, dem die Vene entstammt, hemmen. Der Blutdruck in der Arterie wird sinken, derjenige in der Vene steigen, im Kapillargebiet wird — sit venia verbo — eine Kombination von Anämie und passiver Hyperämie resultieren, ersteres infolge verringerten Blutzuflusses von der Arterie her, letzteres dadurch, daß das dem Kapillargebiet durch die Arterie und durch Kollateralen zugeführte Blut infolge der Erhöhung des Widerstandes in der Vene nicht mehr in gleichem Maße wie früher abfließen kann.

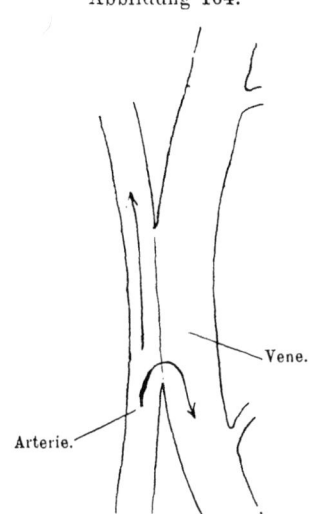

Abbildung 164.

Im Einzelfalle wird sich das Resultat je nach den speziellen Bedingungen verschieden gestalten, unter jeder Bedingung aber wird die Blutzirkulation im Kapillargebiet eine verschlechterte sein. Daraus folgt, wie schon jetzt bemerkt werden mag, daß die Herstellung einer einfachen Seit-zu-Seit-Anastomose zwischen Arteria und Vena femoralis bei der Wietingschen Operation (s. 6. Kapitel), selbst vorausgesetzt, daß bei dieser sonst allen theoretischen Bedingungen entsprochen wäre, unter keiner Bedingung eine Verbesserung, sondern jedenfalls eine Verschlechterung der Zirkulation in der bedrohten Extremität bewirken würde.

Außerordentlich interessante Beobachtungen haben Carrel und Guthrie[1]), Guthrie[2]), ferner Guthrie und Ryhn[3]) über den Einfluß

---

[1]) Carrel und Guthrie, Compt. rend. de la soc. de biol. 1906. T. 60. p. 585.
[2]) Guthrie, Journ. of the American med. assoc. 1908. Vol. 51. p. 1658, Proceedings of the soc. of exper. biol. and med. 1909. Vol. 7. p. 45 u. Archives of Internal Medicine. 1910. Vol. 5. p. 831.
[3]) Guthrie und Ryhn, Interstate med. journ. 1911. Vol. 18. p. 156.

der veränderten Blutzirkulation auf Strumen gemacht. Die Versuche bestanden darin, daß bei Hunden, die mit Kröpfen behaftet waren, in einer Reihe von Fällen die Schilddrüsenvenen bzw. die Schilddrüsenarterien unterbunden, in anderen Fällen jedoch die Schilddrüsenvenen bzw. die Vena jugularis interna, die die Schilddrüsenvenen aufnimmt, durchschnitten und das periphere Ende derselben mit dem zentralen Ende einer durchschnittenen Arteria carotis vereinigt wurde, wo-

Abbildung 165.

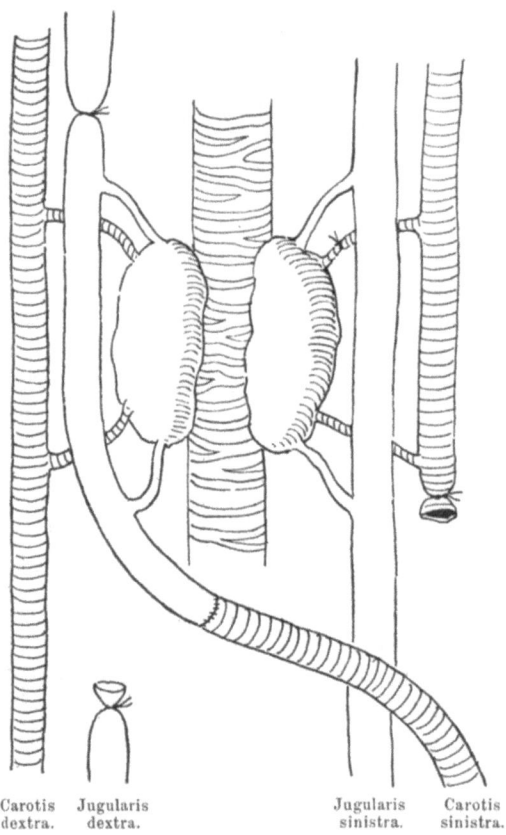

Carotis dextra. Jugularis dextra.   Jugularis sinistra. Carotis sinistra.

durch, wie oben auseinandergesetzt, eine kolossale passive Hyperämie und Stauung in der Schilddrüse resultieren mußte. Es sei gestattet, eines der Versuchsprotokolle Guthries in extenso wiederzugeben (s. Abb. 165):

Gelbe erwachsene Hündin mit beiderseitiger starker Kropfentwicklung. Sehr nervöses und leicht erregbares, mageres Tier, Augen stark vorgetrieben, beschleunigter Puls.

Am 30. April Aethernarkose, Freilegung der Thyreoidea, die vergrößert und von weicher Konsistenz ist. Die rechte Vena jugularis interna wird unterhalb der Vena thyreoidea inferior abgeklemmt, weiter kardialwärts ligiert und zwischen Ligatur und Klemme durchschnitten. Dann wird die linke Carotis communis freigelegt, peripher ligiert, zentral abgeklemmt, dazwischen zerschnitten. Herstellung einer End-zu-End-Anastomose zwischen dem peripheren Ende der Vena jugularis dextra und dem zentralen Ende der Arteria carotis sinistra. Dann Ligatur der Vena jugularis dextra oberhalb der Vena thyreoidea superior, so daß also das gesamte Blut der linken Karotis in die beiden rechten Schilddrüsenvenen gelangt. Schließlich Ligatur der linken Arteria thyreoidea superior, um so den arteriellen Blutzufluß zum linken Schilddrüsenlappen zu verringern. Es ist somit der linke Schilddrüsenlappen einfach durch Verschluß seiner Hauptarterien anämisiert, beim rechten ist der arterielle Blutzufluß erhalten, der Abfluß des venösen Blutes hingegen erschwert. Es resultierte sofort eine kolossale Schwellung des rechten Schilddrüsenlappens, die Gefäße pulsierten stark, Auftreten eines riesigen Oedems. Verschluß der Wunde, Verband wie gewöhnlich. Am 1. Mai besteht noch kolossale Schwellung, am 4. Mai sinkt die Schwellung ab, am 9. und 12. Mai wird eine weitere Verminderung der Schwellung, Verdichtung des Gewebes und starke systolische Erweiterung konstatiert.

Am 21. Mai ist der rechte Lappen ungefähr auf $1/3$ des Volumens des linken reduziert und sehr hart, während der linke Lappen ganz weich geblieben ist. Das Tier befindet sich in einem vortrefflichen Gesundheitszustande, alle nervösen Erscheinungen sind verschwunden.

30. September. Der Hund wird durch andere Hunde getötet.

Sektion: Der rechte Schilddrüsenlappen mißt $5 : 2^{1}/_{2} : 2$ cm, der linke $8 : 4^{1}/_{2} : 3$ cm, also fast doppelt so viel. Ersterer ist sehr hart und durch eine tiefe bindegewebige Einziehung in zwei Teile geteilt. Die mikroskopische Untersuchung ergibt, daß in beiden Lappen eine ziemliche Menge von Kolloid vorhanden ist, im rechten jedoch weitaus weniger. Das Bindegewebe im rechten Schilddrüsenlappen hat an Masse sehr stark zugenommen, die einzelnen Follikel sind wesentlich kleiner geworden. Somit hat die einfache Anämisierung des linken Lappens unverhältnismäßig geringere Veränderungen hervorgerufen, als die passive Hyperämisierung des rechten.

Das soeben ausführlich geschilderte Experiment bereitet dem Verständnis keinerlei Schwierigkeiten. Die Degeneration des sezernierenden Parenchyms und das Auftreten von Bindegewebswucherung findet sich bei passiver Hyperämie an allen möglichen Organen. Wenn

Carrel und Guthrie diese Erscheinungen an der Schilddrüse ihres Tieres besonders stark entwickelt fanden, so erklärt sich dies einfach genug dadurch, daß die Autoren durch ihre Operation einen Grad von venöser Störung erzeugen konnten, der den nach Ligatur der Venen auftretenden bei weitem übertrifft. Daß auch die Symptome des Hyperthyreodismus bei dem Hunde verschwanden, ist durchaus erklärlich. Sehr schwer verständlich ist hingegen der Bericht von Carrel und Guthrie über das Resultat derselben Operation an strumösen Hunden, bei denen nicht die Symptome eines Hyperthyreoidismus, sondern vielmehr diejenigen eines schweren Myxödems vorlagen (dauernde Schlafsucht, Ausgehen der Haare, Ansammlung großer Fettmengen usw.). Auch bei solchen Tieren kam es im Anschluß an die Operation nach primärer ödematöser Schwellung zu einer Verhärtung und Schrumpfung des operierten Lappens, im übrigen aber hatte die Operation bei diesen Tieren den umgekehrten Effekt wie bei denjenigen mit Hyperthyreoidismus: sie magerten ab, ihre Haare wuchsen wieder, sie wurden lebhaft und beweglich, — mit einem Wort, die Erscheinungen des Myxödems schwanden. Die mikroskopische Untersuchung der Schilddrüse ergab, daß der operierte Lappen eine große Zahl von normalen Follikeln mit viel unverändertem Kolloid enthielt, während im nicht operierten nur vereinzelte Follikel vorhanden waren. Man müßte daher nach den Ausführungen der Autoren annehmen, daß es in diesem Fall unter dem Einfluß der Stauung nicht zu einer Verminderung, sondern zu einer Vermehrung des sezernierenden Parenchyms gekommen war. Leider sind die Mitteilungen über die mikroskopischen Befunde nicht ausführlich genug, um Anhaltspunkte für die Erklärung dieser auffallenden Erscheinung zu bieten.

Eine weitere für die Physiologie sehr wichtige Aufgabe der Blutgefäßchirurgie besteht in der Herstellung einer vorübergehenden oder länger andauernden partiellen oder kompletten Anämie eines bestimmten Gewebsbezirkes. Die Physiologie hat bisher mangels geeigneter Methoden die Erscheinungen der teilweisen oder kompletten Anämie in nur ganz ungenügender Weise studieren können, weil es an einer Methode fehlte, Blutgefäße zu verengen oder ganz zu verschließen, ohne sie dabei zu schwer zu schädigen, als daß eine nachträgliche vollkommene Wiederherstellung der Zirkulation in dem verschlossen gewesenen Gefäß möglich gewesen wäre. Diesem Mangel wird nun durch zwei Verfahren abgeholfen, deren erstes von Carrel und Guthrie[1]) stammt. Diese Autoren führen, wie Abb. 76 im

---
1) Carrel u. Guthrie, Compt. rend. de la soc. de biologie. 1905. Vol. 57. p. 984; ferner Surgery, gynecology and obstetrics. 1906. Vol. II. p. 266.

2. Kapitel zeigt, eine Verengerung eines Blutgefäßes in der Weise herbei, daß sie einen Teil desselben durch Matratzennähte wegnähen und so aus der Zirkulation ausschalten. Sie fanden, daß sich in den ersten Tagen nach der Operation zwar stets etwas Fibrin an den Faden ansetzt, daß jedoch keine obliterierende Thrombose eintritt. Die Karotis eines Hundes, die um die Hälfte verengt worden war, war 5 Monate und 12 Tage später gut durchgängig und die Verengerung war erhalten geblieben. Diese Methode kann somit ausgezeichnete Resultate geben, doch ist immerhin die Befürchtung naheliegend, daß das Resultat der Operation gelegentlich durch eine Ausweitung des offen gebliebenen Teiles des Blutgefäßes illusorisch gemacht werden könnte.

Eine andere Methode hat Halsted[1]) angegeben. Diese besteht darin, daß feine geglättete Aluminiumstreifen um das betreffende Blutgefäß herumgerollt und so stark komprimiert werden, daß sein Lumen ganz oder teilweise verschlossen wird. Die Untersuchungen von Halsted, ferner von Matas und Allan[2]) haben gezeigt, daß eine solche Klemme, vorausgesetzt, daß sie nur gerade weit genug zugedrückt wird, um den Blutstrom zu unterbrechen, zu keinerlei Schädigungen der Wandung des Blutgefäßes zu führen braucht; wenn die Klemme nicht allzulange liegen bleibt, so resultiert daraus keine Verwachsung der Wände des Blutgefäßes miteinander, so daß das Lumen des Blutgefäßes nach Abnahme des Aluminiumstreifens wieder vollständig hergestellt werden kann. So hatte die Verengerung einer Aorta durch ein solches Band nicht einmal nach 7 Monaten eine Veränderung der Gefäßwand zur Folge. Die eminente Bedeutung, die diese Methode für die praktische Chirurgie besitzt, wird im 6. Kapitel besprochen werden. Daß sie von der größten Wichtigkeit für das Studium der bei der partiellen oder kompletten Anämisierung von Organen auftretenden Erscheinungen ist, bedarf keiner weiteren Auseinandersetzung. So ermöglicht sie es z. B., die Veränderungen der Harnsekretion zu studieren, nachdem man die Arteria bzw. Vena renalis bzw. beide eine bestimmte Zeit hindurch verschlossen gehalten und auf diese Weise eine mehr oder weniger lang dauernde, partielle oder komplette Anämie bzw. passive Hyperämie der Niere erzeugt hat. In ähnlicher Weise kann man auch die Veränderungen der Gehirnfunktion bei Verringerung der Blutzufuhr bzw. bei passiver Hyperämisierung studieren.

---

1) Halsted, Journ. of experim. med. 1909. Vol. XI. p. 378.
2) Matas and Allan, Journ. of the americ. med. Association. 1911. Vol. 56. p. 333.

Unter Halsteds Befunden ist namentlich der folgende von außerordentlichem Interesse: Er verengte einem Hund die Aorta thoracica so weit, daß ein deutliches Schwirren unterhalb des Bandes fühlbar war. Es zeigte sich, daß ein so operiertes Tier dauernd am Leben bleiben kann, während ein kompletter Verschluß der Aorta thoracica bekanntlich in kürzester Zeit zum Tode führt. Bei einer 7 Monate nach der Operation vorgenommenen Autopsie in vivo zeigte es sich, daß die Aorta etwa auf die Weite einer menschlichen Art. radialis verengt worden war.

Die Technik, deren sich Halsted bedient hat, ist etwas kompliziert; er hat ein Instrument angegeben, mit dessen Hilfe man Aluminumbänder ringförmig um die Blutgefäße herumdrehen kann. Allan und Matas[1]) bedienen sich einer viel einfacheren Methode (Abb. 166), indem sie einen längeren Streifen aus Aluminiumblech so zusammen-

Abbildung 166.

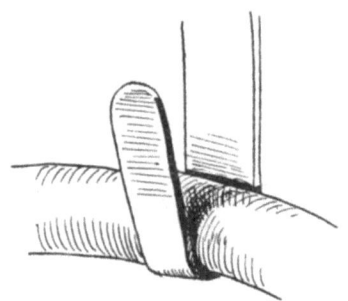

biegen, daß er die Form einer Aneurysmnadel annimmt. Das Gefäß wird auf denselben aufgeladen, worauf er soweit, als für den speziellen Zweck nötig ist, komprimiert wird; schließlich werden die vorstehenden Enden weggeschnitten. Ursprünglich haben die Autoren Streifen aus dünnstem Aluminiumblech verwendet und eine nachträgliche Erweiterung derselben unter Einwirkung des Blutdruckes durch einen herumgelegten Silberdraht oder eine Bleiplombe verhindert. Neuerdings verwenden sie Streifen aus starkem Aluminiumblech, die ohne besondere Verschlußvorrichtung in der ihnen gegebenen Form verbleiben.

Matas und Allan haben nach dieser Methode Karotiden und Femoralarterien des Hundes verschlossen, diesen Verschluß 1 bis 6 Tage aufrecht erhalten, dann die Klemme entfernt und die Arterie sofort oder nach einiger Zeit genauer untersucht. Ihre Beobachtungen lehrten, daß ein 72 Stunden lang andauernder Verschluß einer Karotis

---

1) Allan and Matas, l. c.

absolut keine makroskopisch erkennbaren Wandveränderungen hinterläßt. Bei noch längerem Verschluß allerdings bilden sich Verklebungen und die normale Lichtung des Gefäßes kann nicht wieder hergestellt werden. Die histologische Untersuchung derartig behandelter Arterien ergeben, wenn die Kompressionsdauer 72 Stunden nicht überschritten hat, an der Intima und Media absolut keine Veränderungen, die Adventitia hingegen ist etwas ödematös und zeigt eine Aufquellung der Bindegewebsfasern, Austritt von Plasma und Lymphzellen, Erweiterung der Vasa vasorum. Auch bei länger währendem Verschluß treten an der Intima keine Veränderungen auf,

Abbildung 167.

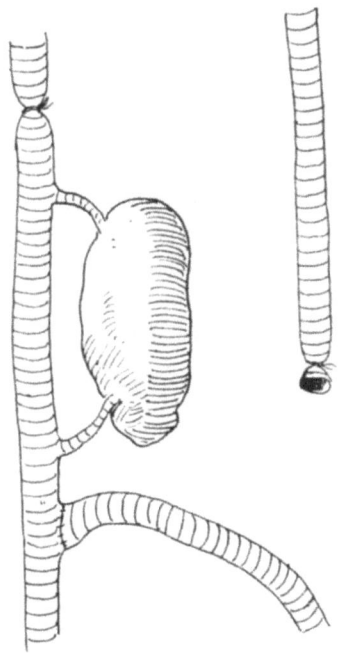

dagegen atrophieren und schwinden die Muskelfasern der Media und werden durch Bindegewebe ersetzt. Erst nach sehr lange dauernder kompletter Kompression tritt unter Wucherung des Endothels eine vollständige Verklebung der Intimawände unter einander ein, so daß das Gefäß in einen soliden Gewebsstreifen umgewandelt wird.

Weiterhin ist es von größter Bedeutung, daß es mit Hilfe der Gefäßnaht auch gelingt, eine aktive Hyperämie eines Organs zu erzeugen. Man kann dies dadurch erreichen, daß man das zentrale Ende einer durchschnittenen Arterie End-zu-Seit in diejenige Arterie implantiert, die das betreffende Organ sonst allein versorgt (Abb. 167).

Auf diese Weise erhält das Organ nicht bloß durch seine eigene, sondern auch durch die fremde Arterie Blut zugeführt. In einfacherer Weise wird man einen gewissen Grad aktiver Hyperämie dadurch erzeugen können, daß man den Hauptstamm, von dem die das betreffende Organ versorgenden Arterien ausgehen, freilegt, ihn peripher von der Ursprungsstelle der letzteren verschließt und alle anderen von ihm ausgehenden Arterien ligiert. Hierdurch wird das ganze Blut des Hauptstammes in die Arterien des zu hyperämisierenden Organs gepreßt.

Bei dieser Gelegenheit mögen auch die hochinteressanten Versuche von Tiegel[1]) über Lungenstauung durch Verengerung der Lungenvenen erwähnt werden. Er legte um die Vene eines oder mehrerer Lungenlappen Silberdrähte und verengerte sie durch Zuziehen derselben. Der Draht heilte reaktionslos ein und veranlaßte keine Thrombose. Die auf diese Weise gestauten Lungenlappen waren nach einiger Zeit derber und blässer geworden als normal; zu Oedem kam es nie. Wenn Tiegel so behandelten Kaninchen Tuberkelbazillen intravenös injizierte, so entwickelte sich die Tuberkulose an den gestauten Lungenlappen viel langsamer und und zeigte viel weniger Neigung zur Verkäsung als an den nicht gestauten.

Es steht uns somit eine Reihe von Operationen zur Verfügung, die es uns gestatten, die Zirkulationsbedingungen in den Blutgefäßen in der verschiedenartigsten Weise zu ändern, derartig, daß die Richtung des Blutstromes, der innerhalb der Blutgefäße herrschende Druck, die Geschwindigkeit des Blutstromes, die Blutversorgung der Organe eine Veränderung gegenüber der Norm erfahren. Eine zweite Reihe von Operationen, die für die experimentelle Physiologie und Pathologie von wesentlicher Bedeutung sind, geht darauf hinaus, durch Herstellung von Anastomosen zwischen Blutgefäßen neue Beziehungen zwischen zwei Organen herzustellen, indem man entweder die beiden Organe dadurch, daß man dem einen Blut, das mit Sekretions- und Stoffwechselprodukten des andern beladen ist, zuführt, in eine enge normalerweise nicht vorhandene Beziehung zu einander setzt oder umgekehrt durch Ausschaltung einer derartigen, normalerweise bestehenden Verbindung zwischen zwei Organen dem einen derselben die Möglichkeit nimmt, auf das andere in gewohnter Weise einzuwirken. Aus den bei einer solchen Operation sich ergebenden Ausfallserscheinungen oder sonstigen Veränderungen gegenüber der Norm kann man zu mehr oder weniger weitgehenden Schlüssen über

---

1) Tiegel, Verhandl. der deutschen Ges. f. Chir. 1911. 2. Teil. S. 369.

die Rolle der betreffenden Organe bei einem bestimmten Stoffwechselvorgang gelangen. Das klassische Beispiel einer solchen Operation ist die schon wiederholt erwähnte berühmte Ecksche Fistel.

Man versteht unter der Eckschen Fistel, wie bereits bemerkt wurde, eine künstlich hergestellte Kommunikation zwischen der Vena cava inferior und der Vena portae mit Unterbindung der letzteren zentral von der Anastomosenstelle, unmittelbar unterhalb ihres Eintrittes in die Leber. Durch eine derartige Operation wird das aus den Därmen und den übrigen intraperitonealen Organen abströmende Blut direkt unter Umgehung der Leber in die Vena cava inferior geleitet. Man erreicht durch diese Operation, daß das Pfortaderblut und die darin enthaltenen Resorptionsprodukte des Intestinaltrakts der Einwirkung der Leber nicht mehr ausgesetzt sind. Kann man daher bei einem Tier mit Eckscher Fistel irgend eine Änderung im normalen Ablauf eines Stoffwechselvorganges konstatieren, so darf man denselben — allerdings mit einer gewissen Reserve — auf einen Ausfall der Leberfunktion zurückführen und so indirekt auf die Rolle der Leber bei dem betreffenden Vorgange schließen. Diese Operation bietet dem Physiologen eine Art Ersatz für die bei Säugetieren unmögliche Exstirpation der Leber. Es ist mir in diesem, der Blutgefäßchirurgie gewidmeten Werk leider nicht möglich, auf die zahlreichen hochinteressanten Resultate, die mit Hilfe der Eckschen Fistel erzielt worden sind, genauer einzugehen. Wer sich näher dafür interessiert, der findet in Weintrauds Besprechungen der Stoffwechselvorgänge bei Leberkrankheiten in von Noordens Handbuch der Pathologie des Stoffwechsels, Bd. II, ausführliche Belehrung. Es mögen hier, um nur ein Beispiel aus der neuesten Literatur zu zitieren, die wichtigen Untersuchungen von Fischler und Schröder[1]) erwähnt werden, welche über die Beziehungen zwischen Pankreas und Leber sehr wertvolle Aufschlüsse geben.

Ueber die verschiedenen zur Herstellung von Seit-zu-Seitanastomosen angegebenen Methoden hat Verfasser bereits im 2. Kapitel (S. 62—70, 83—87, 109) ausführlich berichtet und auch Gelegenheit gehabt, seine eigenen hierher gehörigen Versuche zu besprechen. Ergänzend sei hier noch folgendes bemerkt:

Es gelingt an jedem über 8 kg schweren Hund leicht, eine Ecksche Fistel anzulegen. Zu groß soll das Tier nicht sein, da man sonst in sehr bedeutender Tiefe operieren muß. Zweckmäßig nimmt man, wenn man die Wahl hat, ein solches mit flachem Abdomen.

---

1) Fischler und Schröder, Deutsches Archiv f. klin. Med. Bd. 100—104.

Weibliche Tiere sind unbedingt vorzuziehen, da man an ihnen einen längeren medianen Laparotomieschnitt machen kann und die Infektion der Wunde durch Urin nicht zu befürchten ist. Einem mir seinerzeit von Herrn Dozenten Hans Eppinger in Wien gegebenen Ratschlag folgend, lasse ich die Tiere regelmäßig mehrere Tage vor der Operation Yoghurt trinken, um die Virulenz der Darmbakterien zu verringern; ob dadurch die Resultate verbessert werden, läßt sich freilich schwer kontrollieren.

Das Tier muß 24 Stunden vor der Operation fasten und soll 12 Stunden vorher auch nichts mehr zu trinken bekommen. Es wird mit Morphium und Aether narkotisiert und in Rückenlage aufgebunden. Unter das Kreuz wird ein dickes Kissen gelegt. Laparotomieschnitt median vom Angulus epigastricus beginnend, mindestens 25 cm weit nach abwärts. Hierauf wird die Wunde mit einem breiten automatischen Wundhaken maximal gespreitzt, worauf der Darm in toto aus der Bauchhöhle hervorgeholt, auf zwei dicke sterile Tücher gelagert, in dieselben eingepackt und auf einen an der linken Seite des Tieres befindlichen, mit warmem Wasser gefüllten Thermophor gelagert wird. Es ist dies die beste Methode, um die Schädlichkeiten der Eventration, also die Abkühlung und die Infektionsgefahr, auf ein Minimum einzuschränken. Die Eventration ganz zu umgehen, ist im allgemeinen nur bei kleineren Tieren mit ungewöhnlich flachem Abdomen möglich. Aber selbst bei solchen Tieren wird die Operation durch die Eventration so bedeutend erleichtert, daß man nur ungern darauf verzichten wird.

Die Vena portae und Vena cava liegen einander beim Hund fast parallel. Die Anastomose muß natürlich möglichst groß gemacht werden, damit keine Stauung in den Baucheingeweiden resultiert. Das die Vena cava überziehende Peritoneum ist sehr dünn und braucht nicht von der Vene abgelöst zu werden. Dagegen ist die Vena portae von einem dicken Peritonealblatt, ferner von einer mehr oder weniger bedeutenden Fettschicht und einzelnen Lymphdrüsen überlagert. Man beginnt damit, daß man die Vena portae an ihrem Eintritt in die Leber freipräpariert und hart an der Leber einen dicken Faden um sie herumlegt, der am Schluß der Operation zum Verschluß der Pfortader dienen soll. Dabei ist zu beachten, daß die starke Vena gastrolienalis ganz nahe der Leber in die Vena portae einmündet und daß der Faden selbstverständlich kardial von dieser Vene um den Stamm der Pfortader gelegt werden muß. Er wird zunächst lang gelassen.

Hierauf wird die Vena portae von der Einmündungsstelle der

Vena gastrolienalis abwärts auf eine etwa 10 cm lange Strecke hin freipräpariert und ihre Hinterwand sorgfältigst von Peritoneum, Fett und Lymphdrüsen befreit. Nunmehr kann die Herstellung der Anastomose beginnen. Will man sich dabei der von mir angegebenen Technik (S. 65 ff., Abb. 69—73) bedienen, so faßt man zunächst zwei etwa 4 cm voneinander entfernte Punkte der Hinterwand der Vena portae ganz oberflächlich mit je einem Mosquito und zieht ziemlich kräftig an. Die auf diese Weise emporgehobene Falte der Pfortaderwand wird zwischen die mittlere und eine der beiden äußeren Branchen der dreiteiligen Klemme gefaßt. Bei richtiger Anlegung muß ein etwa 6 cm langer, 3 mm breiter Zipfel resultieren. Dann öffnet man die Klemme zwischen der mittleren und der anderen äußeren Branche weit, faßt zwischen diesen beiden Branchen mit zwei Mosquitos in die Tiefe, packt wieder zwei 4 cm voneinander entfernte Punkte der Vorderfläche der Vena cava und zieht kräftig an. Es gelingt so, die Falte aus der Wand der Cava so weit hervorzuziehen, daß sie im gleichen Niveau mit der Vena portae liegt. Dann wird auch diese Falte so in die Klemme gefaßt, daß die abgeklemmten Partien beider Gefäße gleich groß sind und symmetrisch in der Klemme liegen. Hierauf wird die Anastomose zwischen Vena cava und Vena portae genau wie im 2. Kapitel beschrieben hergestellt. Nach Abnahme der dreiteiligen Klemme überzeugt man sich von der guten Funktion der Anastomose und verschließt die Vena portae durch Zuziehen des zu Beginn der Operation um die Vena portae gelegten Fadens.

Um die Tiere möglichst lange lebend zu erhalten, ist es nötig, daß sie möglichst fleischarm ernährt werden. Am besten haben sich mir Breie aus Maismehl bewährt. Bei dieser Art der Ernährung können die Tiere monatelang am Leben bleiben.

Im Anschluß an die Besprechung der Eckschen Fistel sei erwähnt, daß auch eine umgekehrte Ecksche Fistel herstellbar ist, die darin besteht, daß man nach Anlegung der Anastomose zwischen Vena cava und Vena portae nicht die Pfortader, sondern die Hohlvene oberhalb der Anastomosenstelle unterbindet, wodurch natürlich fast das gesamte aus den Nieren und den unteren Extremitäten kommende Blut gezwungen wird, die Leber zu passieren. Ich habe im Verein mit Herrn Professor Julius Wohlgemuth eine Anzahl derartiger Operationen ausgeführt, doch gingen die Tiere sämtlich spätestens 14 Tage nach der Operation zugrunde. In den meisten Fällen war Peritonitis oder eine andere Wundinfektion als Ursache des Todes zu erkennen, in anderen Fällen erlagen die Tiere wohl den außerordentlich angreifenden Stoffwechselversuchen, denen wir sie unmittelbar vor und nach der Operation aussetzten. Da wir aus äußeren Gründen verhindert waren, diese Versuche fortzusetzen, gelangten wir zu keinerlei definitiven Ergebnissen und wissen auch nicht, ob solche Tiere dauernd lebensfähig sind. Jedenfalls scheint es aber, daß diese Operation für zahlreiche physiologische und pharmakologische Zwecke sehr gut brauchbar wäre. Es wäre z. B. folgendes denkbar: Wenn es sich um die Lösung der Frage handelte, ob irgend ein bestimmtes Gift durch die Leber entgiftet wird oder nicht, so wäre dies an einem solchen Tier vielleicht in der Weise zu entscheiden, daß man das Gift erst in eine Vene der hinteren, dann in eine der vorderen Körperhälfte injizierte. Es wäre für den Fall, daß die Leber bei dem betreffenden Gift wirklich eine entgiftende Wirkung hätte, zu erwarten, daß eine Injektion des Stoffes in die hinteren Extremitäten nur bei Verwendung viel größerer Dosen zu den charakteristischen Intoxikationserscheinungen führen würde, als bei Injektion in die vorderen. Bekanntlich ist nach den Untersuchungen von Nencki der Tod von Tieren mit Eckscher Fistel auf eine Vergiftung mit der durch Abbau von Eiweiß freiwerdenden Carbaminsäure zurückzuführen. Dementsprechend müßte ein Tier mit einer solchen umgekehrten Eckschen Fistel die Injektion ganz besonders großer Carbaminsäuremengen vertragen. Da ferner nach der allgemeinen Ansicht die Leber mit der Bildung des Fibrinferments im Zusammenhang steht, würde möglicherweise das Studium der Gerinnungsfähigkeit des Blutes bei solchen Tieren zu interessanten Aufschlüssen führen usw. — Einen ähnlichen Versuch wie die eben erwähnten hat früher bereits Meyer[1]) gemacht. Der operierte Hund wurde am 9. Tage nach der Operation der Berliner medizinischen Gesellschaft vorgestellt. Im Urin trat weder Zucker noch Eiweiß auf. Der Hund überlebte die Operation um 15 Tage.

London[2]) berichtet über Versuche, das Pfortaderblut durch Herstellung einer Anastomose zwischen der Milzvene und der Arteria renalis direkt in die Niere zu leiten. Ueber gelungene Versuche konnte er bisher nicht berichten. Uebrigens hat Carrel[3]) schon vor London derartige Operationen ausgeführt. Interessant ist seine Idee, die nach einer solchen Operation natürlich mangelhafte Durchblutung der Niere durch Zerstörung der Gefäßnerven der Nierenarterie zu verbessern, da eine solche zu einer Erweiterung der Nierenarterie führen muß.

---

1) Meyer, Zentralbl. f. Chir. 1908. Nr. 8.
2) London, in Abderhalden, Handbuch der biochemischen Arbeitsmethoden. Bd. 5. 2. Hälfte. S. 815.
3) Carrel, Bulletin of the John Hopkins medical school. 1907. Vol. 18.

Bei dieser Gelegenheit seien auch die Versuche von Ernst Weber[1]) erwähnt, der eine aktive Hyperämie der Leber dadurch herzustellen suchte, daß er eine Mesenterialvene End-zu-Seit in die Aorta implantierte, so daß aus der Arterie Blut unter einem Druck, der den normalen in einer Vene herrschenden weit überschreitet, in die Vena portae einströmte.

Abbildung 168.

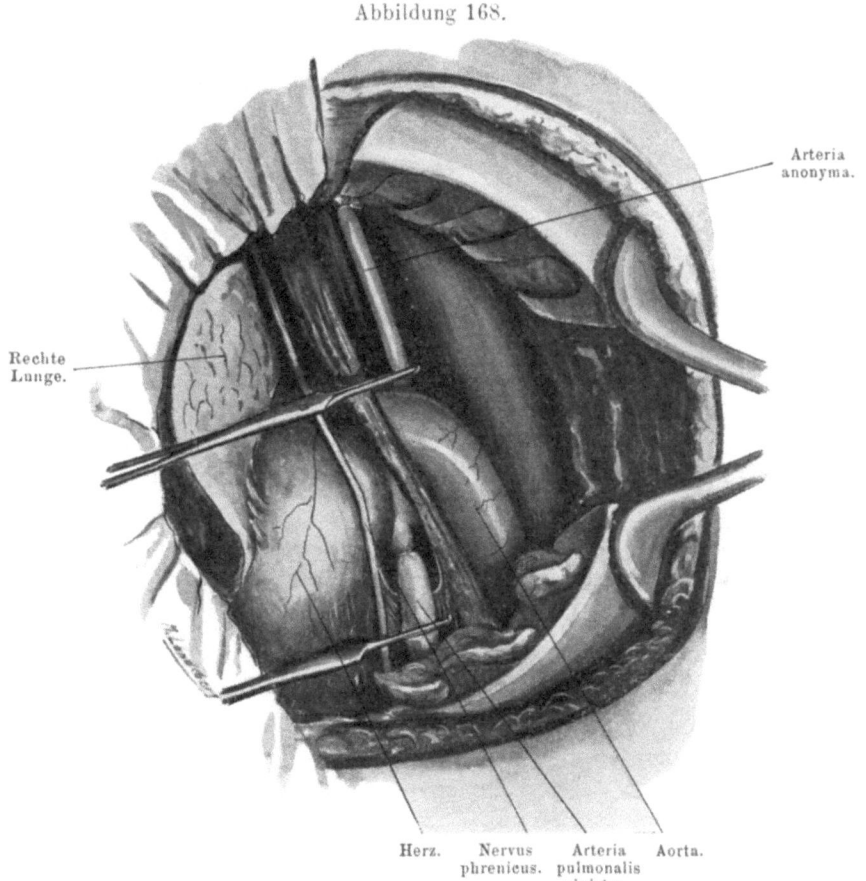

Herz.   Nervus   Arteria   Aorta.
        phrenicus. pulmonalis
                  sinistra

Eine Menge der wichtigsten Aufschlüsse über die Physiologie des Herzens und der Lunge sind ferner von der Ausführung von Anastomosen zwischen den verschiedenen großen Blutgefäßen im Thoraxraum zu erwarten. Als Beispiel mögen Versuche angeführt werden, die Verfasser kürzlich im Institut von Bickel, Berlin, ausgeführt hat. Dieselben bestanden in folgendem:

---
1) Ernst Weber, Arch. f. Anat. u. Physiol. 1912. S. 401.

Einem Hunde wurde nach Einleitung der Meltzerschen Insufflationsnarkose der linke Pleuraraum durch Interkostalschnitt weit geöffnet und die Arteria anonyma von ihrer Austrittsstelle aus der Aorta möglichst weit peripherwärts präpariert. Dann wurde sie weit oben ligiert (Abb. 168), zentral nahe der Aorta mit einer Gefäßklemme abgeklemmt und nahe der Ligatur durchschnitten.

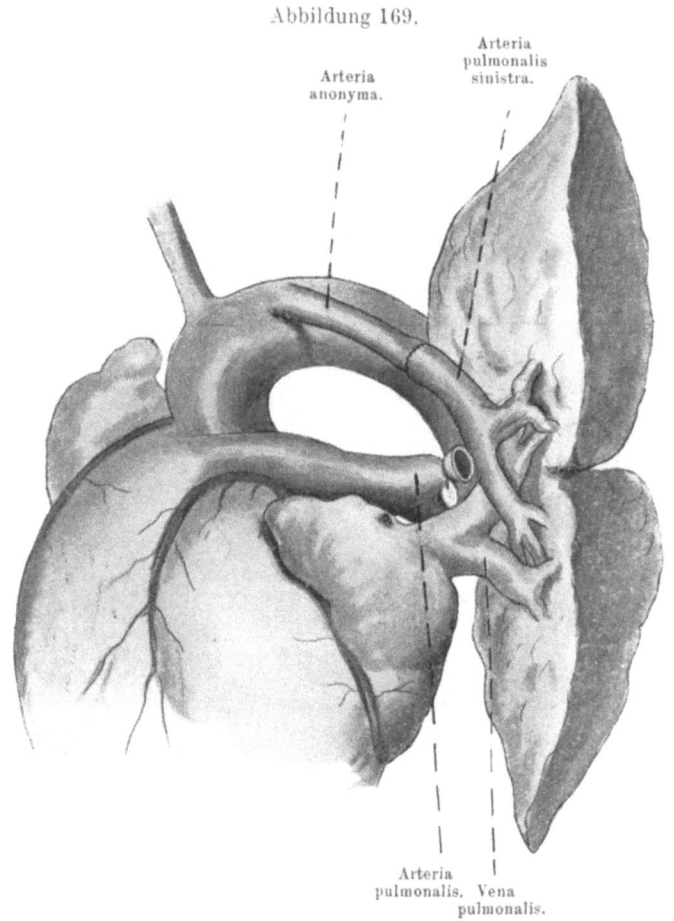

Abbildung 169.

Hierauf wurde nach Eröffnung des Perikards die Arteria pulmonalis freigelegt und bis zu ihrer Teilungsstelle verfolgt. Die linke Arteria pulmonalis wurde nunmehr ganz nahe der Teilungsstelle des Hauptstammes ligiert, peripher bis zum Lungenhilus verfolgt und daselbst abgeklemmt, hierauf zwischen Ligatur und Klemme möglichst nahe der ersteren durchschnitten. Es wurde hierauf eine End-zu-End-anastomose zwischen dem zentralen Ende der Arteria anonyma und dem peripheren Ende der Arteria pulmonalis ausgeführt (s. schem. Abb. 169). Diese Operation nun hat zur Folge, daß die von der linken, mit der Anonyma anastomosierten Arteria pulmonalis versorgte Lungenhälfte jetzt nicht mehr das venöse, aus dem rechten Herzen stammende Blut zugeführt erhält, sondern vielmehr solches aus der linken Herzhälfte, das den anderen Lungenflügel schon passiert hat, also arteriell geworden ist. Es ist somit durch diese Operation die linke Lunge unter ganz neue günstigere Ernährungsbedingungen gesetzt worden. Leider ist es mir bisher mangels einer geeigneten Methode zur Vermeidung postoperativer Komplikationen nach schweren endothorakalen Eingriffen nicht gelungen, Tiere, an denen die besprochene Operation ausgeführt worden war, längere Zeit am Leben zu erhalten. Sie gingen mit Ausnahme eines einzigen spätestens 4 Tage nach der Operation an eitriger Rippenfellentzündung zugrunde. Ein Hund lebte drei Wochen lang, ging aber dann an einer Blutung ein, die durch eine Abknickung und Durchreißung der Arteria anonyma an ihrer Austrittsstelle aus der Aorta entstanden war. Ich konnte dementsprechend bisher auch keinerlei genaue anatomische oder physiologische Versuche an solchen Tieren ausführen, bin jedoch der Ueberzeugung, daß es möglich wäre, an einem auf diese Weise operierten Tier eine Menge der interessantesten Untersuchungen auszuführen. Ferner sei noch bemerkt, daß auch die Herstellung einer Anastomose zwischen Arteria pulmonalis und Aorta mit Hilfe des vom Verfasser im 2. Kapitel beschriebenen Verfahrens der Seit-zu-Seitanastomose ohne Unterbrechung des Blutstromes gelingt (künstlicher Botalloscher Gang).

Ferner berichte ich mit gütiger Erlaubnis meines Kollegen Dr. Wilhelm Israel schon jetzt über Versuche, die wir, einer Anregung des Herrn Professor James Israel folgend, ausgeführt haben und die darin bestanden, daß wir den Ureter einer Niere in eine Vene so implantierten, daß der Harn der betreffenden Niere sich nicht mehr in die Blase, sondern in das Blut des Tieres selbst ergoß. Wir gingen in der Weise vor, daß wir den Ureter ganz nahe der Blase zubanden und etwas zentral davon durchschnitten. Dann wurde die Vena iliaca möglichst weit peripher ligiert, zentral abgeklemmt und nahe der Ligatur durchschnitten. Die Vene wurde durch 3 Mosquitos zum Klaffen gebracht. Dann wurde eine mit einem feinsten Seidenfaden armierte Nadel durch die Venenwand, etwa einen Zentimeter vom Rande derselben entfernt, von außen nach innen durchgestochen, dann etwas von der Seitenwand des Ureterendes gefaßt und die Nadel schließlich nahe der ersten Durchstichstelle, diesmal von innen nach außen nochmals durch die Vene geführt. Hierauf wurden die beiden Fadenenden verknüpft, so daß also der Ureter 1 cm weit in die Vene hineingezogen wurde. Dann wurde die Mündung der Vene durch eine fortlaufende feinste Naht so weit verengt, daß sie dem Ureter knapp anlag und schließlich noch der Rand der Vene durch mehrere feinste Seidennähte an die Ureterwand genäht. Es wurde gewartet, bis das abgeklemmte Venenstück mit Urin gefüllt war und erst dann die Klemme von der Vene entfernt. So wurde die Berührung des Ureterendes mit dem Blutstrom, die sicher zur Thrombose geführt haben würde, vermieden. Wir wissen bereits mit Bestimmtheit, daß derartige Versuche technisch möglich sind, über endgültige experimentelle Resultate können wir jedoch bisher noch nicht berichten. Es scheint nicht ausgeschlossen zu sein, daß durch diese Operation eine Hypertrophie der anderen Niere zu erzielen sein wird. In ganz analoger Weise wäre es vielleicht auch möglich, den Ausführungsgang anderer sezernierender Organe, z. B. einen Gallengang mit dem Blutgefäßsystem zu anastomosieren. Letztere Operation würde sicher eine ideale Methode zum Studium der Einwirkung der Galle auf den Organismus darstellen, die viel besser wäre, als die einfache Unterbindung des betreffenden Gallenganges, da das Krankheitsbild in letzterem Falle durch die Stauungserscheinungen in der Leber kompliziert wird.

Weiterhin ist die Blutgefäßchirurgie auch verwendet worden, um Tiere parabiotisch zu machen. Man versteht unter Parabiose bekanntlich eine operative Vereinigung zweier Tiere, bei der es zu Verwachsungen zwischen beiden kommt, so daß ein Austausch von Blut und Körpersäften zwischen ihnen stattfinden kann. Während andere Autoren ihre Tiere einfach in der Weise parabiotisch machten, daß sie einen gemeinsamen Hautbrückenlappen herstellten, bzw. eine Anastomosenöffnung zwischen der Bauchhöhle beider Tiere etablierten, ging Enderlen[1]) in Gemeinschaft mit Flörcken und Hotz in folgender Weise vor (Abb. 170):

Die beiden Hunde wurden nebeneinandergelegt und die Haut der aneinander anliegenden Flächen des Halses seitlich inzidiert, worauf zunächst eine gemeinsame hintere Halswand gebildet wurde. Dann wurde bei jedem derselben eine Karotis und eine Jugularis externa freipräpariert. Die Blutgefäße wurden an beiden Tieren durchschnitten, bei dem einen die zentralen, bei dem anderen die peripheren Enden derselben ligiert. Dann wurden die Blutgefäße miteinander End-zu-

---

1) Enderlen, Münchener med. Wochenschr. 1910. No. 36. S. 1865.

End vereinigt, derart, daß das zentrale Ende der Karotis des einen Tieres mit dem peripheren Ende der Karotis des zweiten und analog das periphere Ende der Jugularis des zweiten Tieres mit dem zentralen des ersten anastomosiert wurde. Auf diese Weise wurde dem zweiten Tier von dem ersten fortwährend Blut durch die Karotiden eingepumpt, während umgekehrt durch die Jugulares fortwährend Blut aus dem ersten Tier in das zweite zurückfloß. Durch diese Versuchsanordnung muß es natürlich in kürzester Zeit zu einer kompletten Blutmischung zwischen beiden Tieren kommen. Die Hoffnung Enderlens, daß es auf diese Weise gelingen würde, die biologischen Unterschiede zwischen den

Abbildung 170.

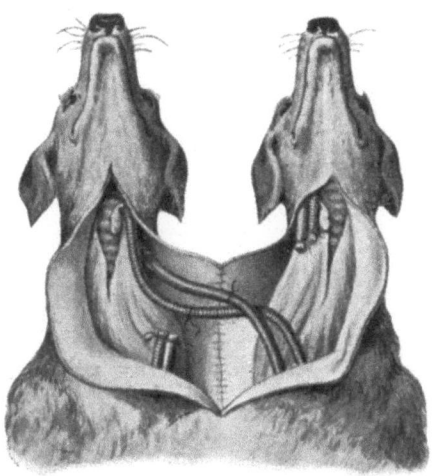

Parabiose durch Gefäßnaht nach Enderlen. (Münchner med. Wochenschr. 1910. No. 36.)

beiden Hunden auszugleichen, ging allerdings nicht in Erfüllung. Es gelang nicht, Homoiotransplantationen, die, wie wir im vorangegangenen Kapitel gesehen haben, normalerweise nie gelingen, zwischen Tieren, die einige Zeit in Parabiose gelebt haben, auszuführen. Eine von dem einen Tier auf das andere transplantierte Niere wurde nekrotisch. Die Transplantation eines Blutgefäßes von dem einen Tier auf das andere gelang zwar, doch zeigten sich in seiner Wandung dieselben Degenerationserscheinungen, die auch sonst immer bei der Homoiotransplantation von Blutgefäßen beobachtet werden. Dagegen konnte bewiesen werden, daß tatsächlich ein kompletter Blutaustausch stattfand, u. a. dadurch, daß der Harn beider Tiere annähernd gleichzeitig blau wurde, wenn einem Tier Indigokarmin injiziert wurde, ferner, daß er bei beiden fast gleichzeitig Zucker enthielt, wenn das eine von ihnen Phloridzin injiziert erhielt. Als ein sehr wichtiges Resultat dieser Untersuchungen muß ferner der Beweis betrachtet werden, daß eine Transfusion des Blutes des einen Tieres in das Gefäßsystem des anderen zu keiner Schädigung des Empfängers zu führen braucht. (S. 6. Kapitel.)

Schließlich ist noch derjenigen Versuche zu gedenken, bei denen es sich darum handelte, Organe eines Tieres durch das Blut eines anderen lebenden Tieres zu speisen. Eine der wichtigsten und interessantesten der hierher gehörigen Methoden ist das Verfahren von Heymans und Kochmann[1]) (Abb. 171) zur Durchblutung des

Abbildung 171.

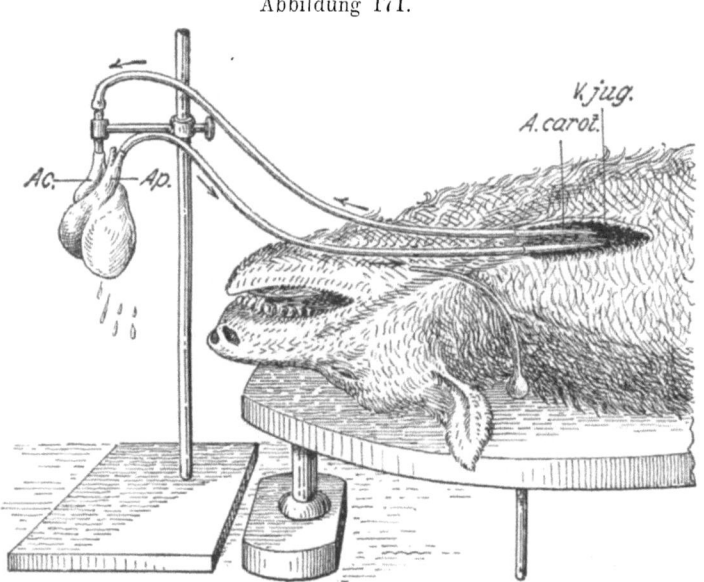

Durchblutung des isolierten Säugetierherzens nach Heymans und Kochmann. (S. Abderhalden, Biochemische Arbeitsmethoden. Bd. 3. 1. Hälfte. S. 356).

isolierten Säugetierherzens. Man kann bekanntlich ein Säugetierherz nach dem Tode des Tieres dadurch wieder zu regelmäßigen Kontraktionen veranlassen, daß man seine Koronargefäße von der Aorta her unter einem starken Druck mit Ringerlösung oder noch besser mit Blut durchspült. Heymans und Kochmann töten das Tier, dessen Herz untersucht werden soll, durch einen Stich in das Rückenmark und leiten künstliche Atmung ein. Dann wird das als Blutspender verwendete Tier, das etwa die doppelte Größe haben muß als dasjenige, dessen Herz ernährt werden soll, narkotisiert, auf-

---

1) Heymans u. Kochmann, Arch. intern. de Pharmacodynamie. T. 13. p. 379. 1904.

gebunden, eine Karotis und eine Jugularis externa am Halse desselben präpariert. Daraufhin wird die Aorta des zu ernährenden Herzens mit der Karotis des Spenders und die Arteria pulmonalis des Herzens mit der Vena jugularis des Spenders vereinigt. Dann werden alle anderen Gefäße des zu ernährenden Herzens unterbunden und das Herz aus dem Körper des Tieres herausgenommen. Unter dem Einfluß des vom Spender in das Herz eingepumpten Blutes beginnt letzteres bald regelmäßig zu schlagen. Bei der Versuchsanordnung von Heymans und Kochmann muß die Blutgerinnung durch Defibrinieren des Blutes oder durch Anwendung eines gerinnungshemmenden Mittels, wie Pepton, Hirudin oder dergleichen verhindert werden. Es ist klar, daß derartige Versuche unter weit physiologischeren Bedingungen stattfinden würden, wenn man die Anastomosen nach einer der bei der Besprechung der direkten Bluttransfusion angegebenen Methoden (siehe 6. Kapitel) herstellen und dementsprechend das Herz mit ganz normalem Blute speisen würde.

Außerordentlich interessant sind die Versuche von Guthrie und seinen Mitarbeitern[1]), die Gehirnfunktion an abgeschnittenen Köpfen zu erhalten bzw. wiederherzustellen. Diese Versuche geben auch ein ausgezeichnetes Beispiel für die Ueberlegenheit des normalen Blutes gegenüber dem defibrinierten und nochmehr gegenüber den bekannten „physiologischen" Blutersatzmitteln. Sie sind auch dadurch wichtig, daß sie lehren, wie man vorzugehen hat, wenn man ein isoliertes Organ mit Blut zu durchströmen wünscht, ohne während der Isolierung desselben den Blutstrom auch nur einen Augenblick unterbrechen zu müssen. Die Autoren geben zunächst eine Uebersicht über die bislang gemachten Versuche, das Gehirn Enthaupteter wieder zum Funktionieren zu bringen:

Laborde durchströmte die Köpfe hingerichteter Verbrecher mit dem Blut von Hunden und Ochsen. In einem Falle verband er die linke Karotis des Kopfes mit dem zentralen Ende der durchschnittenen Karotis eines großen Hundes, während gleichzeitig in die rechte Karotis des Kopfes defibriniertes Ochsenblut eingepumpt wurde. Die Durchströmung begann ungefähr 18 Minuten nach der Hinrichtung. Es gelang nunmehr 50 Minuten lang, durch Reizung der Rolandoschen Furche an der Gehirnrinde, die mittlerweile freigelegt worden war, Bewegungen des Musculus orbicularis palpebrarum, des Musculus frontalis und der Muskeln der Kinnlade hervorzurufen. Willkürliche Bewegungen sah Laborde niemals zurückkehren.

---

1) Stewart, Pike u. Guthrie, Science. 1906. T. 24. p. 52 u. Americ. Journ. of Biology. Vol. 18. p. 14.

Hayem und Barrier enthaupteten Hunde und durchbluteten die Köpfe mit defibriniertem Blut. Sie kamen zu den Schlüssen, daß gewisse Gehirnfunktionen wieder auftreten können, wenn die Perfusion sofort eingeleitet wird, daß es notwendig ist, die Durchblutung mit sauerstoffhaltigem Blut bei Körpertemperatur und unter entsprechendem Druck durchzuführen, daß es nicht gelingt, eine längere Zeit hindurch andauernde Wiederbelebung des Kopfes zu erzielen.

Aus den Versuchen von Guthrie und seinen Mitarbeitern geht nun hervor, daß die Gehirnfunktionen an den abgeschnittenen Köpfen von Hunden bei Durchspülung mit Kochsalzlösung viel rascher erlöschen als bei Verwendung von defibriniertem Blut, daß sie jedoch weitaus am längsten erhalten bleiben, wenn man den abgeschnittenen Kopf in der Weise mit normalem Blut eines anderen Hundes durchblutet, daß man zwischen den großen Blutgefäßen des amputierten Kopfes und denjenigen am Halse des Blutspenders Anastomosen herstellt. Beispiel eines solchen Experimentes:

2 Hunde von ungleicher Größe wurden narkotisiert. Dann wurden beide nebeneinander gelegt, am Halse eines jeden eine Jugularis externa und eine Karotis freigelegt. Diese Gefäße wurden bei dem kleinen Hund zentral, bei dem größeren peripher ligiert, durchschnitten und eine End-zu-End-Anastomose zwischen den zentralen Enden der Blutgefäße des größeren und den peripheren Enden der Blutgefäße des kleineren hergestellt. Dann wurde die andere Karotis und Jugularis des kleineren Hundes ligiert und sein Hals nahe dem Thorax durchschnitten. Durch diese Versuchanordnung wurde erreicht, daß der abgeschnittene Kopf keinen Augenblick ohne Blutversorgung blieb. Unmittelbar nach der Enthauptung erloschen die respiratorischen Bewegungen und die Kornealreflexe des abgeschnittenen Kopfes; 5 Minuten später jedoch traten wieder Atembewegungen an den Nasenflügeln auf, die Pupillen erweiterten sich maximal und es konnten Kornealreflexe ausgelöst werden. 8 Minuten nach der Operation zeigten sich rhythmische Bewegungen der oberen Augenlider, die den Atembewegungen synchron waren. 11 Minuten nach der Operation annähernd gleicher Befund, 22 Minuten nach derselben veranlaßte ein in das Maul geschobenes Stück Fleisch Schluckbewegungen. 27 Minuten nach der Enthauptung hatten sich die Pupillen stark verkleinert, nach 32 Minuten waren keine Kornealreflexe mehr auslösbar.

5. Kapitel.

Transplantation.

Jedermann erinnert sich noch lebhaft daran, welches Staunen und welche Bewunderung vor etwa 6 Jahren die Nachricht bei Aerzten und Laien gleicherweise hervorrief, daß es dem französischen Chirurgen Carrel gelungen sei, völlig vom Organismus abgetrennte Organe und Extremitäten wieder einzuheilen und mit wenigstens temporärem Erfolg selbst auf andere Individuen zu übertragen. Glaubte man doch am Anfang einer neuen Entwicklungsperiode der Chirurgie zu stehen, nahm man doch vielfach an, daß es nur noch eine Frage kurzer Zeit sei, bis es gelingen würde, unheilbar erkrankte Organe, verloren gegangene Extremitäten zu ersetzen.

Diese Hoffnungen sind bislang freilich nicht in Erfüllung gegangen: so groß die Fortschritte sind, die die Chirurgie auf Grund der genialen Leistungen Carrels gemacht hat und voraussichtlich weiterhin noch machen wird, der Erfüllung dieses Ideals stehen bislang unüberwindliche Hindernisse entgegen. Es hat sich herausgestellt, daß die Uebertragung von Gewebe von einem höheren Wirbeltier auf ein anderes absolut nicht gelingt, wenn es sich um artverschiedene Individuen handelt — Heterotransplantation —, daß aber auch eine Homoiotransplantation — eine Uebertragung von Organen von einem Individuum auf ein solches der gleichen Art — nur ganz ausnahmsweise und nur bei niedriger stehenden Geweben (Epidermis, Knochen, Knorpel, Fettgewebe) möglich ist. Es bleibt somit nur die Reimplantation — Wiedereinpflanzung eines Organs an dieselbe Stelle — und die Autotransplantation — die Verlagerung eines Organs auf eine andere Stelle desselben Individuums — übrig. Auf diesem Gebiet haben die Untersuchungen Carrels ungeahnte Fortschritte gebracht, und wenn dieselben auch gegenwärtig der Hauptsache nach nur theoretisches, nicht praktisches Interesse haben, so sind sie doch den hervorragendsten neueren Leistungen der experimentellen Medizin zuzuzählen.

Ueber die Ursachen für das Mißlingen von Hetero- und Homoiotransplantationen hat sich in den letzten Jahren eine umfangreiche und hochinteressante Literatur entwickelt. Früher war man von der Unmöglichkeit dieser Art von Transplantation keineswegs überzeugt, und man glaubte z. B. Haut von Säugetieren ohne weiteres auf Menschen und umgekehrt übertragen zu können. Erst in neuester Zeit wurde durch zahlreiche interessante Untersuchungen, unter denen hier diejenigen von Loeb und Addison[1]), und Schöne[2]) genannt sein mögen, nachgewiesen, daß vom Gelingen einer solchen Heterotransplantation gar nicht die Rede sein könne. Freilich gilt dies nur von den höheren Wirbeltieren; in wie weitgehendem Maße Homoio- und Heterotransplantationen am Wirbellosen und am niedrigen Wirbeltiere gelingen, geht aus den berühmten Untersuchungen von Jost[3]), Leypoldt[4]), Korschelt[5]), Born[6]), Harrison[7]), Braus[8]) u. a. hervor, auf die näher einzugehen ich mir leider versagen muß. Sie beweisen immerhin, daß das Mißlingen der Homoio- und Heterotransplantation nicht in der Natur der Lebewesen an sich begründet ist, so daß die Hoffnung nicht aufgegeben werden muß, daß es einmal gelingen wird, die der Homoio- und Heterotransplantation entgegenstehenden Hindernisse zu überwinden.

Ueber die Ursachen für das Mißlingen von Homoio- und Heterotransplantation sind verschiedene Ansichten geäußert worden. Ribbert[9]), dem wir viele wichtige Arbeiten über die Transplantationslehre verdanken, folgert aus Experimenten, bei denen er Epidermislappen vom Menschen oder von der Ratte auf Kaninchen übertrug und ein anfängliches intensives Wachstum der Epithelien und erst später eine allmähliche Degeneration eintreten sah, daß das transplantierte Gewebe sich so lange lebensfähig erhalten kann, als die mitübertragenen Nahrungsstoffe zu seiner Ernährung ausreichen und daß seine Lebensfähigkeit im fremden Organismus dadurch verlängert wird, daß es ihm Sauerstoff und Wasser entnehmen kann. Dagegen ist es nicht imstande, die

---

1) Loeb und Addison, Archiv f. Entwicklungsmech. 1909 und 1911.
2) Schöne, Verhandl. d. deutschen Gesellschaft f. Chir. 1908 und 1911.
3) Jost, Archiv f. Entwicklungsmech. Bd. 5. 1897.
4) Leypoldt, Archiv f. Entwicklungsmech. 1910.
5) Korschelt, Regeneration u. Transplantation. Jena 1907.
6) Born, Archiv f. Entwicklungsmech. Bd. 4. 1907.
7) Harrison, Archiv f. Entwicklungsmech. Bd. 7. 1898; Archiv f. mikrosk. Anatomie. 1904.
8) Braus, Experim. Beiträge zur Morphologie. 1906.
9) Ribbert, Archiv f. Entwicklungsmech. Bd. 6 und 7. 1897, 1898 und Verhandl. d. deutschen pathol. Gesellsch. 1904 u. 1905, ferner Naturforscherversammlung 1908.

in den Gewebssäften des Wirtes enthaltenen Nahrungsstoffe zu assimilieren, und geht daher nach einer bestimmten Zeit zugrunde.

Aehnlich sind die Ansichten Ehrlichs, der bekanntlich zeigen konnte, daß Mäusetumoren, auf Ratten übertragen, daselbst zunächst angehen und rapide wachsen können, nach einiger Zeit jedoch allmählich zugrunde gehen. Wird der Tumor, ehe er komplett degeneriert ist, wieder auf eine Maus übertragen, so kann er in dieser wieder unbegrenzt weiter wachsen. Somit ist der Tumor durch den Aufenthalt im Rattenorganismus nicht geschädigt worden. Aus der Tatsache, daß er in der Ratte zunächst sehr intensiv wuchert, folgert Ehrlich, daß er auch imstande sein muß, Nahrungsstoffe aus dem Rattenorganismus zu assimilieren, und stellt die Theorie auf, daß die sekundäre Degeneration des homoioplastisch transplantierten Gewebes auf das Fehlen eines einzigen bestimmten Nährstoffes, der wohl im Mäuse-, nicht aber im Rattenorganismus vorhanden ist, zurückzuführen sei: er bezeichnet diese Erscheinung als Athrepsie.

Hierher gehören auch die Befunde Schönes, der zeigen konnte, daß heteroplastisch transplantierte Hautstücke noch nach 3 Tagen erfolgreich auf ihren ursprünglichen Träger reimplantiert werden können.

Weiterhin ist — wie Schöne[1]) in seiner ausgezeichneten Zusammenstellung auseinandersetzt — die Tatsache von Wichtigkeit, daß die Gewebssäfte einer Tierart giftig auf die Zellen einer anderen wirken können; so beobachtete Schöne, daß Hautstücke von Säugetieren, auf Frösche oder Fische übertragen, so schnell zugrunde gehen, daß an der toxischen Wirkung der Gewebssäfte dieser Tiere auf Säugetierhaut kaum gezweifelt werden kann. Es ist weiterhin die Frage erwogen worden, ob nicht das artfremde Eiweiß zu einer Produktion von Antikörpern im Organismus des Wirtes führt, die sekundär das Implantat vernichten können. Gerade letzterer Gedankengang scheint Verf. bei der manchmal auffallend spät eintretenden Degeneration homoioplastisch transplantierter Organe viel Wahrscheinlichkeit für sich zu haben.

Daß das Mißlingen von homoioplastischen Transplantationen auf Immunitätserscheinungen beruht, scheint aus neuerdings veröffentlichten Versuchen von Schöne[2]) hervorzugehen, der Kaninchen embryonale Kaninchenhaut in die Bauchhöhle einführte und nachträglich diesen Tieren sowie nicht vorbehandelten Kontrolltieren Hautstücke erwachsener Kaninchen einpflanzte. Er fand, daß die Stücke von

---

1) Schöne, Die heteroplastische und homoioplastische Transplantation. Berlin 1912. Verlag Julius Springer.
2) Schöne, Münchener med. Wochenschr. 1912. Nr. 9.

Tieren, die mit embryonaler Haut vorbehandelt worden waren, viel rascher abgestoßen wurden, als von den Kontrolltieren.

Daß auch die Versuche, durch längere Zeit fortgesetzte Parabiose die schlechten Erfolge der Homoiotransplantation zu bessern, erfolglos geblieben sind, wurde schon früher (s. Kapitel 4) auseinandergesetzt. Die einzigen Fälle, in denen homoioplastische Transplantationen bisher sicher gelungen sind, sind folgende: Hauttransplantation bei Blutsverwandten, Geschwulsttransplantationen, Periost- und Knochenmarkstransplantation [Axhausen[1]), Lexer[2]), Küttner[3]), Wrede[4])], Fetttransplantation [Rehn[5])]. Weiterhin scheint noch die homoioplastische Transplantation der Kornea [Löhlein[6])] gelungen zu sein, bei der übrigens, wie Ribbert (l. c.) zeigte, die Zellen der Kornea zugrundegehen, so daß nur die Fasern erhalten bleiben. Daß die homoioplastische Transplantation von Blutgefäßen nicht gelingt, wurde bereits früher auseinandergesetzt. In bezug auf die höheren Organe (Schilddrüse, Epithelkörperchen, Nebennieren usw.) ist man in den letzten Jahren mehr und mehr zu der Ueberzeugung gekommen, daß eine Homoiotransplantation ausgeschlossen ist. Immerhin sind einige Autoren, wie Schöne (l. c., S. 17), ferner Guthrie[7]) von der Unmöglichkeit einer solchen noch nicht ganz überzeugt. Tatsächlich mahnen die Befunde einzelner streng zuverlässiger Autoren in dieser Beziehung zur Vorsicht. So berichtet z. B. Schmieden[8]), daß es ihm gelungen sei, bei homoioplastischen Transplantationen von Nebennieren in die Nieren am Kaninchen in 13 Fällen 10 Erfolge zu erzielen. Auch die Literatur über Transplantation von Ovarien (siehe Schöne, l. c., S. 82) gibt in dieser Beziehung zu denken.

Mit der Frage, ob es nicht möglich wäre, die Chancen für das Gelingen einer Homoiotransplantation dadurch zu bessern, daß man die biologischen Unterschiede zwischen den beiden Tieren zu verringern sucht, haben sich viele Autoren beschäftigt. Neben den bereits oben erwähnten Parabioseversuchen hat man auch wechselseitige Serumeinspritzungen, ferner langandauernde, möglichst gleichartige Ernährung und Lebensweise der Tiere versucht. Daß letzteres tatsächlich von hoher Bedeutung ist, geht unter anderem aus einer interessanten kli-

---

1) Axhausen, Archiv f. klin. Chir. Bd. 89. 1894.
2) Lexer, Archiv f. klin. Chir. Bd. 86. 1895.
3) Küttner, Beiträge zur klin. Chir. Bd. 75. 1911.
4) Wrede, Verhandl. d. deutschen Gesellschaft f. Chir. 1909.
5) Rehn, Beiträge zur klin. Chir. Bd. 68. 1910.
6) Löhlein, Archiv f. Augenheilk. Bd. 67. 1910.
7) Guthrie, Blood vessel surgery, l. c.
8) Schmieden, Deutsche Zeitschr. f. Chir. 1903.

nischen Beobachtung Lexers[1]) hervor, der bei der Transplantation von Stücken der Haut eines Beines, das einem Polen amputiert worden war, auf ein polnisches Kind eine allmähliche Degeneration des Transplantates und Vernarbung, bei der Transplantation eines solchen auf Ostpreußen hingegen akute Gangrän desselben beobachtete.

Schließlich hat man auch an die Herstellung von Anticytolysinen gedacht, ferner daran, dem Implantat in der Weise Zeit zu einer allmählichen Gewöhnung an den Wirt zu geben, daß man es zunächst mit dem Spender durch einen Gefäßstiel in Verbindung ließ und diesen erst später durchtrennte[2]). Zu Erfolgen haben alle diese Versuche nicht geführt.

Es frägt sich unter diesen Umständen, ob weitere Versuche einer Homoiotransplantation überhaupt irgend einen praktischen Wert haben. Es scheint dies doch in höherem Maße der Fall zu sein, als man a priori glauben sollte. Denn erstens einmal können homoioplastische Implantationen einzelner Organe, wie der Gelenke, der Blutgefäße usw., klinisch insofern ausgezeichnete Resultate geben, als sie nur ganz allmählich und ohne Funktionsunterbrechung durch körpereigenes Gewebe ersetzt werden und ferner können sich homoioplastisch transplantierte Drüsen so lange im Organismus funktionsfähig erhalten, daß die durch Fehlen derselben auftretenden Ausfallserscheinungen eine lange Zeit hindurch ausbleiben können. Ein Beispiel dafür stellt der bekannte Fall Payrs[3]) dar, der einem myxödematösen Kind ein Stück der Schilddrüse der Mutter implantierte und im Anschluß daran eine auffallende Besserung der Erscheinungen des Myxödems und der Idiotie konstatieren konnte, die fast 2 Jahre anhielt.

Sichergestellte Dauererfolge konnten bisher nur bei der Autotransplantation erzielt werden. Auf die zahllosen älteren, ohne Anwendung der Gefäßnaht, ausgeführten Transplantationsversuche von Organen kann hier nicht eingegangen werden. Sie verfolgten natürlich alle den Zweck, transplantierte Gewebsstücke unter Bedingungen zu bringen, die eine rasche Herstellung der für eine normale Ernährung erforderlichen Gefäßverbindungen gestatteten. Die Erfolge waren natürlich beschränkte, da eine solche Herstellung neuer Gefäßverbindungen natürlich eine gewisse Zeit in Anspruch nimmt, vor deren Ablauf die Transplantate unter ganz ungenügender Ernährung stehen. Es ist klar, daß bei dieser Art der Transplantation empfindliche Gewebe — wie die Nieren — gar nicht, weniger empfindliche — wie

---

1) Lexer, Verhandl. d. deutschen Gesellsch. f. Chir. 1911. 2. Teil. S. 386.
2) Jianu, ref. Münchener med. Wochenschr. 1909.
3) Payr, Verhandl. d. deutschen Gesellsch. f. Chir. 1908.

die Schilddrüse, Ovarien, Epithelkörperchen — nur in ganz dünnen Schichten am Leben bleiben können. Des weiteren waren die so transplantierten Gewebe natürlich in der ersten Zeit unfähig, ihren Funktionen nachzukommen und daher der Gefahr der Inaktivitätsatrophie ausgesetzt. Nun hat Roux[1]) schon im Jahre 1895, also längst bevor es brauchbare Methoden der Gefäßnaht gab, auf Grund theoretischer Ueberlegungen die Bedingungen aufgestellt, unter denen die erfolgreiche Transplantation von Organen gelingen kann; es sind dies rasche Wiederherstellung normaler Ernährungsbedingungen, rascher Wiederanschluß an die normalen funktionellen und ev. sonstigen Reize. Der Forderung nach dem raschen Anschluß an die funktionellen Reize entsprechen unsere gegenwärtigen Methoden nur so weit, als diese Reize ohne Vermittlung des Nervensystems wirken; denn durchschnittene Nervenfasern können natürlich unmöglich in ganz kurzer Zeit wieder funktionsfähig werden. Der Forderung nach einer Wiederherstellung normaler Ernährungsbedingungen entspricht die Methode der Transplantation mit Hilfe der Gefäßnaht in geradezu idealer Weise, indem die transplantierten Organe unmittelbar nach Vollendung der Gefäßnaht reichlich durchblutet und so unter Ernährungsbedingungen gebracht werden, die sich von den normalen kaum unterscheiden. Auch wird das transplantierte Organ natürlich sofort all denjenigen funktionellen Reizen zugänglich, die durch die Blutbahn vermittelt werden. Während es früher nur gelang, kleine Stückchen — und zwar nur solche besonders widerstandsfähiger Gewebe — zu transplantieren, gelingt dies heute mit Hilfe der Gefäßnaht an ganzen Organen wie der Milz, Niere, Schilddrüse usw. Dies bedeutet auch noch insofern einen Fortschritt, als bei den Organen, die, wie die Niere, dauernd Flüssigkeit nach außen absondern, nur eine Transplantation eines großen Stückes mit seinem Ausführungsgang erfolgreich sein kann, während kleinere ihres Ausführungsganges beraubte Stücke unfähig sein würden, das gebildete Sekret nach außen zu entleeren und dementsprechend zugrunde gehen müßten.

Schon vor Carrel haben Ullmann, v. Decastello, Floresco (s. u.) Transplantationen mit Hilfe der Gefäßnaht ausgeführt. Carrel hat somit nicht als erster diesen gewaltigen Fortschritt der Transplantationstechnik inauguriert; wohl aber bleibt es sein Verdienst, durch zahlreiche schwierige Experimente praktisch brauchbare Methoden der Organtransplantation mit Hilfe der Gefäßnaht erfunden und die bislang besten Resultate in dieser Richtung erzielt zu haben.

---

1) Roux, zit. bei Oppel, Ueber die gestaltliche Anpassung der Blutgefäße. Leipzig 1910.

Die Transplantation von Organen mit Hilfe der Gefäßnaht dürfte eine der schwierigsten Aufgaben sein, die einem Chirurgen zufallen kann. Sie stellt an seine Erfahrung wie an seine Geschicklichkeit so außerordentlich hohe Anforderungen, daß ein häufiges Mißlingen selbst in den Händen der besten Experimentatoren nicht verwunderlich ist. Wer sich nicht bereits eine große Uebung in der Gefäßnaht erworben hat und nicht in der Lage ist, seine Tiere quoad Asepsis, Nachbehandlung usw. unter die denkbar besten Bedingungen zu bringen, sollte derartige Operationen überhaupt nicht versuchen. Dazu kommt noch, daß die Organe bei dieser Operation einer Reihe von Schädlichkeiten ausgesetzt sind, die gänzlich zu vermeiden nicht möglich ist, daß andererseits viele der Organe, die für Transplantationen in Betracht kommen, so z. B. die Nieren, auf die geringsten Schädigungen schon mit schweren Funktionsstörungen und selbst organischen Veränderungen reagieren können. Die während der Operation nötige Unterbrechung der Zirkulation, die unvermeidliche Abkühlung der Organe, die eminente Infektionsgefahr genügen an sich, um häufige Mißerfolge zu zeitigen. Dazu kommt noch, daß jede Transplantation mit Nervendurchschneidungen einhergeht, durch die die Funktion der Organe verändert wird und trophische Störungen auftreten können, daß es niemals gelingt, die Zirkulation wieder zu einer ganz normalen zu gestalten. Berücksichtigt man ferner noch die Tatsache, daß die meisten Transplantationen noch komplizierte, an sich schwer exakt ausführbare Nebenoperationen — so z. B. Nierentransplantationen eine Uretereinpflanzung — erfordern, daß das Arbeiten an den meistens sehr kleinen und tiefliegenden Blutgefäßen ganz besonders schwer ist, daß das Tier überdies zahlreichen anderen Gefahren (z. B. dem Operationsshock infolge der häufig notwendigen Eventration) ausgesetzt ist, so wird man die ungeheuren Schwierigkeiten einer solchen Operation begreifen.

Es dürfte sich empfehlen, der Besprechung der speziellen Transplantationsmethoden der einzelnen Organe einige allgemeine Erörterungen vorauszuschicken, welche Punkte zu berücksichtigen sind, um die zahlreichen eben erwähnten Fehlerquellen möglichst zu vermeiden.

Zunächst ist in dieser Beziehung nochmals zu betonen, daß die Vorbereitung der Tiere, die Durchführung der aseptischen Maßnahmen, die Nachbehandlung mit größter Sorgfalt zu geschehen hat. Sehr zweckmäßig ist es, in einem stark erwärmten Operationssaal zu arbeiten. Daß die Operation mit äußerster Geschwindigkeit gemacht werden muß, ist selbstverständlich.

Die Isolierung des zu transplantierenden Organes hat in der Weise zu geschehen, daß es zunächst aus seiner Umgebung herauspräpariert wird, so daß es nur mehr an seinen Gefäßen hängt. Diese werden auf eine weite Strecke hin freigelegt. Dann wird zuerst die Arterie, dann die Vene möglichst weit von dem Organ entfernt ligiert bzw., wenn eine Reimplantation beabsichtigt ist, abgeklemmt, so daß lange Gefäßstrecken mit dem Organ in Verbindung bleiben. Klemmt man zuerst die Vene ab, so kommt es zu einer venösen Stauung, die bei manchen Organen, speziell bei den Nieren (s. u.), schon in kürzester Zeit deletäre Folgen haben kann. Dann werden die beiden Gefäße ganz nahe dem Organ mit Gefäßklemmen (Serres fines oder dergl.) zugeklemmt und zwischen diesen und den Ligaturen nahe den letzteren durchschnitten.

Soll nicht eine Reimplantation an Ort und Stelle, sondern eine Transplantation an einen anderen Ort gemacht werden, so ist es nötig, den letzteren vor der Abklemmung der Organgefäße zur Gefäßnaht vorzubereiten, damit die Zirkulationsunterbrechung in dem Organ eine möglichst kurze wird. Ist es nötig, das exstirpierte Organ vor der Transplantation einige Zeit liegen zu lassen, so wird es am besten in mit Vaseline gefettete Seidenkompressen gehüllt und auf einem Thermophor oder dergl. vor Abkühlung bewahrt.

Von großer Wichtigkeit ist die Tatsache, daß das stagnierende Blut in den Organen während der Zirkulationsunterbrechung leicht koagulieren kann, so daß eine nachträgliche Wiederherstellung der Zirkulation nicht oder nur teilweise gelingt. Es wäre am naheliegendsten, die Organe von der Arterie her mit Kochsalz- oder Ringerscher Lösung zu durchspülen, um das Blut zu entfernen. Nun hat aber Guthrie[1]) durch besondere Versuche bewiesen, daß die Gewebe auf diese Weise sehr schwer geschädigt werden. Er klemmte bei einer großen Zahl von Katzen die Aorta vorübergehend oberhalb und unterhalb der Einmündungen der Nierenarterien ab und schwemmte das Blut aus den Nieren durch Kochsalzlösung, die durch einen Troikart in das abgeklemmte Stück der Aorta eingespritzt wurde, heraus; bei fast allen Tieren entwickelten sich früher oder später deutliche Symptome von Niereninsuffizienz, und sie gingen unter urämischen Erscheinungen zugrunde, selbst dann, wenn die zu dieser Durchspülung erforderliche Unterbrechung der Nierenzirkulation weit kürzere Zeit gedauert hatte, als für eine gewöhnliche Nierentransplantation erforderlich ist. Somit ist die einfache Zirkulations-

---

1) Guthrie, Blood vessel surgery. p. 238.

unterbrechung weniger gefährlich, als eine solche, die mit einer Durchspülung von Kochsalzlösung kombiniert wird.

Da somit eine Durchspülung mit Kochsalz- oder Ringerlösung nicht statthaft ist, andererseits die Koagulationsgefahr ebenfalls vermieden werden sollte, wäre es vielleicht gut, etwas von dem Blute des Tieres in einer Hirudinlösung aufzufangen und das Organ mit diesem ungerinnbar gemachten Blut zu durchspülen.

Von wesentlicher Bedeutung ist ferner die richtige Wahl der Gefäße, an die das zu transplantierende Organ angeschlossen werden soll. Es ist zu bedenken, daß der Anschluß eines Organes an andere Gefäße niemals die alten Zirkulationsbedingungen herstellen kann, indem die letzteren immer in bezug auf Weite, Dicke und Elastizität der Wandung, Blutdruck usw. von den eigenen Blutgefäßen des Organes verschieden sind. Dazu kommt, daß die geringste Aenderung in der Länge und Spannung der Gefäße ganz neue Bedingungen für die Zirkulation schafft. Es sei hier an die Untersuchungen von Roux[1]) erinnert, aus denen hervorgeht, daß die Konfiguration der Blutgefäße und ihrer Ursprungsstelle sowie ihre Verlaufsrichtung von bestimmten Gesetzen beherrscht werden, die darauf hinausgehen, die Verbreitung des Blutes unter der geringsten Reibung, also unter Verbrauch eines Minimums an lebendiger Kraft, zu ermöglichen. Es folgt daraus, daß jede Aenderung der Richtung eines Blutgefäßes wie der Form seiner Ursprungsstelle eine Erschwerung der Zirkulation mit sich bringt und daher möglichst vermieden werden sollte. Daß bei der Gefäßnaht keine Verengerungen erzeugt werden dürfen, ist selbstverständlich; unter Umständen werden die Methoden von Dobrowolskaja (siehe 2. Kapitel) ausgezeichnete Dienste leisten. Sind End-zu-Seit-Implantationen nötig, so kann man sich in geeigneten Fällen der „patching method" Carrels (s. 2. Kapitel) bedienen, deren Vorteile schon auseinandergesetzt wurden. Sind die Gefäße sehr klein, so ist es zweckmäßig, sie (z. B. bei den Schilddrüsenvenen) in das nächst größere Blutgefäß zu verfolgen und dieses nach Ligatur seiner sämtlichen übrigen Aeste zur Naht zu verwenden. Das Idealverfahren jedoch, durch das alle die eben erwähnten Fehlerquellen umgangen werden, ist die „Transplantation en masse" nach Carrel (s. Nierentransplantation, Abb. 172). Es besteht darin, daß man diejenigen großen Blutgefäße, in die die Organgefäße einmünden (also z. B. bei der Niere die Aorta und die Vena cava), zentral und peripher von der Einmündungsstelle

---

[1]) Roux, Gesammelte Abhandlungen. 1895. Bd. I. Nr. 2.

durchschneidet und die so isolierten Stücke der großen Gefäße samt den Organgefäßen und dem Organ exstirpiert. Die großen Gefäße werden dann beiderseits End-zu-End zwischen die Enden des entsprechenden durchschnittenen Gefäßes des Wirttieres implantiert. Dieses Vorgehen bietet ganz dieselben Vorteile wie die „patching method", jedoch in noch weit höherem Grade, da jede Schwierigkeit, die mit dem Operieren an einem kleinen Gefäß verbunden ist, wegfällt, die Gefahr der Verengerung und Thrombose auf ein Minimum reduziert wird und überdies die Einmündungsstellen der Organgefäße ganz entsprechend den oben gegebenen Vorschriften nicht verändert werden. Dazu kommt noch der bedeutende Vorteil, daß die Nervenfasern, die von den auf den großen Gefäßen liegenden Ganglien stammen, nicht durchschnitten werden, so daß die Gefahr trophischer Störungen bedeutend eingeschränkt wird. Nochmals sei hier an die Gefahr der Torsion bei Venennähten und die Methoden zu ihrer Vermeidung (s. 2. Kapitel) erinnert.

Auf die richtige Lagerung des transplantierten Organes muß sorgfältigst geachtet werden. Es darf weder gequetscht noch auch lose befestigt sein. Seine Lage ist derartig zu wählen, daß seine Gefäße keine Dehnung oder Abknickung erleiden. Daß speziell bei der Niere dafür zu sorgen ist, daß keine Abknickung oder Torsion des Ureters zustande kommt, ist selbstverständlich.

Etwa durchschnittene Nerven müssen genäht bzw. an andere angeschlossen werden, damit die Nervenfunktion möglichst schnell wieder in Gang kommt.

Von größter Wichtigkeit ist es ferner, daß das transplantierte Organ rasch in die Lage kommt, seine Funktionen wieder aufzunehmen. So dürfte z. B. die Elektrisierung der Muskeln eines transplantierten Gliedes, die Darreichung von diuretischen Mitteln nach Nierentransplantation die Chance für das Gelingen derselben wesentlich bessern. Dementsprechend scheint es auch wichtig zu sein, daß das transplantierte Organ möglichst schnell durch Exstirpation noch vorhandener gleicher Organe (z. B. nach Transplantation eines Schilddrüsenlappens durch Exstirpation des zweiten) zu intensivster Tätigkeit gezwungen wird. Halsted[1]) hatte bei freien Epithelkörperchentransplantationen in 61 % der Fälle Erfolg, wenn er die nicht transplantierten Epithelkörperchen gleichzeitig entfernte, dagegen keinen einzigen Erfolg, wenn er alle beließ. Allerdings ist dieser Anforderung nicht immer zu entsprechen, da z. B. eine eben transplan-

---

1) Halsted, Journ. of exper. Med. 1909. Vol. XI. No. 1.

tierte Niere im allgemeinen durch den Eingriff — wenn auch vorübergehend — zu sehr geschädigt ist, um die Funktionen für den Gesamtorganismus sofort allein übernehmen zu können. Dem eben Gesagten entspricht auch die von mehreren Experimentatoren gemachte Erfahrung, daß bei Viernierentieren, denen man die eigenen Nieren belassen und überdies zwei fremde implantiert hatte (s. u.), die letzteren immer ungewöhnlich schnell zugrunde gingen.

Schließlich noch ein Wort über die Resultate der Transplantationen mit Hilfe der Gefäßnaht. Unzweifelhafte Dauererfolge hat man bisher bei der Transplantation der Schilddrüse, Nieren, Milz und Ovarien gehabt. Die Reimplantation von Gliedern hat bisher zu keinen Dauererfolgen geführt, doch scheinen die bisherigen Resultate zu Hoffnungen zu berechtigen. Ob es gelingen wird, Organe frei zu transplantieren, die — wie die Muskeln — von der Nerventätigkeit im höchsten Maße abhängig sind, ist zweifelhaft. Transplantationen des Darmes sind bisher nicht gelungen, da dieser offenbar gegen Zirkulationsunterbrechungen ganz besonders empfindlich ist. Wir werden jedoch unten Gelegenheit haben, zu berichten, daß es auch schon Methoden gibt, Organtransplantationen ganz ohne Unterbrechung des Blutstromes auszuführen. Vielleicht wird es auf einem ähnlichen Weg gelingen, auch Autotransplantationen des Darmes, die z. B. zum Ersatz einer Speiseröhre von größter praktischer Bedeutung werden könnten, erfolgreich auszuführen.

Es soll nunmehr zur Besprechung der Transplantation der einzelnen Organe übergegangen werden. Dabei sollen die Methoden der Homoiotransplantation und der Autotransplantation in gleicher Weise berücksichtigt werden, da erstere trotz ihrer mangelhaften Erfolge nicht allein ein hohes wissenschaftliches Interesse besitzen, sondern — wie oben auseinandergesetzt wurde — vielleicht auch eine praktische Bedeutung gewinnen werden. Uebrigens sind die Methoden der Auto- und Homoiotransplantation im Prinzip die gleichen.

Wir beginnen mit der

Transplantation der Nieren.

Ullmann[1]) versuchte als erster die Autotransplantation einer Niere. Er legte dieselbe frei, durchschnitt die Arteria und Vena renalis nahe an der Aorta bzw. Vena cava und verpflanzte das Organ in die Halsgegend, indem er die Arteria renalis mit der Karotis und die Vena renalis mit der Vena jugularis mit Hilfe von Payrschen

---

1) Ullmann, Wiener klin. Wochenschr. 1902.

Prothesen anastomosierte. Der Ureter wurde in die Haut verpflanzt. 5 Tage lang konnte das Ausfließen von Urin aus dem Ureter beobachtet werden. In einer etwas später erschienenen Arbeit berichtete er, daß er die Niere eines Hundes mit Erfolg auf den Hals eines anderen übertrageu habe, und weiterhin, daß es ihm auch gelungen sei, die Niere einer Ziege auf den Hals eines Hundes zu verpflanzen. In den beiden letzteren Fällen soll Harn sezerniert worden sein. Ausführliche Publikationen erschienen von diesem Autor nicht und namentlich bleibt er die Auskunft über das weitere Schicksal der transplantierten Nieren schuldig.

v. Decastello[1]) exstirpierte einem Hunde eine Niere und implantierte an die Stelle derselben diejenige eines zweiten. Das Tier starb nach 40 Stunden, die Niere und der Ureter waren nekrotisch, der Harn enthielt zahlreiche Zylinder und viel Albumen.

Exner[2]), sowie Carrel und Morel[3]) versuchten 1902 die autoplastische Nierentransplantation ohne Erfolg. Letztere, die bereits mit der Carrelschen Naht arbeiteten, hatten durch Wundkomplikationen Mißerfolge, doch entleerte der Ureter eine harnähnliche Flüssigkeit und die Autoren konnten sich von der Wiederherstellung der Zirkulation in den transplantierten Nieren überzeugen.

Charles Beck[4]) hatte bei seinen Transplantationsversuchen mit Hilfe der Murphyschen Invaginationsmeth ode ausschließlich Mißerfolge.

Floresco[5]) machte ausgedehnte Transplantationsversuche an Nieren. Zunächst verpflanzte er solche in die Inguinalgegend, indem er die Nierenarterie mit der Arteria, die Nierenvene mit der Vena femoralis durch fortlaufende Naht anastomosierte; diese wurden schon nach einem Tage nekrotisch. Er erklärte sich dies nicht durch die damals noch nicht erwiesene Unmöglichkeit einer homoioplastischen Transplantation, sondern glaubte den Mißerfolg darauf zurückführen zu sollen, daß die Inguinalgegend für die Transplantation ungeeignet sei. Er verpflanzte daher später Nieren homoioplastisch in die Halsgegend und konnte bis zum 7. Tag Urinsekretion konstatieren. Dann trat Nekrose ein und die Versuche mußten abgebrochen werden. Weiterhin exstirpierte er Hunden ihre Nieren und pflanzte an die Stelle derselben solche anderer Hunde ein; abermals Nekrose nach 2—3 Tagen. Nunmehr kam er zur Ansicht, daß die Mißerfolge auf die Koagulation von Blut in den Nierengefäßen zurückzuführen seien und durchspülte

---

1) v. Decastello, Wiener klin. Wochenschr. 1902.
2) Exner, Wiener klin. Wochenschr. 1902. Nr. 11.
3) Carrel u. Morel, Lyon méd. 1902.
4) Beck, Charles, s. Carrel, Arch. f. klin. Chir. Bd. 88. S. 380.
5) Floresco, Arch. de Physiol. et Path. générale. 1905. T. 7. p. 27 et 47.

daher die Nieren vor der Transplantation mit Ringer-Lockescher Lösung; da auch dies nichts half, versuchte er durch Anwendung gerinnungshemmender Mittel bei Homoiotransplantationen bessere Resultate zu erhalten, doch führten auch diese Versuche — wie nach unseren heutigen Kenntnissen durchaus begreiflich erscheint — zu keinem Dauerresultat. Die längste Beobachtungszeit, nach der eine transplantierte Niere makroskopisch noch normal erschien, betrug 16 Tage.

1905 nahm Carrel im Verein mit Guthrie[1]) seine Untersuchungen über Nierentransplantation wieder auf. Er verpflanzte die Niere eines kleinen Hundes autoplastisch in die Halsgegend. Am 3. Tage wurde die verpflanzte Niere sowohl wie die in der Bauchhöhle zurückgelassene freigelegt und besichtigt. Die transplantierte Niere war größer und röter als die normale, die Arterien der ersteren pulsierten ebenso kräftig wie diejenigen der letzteren. Die transplantierte Niere schied fünfmal mehr Urin aus, als die nichttransplantierte. Weiterhin führten sie Nierenreimplantationen in der Weise aus, daß sie die Nierengefäße mit Hilfe der bereits früher besprochenen „patching method" in die Aorta bzw. Vena cava anderer Tiere implantierten. Als Implantationsstelle wurde die Gegend zwischen dem Abgang der Renal- und Genitalgefäße gewählt. Die Operation wurde 14 mal ausgeführt. Es traten zwar nie obturierende Thrombosen an der Nahtstelle auf, wohl aber gab es Veränderungen in der Richtung und Lage der Blutgefäße, leichte Torsionen, ferner perivenöse Verhärtungen. Dementsprechend fanden sich häufig mehr oder weniger intensive Stauungserscheinungen. Immerhin aber blieben die homoioplastisch transplantierten Nieren auffallend lange erhalten. So erschien an einer von Carrel und Guthrie 1906 auf dem Kongreß der British Medical Association in Toronto demonstrierten Katze eine transplantierte Niere noch nach 3 Monaten annähernd normal; schließlich aber trat doch in allen Fällen Degeneration der homoioplastisch transplantierten Organe ein.

Noch im gleichen Jahre erfanden Carrel und Guthrie die „Transplantation en masse". Das Prinzip dieser Operationsmethode und seine Vorzüge wurden schon oben auseinandergesetzt; die genaue Beschreibung der Technik folgt weiter unten. Gerade bei der Nierentransplantation bietet sie den großen Vorteil, daß die Nervenleitung zwischen den vor der Aorta liegenden Ganglienzellen und den Nieren keine Unterbrechung erleidet. Gleich der erste Versuch zeigte, daß die übertragenen Nieren wenigstens einige Tage hindurch funktionieren

---

1) Carrel u. Guthrie, Compt. rend. de la soc. de biol. 1905. T. II. p. 669; Journ. of the Americ. med. Assoc. 1906. Vol. 47. p. 1648; Compt. rend. de la soc. de biol. 1906. T. I. p. 465.

können. Es wurden einer kleinen Hündin die Nieren eines anderen größeren Hundes eingepflanzt. Die Unterbrechung der Zirkulation dauerte 1½ Stunden, die Nieren färbten sich sofort nach der Freigabe des Blutstromes normal, und es ergoß sich Harn aus den Harnleitern der implantierten Nieren. Danach wurden die beiden eigenen Nieren der Hündin exstirpiert; das Tier urinierte schon im Laufe des Nachmittags reichlich und befand sich 8 Tage lang in ausgezeichneter Verfassung. Der Urin war in dieser Zeit hellgelb und frei von Blut, und enthielt nur geringe Mengen Albumen. Am 9. Tag verweigerte das Tier die Nahrungsaufnahme und fing an zu brechen; es wurde eine Laparotomie vorgenommen und ein Ileus sowie eine einseitige Hydronephrose konstatiert. Das Tier starb kurze Zeit nachher.

Es wurden noch mehrere Operationen dieser Art gemacht, doch gelang es zunächst nicht, bessere Erfolge zu erzielen.

1907 nahm Carrel seine Versuche der Nierentransplantation en masse am Rockefellerinstitut in New York wieder auf und führte eine große Zahl von derartigen Operationen — hauptsächlich an Katzen — aus. Regelmäßig wurde konstatiert, daß die transplantierten Nieren ihre Funktion sehr rasch — in einem Teil der Fälle schon intra operationem — wieder aufnahmen. Der Urin war stets reichlich und enthielt anfangs immer etwas Albumen, das aber später verschwand. Sehr interessant ist, daß diese en masse transplantierten Nieren, deren Nervenbahnen also — wenigstens zum Teil — erhalten waren, häufig einen dunkeln und konzentrierten Harn sezernierten, während eine einfach — also unter Durchschneidung aller Nervenbahnen — transplantierte Niere anfangs immer einen stark diluierten, hellen Urin sezernierte, wie er für Nieren mit erschlafften Gefäßen charakteristisch ist. Keine der Katzen starb unter Erscheinungen einer Niereninsuffizienz, die Urinsekretion war vielmehr bei allen bis zum Tode normal. Doch gingen die Tiere sämtlich nach einigen Wochen an verschiedenen akzidentellen Erkrankungen zugrunde. Zwei Katzen, denen die eigenen Nieren exstirpiert und solche anderer Katzen implantiert worden waren, befanden sich 20 Tage nach der Operation völlig wohl, dann begannen sie jedoch zu kränkeln und starben, die eine 31, die andere 36 Tage nach der Operation. Bei der Autopsie waren makroskopisch keinerlei Veränderungen zu erkennen. Bei einem Tier zeigten sich atheromähnliche Veränderungen der Aorta.

Heterotransplantationen, die schon vorher Jaboulay (s. unten) am Menschen erfolglos versucht hatte, gelangen Carrel auch am Tier nicht. So fand er, daß eine von einem Kaninchen auf eine Katze übertragene Niere schon nach wenigen Wochen völlig resorbiert war.

Aus diesen Versuchen ging hervor, daß eine transplantierte Niere jedenfalls ihre Funktion wieder in vollem Umfange aufnehmen und mehrere Wochen normal arbeiten kann. Da er sich jedoch auf Grund seiner bisherigen Experimente weder davon überzeugen konnte, ob eine — sei es homoioplastisch oder autoplastisch — transplantierte Niere sich überhaupt dauernd normal erhalten kann — es war an die Möglichkeit zu denken, daß sich erst nach längerer Zeit Schädigungen zeigen könnten —, noch auch ob in dieser Beziehung zwischen homoioplastischen und autoplastischen Transplantationen Unterschiede bestehen, nahm er nunmehr eine Reihe ganz einfacher autoplastischer Reimplantationen von Nieren an Ort und Stelle vor, um die genannten Fragen ihrer Lösung entgegenzuführen und gleichzeitig die Technik dieser Operationen weiter auszuarbeiten. Er ging so vor, daß er die linke Niere exstirpierte, sie dann durch Herstellung von End-zu-End-anastomosen zwischen den an der Aorta und Vena cava verbliebenen und den an der Niere hängenden Enden der Arteria und Vena renalis reimplantierte und die rechte Niere exstirpierte, so daß die reimplantierte Niere die gesamten Funktionen allein zu übernehmen hatte (technische Details s. u.). Die Exstirpation der zweiten Niere wurde teils sofort, teils ungefähr 2 Wochen nach der Reimplantation der ersten vorgenommen.

Die Tiere kamen unmittelbar nach der Operation in einen Käfig, der mit Heißluft von ungefähr 30° C erwärmt war und erst später, wenn sie völlig erwacht waren, wurden sie in einen gewöhnlichen Käfig gebracht. Sie erhielten die gewöhnliche Nahrung von Fleisch, Suppe, Wasser und Milch. Nach 6 bis 8 Tagen wurde der Verband abgenommen und das Tier frei herumlaufen gelassen.

Es wurden im ganzen 6 Tiere in dieser Weise operiert[1]), davon starb eines, ein alter arteriosklerotischer Hund, kurz nach der Operation an Pneumonie, ein Hund mußte infolge ausgedehnter Lungentuberkulose 21 Tage nach der Operation getötet werden, 2 gingen infolge Verengerung der Ureteranastomose am 17. bzw. 21. Tage nach der Operation zugrunde, einer an einer aszendierenden Pyelitis, einer blieb dauernd am Leben. Carrel[2]) berichtet in einer neuen, vor kurzer Zeit erschienenen Arbeit über das endgültige Schicksal dieses Hundes, und da dies die längste bisherige Beobachtung einer Nieren-

---

1) Carrel, Langenbecks Archiv. 1909. Bd. 88. S. 374.
2) Carrel, Journ. of exper. med. 1911. Vol. 14. No. 2.

reimplantation darstellen dürfte, sei es gestattet, die Krankengeschichte dieses Tieres in extenso wiederzugeben:

Mittelgroße junge Hündin. Operation am 6. Februar 1908; Dauer der Zirkulationsunterbrechung 50 Minuten. Exstirpation und Reimplantation der linken Niere. Am 7. Februar befindet sich das Tier vollkommen wohl. Am 19. Februar wird die rechte Niere exstirpiert. Schon 6 Stunden nachher reichliche Urinsekretion. Am 20. Februar wird der Urin völlig normal gefunden, kein Eiweiß. März 1909 wirft die Hündin 11 Junge, im Dezember 1909 abermals 3. Mai 1910: tadelloser Gesundheitszustand, Juli 1910: das Tier stirbt unter den Erscheinungen eines Ileus. Die Sektion (Dr. Auer) zeigte, daß keine Verengerung, keine Thrombose der Blutgefäße vorhanden war, die Fäden an der Nahtstelle waren nicht mehr zu sehen, der Ureter und die Nieren erschienen völlig normal und auch die mikroskopische Untersuchung der Nieren ließ nicht die geringsten pathologischen Veränderungen erkennen.

Die Gefäßanastomosen waren bei den 5 anderen Tieren, die 3, 17, 31, 50 und 65 Tage nach der Operation zur Autopsie kamen, sämtlich einwandsfrei gelungen und hatten zu keiner Verengerung geführt. An denjenigen Tieren, bei denen es zu Stauungen im Nierenbecken gekommen war, bestanden natürlich die Erscheinungen einer interstitiellen Nephritis und einer beginnenden Nierenatrophie; dagegen fehlten Erscheinungen, die auf eine Blutstauung im Bereiche der Nieren hätten schließen lassen, völlig. Die Urinsekretion der reimplantierten Nieren war vollkommen ausreichend, doch trat — wenigstens bei den Fällen, wo gleichzeitig die andere Niere exstirpiert wurde — anfangs stets etwas Albumen auf.

Mittlerweile hatte Stich[1] in Gemeinschaft mit Makkas und Capelle eine Reihe autoplastischer und homoioplastischer Nierentransplantationen ausgeführt. Auch sie begannen mit der Implantation der Nieren in das Halsdreieck desselben oder anderer Hunde und Verpflanzung des Ureters in die Haut, doch gingen ihnen die Tiere, trotzdem sie zunächst reichliche Mengen von Urin sezernierten, spätestens im Laufe von 10 Tagen an Pyelonephritis zugrunde. Sie wählten daher ein anderes Verfahren, nämlich die Anastomosierung der Gefäße der exstirpierten Niere mit den Iliakalgefäßen und Implantation des Ureters in die Blase.

Sie führten nur einen solchen Versuch aus und exstirpierten die andere Niere nicht. Das Tier lebte 3 Wochen nach der Operation,

---

[1] Stich, Langenbecks Archiv. 1907. Bd. 83. S. 494.

der Urin war anfänglich blutig, wurde jedoch rasch klar. Die Untersuchung post mortem zeigte als Todesursache Bauchdeckenabszesse und Peritonitis. Die Gefäße waren glatt verheilt, doch war die Vene an der Anastomosenstelle ziemlich stark verengt; es fanden sich keinerlei Degenerationserscheinungen der transplantierten Niere. Verschiedene Versuche der Transplantation en masse führten zu keinem befriedigenden Ergebnis.

Unger[1]) machte bei 50 Katzen und 20 Hunden Massentransplantationen (technische Details s. u.). Eine Dogge, deren Nieren durch diejenigen eines Foxterriers ersetzt worden waren, sezernierte gleich in der ersten Nacht 300 ccm leichtblutigen Urins. Das Tier befand sich 14 Tage lang völlig wohl, der Harn enthielt Spuren Eiweiß, Eiterkörperchen und Erythrozyten, aber keine Zylinder. Vom 14. Tage an Durchfälle und Erbrechen, am 18. Tage Tod. Die zentralen Nahtstellen der Aorta und Kava waren frei von Thromben, dagegen fanden sich solche an den peripheren Nahtstellen. Die histologische Untersuchung der Nieren ergab ausgedehnte Nekrose und zahlreiche Blutungen. Auch bei zahlreichen anderen Versuchen konnte Unger sich davon überzeugen, daß die homoioplastisch transplantierten Nieren zunächst einwandsfrei funktionieren können. Eine Katze, der er zwei Nieren implantierte und dazu die eigenen beließ (Viernierentier) (Abb. 172) lebte 10 Tage lang. Die implantierten Nieren zeigten Erscheinungen schwerer Nephritis.

Heterotransplantationen gelangen Unger nicht, ebenso wenig ein Versuch, ein schwer nierenleidendes 21jähriges Mädchen in der Weise zu retten, daß er ihr die Niere eines 10jährigen Schweinsaffen implantierte. Er ging so vor, daß er die beiden Nieren des Affen samt Segmenten der Aorta und Cava exstirpierte und nach Art der Transplantation en masse zwischen die Enden der durchschnittenen Arteria und Vena femoralis implantierte. Der Ureter wurde in die Haut eingepflanzt. Die Patientin starb 32 Stunden nach der Operation. Der Blutkreislauf in den implantierten Nieren war erhalten geblieben, die Nieren machten einen lebensfrischen Eindruck, doch ist es unklar, ob sie funktioniert hatten.

Analoge Versuche, nierenkranke Menschen durch Implantation von Tiernieren zu retten, machte auch Jaboulay[2]). Er übertrug einmal eine Ziegen-, ein anderes Mal eine Schweinsniere auf die Ellbogengegend der Kranken und anastomosierte die Nierengefäße mit der

---

1) Unger, Versammlung Deutscher Naturforscher u. Aerzte 1908; ferner Berliner klin. Wochenschr. 1909. S. 367 u. 1057 u. 1910. Nr. 13.
2) Jaboulay, Lyon médical. 1907.

Arteria brachialis und der Vena cephalica. Die Nieren wurden jedoch nekrotisch und mußten nach drei Tagen wieder entfernt werden.

Borst und Enderlen[1]) führten autoplastische und homoioplastische Nierentransplantationen aus, und zwar anastomosierten sie die Nierengefäße meistens mit den Milzgefäßen, da sie die Wiedervereinigung der durchschnittenen Nierengefäße an Ort und Stelle für zu schwierig hielten. Die Milz des Hundes wird durch zwei größere Aeste mit arteriellem Blut versorgt, deren größerer zur Anastomose verwendet wurde. Eine Splenektomie erwies sich als unnötig, die

Abbildung 172.

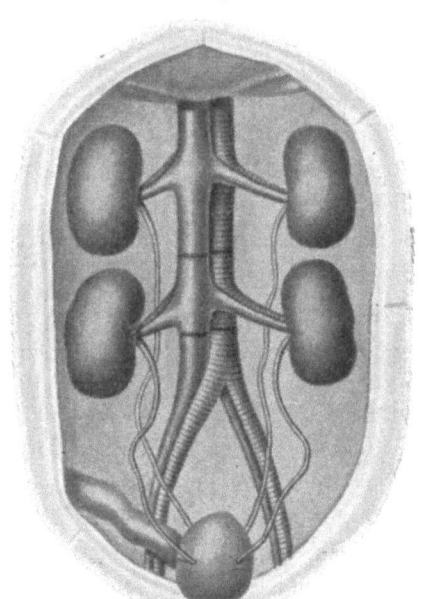

Viernierentier nach Enderlen (Münchener med. Wochenschr. 1910. Nr. 36).

Niere ließ sich recht gut an die Milz fixieren und war so gegen Verlagerungen und dergleichen geschützt. Der Ureter wurde mit einem doppelt armierten Faden durch einen kleinen Schlitz in die Blase gezogen. Die Fadenenden wurden, nachdem sie die Blase passiert hatten, über der Serosa geknüpft und schließlich wurde der Blasenschlitz um den Harnleiter herum sorgfältig vernäht. Ferner führten sie eine Reihe von Homoiotransplantationen en masse aus und beließen in einigen Fällen den Tieren gleichzeitig ihre eigenen Nieren,

---

1) Borst und Enderlen, Deutsche Zeitschr. f. Chir. Bd. 99. 1909. S. 135.

so daß sie nunmehr vier Nieren besaßen (Abb. 172). Sie führten im ganzen 14 Nierentransplantationen aus, darunter 8 Autotransplantationen und 6 Homoiotransplantationen. Unter den Tieren, denen eine ihrer Nieren exstirpiert, die andere hingegen reimplantiert wurde, lebte eines noch nach 118 Tagen und zeigte keinerlei Krankheitserscheinungen. 2 Tiere gingen unmittelbar nach der Operation zugrunde. Die übrigen Tiere starben nach einiger Zeit an verschiedenartigen Komplikationen. Die Viernierentiere lebten sämtlich nicht lange, und auch bei den Homoiotransplantationen mit Anschluß der Niere an die Milzgefäße (2 Fälle) starb das eine ganz schnell, das andere nach 14 Tagen an Nekrose der Niere.

Villard und Tavernier[1]) haben neuerdings über ihre Resultate nach Nierentransplantationen berichtet. Einem Hunde wurde eine Niere exstirpiert und analog dem Verfahren anderer Autoren in die Halsgegend transplantiert, indem das Ende der Nierenarterie mit dem zentralen Ende der Karotis und dasjenige der Nierenvene mit der Vena jugularis anastomosiert wurde; der Ureter wurde in die Haut verpflanzt. Die Unterbrechung der Zirkulation in der Niere dauerte $1\frac{1}{2}$ Stunden. Sie schied reichlich Urin aus, der in den ersten Tagen kleine Mengen Eiweiß enthielt. 56 Tage nach der Operation wurden noch große Mengen Urin ausgeschieden, der 2,8 % Harnstoff enthielt und in dem kein Eiweiß mehr nachzuweisen war. Ein anderer in gleicher Weise operierter Hund, starb 68 Tage nach Ausführung der Operation. Bei der Autopsie zeigte die Niere makroskopisch keinerlei pathologische Veränderungen, mikroskopisch fanden sich die Zeichen einer Nephritis leichtester Art und eine Verdickung der Kapsel.

Zaaijer[2]) berichtet über eine große Zahl von autoplastischen und homoioplastischen Nierentransplantationen bei Hunden. Die Nieren wurden nach dem Verfahren von Stich an die Iliakalgefäße angeschlossen und der Ureter in die Blase implantiert. Bei einem Hunde wurde die nicht transplantierte Niere 83 Tage nach der Operation entfernt. Die transplantierte Niere funktionierte einwandsfrei und das Tier war nach 2 Jahren noch am Leben.

Ein Ueberblick über die soeben referierten Arbeiten lehrt, daß heteroplastische Nierentransplantationen absolut nicht möglich sind. Bei homoioplastischen Transplantationen können die Nieren reichliche Mengen fast normalen Urins sezernieren und sich einige Wochen lang erhalten; über Dauererfolge nach homoioplastischen Transplan-

---

1) Villard und Tavernier, Presse méd. 1910. Vol. 18. No. 52.
2) Zaaijer, Ref. Deutsche med. Wochenschr. 1908. Nr. 41, ferner Zentralbl. f. Chir. Bd. 38. S. 1283.

tationen ist jedoch bisher nicht berichtet worden und es besteht gegenwärtig auch keine Chance, solche zu erzielen. Die autoplastischen Transplantationen können unzweifelhaft zu Dauerresultaten führen, doch sind die Statistiken der Experimentatoren — wie bei der immensen Schwierigkeit dieses Eingriffes nicht verwunderlich ist — bislang sehr schlechte. Die zahlreichen Mißerfolge waren einerseits durch Thrombosen, Abknickungen, Verengerungen der Blutgefäße, andererseits durch das Mißlingen der Ureteranastomosen bedingt.

Um zu einem Urteil über die Chancen einer autoplastischen Nierentransplantation zu gelangen, ist es zunächst nötig, die Konsequenzen zu untersuchen, die eine Unterbrechung bzw. Aenderung der Nierenzirkulation nach sich zieht. Daß eine kurzdauernde Kompression beider Nierengefäße — also eine komplette Unterbrechung der Nierenzirkulation — keine deletären Folgen hat, ist einerseits durch zahlreiche klinische Erfahrungen, andererseits durch viele experimentelle Untersuchungen festgestellt. So fanden Eisendrath und Strauss[1]) bei Versuchen an Kaninchen, daß eine Kompression der beiden Nierengefäße von 30 Minuten Dauer nur geringe Veränderungen der Nieren setzt, eine solche von 55 Minuten jedoch bereits zu ziemlich erheblichen parenchymatösen Degenerationen und interstitieller Infiltration mit Rundzellen Veranlassung gibt. Ein Verschluß von 1 bis 2 Stunden führt zu dauernden Degenerationszuständen und Koagulationsnekrose des Parenchyms, ferner zu schweren interstitiellen Veränderungen.

Sehr deletär wirkt hingegen die Kompression der Nierenvenen allein. Wenn auch die Berichte von Chirie und Mayer[2]), wonach eine nur wenige Minuten andauernde Kompression der Nierenvenen zum Tode der Tiere unter urämischen Erscheinungen führt, nicht ganz den Tatsachen entsprechen, so kann es doch als sichergestellt betrachtet werden, daß eine Abklemmung der Nierenvene allein sehr rasch zu Blutungen und schweren Degenerationszuständen führt; davon konnten auch Wilhelm Israel und ich uns gelegentlich unserer Versuche über Neoimplantation der Vena renalis an eine andere Stelle der Vena cava überzeugen[3]). Diese Versuche sind zwar nicht zu den Experimenten über Nierentransplantation bzw. Reimplantation zu zählen, da wir nur die Nierenvenen durchschnitten und reimplantierten, die Arterie hingegen intakt ließen und die Niere nicht aus ihrem Bett

---

[1] Eisendrath und Strauss, Journ. of the american med. ass. Vol. 55. No. 27. 1910.
[2] Chirie und Mayer, Compt. rend. de la soc. de biol. 1907. I. 598.
[3] Jeger und Israel, Langenbecks Archiv. Bd. 100. Heft 3. 1913.

entfernten. Da jedoch bei dieser Operation die gleichen Schwierigkeiten zu überwinden sind, wie bei Nierentransplantationen und demgemäß unsere Erfahrungen in zahlreichen bedeutungsvollen Punkten auch für das Gelingen zukünftiger Versuche auf dem Gebiet der Nierentransplantation von Wert sein dürften, ist es wohl das Richtigste, sie im Anschluß an die anderen oben besprochenen Untersuchungen über Nierentransplantation abzuhandeln. Wir gingen bei unseren Versuchen von folgenden Tatsachen aus:

Bekanntlich kommt es bei der Exstirpation großer Nierentumoren nicht selten zu einer Anreißung der Vena cava. In manchen Fällen gelingt es nun den Riß in der Vene durch seitliche Gefäßnaht zu verschließen; über einen solchen Fall hat kürzlich Bornhaupt[1]) berichtet. Meistens aber bleibt in solchen Fällen nichts übrig, als die Blutung schnell durch Anlegen von Klemmen zu verschließen, wobei es leicht zu einem kompletten Verschluß der Vena cava kommen kann. Nun braucht ein solcher Verschluß der Cava, wenn er peripher von den Nierenvenen zu liegen kommt, keine nachhaltigen schädlichen Folgen zu haben. Wird die Cava jedoch kardial von beiden Nierenvenen ligiert und überdies noch eine Niere exstirpiert, so geht das betreffende Individuum — offenbar infolge der hochgradigen Stauung in den Nieren und der mangelhaften Blutzufuhr zum Herzen — in kürzester Zeit zu Grunde. Wir legten uns nun die Frage vor, ob diese deletären Folgen einer Ligatur der Cava nicht dadurch zu beseitigen wären, daß man die Vene der noch vorhandenen Niere an ihrer Einmündungsstelle in die Cava durchschneidet und sie kardial von der Ligaturstelle wieder End-zu-Seit in die Cava reimplantiert. Es ist uns nicht gelungen, dieser Aufgabe auf diesem Wege gerecht zu werden, da die Tiere nach Exstirpation einer Niere, Ligatur der Cava und Transplantation der Vene der anderen Niere sehr schnell zugrunde gingen. Wir haben später diese Aufgabe in der Weise lösen können, daß wir die Ligaturstelle der Cava mit einem frei transplantierten Stück der Jugularis überbrückten (s. 6. Kapitel). Dagegen gelang es uns, die Vene einer Niere mit einer anderen Stelle der Cava zu anastomosieren, ohne die Funktion der Niere dauernd zu beeinträchtigen.

Im Detail gestaltet sich unsere Technik folgendermaßen:

Das Tier wurde auf dem Rücken liegend festgebunden, unter die Wirbelsäule ein Kissen geschoben. Großer medianer Laparotomieschnitt. Die Därme wurden eventriert, in zwei sterile Tücher ein-

---

1) Bornhaupt, Ref. Zentralbl. f. Chir. 1912. S. 238.

gepackt und auf einen Thermophor gelagert. Dann wurde die Nierenvene der betreffenden Seite vom Nierenhilus bis zu ihrer Einmündung in die Cava freipräpariert. Hierauf wurde auch die Nierenarterie freigelegt (es finden sich häufig zwei Arterien!) und mit einem Faden

Abbildung 173.

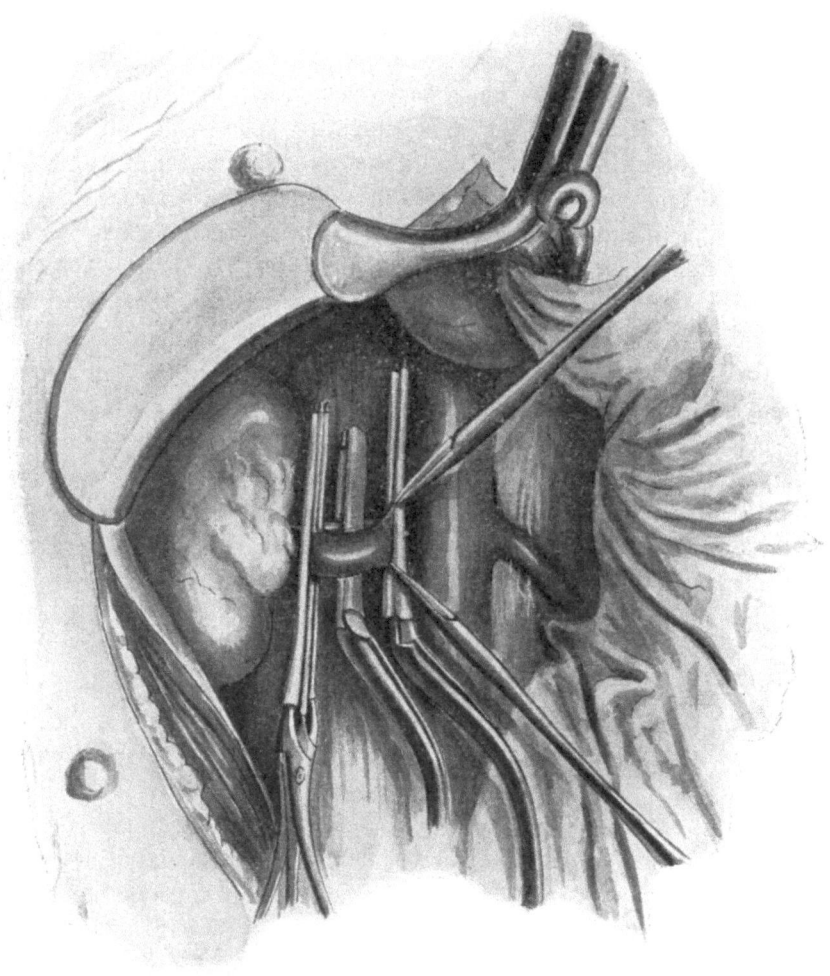

angeschlungen. Nunmehr wurde eine Stelle der Seitenwand der Cava für die spätere Reimplantation der Nierenvene vorbereitet. Wir wählten in einem Teil der Versuche einen bis zu $1^1/_2$ cm oberhalb, in anderen Fällen einen unterhalb der normalen Einmündungsstelle der Nierenvene gelegenen Punkt der Cava zur Reimplantation. Nunmehr wurde die Nierenarterie mit einer Höpfnerklemme zugeklemmt, die Nierenvene ganz nahe dem Nierenhilus mit einer schmalen Jegerschen Klemme gefaßt, hierauf hart an ihrer Einmündungsstelle in die Cava ligiert und unmittelbar davor schräg durchtrennt (Abb. 173, 174, 175). Die Reimplantation der Nierenvene in die Cava wurde teils mit Hilfe der von uns angegebenen Nahtmethode (s. S. 75—78, Abb. 92—96), teils nach der von Lampl und mir ausgearbeiteten Methode der

Abbildung 174.

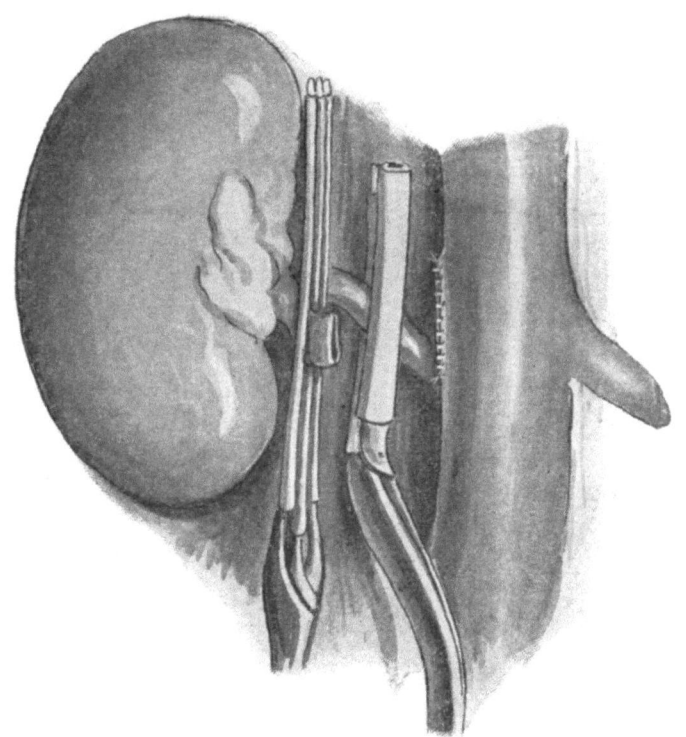

End-zu-Seit-Implantation mit modifizierten Payrschen Prothesen (s. S. 73—75, Abb. 84—90) ausgeführt. Erstere Methode bot den Vorteil größerer Exaktheit und größerer Sicherheit gegen Thrombose, letztere hingegen ist unverhältnismäßig leichter und sehr schnell (binnen 10 Minuten) ausführbar.

Es wurden im ganzen 23 derartige Transplantationen gemacht. In einem Teil der Fälle wurde die Vene der einen Niere transplantiert und gleichzeitig die andere Niere exstirpiert, bei einer zweiten Gruppe von Versuchen wurde die Exstirpation der zweiten Niere erst längere

Zeit nach der Transplantation der Vene der ersten Niere vorgenommen; wieder bei anderen wurden in derselben Sitzung beide Nierenvenen — die linke nach oben, die rechte nach unten — transplantiert. Abb. 176 stellt eine Transplantation der rechten Nierenvene nach oben, der linken nach unten durch Naht 13 Tage post operationem dar; Abb. 177 dieselbe Operation mit Hilfe Payrscher Ringprothesen 20 Tage post operationem. Es zeigte sich uns, daß die Transplantation einer Nierenvene und die gleichzeitige Exstirpation der anderen Niere meistens rasch zum Tode führt, da die Niere offenbar durch die während der Operation nötige Unterbrechung der Zirkulation doch so weit geschädigt war, daß sie unmittelbar nachher nicht imstande war, die

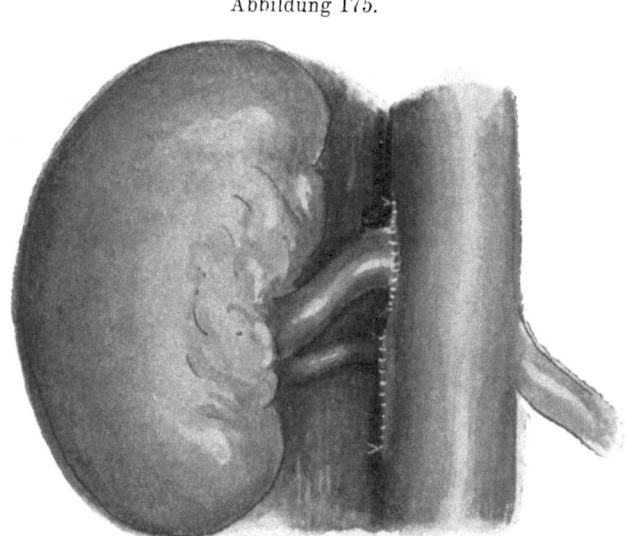

Abbildung 175.

Funktion beider Nieren zu übernehmen. Diese Befunde entsprechen ganz und gar denjenigen von Lespinasse[1]), der bei Hunden eine Niere entfernte und in der gleichen Sitzung die Arterie der anderen Niere durchschnitt und End-zu-End wieder vereinigte. Alle in dieser Weise operierten Tiere gingen mit Ausnahme eines einzigen an der Operation zugrunde. In einer anderen Serie von Versuchen wurde ebenfalls die Nierenarterie einer Seite durchschnitten und wieder vereinigt, die andere Niere jedoch erst 10 Tage später entfernt. Diese Tiere blieben sämtlich am Leben.

---

1) Lespinasse, Journal of the American medical assoc. 1910. Vol. 55. p. 2209.

Es ist durchaus begreiflich, daß wir in den Fällen, wo an der Vene der einen Niere operiert und gleichzeitig die andere Niere ex-

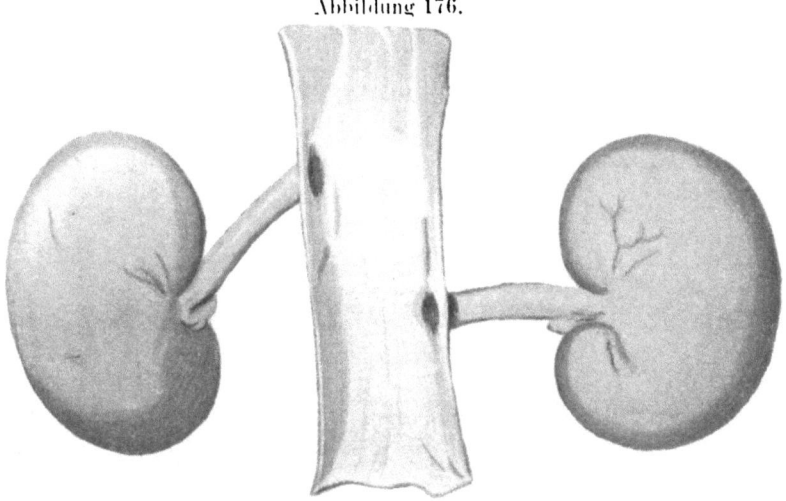

Abbildung 176.

Verpflanzung der rechten Nierenvene nach oben, der linken nach unten durch Naht, nach Jeger und Israel. (Langenbecks Archiv. 1913. Bd. 100. H. 3.)

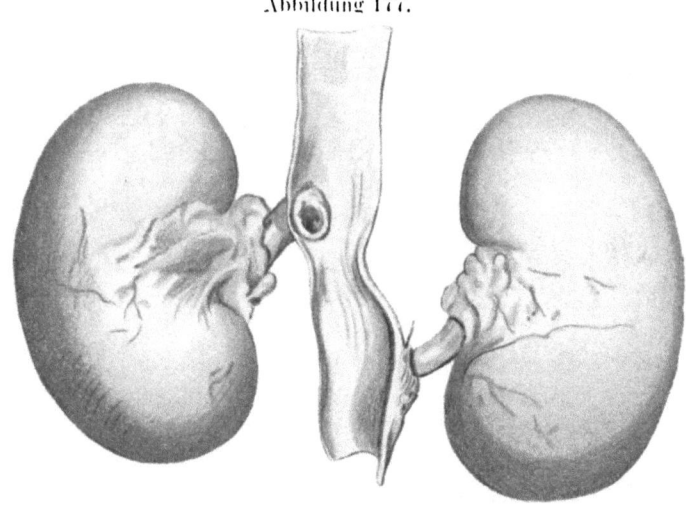

Abbildung 177.

Verpflanzung der rechten Vena renalis nach oben, der linken nach unten mit Payrschen Ringprothesen, nach Jeger und Israel. (Langenbecks Archiv. 1913. Bd. 100. H. 3.)

stirpiert wurde, unter Anwendung der Prothesenmethode die besten Resultate hatten, da bei Verwendung derselben die Dauer der Abklemmung und dementsprechend die Schädigung der zurückbleibenden

Niere sehr gering war. Wenn hingegen die Exstirpation der zweiten Niere erst sekundär vorgenommen, oder an beiden Nierenvenen operiert wurde, bewährte sich die Nahtmethode ausgezeichnet. Es gelang uns, 2 Hunde dauernd (zur Zeit der Publikation dieses Buches 8 bzw. 9 Monate nach der Operation; s. Abb. 178) am Leben zu erhalten. Bei dem links abgebildeten hatten wir die beiden Nierenvenen, die eine etwa $1^1/_2$ cm kardial-, die andere ebensoweit kaudalwärts von ihrer ursprünglichen Einmündungsstelle mit Hilfe der Nahtmethode reimplantiert, während bei dem anderen die eine Nierenvene mit einer Prothese

Abbildung 178.

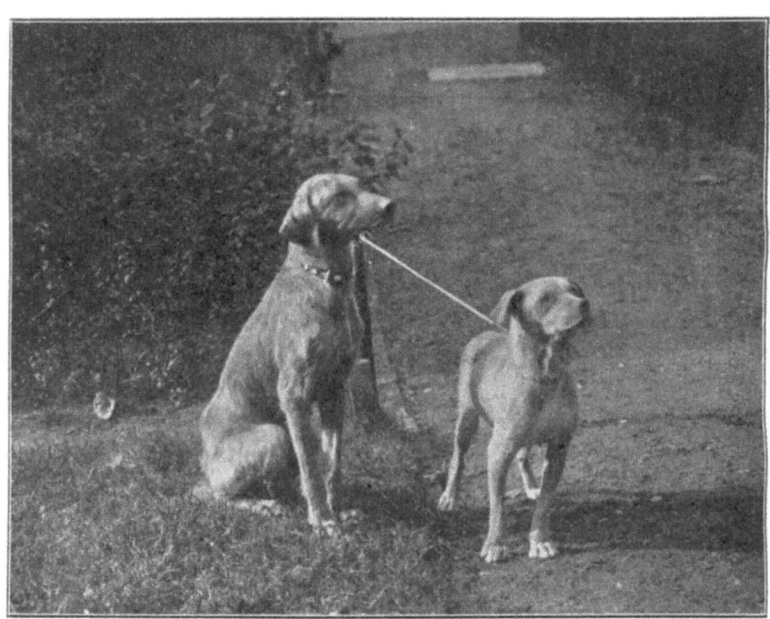

kardialwärts transplantiert und die andere Niere gleichzeitig exstirpiert worden war. Die anderen Tiere gingen zwar an verschiedenen Komplikationen spätestens am 68. Tage nach der Operation zugrunde, doch hatten wir bloß in einem einzigen Fall Thrombose und wir konnten uns durch exakte Urinuntersuchung, funktionelle Prüfung der Niere mit Phenolsulphophthalein, Laktose und Kaliumjodat, sowie durch genaue histologische Untersuchung der operierten Niere post mortem davon überzeugen, daß dieselbe keine — wenigstens keine dauernde — Schädigung davongetragen hatte. Bei einem Teil der kurz post operationem eingegangenen Tiere fanden sich an den Nieren Hämorrhagien und Nekrosen, die offenbar darauf zurückzuführen waren, daß wir anfangs der wichtigen Regel, bei Ausführung derartiger Operationen die Nierenarterie abzuklemmen, bevor man die Nierenvene verschließt, da eine selbst kurze Abklemmung der Nierenvene bei offenbleibender Arterie zu einer schweren Nierenstauung führt, nicht genug Aufmerksamkeit gewidmet hatten.

Auch Unger[1]) gelang es zweimal, die durchtrennte Nierenvene in loco mit Magnesiumprothesen wieder zu vereinigen. Nach 14 bzw. 23 Tagen war die Vene noch durchgängig, die Niere weder makroskopisch noch mikroskopisch verändert.

Daß die Durchtrennung der Nierennerven an sich keine dauernden Schädigungen der Niere herbeiführt, ist durch experimentelle Untersuchungen von Floresco (l. c.) und von Carrel erwiesen. Letzterer exstirpierte einem Hunde eine Niere und durchschnitt sämtliche Nierennerven der anderen Seite. Das Tier sezernierte nach der Operation reichliche Mengen normalen Urins und erfreute sich noch ein Jahr nachher der besten Gesundheit. Ob allerdings die Nierenfunktion nicht doch durch die Durchschneidung der Nerven eine geringfügige — an sich vielleicht bedeutungslose, in Kombination mit den anderen Noxen einer Transplantation aber doch in Betracht kommende — Schädigung erleidet, wäre nur durch exakte funktionelle Nierenuntersuchungen festzustellen.

Nunmehr soll eine detaillierte Darstellung der Methoden der Nierentransplantation und Reimplantation gegeben werden. Es kommen, wie aus dem Vorangehenden hervorgeht, im wesentlichen 3 Methoden in Betracht, nämlich die Reimplantation an Ort und Stelle, der Anschluß an die Iliakalgefäße und die Transplantation en masse.

I. Reimplantation einer Niere an Ort und Stelle nach Carrel (Abb. 179):

Aethernarkose, Eröffnung der Bauchhöhle durch einen langen transversalen Schnitt, der von einer Lende bis zur anderen verläuft. Die Därme werden eventriert, in einen eingefetteten Umschlag von Seide eingehüllt, mit einem wollenen Tuch bedeckt und auf einen Thermophor gelagert. Freilegung der linken Niere, Abdecken des Operationsfeldes mit Kompressen von eingefetteter Seide. Das vor der Niere liegende Peritoneum wird umschnitten; medial von der Niere verläuft der Schnitt vertikal in der Mitte zwischen dem Nierenhilus und der Aorta. Von diesem vertikalen Schnitt aus wird das Peritoneum einer-

---

1) Unger, Berliner klin. Wochenschr. 1909. S. 1057.

seits bis zum Rande der Vena cava, andererseits bis zum Hilus der Niere abpräpariert. Es folgt Isolierung der Gefäße, Durchschneidung der Nierennerven, Ligatur und Durchtrennung der Vasa spermatica. Auslösung der Niere und des Ureters aus ihrem Bett, Abschneiden des Harnleiters einige Zentimeter vom Nierenhilus entfernt, Präparieren der Arteria und Vena renalis bis zur Aorta und Vena cava. Nunmehr wird die Zirkulation erst an der Nierenarterie, dann an der Nierenvene unterbrochen, indem man an jedes Gefäß zwei feine Klemmen anlegt, die eine nahe dem Nierenhilus, die andere nahe der Aorta bzw. Vena cava. Hierauf wird zuerst die Nierenvene, dann die Nierenarterie in der Mitte zwischen beiden Klemmen durchschnitten. Die Niere kommt sofort in eine sterilisierte Kompresse. Die an ihr

Abbildung 179.

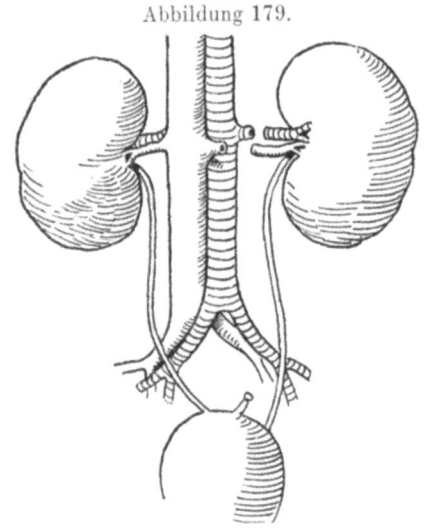

hängenden Enden der Gefäße werden freipräpariert, dann mit Hilfe einer feinen Spritze mit Lockescher Lösung gewaschen und durch Entfernen der Adventitia für eine Gefäßnaht vorbereitet. Hierauf kommt die Niere in eine Schüssel mit Lockescher Lösung von Zimmertemperatur. Es folgt sorgfältigste Stillung jeder Blutung in der Nierengegend, Freipräparieren der zentralen Enden der Nierengefäße und Ausspülen derselben mit Lockescher Lösung. Die Oeffnungen der Nierengefäße werden mit etwas Vaseline gefüllt und auch die Außenflächen derselben und ihre weitere Umgebung damit bestrichen. Die Niere wird aus der Schüssel genommen, die Gefäße werden außen ebenfalls mit etwas Vaseline überzogen und dann die Niere so in ihr altes Bett zurückgelagert, daß die Gefäßenden einander gegenüberliegen. Abdecken des Operationsfeldes mit Tüchern aus schwarzer japanischer Seide. Die Enden der Arterie werden erst mit 3 Haltefäden und dann durch eine zirkuläre Naht in bekannter Weise miteinander vereinigt. Dasselbe geschieht hierauf mit den beiden Enden der Nierenvene. Nach Vollendung der Naht werden die Klemmen erst von der Vene, dann von der Arterie abgenommen und so die Zirkulation wieder hergestellt. Die stets an der Nahtstelle auftretenden kleinen Blutungen stehen rasch. Das Operationsfeld wird mit Lockescher Lösung sorgfältig gewaschen und ausgetupft, dann werden die beiden Ureterenden wieder miteinander vereinigt. Schließlich Vernähung des Peritoneums über der reimplantierten Niere durch einige Situationsnähte.

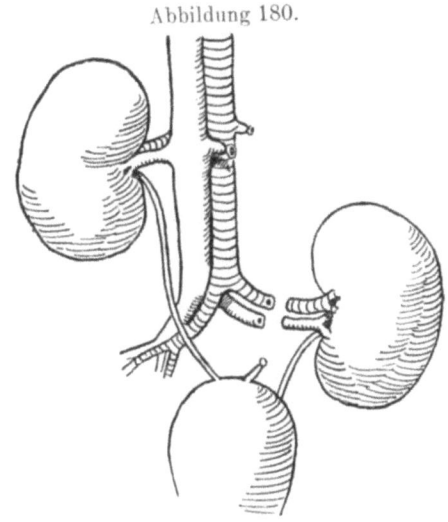

Abbildung 180.

Zu diesen von Carrel gegebenen Vorschriften ist zu bemerken, daß es sich mit Rücksicht auf die Stenosierungsgefahr des Ureters durch die Naht empfehlen dürfte, ihn unmittelbar oberhalb der Blase zu durchtrennen und bei der Reimplantation etwa nach der Methode von Witzel in die Blase einzunähen.

II. **Anschluß der Nierengefäße an die Vasa iliaca nach Stich** (Abb. 180):

Hautschnitt entsprechend dem äußeren Rand des linken Rectus 15 cm lang, Freipräparieren der Vasa iliaca unterhalb des Abganges der Arteria hypogastrica. Dann vom gleichen Schnitt aus Freilegung der linken Niere nebst ihrer Arterie und Vene. Exstirpation der Niere unter Mitnahme eines möglichst langen Stückes der beiden

Nierengefäße. Der Ureter wird samt den ihn begleitenden feinen Gefäßen bis zur Blase verfolgt und 4—5 cm oberhalb derselben durchschnitten. Die Niere wird von ihrer Fettkapsel befreit und in warme physiologische Kochsalzlösung eingelegt. An die Vasa iliaca werden Höpfnerklemmen angelegt; sie werden peripher ligiert und zentral davon nahe der Ligaturstelle durchschnitten. Es folgt zirkuläre Vereinigung der Arteria renalis mit der Arteria iliaca und der Vena renalis mit der Vena iliaca nach Carrel. Annähen der Niere an die Bauchwand mit zwei durchgreifenden Katgutnähten. Implantation des Ureters in die Blase nach Witzel.

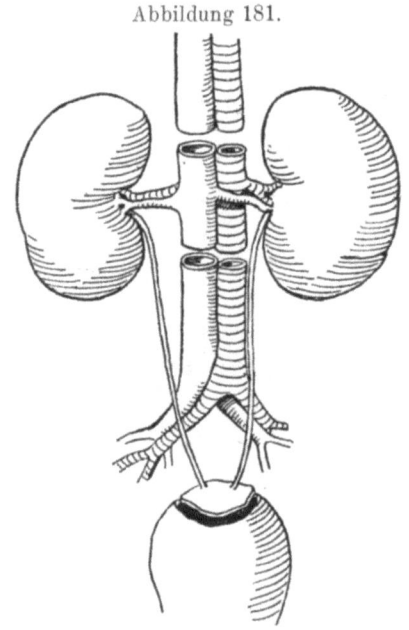

Abbildung 181.

III. Die Transplantation en masse (Abb. 181):

Die Transplantation en masse ist nur zu Homoiotransplantationen zu gebrauchen, da zur Isolierung beider Nieren samt den entsprechenden Stücken der Aorta und Vena cava und der Ureteren mit dem Blasensegment, in das sie einmünden, die Arteria mesent. sup. und der Dickdarm durchschnitten werden müssen. Es ist am besten, wenn bei solchen Operationen zwei Operateure gleichzeitig arbeiten und der eine das zum Empfänger bestimmte Tier für die Implantation vorbereitet, während der andere dem Spender das Präparat entnimmt. Selbstverständlich soll man zu diesen Operationen weibliche Tiere gleicher Größe verwenden.

Das Herauspräparieren der Nieren geschieht folgendermaßen: Langer Medianschnitt, am Angulus epigastricus beginnend, oder querer Schnitt, von einer Lende zur anderen gehend; eventuell Kombination beider. Die Därme werden eventriert. Das Peritoneum wird oberhalb der beiden Nieren quer durchschnitten, wobei die Art. mesenterica superior ligiert werden muß. Hierauf wird es auch noch rechts, links und unterhalb der Nieren durchtrennt, so daß ein viereckiger, vor der Niere liegender Peritoneallappen gebildet wird. Dieser wird so weit nach oben und unten von seiner Unterlage abpräpariert, daß die Nierengefäße, die Aorta und die Vena cava freigelegt werden. Alle Seitenäste der Nierenarterie und -Vene werden ligiert, ebenso alle Aeste, die von der Aorta und Cava 2 cm oberhalb und unterhalb der Einmündungsstellen der Nierengefäße abgehen. Die Ureteren werden nach abwärts bis zur Blase verfolgt, wobei der Dickdarm durchschnitten werden muß. Nunmehr werden die Nieren so aus ihrem Bett herausgelöst, daß sie nur mehr an ihren Gefäßen hängen.

Mittlerweile ist der Empfänger in folgender Weise vorbereitet worden: Medianer Laparotomieschnitt in der Unterbauchgegend. Die Implantation in die Aorta und die Cava geschieht am besten zwischen dem Abgang der Nieren- und Genitalgefäße. Es wird ein viereckiges Stück Peritoneum umschnitten, etwas kleiner als dasjenige des Spenders. Die Aorta und Cava werden durch Ligieren und Durchschneiden sämtlicher von ihnen abgehender Aeste auf etwa 5 cm isoliert. Dann werden an beide zentral und peripher Klemmen angelegt, zwischen denen sie durchschnitten werden. Die Exzision eines Stückes der beiden Gefäße ist wegen der großen Spannung nicht zu empfehlen. Die Enden werden wie gewöhnlich zur Naht vorbereitet. Jetzt legt man an die Nierengefäße des Spenders nahe dem Nierenhilus Klemmen an, damit die Nieren während der Transplantation mit Blut gefüllt bleiben. Dann wird die Aorta und Cava 2 cm oberhalb und unterhalb der Nierengefäße durchschnitten. Die Gefäßsegmente werden mit Lockescher Lösung ausgespült und von der Adventitia befreit. Schließlich wird ein ovales, die Einmündungsstelle beider Ureteren tragendes Stück der Blase exzidiert und das Präparat samt seinem Peritoneum auf den Spender übertragen. Die Gefäßenden werden mit Vaseline bestrichen, mit schwarzen Seidentüchern abgedeckt, durch Carrelsche Naht vereinigt. Dann werden die Klemmen zuerst von den Venen, dann von den Arterien abgenommen. Das implantierte Peritoneum wird durch einige Knopfnähte festgenäht, wodurch gleichzeitig die Nieren in ihrer neuen Lage fixiert werden.

Aus dem Blasenscheitel des Empfängers wird ein ovales Stück

von entsprechender Größe herausgeschnitten und dafür dasjenige des Spenders mit 2 Reihen feinster Knopfnähte implantiert.

Schließlich werden die eigenen Nieren des Empfängers entfernt. Man ligiert und durchschneidet ihre Gefäße nahe dem Hilus, damit die von ihnen entspringenden Nebennierenäste nicht geschädigt werden.

Transplantation der Nebennieren.

Da es zahlreichen Autoren gelungen ist, Nebennieren frei, also ohne Anwendung der Gefäßnaht zu transplantieren, hat man sich bislang wenig mit der Bedeutung der letzteren für die Transplantation dieser Organe beschäftigt. Die einzigen diesbezüglich publizierten Versuche stammen von Carrel und Guthrie[1]). Sie transplantierten in 4 Fällen die Nebennieren homoioplastisch nach der Methode der „Transplantation en masse". Bei 2 Versuchen fanden sie später eine komplette Atrophie und Degeneration der transplantierten Organe, die beiden anderen Tiere lebten zur Zeit der Publikation noch, doch glaubt Carrel, daß auch bei diesen die Drüsen zugrunde gegangen und resorbiert seien. Autoplastische Transplantationsversuche von Nebennieren mit Hilfe der Gefäßnaht scheinen bislang nicht ausgeführt worden zu sein, so daß wir gegenwärtig überhaupt nicht wissen, ob eine solche möglich ist und auch nicht, ob sich Rinde und Mark nach einer solchen Transplantation verschieden verhalten würden. Es wäre zu erwarten, daß sich bei den verschieden innigen Beziehungen der beiden Gewebe zum Nervensystem große Differenzen in bezug auf die Transplantierbarkeit finden würden. Die Autotransplantation der Nebennieren mit Hilfe der Gefäßnaht könnte vielleicht insofern eine sehr große physiologische Bedeutung gewinnen, als es z. B. möglich wäre, durch Anastomosierung der Nebennierenvenen mit Zweigen der Pfortader die Leber der direkten Einwirkung des von den Nebennieren sezernierten Adrenalins auszusetzen.

Mangels jeder Erfahrung kann natürlich nicht gesagt werden, welche Methode der Nebennierentransplantation mit Hilfe der Gefäßnaht zu empfehlen wäre. Die Nebennieren liegen bekanntlich der Aorta und der Vena cava ziemlich eng an und erhalten ihr Blut durch Gefäßzweige, die teils direkt der Aorta und Cava entstammen, teils von den Nierengefäßen abzweigen. Da die Nebennierengefäße viel zu fein sind, als daß eine direkte Verwendung derselben zur Anastomosierung mit anderen Gefäßen möglich wäre, kann man an folgende Wege denken: 1. Ligatur und Durchschneidung der aus den Nieren-

---

1) S. Guthrie, Blood vessel surgery. p. 203.

gefäßen stammenden Gefäßzweige, Präparation der direkt in die Aorta und Vena cava einmündenden Aeste, Verfolgen derselben bis zur Aorta und Cava, Exzision eines Lappens der Seitenwand dieser beiden Gefäße, der die Mündungen der Nebennierenarterien bzw. -venen trägt. Diese Lappen könnten nun nach dem Prinzip der „Patching method" Carrels in die Seitenwand anderer großer Blutgefäße implantiert werden. 2. Ligatur und Durchschneidung der direkt in die Aorta bzw. Cava mündenden Zweige der Nebennierengefäße, Präparation der aus den Nierengefäßen stammenden Zweige. Durchschneidung der Nierengefäße zentral und peripher von diesen Einmündungsstellen. Die Nebennieren blieben somit mit je einem kurzen Stück der Arteria und Vena renalis in Verbindung. Die Transplantation hätte in der Weise zu erfolgen, daß die Gefäße, in die die Transplantation stattfinden soll, durchschnitten und je ein Ende derselben mit einem solchen des gleichartigen Nierengefäßstückes End-zu-End anastomosiert würde. Die Zirkulation in den Nieren selbst könnte durch End-zu-End-Vereinigung ihrer Gefäßstümpfe wiederhergestellt werden. 3. Transplantation en masse unter Mitnahme der Nieren. Diese von Carrel und Guthrie verwendete, selbstverständlich nur zur Homoiotransplantation geeignete Methode würde ebenso auszuführen sein, wie diejenige der Nieren allein, nur mit dem Unterschiede, daß die Segmente der Cava und Aorta nach oben hin so groß gewählt würden, daß die Mündungen der Nebennierengefäße in die letzteren mitgenommen würden. Wenn eine Mitnahme der Nieren selbst nicht erwünscht wäre, so könnte man sie nach Schluß der Transplantation nach Ligatur der Nierengefäße ganz nahe dem Nierenhilus entfernen.

Schilddrüsentransplantation.

Schilddrüsentransplantationen wurden schon längere Zeit vor der Erfindung der Gefäßnaht mit mehr oder weniger großem Erfolg ausgeführt, und auch in neuerer Zeit wird über eine ganze Reihe erfolgreicher diesbezüglicher Versuche berichtet. Es sei hier nur an die Schilddrüsenimplantationen durch Christiani, Payr, Moskowicz, Kocher, Carraro, Salzer, Bramann, Czerny, Müller, Enderlen und Borst, Bircher, Pfeiffer u. a. erinnert[1]). Es war jedoch selbstverständlich bei allen diesen Versuchen nur möglich, ganz kleine Stückchen der Thyreoidea zu transplantieren, bei der Transplantation größerer Stücke ging die Hauptmenge zugrunde. Man versuchte die Ernährungsbedingungen für die transplantierten Stücke dadurch mög-

---

1) Siehe Heller, Ergebnisse der Chirurgie und Orthopädie. Bd. 1.

lichst gut zu gestalten, daß man sie in blutreiche Organe, wie in das Knochenmark (Kocher) oder in das Milzgewebe (Payr) implantierte. Daß es auf diese Weise gelingt, Autotransplantationen mit gutem Erfolg auszuführen, ist nach den vorliegenden Berichten unzweifelhaft. Sehr fraglich ist es hingegen, ob die Berichte über Erfolge nach Homoiotransplantationen von Schilddrüsen, trotzdem sie vielfach sehr günstig lauten, nicht doch auf Irrtümern beruhen, da, wie bereits früher wiederholt bemerkt wurde, homoiotransplantierte Organe sich sehr lange Zeit erhalten und Dauerresultate vortäuschen können, schließlich aber doch zugrunde gehen.

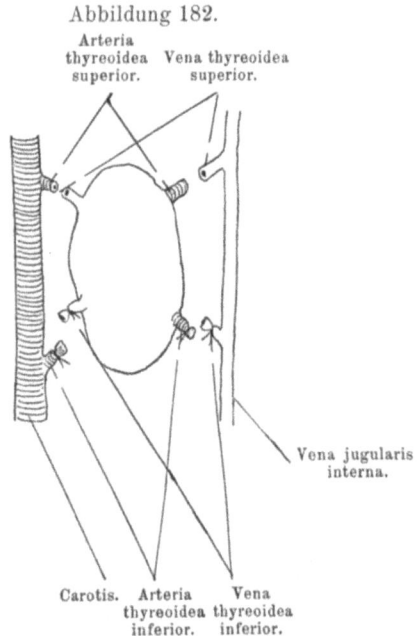

Abbildung 182.

Carrel[1]) versuchte bereits im Jahre 1902 in Gemeinschaft mit Morel eine Autotransplantation der Schilddrüse, doch mißglückte der Versuch infolge von Thrombose der Gefäße. 1905 nahm er im Verein mit Guthrie diese Versuche von neuem auf[2]) und machte folgende Operation (Abb. 182; s. auch S. 146):

Einem großen Hund wurden beide Schilddrüsenlappen freigelegt. Der rechte Lappen wurde unter Ligatur der unteren Schilddrüsengefäße

---

1) Carrel et Morel, Lyon médical. 1902.
2) Carrel and Guthrie, Exstirpation and reimplantation on of a thyroid gland with reversal of the circulation. Science 1905; Carrel, Surgery of blood vessels. Bull. of the John Hopkins hospital. 1907. C. C. Guthrie, Journ. of the american med. assoc. 1910. Vol. 54. p. 831.

isoliert, bis er nur mehr an der Arteria und Vena thyreoidea superior hing. Diese beiden Gefäße wurden zentral und peripher zugeklemmt und nahe der Jugularis interna bzw. Karotis durchschnitten. Die Drüse wurde herausgenommen und nach wenigen Minuten unter Umkehrung der Zirkulation reimplantiert: Das periphere, an der Schilddrüse hängende Ende der Arteria thyreoidea superior wurde mit dem zentralen Ende der Vena thyreoidea superior und umgekehrt das periphere Ende der Vene mit dem zentralen der Arterie durch End-zu-Endnaht anastomosiert; der andere Schilddrüsenlappen wurde nicht exstirpiert. Es trat eine starke Schwellung des reimplantierten Lappens ein, die jedoch bald zurückging. Nach 11 Tagen wurde er wieder freigelegt und inspiziert. Er war etwas vergrößert, jedoch von annähernd normaler Farbe und Konsistenz. Nach 8 Monaten konnte die transplantierte Drüse noch deutlich durch die Haut gefühlt werden. Im Jahre 1910 — 33 Monate nach der Operation — tötete Guthrie das Tier mit Chloroform, um sich von dem endgültigen Ergebnis der Transplantation zu überzeugen: Der linke, nicht operierte Lappen war mäßig vergrößert, weich und bot das Aussehen einer Kolloidstruma. Der rechte, reimplantierte Lappen war kleiner, sehr hart, hauptsächlich aus Bindegewebe zusammengesetzt und mit der Umgebung stark verwachsen. Die Anastomose war offen geblieben. Mikroskopisch bot der nicht operierte Lappen das Bild einer typischen Kolloidstruma. Der reimplantierte Lappen zeigte eine kolossal verdickte Bindegewebskapsel, das Bindegewebe zwischen den einzelnen Follikeln war stark vermehrt und sehr dicht, die Follikel selbst jedoch waren gut erhalten und enthielten große Mengen unveränderten Kolloids. Da Carrel und Guthrie den anderen Lappen nicht exstirpiert hatten, erscheint ein Beweis dafür, daß der reimplantierte Lappen normal funktioniert hatte, nicht erbracht. Auf das hohe Interesse, das dieser Versuch für die Kenntnis der Umkehrbarkeit des Blutstromes in den Kapillaren hat, wurde bereits im 4. Kapitel hingewiesen.

Die unstreitig besten Versuche über Schilddrüsentransplantation verdanken wir Stich[1]), Makkas und Capelle. Sie gingen in der Weise vor (Abb. 183), daß sie die Arteria thyreoidea superior bis zur Karotis verfolgten und samt einem Lappen aus der Seitenwand derselben exzidierten (Patsching method nach Carrel). Die Arteria thyreoidea inferior wurde ligiert, ebenso die Vena thyreoidea superior. Die Vena thyreoidea inferior wurde bis zu ihrer Einmündung in

---

1) Stich, Langenbecks Archiv. 1907. Bd. 83; Stich u. Makkas, Beiträge z. klin. Chir. 1908. Bd. 60; Capelle, Berliner klin. Wochenschr. 1908. Nr. 45.

die Vena jugularis interna verfolgt, letztere etwas peripher davon doppelt ligiert und durchschnitt, zentral davon abgeklemmt und ebenfalls durchschnitten. Die Reimplantation erfolgte in der Weise, daß der an der Arteria thyreoidea superior hängende Lappen der Karotis End-zu-Seit in die Karotis der anderen Seite implantiert wurde, während die Vena jugularis interna mit der Vena jugularis externa anastomosiert wurde. Die letztere Anastomose wurde anfänglich End-zu-Seit, später End-zu-End gemacht, indem die Jugularis externa durchschnitten und das periphere Ende der Jugularis interna mit dem durch Naht verengten zentralen Ende der Jugularis externa anastomosiert wurde.

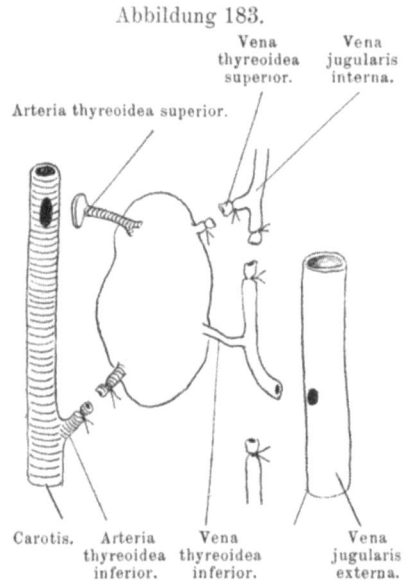

Abbildung 183.

Die Autoren machten im ganzen 10 Versuche, und zwar 3 Reimplantationen und 7 Homoiotransplantationen. Die Homoiotransplantationen mißlangen sämtlich. In der Mehrzahl der Fälle war die Venennaht verunglückt, aber auch wo sie gelungen war, ging die transplantierte Drüse rasch zugrunde. Unter den Reimplantationen gelangen zwei. Die Tiere zeigten nach der Operation, trotzdem der andere Schilddrüsenlappen exstirpiert worden war, keinerlei Erscheinungen von Myxödem oder Tetanie. Die Autopsie in vivo ergab 51 bzw. 245 Tage post operationem einwandfreie Blutzirkulation durch die anastomosierten Gefäße. Die Größe der Drüsen war annähernd normal geblieben. Die mikroskopische Untersuchung der Drüse, die 245 Tage nach der Reimplantation exstirpiert worden war, ergab ein vollkommen normales Bild, es bestanden weder Degenerationszustände der Follikel, noch Veränderungen in ihrer Form und Größe, noch abnorme Bindegewebsentwickelung. Das andere Präparat (51 Tage post operationem) ergab eine etwas verstärkte Bindegewebsentwickelung und Gefäßfüllung, sonst aber einen völlig normalen Befund. Der schlagendste Beweis für die gute Funktion der reimplantierten Drüsen wurde dadurch erbracht, daß der Hund, der sich bis zum 245. Tage nach der Operation mit dem reimplantierten Lappen allein voller Gesundheit zu erfreuen hatte, kurz nach der Exstirpation desselben an den typischen Er-

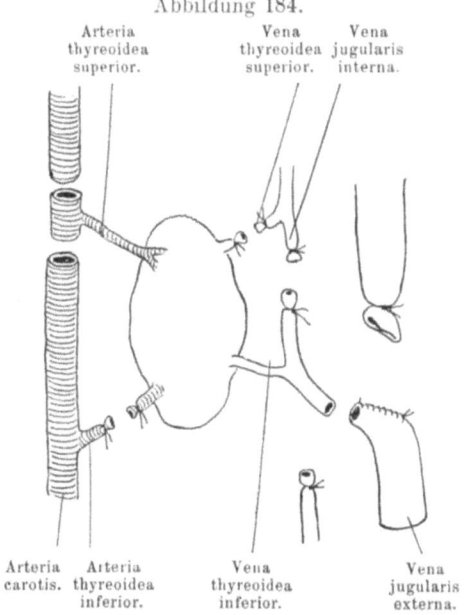

Abbildung 184.

scheinungen einer Tetanie (Krampfanfälle, Schlingbeschwerden, Abmagerung) erkrankte und binnen 3 Wochen zugrunde ging.

Borst und Enderlen[1]) führten ebenfalls Schilddrüsentransplantationen aus. Sie erleichterten sich die Arteriennaht in der Weise (Abb. 184), daß sie, ähnlich wie bei der Transplantation en masse, die Arteria thyreoidea superior samt dem Stück der Karotis, in das die Schilddrüsenarterie mündet, exstirpierten und die Transplantation so machten, daß sie die Arterie, in die die Arteria thyreoidea implantiert werden sollte, durchschnitten und ihre beiden Enden mit je einem Ende des Karotissegmentes anastomosierten. Die Vena jugu-

---

1) Borst u. Enderlen, Deutsche Zeitschr. f. Chir. 1909. Bd. 99. S. 54.

laris interna wurde in einem Teil der Fälle End-zu-End mit ihrem zentralen Stumpf wieder vereinigt, in anderen Fällen in das zentrale Ende der durchschnittenen Vena jugularis externa verpflanzt. Seit-zu-Seitanastomosen zwischen der Jugularis interna und einer anderen Vene bewährten sich den Verfassern nicht, es trat jedesmal Thrombose ein. In einigen Fällen wurde die Drüse nicht an die Hals-, sondern an die Milz- oder Iliakalgefäße angeschlossen. Die Autoren machten 7 autoplastische Transplantationen am Hund, unter denen sich zwei nach einer Beobachtungsdauer von 20 und 122 Tagen als gelungen erwiesen. Die meisten Mißerfolge waren auf Thrombose der Vene zurückzuführen. Die mikroskopische Untersuchung der beiden erfolgreich reimplantierten Drüsen ergab keine bedeutsamen Veränderungen gegenüber der Norm.

Homoiotransplantationen der Schilddrüse sind bisher noch nie gelungen, weder Stich, der 7 derartige Versuche an Hunden ausführte, noch Borst und Enderlen, die solche auch bei Geschwistertieren versuchten, noch Stefan Watts[1]). Es ist ja allerdings bei der eminenten Schwierigkeit dieser Operationen nicht möglich, auf Grund der bisherigen Mißerfolge einen Dauererfolg nach Homoiotransplantation der Schilddrüse als ganz unmöglich zu erklären, jedoch besteht die größte Wahrscheinlichkeit, daß eine solche mit unseren bisherigen Methoden, wie bei allen anderen Organen, auch bei der Schilddrüse nicht möglich ist. Dementsprechend haben auch die verschiedenen Versuche, durch Gefäßnaht Schilddrüsen eines Menschen auf einen anderen zu übertragen, wie sie von Borst und Enderlen ausgeführt worden sind, trotz ihrer eminenten wissenschaftlichen Bedeutung gegenwärtig keinerlei Chance auf ein Dauerresultat.

Enderlen[2]) ging bei seinen drei Versuchen in der Weise vor, daß er den oberen normalen Pol von exstirpierten Strumen unmittelbar nach der Operation durch Naht der Arteria und Vena thyreoidea superior mit den Kubital- bzw. Axillargefäßen vereinigte. Die Versuche führten zu keinem Ergebnis, da die mit den Axillargefäßen vereinigten Stücke zwar einheilten, auch mehrere Wochen nachher durch Palpation noch nachweisbar waren, dann aber einer langsamen Resorption verfielen. Irgend ein Einfluß auf den Krankheitszustand war nicht zu bemerken. Daß Heterotransplantationen der Schilddrüse mißlangen, ist nach dem Gesagten selbstverständlich.

Zur Technik der Schilddrüsentransplantation seien noch folgende Bemerkungen gestattet: Die Schilddrüse des Hundes besteht aus zwei

---

1) Stefan Watts, Annals of surgery. 1907. Vol. 46. p. 373.
2) Enderlen, Münchener med. Wochenschr. 1910. Nr. 36 u. 50.

völlig voneinander getrennten Lappen, die zu beiden Seiten der Trachea liegen. Ein Isthmus fehlt. Die Blutversorgung geschieht durch die Arteria thyreoidea superior, die der Carotis communis entstammt und mehrere Seitenzweige abgibt, und durch die Arteria thyreoidea inferior, die meistens aus der Arteria subclavia oder anonyma abgeht (in den schematischen Abbildungen [182—184] wird sie aus der Karotis abgehend dargestellt). Die Arteria thyreoidea sup. ist bei Hunden mittlerer Größe etwa 1—2 mm weit, die Art. inferior ist im allgemeinen viel dünner und dementsprechend von geringer Bedeutung. Die obere und untere Schilddrüsenvene münden in die Vena jugularis interna, ein ganz kleines Gefäß, das erst endothorakal in die viel größere Vena jugularis externa mündet.

Die Transplantation bzw. Reimplantation der Schilddrüsenarterie bietet keine Schwierigkeiten, da sie an einem leicht zugänglichen Punkt in die Arteria carotis mündet und daher nach der Lappenmethode (Stich) oder unter Entnahme eines Segmentes der Karotis (Borst und Enderlen) leicht mit einem anderen Gefäß vereinigt werden kann. Die Schwierigkeit der Operation beruht vielmehr auf dem geringen Durchmesser der Vena jugularis interna. Um der großen Jugularis externa einen Lappen mit entnehmen zu können, wodurch die Anwendung der „patching method" auch an der Vene möglich würde, müßte man die Vene bis in den Thoraxraum verfolgen und das Tier der Gefahr eines Pneumothorax aussetzen. Dies wurde bislang von keiner Seite versucht und man hat sich begnügt, die durchschnittene Jugularis interna, so gut es eben ging, entweder End-zu-End mit ihrem zentralen Stumpf oder End-zu-Seit bzw. End-zu-End mit der Jugularis externa zu vereinigen. Die meisten Mißerfolge waren auf das Mißlingen der Venennaht zurückzuführen. Heute, wo uns die ausgezeichnete und gefahrlose Insufflationsnarkose zur Verfügung steht, dürfte die Freilegung der Einmündungsstelle der Jugularis interna in die externa kaum wesentliche Gefahren mit sich bringen. Ferner könnte man die Chancen für das Gelingen der Venennaht durch Anwendung einer der Methoden von Dobrowolskaja (s. S. 59—60) verbessern. Schließlich wäre noch der Gedanke erwägenswert, ob man nicht durch ausgiebige, einige Zeit vorher ausgeführte Venenunterbindungen am Hals eine Erweiterung der Vena jugularis interna erzielen könnte, so daß dann die Venenimplantation leichter gelänge.

Die Drüse muß nach der Reimplantation sorgfältigst in einer Muskelnische durch Katgutnähte befestigt werden, um eine Knickung und Torsion der Gefäße zu vermeiden.

Sehr interessant und wichtig scheinen Verfasser die von Guthrie und Ryhn[1]) ausgeführten Versuche zu sein, einen Schilddrüsenlappen von einem Tier auf ein anderes zu übertragen, ohne während der Operation die Zirkulation zu unterbrechen. Die Autoren gehen folgendermaßen vor:

Die beiden Tiere werden narkotisiert und eng Seite an Seite nebeneinander auf dem Operationstisch befestigt. Inzision der Haut vom Niveau des unteren Schildknorpelrandes nach abwärts bis zum oberen Ende des Sternums in der Mittellinie, dann Vereinigung der einander gegenüberliegenden Hautränder beider Tiere mit Klemmen, so daß eine gemeinsame hintere Halswand gebildet wird. Dann wird die Halsmuskulatur median durchtrennt, bis die Trachea, die Schilddrüse und die großen Halsgefäße freigelegt sind. Hierauf analog Vereinigung der Halsmuskulatur beider Tiere, so daß nunmehr eine aus Haut und Muskulatur bestehende Brücke zwischen den Hälsen der beiden Tiere besteht. Die Arteria carotis communis des zum Wirt bestimmten Tieres wird auf der dem Spender näherliegenden Seite eine Strecke weit isoliert. Sie wird knapp unterhalb des Abganges der Thyreoidea inferior ligiert, möglichst weit zentral zugeklemmt, dann unmittelbar unterhalb der Ligatur durchschnitten, worauf ihr zentrales Ende wie gewöhnlich für eine Naht vorbereitet wird. Die Arteria carotis communis des Spenders, die das Blut für den zu transplantierenden Schilddrüsenlappen liefert, wird ebenfalls in weiter Ausdehnung aus ihrer Scheide befreit und hierauf gerade unterhalb der Einmündungsstelle der Arteria thyreoidea abgeklemmt, etwas weiter zentral ligiert und zwischen Ligatur und Klemme durchschnitten. Nunmehr wird das zentrale Karotisende des Empfängers mit dem peripheren des Spenders durch End-zu-Endnaht vereinigt. Während der Herstellung dieser Anastomose wird der zu transplantierende Schilddrüsenlappen ganz genügend mit Blut versorgt, das ihm retrograd aus dem peripheren Ende der Karotis des Spenders durch Kollateralen, die die Karotis mit anderen Halsarterien verbinden, zufließt. Daß diese Zufuhr arteriellen Blutes eine ausreichende ist und keine wesentliche Schädigung des Schilddrüsenlappens mit sich bringt, geht schon aus der Erfahrung hervor, daß die Ligatur der Karotis zentral von den Schilddrüsenarterien niemals Veränderungen der Schilddrüse setzt. Die Vena jugularis interna des Wirtes wird freigelegt, peripher ligiert, zentral abgeklemmt und dazwischen durchschnitten. Schließlich wird auch die Jugularis interna des Spenders freigelegt, unterhalb der Einmündungsstelle der Vena thyreoidea ab-

---

1) Guthrie und Ryhn, Interstate Med. Journ. 1911. Bd. 18. S. 167.

geklemmt, weiter zentral ligiert und dazwischen durchschnitten. Anastomosierung des zentralen Endes der Jugularis des Wirtes und des peripheren des Spenders End-zu-End. Dann werden je zwei Fäden um die Arteria carotis communis und um die Vena jugularis interna des Spenders distal vom Ursprung der Arteria bzw. Vena thyreoidea superior herumgelegt. Hierauf werden die Klemmen, die bisher die Zirkulation in den anastomosierten Gefäßen verhindert haben, entfernt und sofort die um die Karotis und Jugularis gelegten Fäden geknüpft. Jedes der beiden Gefäße wird nun zwischen den beiden Ligaturen durchtrennt, so daß der Schilddrüsenlappen nur mehr mit den Gefäßen des Wirtstieres in Verbindung steht. Der Schilddrüsenlappen wird hierauf völlig aus dem Spender herauspräpariert, auf dem Hals des Empfängers in eine geeignete Stellung gebracht und daselbst mit einigen Nähten fixiert, wobei selbstverständlich Knickungen und Torsionen der Blutgefäße vermieden werden müssen. Die provisorische Verbindung zwischen den Hälsen beider Tiere wird gelöst, die Wunden werden verschlossen und ein Verband angelegt. Besonders betont muß werden, daß die Ligaturen nach Abnahme der Klemmen schnell zugezogen werden müssen, da der Wirt sonst wahrscheinlich einen wesentlichen Teil seines Blutes an den Spender verlieren würde, da die aus der Karotis des Empfängers in diejenige des Spenders gepumpte Blutmenge wesentlich größer wäre, als diejenige, die in derselben Zeit durch die wesentlich engere Vena jugularis interna des Spenders in diejenige des Empfängers abfließen würde.

Die Transplantation der Epithelkörperchen

mit Hilfe der Gefäßnaht ist natürlich nur zusammen mit der Transplantation der Schilddrüse möglich. Da jedoch die freie Transplantation dieser Organe ausgezeichnete Resultate gibt (s. Halsted l. c.), dürften andere Methoden wenig Bedeutung haben.

Transplantation der Ovarien.

Die Transplantation der Ovarien mit Hilfe der Gefäßnaht hat insofern kein sehr großes praktisches Interesse, als bei diesem Organ nach den Untersuchungen zahlreicher Autoren, wie Knauer, Foà, Morris[1] usw., auch eine freie Transplantation glatt gelingt. Immerhin soll hier erwähnt werden, daß es Carrel und Guthrie[2] gelungen ist, auch diese Organe durch Gefäßnaht zu transplantieren. Die Grund-

---

1) Knauer, Foà, Morris, s. Heller in Payr-Kuttners Ergebn. d. Chir. u. Orthop. Bd. I.
2) Carrel u. Guthrie, Compt. rend. de la soc. de biol. 1906. T. I. p. 466.

züge ihrer Methode sind folgende: Bei einem Tier (es eignen sich besonders Katzen) wird dasjenige Segment der Aorta und Vena cava, in welches die Ovarialgefäße einmünden, reseziert und samt den Ovarialgefäßen, einem vor diesen liegenden Streifen Peritoneum, den Ovarien und dem lateralen Ende der Tuben exstirpiert. Dann wird das Präparat genau wie bei der Nierentransplantation en masse zwischen die Enden der durchschnittenen Vena cava und Aorta eines zweiten Tieres implantiert, das Ovarium an Stelle des exstirpierten eigenen befestigt und das mitübertragene Stück Tube mit der Tube des Empfängers vereinigt.

Autotransplantationen scheinen Carrel und Guthrie nicht gemacht zu haben; sie wären nach denselben Prinzipien durchzuführen.

Transplantation des Herzens.

Trotzdem die Transplantation des Herzens praktischen Zwecken nicht dienen kann, scheinen derartige Versuche insofern von Bedeutung zu sein, als sie uns wichtige Aufschlüsse über die Funktion des isolierten Herzens zu geben versprechen. Es ist selbstverständlich nur eine Homoiotransplantation denkbar, derart, daß das Herz eines kleinen Tieres in der Weise auf ein größeres transplantiert wird, daß man die großen Gefäße des übertragenen Herzens mit Blutgefäßen des Empfängers anastomosiert. Die Operation wird dadurch kompliziert, daß der Blutstrom das Herz auf drei Wegen passiert: 1. durch die Koronargefäße; 2. von den Hohlvenen her durch das rechte Herz in die Lungenarterien und 3. von den Lungenvenen her durch das linke Herz in die Aorta.

Wie wir aus den Untersuchungen von Langendorff u. a. wissen (s. 7. Kapitel), kann man ein bereits stillstehendes Herz dadurch wieder zum Schlagen bringen, daß man sein Koronargefäßsystem von der Aorta her unter einem ziemlich starken Druck durchströmt; dies geschieht in der Weise, daß man die Aorta an ihrem Ursprung aus dem Herzen mit einem Flüssigkeitsreservoir verbindet. Die Flüssigkeit schließt die Aortenklappen und dringt in die Koronararterien ein. Will man einen solchen Versuch durch Implantation eines Herzens in ein lebendes Tier nachmachen, so muß man also die Aorta desselben mit dem zentralen Ende einer Arterie des Wirtes verbinden, durch welche Blut unter starkem Druck in die Koronararterien des Herzens gepreßt wird. Das Blut gelangt durch die Koronarvenen in die rechte Herzhälfte und muß dadurch Abfluß erhalten, daß man eine Hohlvene mit einer Vene des Wirttieres anastomosiert. Man wird also sämtliche Herzgefäße mit Ausnahme einer Hohlvene und der Aorta ligieren und dann die Aorta mit dem zentralen Ende einer Carotis communis, die Hohlvene mit dem zentralen Ende einer Jugularis externa durch End-zu-Endnaht verbinden.

Will man hingegen außerdem noch die Zirkulation durch die Herzhöhlen wieder herstellen, was zum Studium der Funktion des Herzens vorzuziehen ist, da bei der ersterwähnten Methode die Füllung der Herzhöhlen eine ungenügende ist und den physiologischen Verhältnissen nicht entspricht, so geht man so vor (Abb. 185), daß man eine

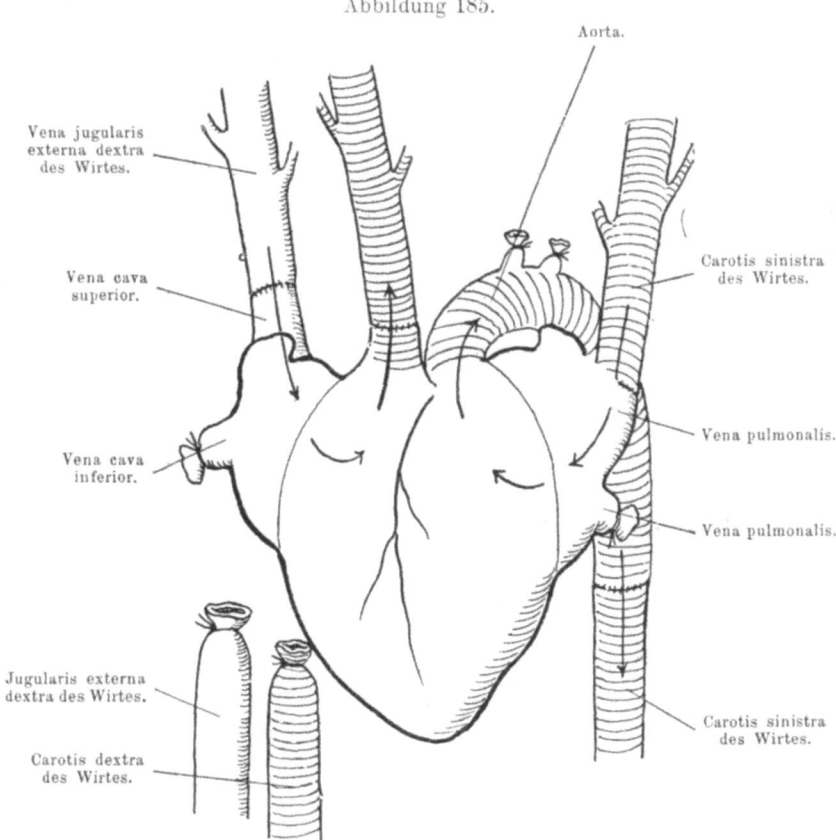

Abbildung 185.

Hohlvene, die Arteria pulmonalis, die Aorta und eine Lungenvene nahe dem Herzen durchschneidet und offen läßt, die übrigen Herzgefäße aber ligiert. Bei der darauf folgenden Anastomosierung handelt es sich nun darum, daß der Druck, unter dem das Blut durch die Venen ins Herz strömt und der Widerstand, den es beim Ausfließen aus dem Herzen in die Aorta und Arteria pulmonalis findet, den physiologischen Verhältnissen möglichst entspricht. Dies erreicht man folgendermaßen:

Man legt das Herz auf den Hals des Wirtstieres, nachdem man die Gewebe in der Medianlinie bis auf die Trachea durchtrennt und die Gefäße freigelegt hat. Die Arteria carotis communis sinistra wird präpariert, zentral und peripher abgeklemmt und dazwischen durchtrennt. Dasselbe geschieht an der Vena jugularis externa der rechten Seite. Nun wird die Aorta mit dem zentralen Ende der Arteria carotis sinistra anastomosiert, so daß der linke Ventrikel, ganz wie normal seinen Inhalt gegen einen hohen Widerstand entleeren muß und die Koronararterien unter einem starken Druck Blut zugeführt erhalten. Die Pulmonalvene wird an das periphere Ende der Arteria carotis communis sinistra angenäht, so daß die Blutzufuhr zur linken Herzhälfte unter einem mäßigen Druck erfolgt. Die Vena cava wird mit dem peripheren Ende der Vena jugularis in Verbindung gesetzt, was den physiologischen Bedingungen ebenfalls in hohem Maße entspricht. Die Arteria pulmonalis wird mit dem zentralen Ende der Vena jugularis anastomosiert oder besser mit dem peripheren Ende der ebenfalls durchschnittenen Arteria carotis communis dextra.

Bei einem derartigen Versuch, den Carrel und Guthrie ausführten[1]), konnte die Zirkulation im transplantierten Herzen 1 Stunde und 15 Minuten nach Beginn der Operation wieder hergestellt werden, 20 Minuten später konnte eine starke Zirkulation durch die Koronargefäße dadurch erwiesen werden, daß eine kleine Inzision in einen Seitenast der Koronarvene gemacht wurde, aus der sich eine große Menge venösen Blutes ergoß. Dann traten starke fibrilläre Zuckungen der Herzohren auf und ungefähr eine Stunde nach Abschluß der Operation stellten sich energische Kontraktionen des Ventrikels ein. Das transplantierte Herz machte 88 Schläge per Minute, während das eigene Herz des Tieres 130 mal per Minute schlug. Nach ungefähr 2 Stunden koagulierte das Blut in den Herzhöhlen, wodurch dem Experiment ein Ende gemacht wurde.

Transplantation des Herzens und der Lunge.

Carrel und Guthrie[2]) versuchten ferner auch die Transplantation der Lunge mitsamt dem Herzen. Das Herz einer eine Woche alten Katze wurde mitsamt den Lungen, einem Stück der Aorta und einem Stück einer Vena cava exstirpiert und auf den Hals einer großen erwachsenen Katze transplantiert. Die Aorta wurde mit dem peripheren Ende einer durchschnittenen Karotis, die Cava mit dem peripheren Ende

---

1) Carrel u. Guthrie, American Medicine. Vol. 10. No. 27. p. 1101—1102. 1905.
2) Carrel, John Hopkins Hospital Bull. 1905. p. 25.

einer Jugularis externa anastomosiert, die zweite Hohlvene wurde ligiert. Die Zirkulation durch die Koronargefäße stellte sich sofort wieder her, und die Herzohren begannen nach kurzer Zeit zu schlagen. Die Lungen röteten sich, und auch die Herzkammern begannen bald sich kräftig zusammenzuziehen. Aber bald trat Lungenödem auf, und das rechte Herz erweiterte sich. Infolge von Infektion mußte das Experiment 2 Tage später unterbrochen werden.

Transplantation des Darmes.

Versuche von Carrel und Guthrie Darmstücke zwischen zwei Tieren mit Hilfe der Gefäßnaht auszutauschen, gelangen selbstverständlich nicht. Sie versuchten dies in der Weise, daß sie je eine lange Darmschlinge samt ihrem Mesenterium und ihren Blutgefäßen bei zwei Hunden exstirpierten und die zentralen Enden der Gefäße des einen Tieres mit den peripheren des anderen vereinigten. Es trat zunächst normale Färbung des Darmes und kräftige Peristaltik desselben ein, die Tiere gingen jedoch rasch unter den Erscheinungen einer Infektion zugrunde. — Eine andere Versuchsreihe von Carrel und Guthrie ging dahin, die Speiseröhre durch eine Darmschlinge zu ersetzen, wobei die Mesenterialgefäße mit der Arteria carotis und Vena jugularis am Halse anastomosiert wurden. Die Darmenden wurden in die Haut genäht. Bald jedoch trat Phlegmone ein, und die Schlinge mußte wieder exstirpiert werden. Auch hier zeigte der Darm zunächst normales Aussehen und starke Peristaltik und reagierte auch auf funktionelle Reize.

Transplantation von Gliedmaßen.

Trotzdem Carrel einmal die Ansicht aussprach, daß die Transplantation eines Beines leichter gelingen müsse, als diejenige anderer Organe, da eine Extremität zum großen Teil aus relativ widerstandsfähigen Geweben (Knochen, Haut, Sehnen usw.) zusammengesetzt ist, sind derartige Versuche bisher noch nie gelungen. Daß Homoiotransplantationen nicht von dauerndem Erfolg begleitet sein können, ist a priori zu erwarten, doch mißlangen bisher auch alle Versuche einer Reimplantation eines amputierten Beines, da immer früher oder später Komplikationen eintraten, die zu einer Vereiterung oder Nekrose des Implantates führten.

Daß eine solche Reimplantation so große Schwierigkeiten bereitet, wird durch die Auseinandersetzungen von Guthrie[1]) verständlich gemacht. Er weist darauf hin, daß die bei einer derartigen

---

1) Guthrie, Blood vessel Surgery. 1912. p. 209.

Operation erforderlichen Gewebsverletzungen weit umfangreicher und schwerwiegender sind, als bei der Transplantation eines anderen Organes; denn bei keinem derselben ist es nötig, große Gewebsmengen zu durchtrennen, eine quere Durchschneidung von Muskeln kann völlig vermieden oder auf ein Minimum reduziert werden, die Verletzung großer Nervenstämme pflegt nicht erforderlich zu sein, die Gewebe befinden sich unmittelbar nach der Operation in einem annähernd normalen Ernährungszustande. Bei einer Amputation und Reimplantation eines Beines hingegen müssen große Muskelmassen und zahlreiche wichtige Nerven durchtrennt werden, die Nekrose großer Gewebsmengen ist auch bei sorgfältigstem Arbeiten unvermeidlich. Guthrie macht darauf aufmerksam, daß die Länge des Hautschnittes, der zur Freilegung und Transplantation beider Nieren benötigt wird, nur etwa die Hälfte desjenigen beträgt, der zur zirkulären Umschneidung eines Beines in der Mitte des Oberschenkels erforderlich ist. Die Durchschneidung der zahlreichen Lymphgefäße veranlaßt die Absonderung großer Mengen Wundsekrets, die die Wundheilung sehr erschwert, leicht zu Komplikationen führt und die Infektionsgefahr sehr erhöht. Die Kontinuitätstrennung der Nerven bedingt eine Atrophie der von ihnen versorgten Gewebe und das Auftreten schwerer trophischer Störungen. Dazu kommt die Gefahr des Shocks und die Schwierigkeit, das reimplantierte Glied sicher zu fixieren. Schließlich ist es fast ganz unmöglich, die Verbände bei Tieren sauber zu erhalten.

Zur Ausführung solcher Versuche werden am besten junge, ziemlich große Tiere von gutem Gesundheitszustand gewählt; nur bei solchen kann man auf eine genügende Heilungstendenz der Gewebe rechnen, daß die Möglichkeit einer erfolgreichen Durchführung dieser Operation besteht. Bei homoioplastischen Transplantationen müssen natürlich Tiere gleicher Größe genommen werden.

Der Erste, der die Reimplantation eines Beines mit Hilfe der Gefäßnaht versuchte, war Höpfner (l. c.), der im Jahre 1902 drei solche Versuche anstellte und die durchschnittenen Gefäße durch Payrsche Magnesiumprothesen miteinander vereinigte. Bei einem Tier kam es zu einer Thrombose der Gefäße, beim zweiten entwickelte sich am 5. Tage von der Hautwunde her eine Phlegmone, die ebenfalls zur Thrombose führte, beim dritten Tier erhielt sich die Extremität gut, doch ging das Tier am 11. Tage nach der Operation an einer zur Erleichterung des Verbandwechsels eingeleiteten Narkose zugrunde.

Carrel führte teils allein, teils im Verein mit Guthrie eine große Zahl derartiger Operationen aus. Es gelang ihm nicht, Dauererfolge zu erzielen, da die Tiere sämtlich nach kurzer Zeit aus einer der erwähnten Ursachen oder infolge akzidenteller Erkrankungen zugrunde gingen. Da gerade die am längsten andauernden Erfolge bei Homoiotransplantationen erzielt wurden, sprach Carrel wiederholt die Meinung aus, daß es möglich sein müßte, bei solchen Dauererfolge zu erzielen.

Es soll nunmehr über einige der Versuche Carrels berichtet werden.

Im Februarheft des „American Journal of Medical sciences 1906" teilen Carrel und Guthrie das folgende Experiment mit:

8 kg schwerer, weisser Hund. Aethernarkose. Zirkuläre Inzision der Haut unmittelbar unterhalb des Knies und Ligatur der Saphena parva, zweite Inzision senkrecht zur ersten entlang der Femoralgefäße bis zum Skarpaschen Dreieck. Die Haut wird nach oben präpariert, so daß die Fascia lata am Oberschenkel freigelegt wird. Sie wird eröffnet, worauf die Femoralgefäße etwa in der Mitte des Oberschenkels isoliert, zentral und peripher abgeklemmt und dazwischen durchschnitten werden. Durchschneidung des Musculus sartorius und Quadriceps femoris etwa 3 cm oberhalb des Knies, Durchschneidung der anderen Muskeln des Oberschenkels und des Nervus ischiadicus in verschiedenen Höhen. Schließlich Durchtrennung des Femur an der Grenze seines unteren und mittleren Drittels, Entfernung des Beines und Einhüllen desselben in sterile feuchte Kompressen. Nach wenigen Minuten wird das Bein auf den Operationstisch zurückgelegt und sofort die Kontinuität der Arterie und Vene durch End-zu-End-Vereinigung wieder hergestellt. Die Vereinigung der beiden Enden der Knochen geschieht durch Silberdraht (s. unten). Die Klemmen werden nunmehr von der Arterie und Vene entfernt und so die Zirkulation wieder hergestellt. Die Arteria poplitea pulsiert sofort in normaler Weise. An den peripheren Enden der durchschnittenen Muskeln treten nach und nach Blutungen auf, die gestillt werden. Vereinigung des Nervus ischiadicus mit Seide, dann der Muskulatur, der Aponeurosen und Haut mit Katgut. Die Hautnaht wird mit Kollodium bestrichen, darüber kommt eine Schicht Gaze, weiterhin Watte und schließlich ein Gipsverband, der den hinteren Teil des Stammes, die Hüfte und das Bein umfaßt.

Vor Anlegen des Verbandes wurde die Blutzirkulation in dem Bein noch einmal geprüft, es zeigte sich, daß die Poplitea und die Tibialis posterior ebenso stark pulsierten, wie am anderen Bein. Die Haut des Implantats war etwas röter und ihre Temperatur etwas höher als auf der anderen Seite. Es bestand also eine starke Vasodilatation, ähnlich wie nach Anlegen einer Esmarchschen Binde.

Etwa 8 Stunden nach der Operation befand sich das Tier ausgezeichnet. Das reimplantierte Bein war viel wärmer als das normale und ein wenig angeschwollen.

24 Stunden nach der Operation befand sich das Tier gut, die höhere Temperatur des implantierten Beines bestand weiter an, die Schwellung war bedeutend. Da der Gipsverband das Bein nicht zusammenzuschnüren schien, wurde die Schwellung auf vasomotorische Einflüsse zurückgeführt.

33 Stunden nach der Operation war das Bein fast ganz kalt geworden, die Venen waren stark erweitert, durch eine kleine Inzision zwischen den Zehen floß erst dunkles, später rotes Blut aus. Die Blutung wurde gestillt und ein neuer Verband angelegt. Es wurde angenommen, daß eine fortschreitende Obliteration an der venösen Anastomose bestehe, die auf einen Fehler in der Asepsis während der Operation zurückzuführen sei.

50 Stunden nach der Operation war das Bein ganz kalt und die Schwellung sehr intensiv. Aus einer neuerlichen kleinen Inzision floß kein Blut mehr ab. Da somit das Eintreten einer Gangrän unvermeidlich erschien, wurde das Tier mit Chloroform getötet.

Die Sektion ergab, daß der Verband um die Hautwunde herum viel zu fest angelegt worden war, so daß das Bein daselbst stark eingeschnürt wurde. Die Haut erschien darunter blauviolett, das ganze Bein war stark ödematös. Die Untersuchung der Blutgefäßanastomosen ergab weder Verengerungen noch Thrombosen. Die Vereinigung der Muskelstümpfe untereinander war gut, es bestanden keine toten Räume zwischen ihnen mit Ausnahme eines sehr kleinen nahe dem Knochen. Die Farbe der peripheren Muskelenden war dunkler als die der zentralen. Das Bindegewebe war an der Hüfte normal, dasjenige des implantierten Beines deutlich infiltriert und ödematös. Die Venen des Beines waren stark dilatiert und mit koaguliertem Blut gefüllt. Somit hatte der zu enge Verband die Venen komprimiert und so die Zirkulation unmöglich gemacht.

Aus diesem Experiment ging hervor, daß solche Operationen technisch recht gut ausführbar sind. Interessant ist die lange Dauer der Vasodilatation infolge der Durchschneidung der vasomotorischen Nerven.

Ein zweites derartiges Experiment, das eine länger währende Beobachtung gestattete, ist folgendes[1]):

An einer kleinen weißen Hündin wurde die Arteria und Vena femoralis des linken Oberschenkels durch einen longitudinalen Haut-

---

1) Carrel et Guthrie, Compt. rend. de la soc. de biol. 1906. Bd. 1. p. 378.

schnitt freigelegt und am unteren Winkel des Scarpaschen Dreiecks nach Anlegen von Gefäßklemmen durchschnitten. Dann wurde das Bein etwas unterhalb der Mitte des Oberschenkels amputiert. Wenige Minuten später wurde die Reimplantation begonnen und die Enden der Knochen, Muskeln, Blutgefäße und des Nervus ischiadicus wieder miteinander vereinigt (Details s. unten). Die Zirkulation in der reimplantierten Extremität konnte nach einer Unterbrechung von $1^1/_4$ Stunden wieder hergestellt werden; das Blut zirkulierte durch die Arterien und Venen in durchaus normaler Weise. Es folgte die Naht der Haut und Anlegung eines Gipsverbandes, der den Oberschenkel und Stamm umfaßte. Der Zustand des Tieres war unmittelbar nach der Operation befriedigend, es fraß und trank sehr viel und lief auf seinen 3 gesunden Beinen umher. Die Haut des reimplantierten Beines erschien normal, doch war sie stärker gerötet und bedeutend wärmer als diejenige des intakten Beines. Die vordere Fläche des Fußes zeigte eine mäßige Anschwellung.

Am 7. Tage nach der Operation wurde der Verband zum Teil entfernt. Das Bein war weder ödematös, noch zeigten sich trophische Störungen. Das Oedem an der Vorderfläche des Fußes war unzweifelhaft durch den zu eng angelegten Verband hervorgerufen worden, da die Schwellung wenige Stunden nach Anlegung eines weniger festen Verbandes wieder verschwand. Die Haut an der Nahtstelle war ebenfalls normal, die Wunde per primam geheilt, es bestanden keine Zeichen von Entzündung. Der Temperaturunterschied der Haut war an der Nahtstelle scharf abgegrenzt.

Am 8. Tage erschien alles normal; das Oedem war verschwunden.

Am 10. Tage sank im Laufe des Nachmittags die Temperatur des reimplantierten Beines auf das Niveau derjenigen des anderen Beines ab. Entfernung des Verbandes; es zeigte sich, dass sich infolge einer Verschiebung des Verbandes etwas Harn in die Watte eingesogen und zu einer Infektion des oberen Teiles der Längsinzision geführt hatte. Ein kleiner subkutaner Abszeß hatte sich entlang den Blutgefäßen entwickelt. Der allgemeine Zustand des Tieres war ausgezeichnet, die Ernährung des Beines gut. Da die arterielle Pulsation stark abgeschwächt war und keine Chance auf einen Dauererfolg mehr bestand, wurde das Tier narkotisiert, worauf die Blutgefäße durch eine Inzision freigelegt und untersucht wurden. Dann wurde das Tier getötet. Die Autopsie ergab, daß der Abszeß sich von der Haut bis zu den Blutgefäßen hingezogen hatte und die Anastomosestelle umgab. Die Vene war gut durchgängig geblieben, dagegen hatte sich an der Nahtstelle der Arterie ein kleiner Thrombus entwickelt, der das Gefäßlumen einengte, doch war die Zirkulation noch eine genügende, da der Thrombus die Arterie nicht völlig verschloß. Die Hautnarbe bot ein völlig normales Bild, auch die Muskeln und der Ischiadikus waren gut verheilt. Am Knochen hatten sich bereits Kallusmassen gebildet. Dieser Versuch ergab somit, daß die Heilung nach einer Reimplantation ganz ebenso schnell vor sich gehen kann, als dies sonst nach einer großen Verletzung im allgemeinen erwartet werden darf.

Im Jahre 1907 machte Carrel[1]) den Versuch, das Bein eines toten Hundes auf einen lebenden zu transplantieren. Ein schwarzer Hund mittlerer Größe wurde durch Chloroforminhalation getötet. 30 Minuten nach Eintritt des Todes wurde das linke Bein etwas unterhalb der Mitte des Oberschenkels amputiert. In die Arteria femoralis wurde eine Kanüle eingeführt und so lange Lockesche Lösung durchgespritzt, bis die Flüssigkeit klar aus der Vena femoralis zurückkam. Dann wurde das Glied in feuchte Kompressen verpackt und bei Zimmertemperatur liegen gelassen. Nun wurde ein weißer Hund gleicher Größe narkotisiert, sein linkes Bein amputiert und an dessen Stelle das Bein des toten Hundes implantiert. Die Zirkulation in letzterem wurde $3^1/_2$ Stunden nach dem Tode seines Besitzers wieder hergestellt. Das Tier befand sich drei Tage lang vollkommen wohl. Auch in diesem Fall war das implantierte Bein heißer als das andere. Am 3. Tage trat Schwellung des Beines ein. Am 4. wurde eine Phlegmone desselben konstatiert. Sie wurde inzidiert und drainiert. Es gelang jedoch nicht, dem Fortschreiten der Infektion Einhalt zu tun, am 9. Tage hatte sich ein großer Abszeß entwickelt, der ebenfalls inzidiert und drainiert wurde. Das Tier starb am 10. Tage. Die Zirkulation war die ganze Zeit hindurch normal geblieben. Die Autopsie ergab, daß die Haut und die Muskeln per primam verwachsen waren, daß sich aber am Knochen ein Abszeß entwickelt hatte, der überallhin zwischen die Muskelinterstitien eingedrungen war. Die Drainage war ungenügend gewesen und das Tier an Blutvergiftung gestorben. Die Anastomosen waren weit durchgängig und zeigten keine thrombotischen Auflagerungen.

Weiterhin berichtet er über folgenden Versuch: An einem kleinen Foxterrier wurde die Haut unmittelbar unterhalb des Knies zirkulär umschnitten. Dann wurde auf diese zirkläre Inzision ein zweite longitudinale gesetzt, die die Femoralgefäße am Oberschenkel freilegte. Die letzteren wurden im Scarpaschen Dreieck durchschnitten, ihre peripheren Enden nach abwärts präpariert, worauf das Bein im

---

1) Carrel, Revue de chir. Vol. 38. 1908. p. 672.

Niveau des Hautschnittes amputiert wurde. Die Blutgefäße wurden, wie oben beschrieben, mit Lockescher Lösung durchgespült.

Hierauf wurde ein zweiter Foxterrier von gleicher Größe narkotisiert und sein Bein unmittelbar unterhalb des Knies amputiert und die peripheren Enden der Gefäße eine Strecke weit freigelegt. Das Bein des ersten Tieres wurde an Stelle des letzteren implantiert. Unmittelbar nach der Operation war das implantierte Bein kalt, trotzdem die Zirkulation sehr lebhaft war. Am Abend nach der Operation wurde es jedoch wärmer als das intakte Bein. Diese Temperaturerhöhung dauerte einige Tage an, nahm dann allmählich ab, so daß das implantierte Bein nach 8 Tagen kaum von dem anderen zu unterscheiden war. Nach 15 Tagen war die Vernarbung beendet, der Verband wurde entfernt, die Hautnarbe stellte eine feine Linie dar, die Haut unterhalb derselben unterschied sich in nichts von derjenigen oberhalb der Narbe. Der Knochen war noch nicht völlig konsolidiert, die Extremität hatte eine nicht ganz richtige Stellung. Am unteren Teil der Hinterfläche des Beines bestand leichtes Oedem. Am 15. Tag erkrankte das Tier an einer Bronchopneumonie. Am 20. Tag hatte sich sein Zustand sehr verschlechtert, das implantierte Bein jedoch war nach wie vor im besten Zustande und unterschied sich nur durch die noch bestehende Anästhesie von dem der anderen Seite. Am 21. Tage starb das Tier. Die Autopsie ergab normale Vernarbung und gute Durchgängigkeit der Anastomosen.

Im Anschluß an diesen Versuch spricht Carrel die Hoffnung aus, dass es gelingen werde, auch menschliche Extremitäten durch solche von Selbstmördern oder von Verunglückten zu ersetzen.

In ähnlicher Weise wie Carrel versuchte auch Jianu[1]) die Reimplantation eines Beines am Hunde, jedoch machte er die Ausspülung der Blutgefäße mit warmem Wasser. Er konnte 3 Monate später das Tier in geheiltem Zustande der chirurgischen Gesellschaft in Bukarest vorstellen und es zeigte sich, daß die Weichteile tadellos zusammengeheilt waren; nur der Knochen zeigte noch keine feste Vereinigung und an dem hinteren Teile der Pfote hatte sich ein trophisches Geschwür gebildet. Die Blutzirkulation war gut erhalten. Später starb das Tier an einer Bronchopneumonie und die Sektion zeigte, daß die Weichteile, die Blutgefäße und die Nerven gut vereinigt waren.

Nunmehr soll die Technik der Transplantation einer Extremität ausführlich geschildert werden. Es wird dabei angenommen, daß es

---

1) Jianu, Ref. Zentralbl. f. Chir. 1910. Nr. 42. S. 1656.

sich um eine Homoiotransplantation handelt; die Technik der Reimplantation ist im Prinzip dieselbe:

Die Tiere werden in gewöhnlicher Weise vorbereitet, das gleichseitige Bein des Spenders und des Empfängers wird gewaschen und rasiert, wobei selbstverständlich die größte Sorgfalt darauf zu verwenden ist, jede kleinste Verletzung der Haut zu vermeiden, da bei einer derartigen Operation selbst die unbedeutendste Läsion zum Ausgangspunkt einer Infektion werden kann. Die nicht rasierten Partien des Beines und Stammes werden vor Beginn der Operation mit Tüchern, die mit einer antiseptischen Lösung (1 $^0/_{00}$ Sublimat) getränkt sind, eingewickelt; darüber kommt eine sterile Mullbinde, deren Ende durch Sicherheitsnadeln so befestigt wird, daß der Verband während der Operation nicht abrutschen kann. Die Tiere werden nunmehr in geeigneter Lage auf dem Operationstisch festgebunden und mit sterilen Tüchern bedeckt. Wenn möglich sollen zwei Operateure gleichzeitig arbeiten und während der eine das Bein des Spenders amputiert, soll der andere die vorbereitende Operation am Empfänger ausführen. Die Operation geht nun folgendermaßen vor sich:

Das Bein des Wirttieres wird von einem Assistenten gestreckt gehalten und eine longitudinale Inzision der Haut parallel und etwas lateral von den Femoralgefäßen ausgeführt, die etwas oberhalb des Abganges der tiefen Schenkelgefäße beginnt und etwa 12 cm weit abwärts zieht. Alle Zweige, die von der Vene und Arterie zwischen dem Abgange der Profunda oben und dem peripheren Ende des Schnittes unten aufgefunden werden, werden nahe ihrem Ursprung ligiert und zwischen den Ligaturen durchschnitten. Anlegen von Gefäßklemmen an die Arteria und Vena femoralis etwas unterhalb des Abganges der tiefen Gefäße, ziemlich weit peripher davon Ligatur derselben. Dann werden die Blutgefäße zwischen Klemme und Ligatur näher der letzteren durchschnitten und die Enden für die Anastomose vorbereitet. Nunmehr folgt eine zirkuläre Inzision der Haut rings um das Bein ungefähr der Mitte des Oberschenkels entsprechend, etwas unterhalb der Ebene, in der die Durchtrennung des Knochens beabsichtigt ist. Die Muskeln und übrigen Weichteile werden in gleichem Niveau mit der Haut bis auf den Knochen durchtrennt. Nun werden alle blutenden Punkte des Stumpfes mit Schiebern gefaßt und mit feiner Seide ligiert. In gleicher Höhe wird weiterhin das Periost durchschnitten und sorgfältig 1 bis 2 cm nach oben mit dem Elevatorium abgeschoben, so daß sich eine Art Manschette bildet. Dann wird der Knochen quer durchtrennt und das amputierte Glied entfernt. Bedecken der

Wundfläche mit zwei weichen Seidentüchern, so daß nur das Ende des Knochens hervorsteht. Dann wird ein Loch durch den Knochen etwa 2 bis 3 mm vom Rand entfernt und ein zweites in einem etwas höheren Niveau normal zu dem ersten mit Hilfe eines Drillbohrers von 2 mm Breite gebohrt. Nunmehr ist der Stumpf für die Implantation fertig vorbereitet, und es sollte in diesem Augenblick auch bereits das Bein des anderen Tieres bereit sein, so daß ohne Zeitverlust an die Transplantation geschritten werden kann.

Die Operation am Bein des Spenders ist mittlerweile in der gleichen Weise ausgeführt worden, wie am Empfänger, mit folgenden geringfügigen Aenderungen:

Die Blutgefäße werden weit unten abgeklemmt, weit oben nur wenig peripher vom Abgang der tiefen Gefäße ligiert und knapp unterhalb dieser Ligatur durchtrennt. Der Zweck dieses Vorgehens ist folgender: Jedes Gefäßende hat infolge seiner Elastizität die Tendenz sich weit zurückzuziehen, so daß die Naht Schwierigkeiten bereiten kann. Nimmt man aber die beiden Gefäße zu lang, so können sie leicht aneinander adaptiert werden und die Naht wird nicht durch Spannung erschwert. Die Muskulatur wird in der Höhe des Hautschnittes oder etwas oberhalb desselben durchtrennt. Es muß strengstens darauf geachtet werden, daß alle blutenden Punkte an der peripheren Muskeloberfläche gefaßt und ligiert werden. Das Periost wird etwas zentral von der Ebene, in der die Muskulatur durchtrennt worden ist, durchschnitten. Es wird wieder eine Periostmanschette gebildet und nach abwärts gestreift, worauf man etwas peripher von der Muskelfläche Löcher durch den Knochen bohrt, welche denjenigen des Empfängers genau entsprechen. Dann wird der Knochen im gleichen Niveau mit der Muskeloberfläche durchtrennt, das Bein entfernt und letztere genau so wie der Stumpf des Empfängers mit Seidentüchern abgedeckt. Nunmehr folgt die Vereinigung des Stumpfes des Empfängers mit der Extremität:

Je ein Stück Silberdraht wird durch die korrespondierenden Löcher beider Knochen hindurchgeführt und mit Hilfe einer Flachzange so fest zugedreht, daß die Knochenenden unverrückbar aufeinander festsitzen, worauf die vorstehenden Drahtenden weggezwickt und entfernt werden. Hierauf werden die Periostmanschetten über die Nahtstelle des Knochens geschlagen und mit feinsten Katgutnähten mit einander vereinigt. Ehe man nun an die Naht der Blutgefäße schreitet, werden die zwischen ihnen und den Knochen liegenden Muskelmassen vereinigt, damit die Gefäße nicht direkt auf den Knochen zu liegen kommen. Man soll sie in zahlreichen Schichten mit feinem Katgut nähen, damit keine toten Räume entstehen. Die unmittelbar hinter den Blutgefäßen gelegene Faszie wird ebenfalls sorgfältig genäht, damit sie eine glatte, gleichmäßige Oberfläche bildet, so daß es nicht zu Knickungen der Gefäße kommen kann. Dann werden die Enden der Arterie und Vene einander gegenübergelegt; falls die Gefäße zu lang sind, wird ein Stück entfernt, worauf die End-zu-Endanastomosen nach Anlegung von Haltefäden in bekannter Weise hergestellt werden. Selbstverständlich kommt es nach der Entfernung der Klemmen zu Blutungen aus den zahlreichen durchschnittenen Gefäßen des implantierten Beines, und es ist nötig, sie sorgfältigst zu stillen, so daß die Wunde vollkommen trocken wird. Nunmehr folgt die Vereinigung der übrigen Muskelmassen und Naht der beiden Enden des Nervus ischiadicus mit Hilfe feinster Seidenfäden. Schließlich wird die subkutane Faszie fortlaufend rund um das ganze Bein vernäht, wobei an einzelnen Punkten Zwischenräume gelassen werden, damit es beim Auftreten von Schwellungen zu keiner Stauung kommt und das Wundsekret Abfluß findet. Besondere Sorgfalt ist der Naht der Gewebe zu widmen, die über den großen Blutgefäßen liegen, so daß diese weich gebettet und nicht gepreßt werden. Es folgt schließlich noch eine Reihe von Subkutannähten und Vereinigung der Haut selbst durch Knopfnähte. Sorgfältige Reinigung des Operationsfeldes mit einer antiseptischen Lösung, Bestreichen der Hautnaht mit Jodtinktur, Bedecken derselben mit großen Mengen steriler Gaze und Watte, Umwickeln einer Binde und schließlich Anlegen eines Gipsverbandes. Der Verband umfaßt selbstverständlich nicht allein das Bein, sondern auch die hinteren Partien des Stammes bis zur Höhe des Zwerchfelles, so daß der Stamm und das Bein des Tieres unverrückbar miteinander verbunden werden. Das operierte Bein wird in einer halbflektierten Stellung festgehalten, bis der Verband hart geworden ist. Große Sorgfalt muß darauf verwendet werden, daß der Verband nirgends stark auf das Bein drückt. Deshalb soll, speziell über den Knochenvorsprüngen, eine sehr dicke Lage Watte verwendet werden, so daß der Verband auch im Falle einer sekundären Anschwellung keinen übermäßigen Druck ausübt. Selbstverständlich soll der Verband nach Möglichkeit so angelegt werden, daß eine Beschmutzung durch Urin und Fäzes vermieden werden kann.

Die Transplantation einer vorderen Extremität würde natürlich in ganz analoger Weise auszuführen sein, und man würde zweckmäßigerweise die Gefäßanastomosen an die Grenze zwischen dem mittleren und unteren Drittel des Humerus verlegen, unmittelbar oberhalb der Teilungsstelle der Arteria brachialis.

Guthrie[1]) ist noch weiter gegangen und hat versucht, Tieren beide Beine samt Hüften und Becken zu amputieren und später zu reimplantieren, wobei er die Aorta und Vena cava durchschnitt und wieder vereinigte. Er hat dabei keine Erfolge erzielt und da derartige Operationen gegenwärtig weder wissenschaftliches Interesse noch praktische Bedeutung besitzen, glaubt Verfasser auf eine ausführliche Schilderung derselben Verzicht leisten zu können. Wenigstens in theoretischer Beziehung interessant sind hingegen Guthries Versuche, den

Kopf und Hals

eines Tieres auf ein zweites zu transplantieren. Eine solche Operation wurde in folgender Weise ausgeführt:

Ein großes Tier wurde zum Empfänger, ein kleines zum Spender bestimmt. Da das Gehirn gegen die kürzeste Unterbrechung der Zirkulation äußerst empfindlich ist, mußte eine solche bei der Operation vermieden werden. Beide Tiere wurden wie sonst vorbereitet und eng Seite an Seite nebeneinander auf dem Operationstisch fixiert, so daß das Manubrium sterni beider in gleicher Höhe lag. Die Operation begann mit einem medianen Hautschnitt am Halse beider Tiere, der vom Ringknorpel bis zum Manubrium sterni reichte. Von diesem Schnitte aus wurde die Haut von den einander anliegenden Halsflächen beider Tiere abpräpariert und durch Nähte vereinigt. Darauf folgte die Durchtrennung der tieferen Gewebsschichten in der Mittellinie bis zur Trachea und ebenfalls Vereinigung derselben durch Naht. Dann wurde je eine Arteria carotis communis beider Tiere freigelegt, die Arterie des Spenders peripher abgeklemmt und zentral ligiert, während diejenige des Empfängers peripher ligiert und zentral abgeklemmt wurde. Ganz analog wurde mit je einer Vena jugularis externa verfahren. Dann wurden alle vier Gefäße durchschnitten und die zentralen Enden der Gefäße des Empfängers mit den peripheren des Spenders vereinigt. Hierauf folgte eine doppelte Ligatur der beiden Venae jugulares internae und der beiden Arteriae vertebrales des Spenders und Durchtrennung derselben zwischen den beiden Ligaturen. Schließlich wurden Fäden um die noch offene Karotis und Jugularis externa des Spenders gelegt. Die Muskulatur und die übrigen Gebilde des Halses wurden nunmehr quer bis auf die Wirbelsäule durchtrennt, die Zirkulation in den anastomosierten Blutgefäßen durch Abnahme der Klemmen hergestellt, die noch offene Karotis und Jugularis des Spenders rasch ligiert und durch-

---

1) Guthrie, Blood vessel surgery. p. 217.

schnitten, die Wirbelsäule samt der Medulla durchtrennt und so der Kopf vom Rumpf gelöst. Alle Blutungen aus der Unterfläche des abgeschnittenen Kopfes wurden sorgfältig gestillt, worauf derselbe auf den Hals des Empfängers übertragen und in der Weise daselbst befestigt wurde, daß das Ende der Wirbelsäule mit dem Manubrium sterni verbunden und die Muskeln des Kopfes auf die vordere Fläche des Halses des Empfängers aufgepfropft wurden. Endlich wurde die Haut des Kopfes mit der Haut des Empfängers durch Nähte vereinigt und der implantierte Kopf mit Hilfe eines Verbandes, der den Hals und die Brust des Wirtes mitumfaßte, fixiert.

Transplantation der Milz.

Carrel und Guthrie haben wiederholt bei Hunden die Milz exstirpiert und reimplantiert. Homoiotransplantationen von einem Tier auf ein anderes scheinen sie nicht ausgeführt zu haben. Die Operation erfolgte in der Weise, daß nach Freilegung der Milz zunächst sämtliche Gefäße mit Ausnahme der größten Arterie und Vene (die Milz besitzt bei Hunden immer mehrere Arterien und Venen), doppelt ligiert und durchschnitten wurden. Dann wurden die beiden Hauptgefäße zentral und peripher abgeklemmt und dazwischen durchschnitten. Die Reimplantation geschah durch Herstellung von End-zu-Endanastomosen zwischen den Gefäßenden. Das exstirpierte Organ wurde vor der Reimplantation mit Lockescher Lösung ausgespült. Die Operation scheint recht leicht durchführbar zu sein. Carrel und Guthrie haben 2 Tiere, die die Operation überlebten, längere Zeit beobachtet, doch publizieren sie nichts über die endgültigen Resultate.

Es wäre sehr interessant, durch Implantation der Milz eines großen Tieres in ein kleineres künstlich einen der Splenomegalie ähnlichen Zustand zu erzeugen. Da diese Transplantation relativ einfach durchführbar ist, bestände wohl die Hoffnung, daß die Degeneration des implantierten Milzgewebes spät genug eintreten würde, daß man an dem betreffenden Tier vorher Beobachtungen über den Einfluß einer solchen Operation auf die Blutbildung usw. anstellen könnte. Verfasser hat, einer Anregung des Herrn Dozenten Hans Eppinger in Wien folgend, zwei Versuche dieser Art gemacht, doch gingen beide Tiere rasch — das eine an einer Bauchdeckenphlegmone, das andere durch einen Darmprolaps — zugrunde.

6. Kapitel.

Die Verwendung der Gefässnaht in der praktischen Chirurgie.

Die großen Fortschritte, die die Gefäßnaht in den letzten Jahren gemacht hat, haben die praktische Chirurgie in hohem Maße gefördert und ihr zahlreiche neue Gebiete eröffnet. Die einfachste und häufigste Aufgabe der klinischen Gefäßchirurgie ist jedoch bisher die Naht verletzter Blutgefäßstämme geblieben.

Um die Bedeutung derartiger Operationen richtig einschätzen zu können, ist es zunächst nötig, sich mit der Frage zu beschäftigen, welche Konsequenzen die Ligatur der größeren Blutgefäße für den Organismus hat.

Eine neuere Zusammenstellung von Danis[1]) lehrt zunächst, daß die Ligatur der Aorta abdominalis am Menschen bisher stets zum Tode des Patienten geführt hat; der tödliche Ausgang der Operation dürfte hauptsächlich auf die durch einen solchen Eingriff bedingte starke Blutdrucksteigerung zurückzuführen sein, durch die die Anforderungen an die Leistungsfähigkeit des Herzens übermäßig erhöht werden.

Aus den experimentellen Untersuchungen zahlreicher Autoren geht hervor, daß eine Ligatur der Aorta unmittelbar oberhalb der Teilungsstelle von Versuchstieren ohne dauernde Schädigungen vertragen werden kann, wenngleich diese Operation zunächst immer zu Lähmungserscheinungen an den unteren Extremitäten führt. Dagegen ist eine Ligatur der Aorta zentral von den Nierenarterien bereits mit dem Leben unvereinbar. Eine Kompression der Aorta thoracica descendens darf — wie es scheint — nur etwa 20 Minuten lang fortgesetzt werden und eine solche der Aorta ascendens führt schon binnen wenigen Minuten zum Tode des Tieres. Es ist somit nur

---

1) Danis, Anastomoses et ligatures vasculaires. Bruxelles 1912.

denkbar, daß einmal eine Ligatur des peripheren Endes der Aorta am Menschen gelingen könnte, eine solche an einer mehr zentral gelegenen Stelle dieses Gefäßes würde unbedingt zum Tode des Patienten führen.

Die Ligatur der Arteria iliaca communis des Menschen führt in 70% der Fälle zum Tode. Diejenige der Arteria femoralis veranlaßt nach den verschiedenen Statistiken in 5 bis 60% sekundäre Gangrän. Ueber die Bedeutung der Ligatur der Arteria poplitea gehen die Ansichten weit auseinander, doch ist es allgemein bekannt, daß sie in einem wesentlichen Prozentsatz der Fälle von Gangrän des Beines gefolgt ist. Die Ligatur der Karotis des Menschen führt je nach der Ursache, um derentwillen sie ausgeführt wird, in $2\frac{1}{2}$ bis 50% zum Tode. Es scheint, daß sie bei jüngeren Leuten, bei denen die rasche Entwicklung eines Kollateralkreislaufes noch möglich ist, ziemlich gefahrlos ist; bei älteren arteriosklerotischen Menschen hingegen veranlaßt sie eine partielle Hirnanämie mit entsprechenden Ausfallserscheinungen. Die Ligatur der Vena cava kann nach den Untersuchungen von Béjan und Cohn[1]) vertragen werden, wenn sie peripher von den Nierenvenen angelegt wird. Auch eine Ligatur zwischen den beiden Nierenvenen, derartig, daß eine Nierenvene mit eingebunden wird, kann vertragen werden, da dabei unter Vermittlung der Nebennieren-, Bauchwand- und Zwerchfellvenen die Zirkulation in den Nieren aufrecht erhalten bleibt. Selbst die Ligatur oberhalb beider Nierenvenen, aber unterhalb einer Nebennierenvene braucht nicht unbedingt zum Tode zu führen, da sich auch in diesem Falle ein genügender Kollateralkreislauf ausbilden kann. Dagegen ist eine Ligatur der Vena cava inferior kardial von den Nebennierenvenen unter jeder Bedingung tödlich. Diese Befunde von Béjan und Cohn gelten allerdings nur für das Tierexperiment; in praxi dürfte die Prognose wohl wesentlich schlechter sein.

Daß die Ligatur der Vena portae sicher zum Tode führt, war schon Claude Bernard bekannt (s. u. Abschnitt über Aszitesbehandlung) und ist von allen späteren Autoren bestätigt worden. Die Ligatur der Vena jugularis interna einer Seite ist bedeutungslos, dagegen sind bei gleichzeitiger Ligatur beider Venen plötzliche Todesfälle beobachtet worden. Daß die Ligatur der Nierenarterien zum Verlust dieses Organes führen muß, ist selbstverständlich.

Die erste Gefäßnaht, die am Menschen ausgeführt wurde, ist, wie schon früher erwähnt, diejenige von Hallowell, der 1759 eine

---

[1]) Béjan et Cohn, Revue de chirurgie. 1912.

Verletzung der Arteria brachialis in der Weise verschloß, daß er eine Stecknadel durch beide Wundränder durchführte und durch einen Faden, der in Achtertouren um die Nadel gelegt wurde, die Wundränder aneinanderpreßte. In der folgenden Zeit führten Arteriennähte über 1 Jahrhundert hindurch regelmäßig zu Mißerfolgen und erst im Jahre 1892 gelang es Durante, einen Schlitz in der Seitenwand einer Arteria axillaris erfolgreich zu vernähen. Schon viel früher hatte man Erfolge beim Verschluß von seitlichen Venenverletzungen. Es gelang Bruns und Hüter 1879, in 5 Fällen Schlitze der Vena jugularis communis durch seitliche Ligatur unter Erhaltenbleiben des Lumens zu verschließen[1]). Schede konnte am Chirurgenkongreß 1882 über eine seitliche Naht der Vena femoralis berichten und 1892 hatte er bereits eine Statistik von 30 Fällen seitlicher Venennaht beisammen. Der erste, dem eine zirkuläre Arteriennaht am Menschen gelang, war Murphy, der im Jahre 1897 eine durchtrennte Arteria femoralis mit Hilfe seiner Invaginationsmethode erfolgreich vereinigte. Die Prothesenmethode nach Payr wurde 1901 zum ersten Mal von Payr selbst zur zirkulären Wiedervereinigung einer durchschnittenen Vena femoralis verwendet und die drei Tage nach der Operation vorgenommene Autopsie ergab Erhaltensein des Lumens. Nach Dörfler waren bis zum Jahre 1900 9 erfolgreiche Arteriennähte am Menschen ausgeführt worden.

Seither ist nun eine große Zahl derartiger Operationen am Menschen gemacht worden und die Erfolge derselben sind außerordentlich befriedigend. Mit Recht konnte Schmieden in dieser Beziehung vor kurzem den Grundsatz aufstellen: „Jede Unterbindung eines für das Leben oder für die Erhaltung eines Gliedes unentbehrlichen Blutgefäßes muß als Kunstfehler bezeichnet werden, sobald die technische Möglichkeit vorliegt, den durch Verletzung oder Erkrankung entstandenen Defekt durch die seitliche oder zirkuläre Naht oder ein gleichwertiges Verfahren zu schließen und dadurch den Blutkreislauf wiederherzustellen." Schließlich kann selbst eine mißlungene Naht das Individuum in keiner Weise schädigen, da eine solche eben durch Thrombose zum Verschluß des Gefäßes führt, also einen Zustand schafft, der nach Ligatur des betreffenden Gefäßes ohnehin bestände. Auch wenn die Chance für das Gelingen der Gefäßnaht eine geringe ist, z. B. bei arteriosklerotischen Arterien, sollte sie versucht werden, da eine allmählich fortschreitende Thrombosierung des Gefäßes immerhin noch Zeit für die Entwicklung genügender Kollateralen geben kann.

---

1) Literatur s. 2. Kapitel.

Die bisher am Menschen ausgeführten Operationen sind sehr verschiedener Art. In den meisten Fällen handelte es sich um die Naht seitlicher Wunden großer Blutgefäße, ferner um die zirkuläre Vereinigung solcher nach Resektion eines Stückes derselben und schließlich um Ersatz eines verloren gegangenen Gefäßstückes durch ein anderes Blutgefäß. Die Indikationen für derartige Operationen wurden durch die verschiedenartigsten Verletzungen gegeben, sei es nun Stichverletzungen, Schußverletzungen, Verletzungen bei Operationen, namentlich bei der Exstirpation von Tumoren u. dgl. Auf die zahlreichen anderen Zwecke, für die die Blutgefäßnaht am Menschen verwendet worden ist, wird weiter unten eingegangen werden.

Eine Gefäßtransplantation am Menschen hat als erster Lexer im Jahre 1907 ausgeführt, indem er nach Exstirpation eines Aneurysma der Arteria axillaris ein 8 cm langes Venenstück an Stelle des entfernten Stückes der Arterie implantierte. Man hat natürlich im allgemeinen bei Gefäßtransplantationen versucht, ein Blutgefäß desselben Individuums als Ersatz zu verwenden, doch sind in der Literatur auch Fälle bekannt geworden, bei denen man versucht hat, Blutgefäße anderer Individuen für diesen Zweck zu benutzen. So führte Doyen[1]) bei einem Patienten, dessen Vena poplitea nach einer Aneurysmaoperation in der Kniekehle obliteriert war und der an dauerndem Oedem des Beines litt, folgende Operation aus:

Er nahm die Vena jugularis externa eines Hammels und implantierte sie einerseits End-zu-End in die Vena tibioperonea, andererseits End-zu-Seit in die Vena poplitea oberhalb der thrombosierten Stelle, nachdem er für die Vene einen subkutanen Kanal gebildet und dieselbe durchgezogen hatte. Die Wunde wurde drainiert und leicht verbunden. Die Operation führte eine vollkommene Heilung herbei.

Delbet[2]) versuchte bei einem Kranken nach Exstirpation eines Aneurysmas der Fossa poplitea, das fehlende 8 cm lange Gefäßstück durch eine Arterie, die einem anderen Kranken, an dem zur gleichen Zeit von einem anderen Chirurgen eine Oberschenkelamputation ausgeführt werden mußte, entnommen wurde, zu ersetzen. Die Operation gelang nicht, da die Gefäße des amputierten Beines sklerotisch waren und die Nähte durchschnitten, so daß es notwendig wurde, die Arteria femoralis zu unterbinden. Es kam zu Gangrän des Beines, so daß es amputiert werden mußte.

Im allgemeinen bietet die Beschaffung eines brauchbaren Ersatz-

---

1) Doyen, Internationaler med. Kongress. Budapest 1909. Ref. Zentralbl. f. Chir. Nr. 42.
2) Delbet, Chirurgie des artères et des veines. Paris 1906.

materiales große Schwierigkeiten. Bei kleinen Gefäßen, z. B. der Arteria poplitea, kann man zweckmäßig eine der für den Organismus entbehrlichen Venen, wie die Saphena, verwenden. Für den Ersatz größerer Gefäße (Aorta, Vena cava usw.) jedoch hatte man bislang nur Material von Leichen oder Tieren zur Verfügung. Da dasselbe nun einerseits nicht leicht in brauchbarer Form erhältlich ist, andererseits nicht ganz befriedigende Resultate gibt, scheinen in dieser Beziehung die von mir in Gemeinschaft mit Wilhelm Israel und Helmuth Josef ausgeführten Versuche, große Blutgefäße durch kleinere zu ersetzen, von Wichtigkeit zu sein.

Was zunächst die von Israel und mir ausgeführten Versuche betrifft[1]), so handelte es sich uns um die Lösung des folgenden Problems:

Es kann bei einer Nierenexstirpation zur Verletzung der Vena cava kommen und die abundante Blutung zu einer Ligatur derselben zwingen. Nun führt, wie oben erwähnt, die Ligatur der Vena cava zentral von beiden Nierenvenen sicher zum Tode. Es handelte sich nun darum, irgend eine Blutgefäßoperation ausfindig zu machen, die dem in den Nieren enthaltenen Blut wieder die Möglichkeit gibt, nach dem Herzen zu abzufließen. Eine zirkuläre Naht der Cava nach Resektion der abgebundenen Stelle dürfte in praxi kaum durchführbar sein, da die Anlegung einer exakten Naht bei der großen Tiefe und Spannung und wegen der mangelhaften Zugänglichkeit der dorsalen Fläche dieses Gefäßes fast unmöglich ist. Unsere mißlungenen Versuche, die deletären Folgen der Cavaunterbindung durch eine Verpflanzung der Nierenvene in eine kardial von der Ligatur gelegene Stelle der Cava zu beseitigen, wurden schon im 5. Kapitel besprochen. Wir kamen nun auf die Idee, ein kleineres Blutgefäß sowohl zentral als auch peripher von der Ligaturstelle in die Cava End-zu-Seit zu implantieren, also die Ligaturstelle gewissermaßen mit Hilfe dieses Gefäßes zu überbrücken, so daß das letztere nunmehr wenigstens einem Teil des in der peripher von der Ligaturstelle gelegenen Partie der Vena cava befindlichen Blutes den Abfluß zum Herzen ermögliche. Wir exstirpierten zunächst, um den bei der erwähnten Operation vorliegenden Verhältnissen möglichst nahe zu kommen, eine Niere und unterbanden die Vena cava zentral von beiden Nierenvenen. Hierauf gingen wir nach zwei verschiedenen Methoden vor, zunächst in der Weise, daß wir das eine Ende einer Vena jugularis desselben Tieres End-zu-Seit nach unserer oben beschriebenen Methode (s. S. 75) in den peripher von der Ligaturstelle befindlichen

---

1) Jeger u. Israel, Langenbecks Archiv. Bd. 100. Heft 4.

Teil der Vena cava implantierten, während das andere Ende der Vena cava mit einer Payrschen Prothese armiert und in das zentrale Ende der Vena cava implantiert wurde. Letzteres geschah in der Weise, daß zentral von der Ligaturstelle eine Inzision in die Vena cava gemacht, die Prothese hereingeschoben und durch einen um die Vena cava gelegten Faden befestigt wurde. Dieses Verfahren hatte den Nachteil, daß es ziemlich lange Zeit in Anspruch nahm und dementsprechend in praxi, wo es sich darum handelt, diesen Eingriff an einem geschwächten Individuum nach einer schweren Operation auszuführen, kaum brauchbar sein würde. Daher gingen wir bei unseren späteren Versuchen in folgender Weise vor:

Abbildung 186.   Abbildung 187.

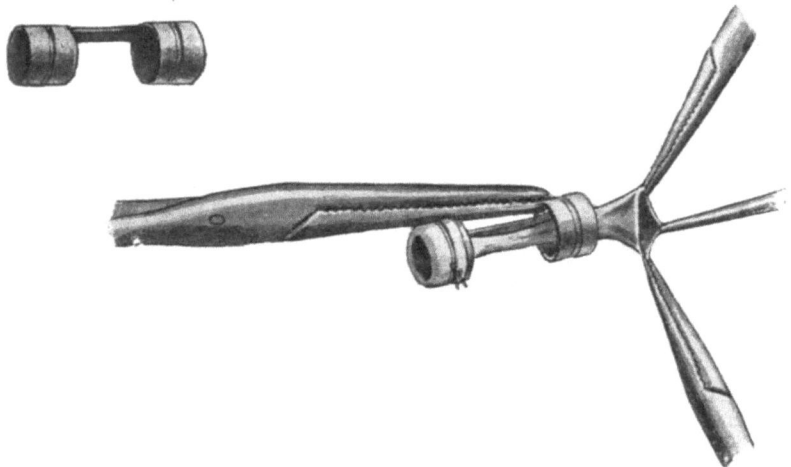

Wir ließen uns Magnesiumprothesen anfertigen, die aus 2 Ringen bestanden, welche durch einen dünnen Stab mit einander verbunden waren (s. Abb. 186). Es wurde nunmehr ein Stück Vena jugularis durch diese Doppelprothese hindurchgezogen, worauf die beiden Enden des Gefäßes nach außen umgestülpt und an je einer der beiden Prothesen festgebunden wurden (Abb. 187). Dieser — sit venia verbo — Jugularis-Zylinder nun wurde zentral und peripher von der Ligaturstelle der Vena cava in der Weise implantiert, daß an beiden Seiten eine Inzision in die Cava gemacht (Abb. 188) und das eine Ende der Prothese in die eine, das andere Ende der Prothese in die andere Oeffnung eingeschoben wurde. Dann wurden die vorderen Wundlippen der Cava, um die Spannung zu vermindern, mit einem Faden einander genähert und beide Prothesen durch je eine zirkuläre Ligatur an der

Cava befestigt (Abb. 189 u. 190). Die Abb. 191 und 192 zeigen je ein Präparat, das mit Hilfe der beiden Methoden gewonnen wurde.

Dieses Verfahren bewährte sich ausgezeichnet, und es gelang uns, Tiere nach Ligatur der Cava und Exstirpation einer Niere auf diese Weise dauernd am Leben zu erhalten.

Abbildung 188.

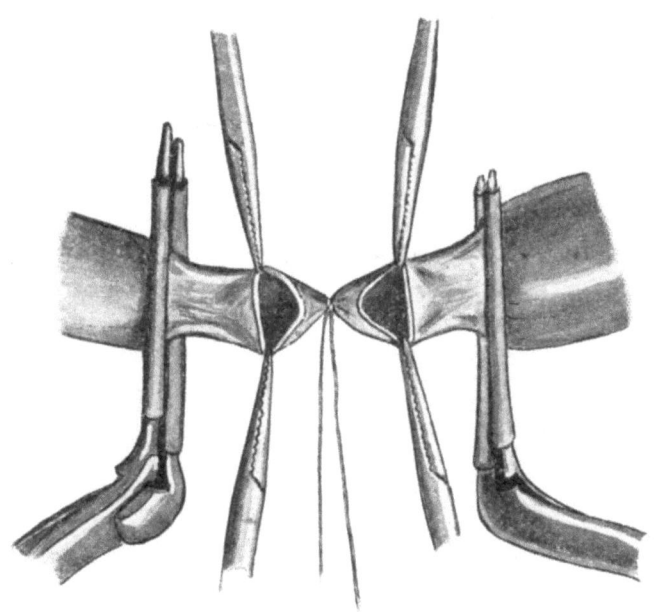

Abbildung 189.

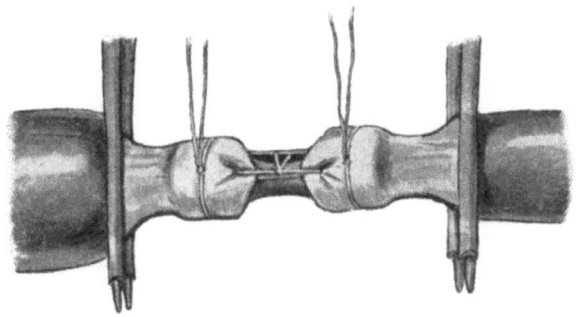

Das oben geschilderte Verfahren von Josef und mir (2. Kapitel, S. 80), größere Blutgefäße aus kleineren durch eine plastische Operation zu formen, scheint mir insofern von Bedeutung zu sein, als uns bislang für große Gefäße ein entsprechendes Ersatzmaterial eigentlich nicht zur Verfügung steht. Heteroplastisch transplantierte Gefäße geben

234   Die Verwendung der Gefäßnaht in der praktischen Chirurgie.

nicht ganz befriedigende Resultate; homoioplastisches Material hingegen ist in praxi natürlich kaum zu beschaffen, da man schließlich

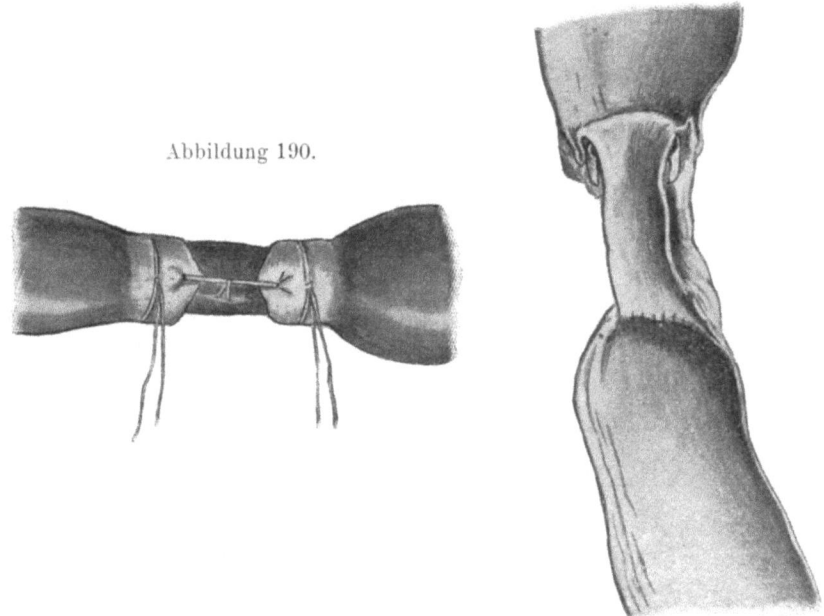

Abbildung 190.

Abbildung 191.

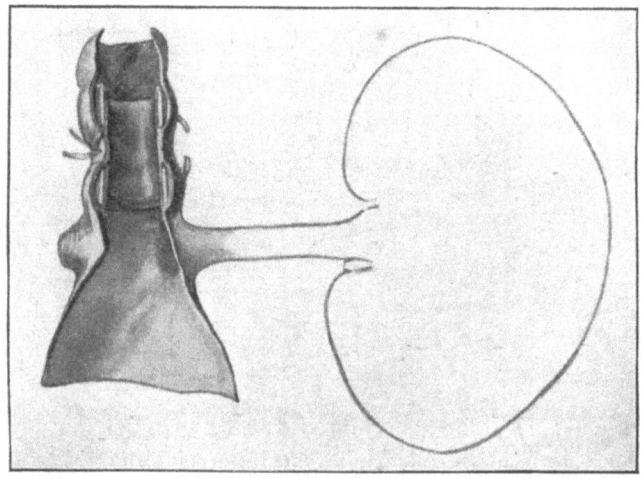

Abbildung 192.

nicht einem Menschen Gefäße herausschneiden kann, um sie einem zweiten einzusetzen. Der Ersatz großer Gefäße durch kleinere, den

Israel und ich, wie oben beschrieben, zur Ueberbrückung eines durch Ligatur verschlossenen Stückes der Vena cava versuchten, dürfte ja für viele Zwecke durchaus entsprechend sein, jedoch lehren klinische Erfahrungen [s. z. B. Krüger[1])], daß auch die Exstirpation relativ kleiner Venen, z. B. der Jugularis externa, unter Umständen zu schwerwiegenden Störungen Veranlassung geben kann, daher der Fall ganz gut denkbar ist, daß auch ein für das Verfahren von Israel und mir erforderliches kleineres Blutgefäß nicht zur Verfügung stünde. In diesem Falle wäre vielleicht der Versuch, aus einem ganz kleinen Blutgefäße, z. B. aus der Saphena, ein größeres plastisch zu formen, ein brauchbarer Ausweg.

Es hieße den Rahmen dieses Buches weit überschreiten, wollte Verfasser hier die ganze Literatur der Gefäßnaht am Menschen in extenso wiedergeben. Es dürfte vielmehr genügen, eine Statistik der bisherigen Fälle von zirkulärer Arteriennaht am Menschen zu geben und überdies einzelne interessante Fälle besonders hervorzuheben. Soweit diese Operationen speziellen Zwecken gedient haben, z. B. der Entfernung von Aneurysmen, sollen sie in dem betreffenden Abschnitte Erwähnung finden.

Stich[2]) führt 1910 bereits ungefähr 100 Arteriennähte und 46 zirkuläre Arterien- und Venennähte am Menschen an. Danis gibt 1912 eine Statistik der zirkulären Gefäßnähte am Menschen, aus der hervorgeht, daß bei

1 Naht der Aorta 1 Erfolg erreicht wurde, bei
3 Nähten der Arteria axillaris . . . 2 Erfolge, 1 Mißerfolg
7 „ „ „ brachialis . . 4 „ 3 Mißerfolge
1 Fall von Naht der Cubitalis . . . . 1 Mißerfolg
1 „ „ „ „ Arteria iliaca externa . . 1 „
10 Nähten der Arteria femoralis . . 8 Erfolge, 2 Mißerfolge
2 zirkulären Nähten der Arteria poplitea 1 Erfolg, 1 Mißerfolg
3 „ Nähten der Vena femoralis 2 Erfolge, 1 „
1 Naht der Vena portae führte zum Tod auf dem Operationstisch.

Glaßstein[3]) berechnet auf 53 zirkuläre Venennähte am Menschen 35 Erfolge, das ist 62,5 %. Für zirkuläre Arteriennähte 37 Fälle mit 25 Erfolgen, das sind 68 %.

Sehr interessant ist die von v. Eiselsberg[4]) erfolgreich ausgeführte Naht einer Verletzung der Arteria pulmonalis. Der Patient hatte

---

1) Krüger, Langenbecks Arch. Bd. 91. S. 473.
2) Stich, Ergebn. d. Chir. u. Orthop. Bd. I. S. 1.
3) Glaßstein, Beitr. z. klin. Chir. 1911. Bd. 74.
4) v. Eiselsberg, Arch. f. klin. Chir. Bd. 89. S. 505.

in selbstmörderischer Absicht versucht, sich eine spitze Schere ins Herz zu stoßen und dabei dieses Gefäß verletzt. Die Operation wurde in der Weise ausgeführt, daß die dritte Rippe reseziert, die vierte Rippe doppelt durchtrennt und nach unten geschlagen wurde. Die unmittelbar am Eintritt der Vena pulmonalis in den Vorhof gelegene, etwa $^3/_4$ cm lange Wunde wurde durch 6 Knopfnähte verschlossen. Der Patient ging 54 Tage später zugrunde und die Verheilung der Pulmonalis war so gut, daß die Nahtstelle kaum mehr zu erkennen war. Der Patient war einer ausgedehnten Infektion des Herzbeutels und der Pleura erlegen.

Von großer Wichtigkeit ist ein Fall von Resektion und querer Naht der Bauchaorta, den Braun am Deutschen Chirurgen-Kongreß 1911 veröffentlichte. Es handelte sich um ein $6^1/_2$jähriges Mädchen mit einem etwa 2 kg schweren Ganglioneurom, das mit der Aorta abdominalis zwischen Nierenarterie und Teilungsstelle der Aorta eng verwachsen war. Bei der Ablösung desselben entstand ein schräger Riß der Aorta, den Braun zunächst durch eine einfache fortlaufende Naht zu verschließen suchte. Da jedoch das Gewebe zu zerreißlich war und durch eine zweite, darüber gelegte Nahtschicht eine wesentliche Verengerung der Aorta und Behinderung der Zirkulation in den Beinen eintrat, sah er sich gezwungen, ein 2 cm langes Stück der Aorta quer zu resezieren und die Kontinuität des Gefäßes nach Carrel mit 3 Haltenähten und fortlaufender Naht wiederherzustellen. Drei Monate nach der Operation war das Kind noch völlig gesund und die Zirkulation in seinen unteren Extremitäten war nicht eingeschränkt.

So befriedigend die bisherigen Leistungen der Gefäßnaht in der menschlichen Chirurgie sind, so dürfte es doch im großen und ganzen berechtigt sein, die Ansicht auszusprechen, daß sie heute schon in weit ausgedehnterem Maße am Menschen verwendet werden könnte, als dies bislang der Fall ist und daß noch eine ganze Reihe zweckmäßiger Eingriffe in dieser Beziehung denkbar ist. Es sei nur in aller Kürze auf folgende Punkte hingewiesen:

Jeder Operateur kommt sehr häufig in die Lage, Krebsmassen von großen Blutgefäßen abschälen zu müssen. Jeder weiß ferner, daß dies bei einigermaßen vorgeschrittenen Fällen eine recht unbefriedigende Prozedur ist, da bekanntlich sehr häufig karzinöse Infiltrationen der Gefäßwand selbst vorhanden sind, die natürlich bei einer Abschälung der Karzinommassen zurückbleiben und möglicherweise in einem Teil der Fälle zum Ausgangspunkt für ein späteres Rezidiv werden. Wäre es unter diesen Umständen nicht viel richtiger, ein derartiges Gefäß, natürlich nur in denjenigen Fällen, in denen die

Karzinommassen nicht leicht abzutrennen sind, zielbewußt primär zentral und peripher davon zu durchtrennen, es mit denselben bezw. den karzinomverdächtigen Geweben zu entfernen und die Blutzirkulation durch Interposition eines frei transplantierten Gefäßstückes wiederherzustellen? Es läßt sich nicht darüber streiten, daß auf diese Weise manches Rezidiv verhindert werden könnte. In noch höherem Maße gilt das natürlich von denjenigen Fällen, bei denen Karzinomgewebe bereits in das Innere eines Gefäßes eingewuchert ist. Man geht in solchem Falle bislang, wenn eine Fortsetzung der Operation überhaupt noch möglich ist, häufig so vor, daß man die Karzinomzapfen einfach aus dem Gefäß herauszieht. Es wäre selbstverständlich viel erfolgversprechender, in der oben angedeuteten Weise zu verfahren. Zwei sehr interessante Operationen dieser Art hat Enderlen[1]) ausgeführt, indem er in einem Falle von Mammaamputation ein Stück der Vena axillaris resezierte und ihre Enden durch eine zirkuläre Naht wieder vereinigte und in einem anderen Falle bei umschriebener Thrombose der Vena subclavia die Vena jugularis am Halse durchschnitt, ihr zentrales Ende herunterschlug und mit dem peripheren Ende der ebenfalls durchschnittenen Vena cephalica End-zu-End vereinigte.

Auch bei Verletzungen größerer und wichtiger Blutgefäße dürfte es wohl in viel ausgedehnterem Maße, als bisher angenommen wurde, möglich sein, durch Gefäßnaht verstümmelnde Operationen zu vermeiden. So ist es beispielsweise bei einer Verletzung der Nierenvene, die ja bei Nierenoperationen selbst in den Händen geübter Operateure nicht allzu selten vorkommt, bislang üblich gewesen, das lädierte Gefäß zu unterbinden oder auch die Niere ganz zu entfernen. Es wäre sicher gelegentlich möglich, das Organ zu retten, sei es durch direkte Gefäßnaht, sei es durch Interposition eines anderen Gefäßstückes.

Daß die klinische Blutgefäßchirurgie bisher nicht noch bedeutendere Fortschritte gemacht hat, ist wohl der Hauptsache nach damit zu erklären, daß unsere Methoden der Gefäßnaht gegenwärtig immerhin zu unsicher sind, um eine ausgedehntere Anwendung zu gestatten. Für klinische Zwecke kommen eben nicht Methoden in Betracht, die in den Händen einzelner, besonders darauf eingeübter Chirurgen einwandfreie Resultate liefern, sondern nur solche, welche bei mittlerer chirurgischer Geschicklichkeit ein gutes Resultat mit Sicherheit zu versprechen vermögen, und das ist bei Gefäßnähten heutzutage noch ganz und gar nicht der Fall. Aus einer Statistik von Sofoteroff[2])

---

1) Enderlen und Borst, Münchener med. Wochenschr. 1910. Nr. 36 u. 50.
2) Sofoteroff, Zentralbl. f. Chir. 1910. S. 119.

geht hervor, daß unter 352 bis dahin in der Literatur publizierten Fällen von Carrelscher Naht bloß 49,84%, unter 90 Fällen von Murphyscher Naht nur 15,54%, unter 96 Fällen von Payrscher Naht nur 17,68% normale Durchgängigkeit behielten. Es ist dementsprechend durchaus verständlich, daß man sich bisher in der klinischen Blutgefäßchirurgie ausschließlich auf Eingriffe beschränkt hat, deren Mißlingen dem Patienten ärgstenfalls nicht mehr schaden kann, als die Ligatur an sich. Die zahllosen anderen Operationen, welche mit Hilfe der Blutgefäßnaht denkbar wären, sind bisher mit Recht noch niemals am Menschen ausgeführt worden. Dies würde ganz anders werden, wenn unsere Technik bereits eine Entwicklungsstufe erreicht hätte, die es uns gestatten würde, bei einer Gefäßnaht mit derselben Sicherheit auf ein gutes Resultat zu rechnen, wie wir das beispielsweise bei einer Darmnaht dürfen. Kein Chirurg würde es z. B. heutzutage wagen dürfen, eine versehentlich durchschnittene größere Darmarterie durch Naht wieder zu vereinigen. Man zieht in einem solchen Falle die Resektion des betreffenden Darmstückes vor. Wäre man der Gefäßnaht genügend sicher, so könnte man ohne weiteres an die Stelle der Resektion die konservierende Naht des durchschnittenen Gefäßes setzen. Jedenfalls aber wäre es zunächst einmal unbedingt nötig, daß jedem Chirurgen jederzeit ein komplettes Instrumentarium zur einwandfreien Ausführung einer Gefäßnaht zur Verfügung stände. Die meisten Blutgefäßoperationen am Menschen sind bisher Improvisationen gewesen, man hat statt feinster Gefäßnadeln Darmnadeln verwendet, mit nicht paraffinierten Fäden genäht usw. Das Instrumentarium müßte ein Anzahl in Vaseline sterilisierter, eingefädelter Nadeln, schwarze Tücher usw. enthalten und ebenso, wie dies bei Tracheotomiebestecken üblich ist, jederzeit in sterilem Zustande bereit liegen.

Ob die Gefäßnaht bei den großen Schwierigkeiten, die sie heute noch bietet, im Kriegsfalle eine wesentliche Rolle spielen würde, ist zweifelhaft. Nach den Auseinandersetzungen von Brüning[1]) dürfte eine primäre Gefäßnaht auf dem Schlachtfeld kaum je möglich werden, wohl aber würde sie sekundär zur Heilung traumatischer Aneurysmen von größter Wichtigkeit sein.

Wir werden im Folgenden über eine ganze Reihe klinisch wichtiger Blutgefäßoperationen zu sprechen haben; zunächst mögen nur einige Methoden kurz erörtert werden, die bislang noch zu wenige praktische Resultate erzielt haben, als daß eine ausführliche Darstellung derselben gerechtfertigt wäre. Hierher gehört zunächst die

---

1) Brüning, Deutsche militärärztl. Gesellschaft. Bd. 16. 1911, ref. Deutsche med. Wochenschr. 1911. S. 1667.

sogenannte Arteriotomie, d. h. die Eröffnung eines Blutgefäßes zur Entfernung von Fremdkörpern, Thromben und Embolusmassen.

Stewart[1]) hat das diesbezüglich Interessante zusammengestellt. Wenn ein Trauma ein Gefäß derartig trifft, daß es nicht zu einer kompletten Zertrümmerung der Wand kommt, so erfolgt in den meisten Fällen eine Sprengung und Aufrollung der Intima mit konsekutiver Thrombose, die je nach der Schwere des Falles langsamer oder schneller eintreten kann. Herzog[2]) konnte 63 Fälle von Ruptur der Intima zusammenstellen und konstatierte, daß sie so gut wie immer von Thrombose gefolgt ist. Somit kann eine derartige Verletzung zur Gangrän der von der betreffenden Arterie versorgten Extremität führen und bedarf daher einer chirurgischen Behandlung. Es wäre natürlich heutzutage das richtigste, ein solches Gefäßstück einfach zu resezieren und durch ein anderes zu ersetzen, doch sind auch Versuche gemacht worden, durch bloße Eröffnung der betreffenden Arterie und Entfernen der Thrombusmassen Hilfe zu schaffen. So berichtet Ssabanajew[3]) über einen Fall von Thrombose der Arteria femoralis, bei der er die Arterie eröffnete, jedoch nicht sofort einen Thrombus finden konnte und mit Rücksicht auf den schlechten Zustand des Patienten die Operation unterbrechen mußte.

Lejars[4]) eröffnete die Arteria femoralis bei einem Fall von Thrombose derselben, als bereits Gangrän eingetreten war. Er entfernte einen weichen, schwarzen Thrombus, vernähte die Arterie wieder, konnte jedoch die Gangrän in ihrem Fortschreiten nicht aufhalten.

Stewart führte die Arteriotomie bei einer durch ein Trauma entstandenen Thrombose der Schenkelarterie eines alten Mannes aus. Die Arteria femoralis wurde in der Poplitealgegend freigelegt, eine longitudinale Inzision gemacht, der Thrombus entfernt; ein Stück verkalkter Intima war abgesprengt worden und verlegte das Innere der Arterie. Es wurde entfernt, doch trat unmittelbar nach Vollendung der Naht wieder Thrombose auf. Da sich diese nach neuerlicher Entfernung des Thrombus wiederholte, wurde das kranke Stück reseziert und die beiden Arterien durch Naht miteinander vereinigt. Es trat jedoch sofort abermals Thrombose auf und es blieb nichts weiter übrig, als das Bein des Patienten zu amputieren. Somit ist bei einer primären Thrombose ein Erfolg nicht zu erwarten, was

---
1) Stewart, Annals of surgery. 1907. Vol. 46. p. 339.
2) Herzog, Bruns Beiträge. 1899. Bd. 23. H. 3.
3) Ssabanajew, zitiert bei Höpfner, Archiv f. klin. Chir. 1903. Bd. 70. S. 417.
4) Lejars, Bull. et mém. de la soc. de chir. 1902. p. 609.

ja auch erklärlich ist, da es sich ja um eine schwer veränderte Arterienwand handelt, und es ist in einem solchen Falle unbedingt eine Resektion der betreffenden Arterienpartie in weitem Umfange und Ersatz derselben durch ein Venenstück zu empfehlen.

Besseren Erfolg hatte Stewart bei einem zweiten Fall, bei dem es sich nicht um eine Thrombose, sondern um eine Embolie der Arteria femoralis bei einem alten Mann handelte. Der Embolus lag an der Teilungsstelle der Femoralis. Er wurde durch Arteriotomie entfernt, es trat sofort Pulsation im peripheren Arterienende auf, die 3 Tage anhielt, dann allmählich schwächer wurde, während sich gleichzeitig die größeren Gefäße an beiden Seiten der Patella stärker entwickelten. Die bereits vorhandene Gangrän war allerdings nicht aufzuhalten, doch blutete der Stumpf bei der Amputation kräftig. Somit war in diesem Falle die Operation zwar verspätet ausgeführt worden und hatte daher das gewünschte Resultat nicht mehr zu erzielen vermocht, jedoch beweist dieser Fall, daß eine Arteriotomie bei Verstopfung durch einen Embolus ein durchaus gerechtfertigter und zweckmäßiger Eingriff ist.

Murad Bey[1]) führte bei einer Embolie der Arteria brachialis sinistra eine Arteriotomie aus, entfernte den Embolus und machte zentral davon eine seitliche Anastomose zwischen der Arteria und Vena brachialis. Rasches Auftreten eines neuen Thrombus.

Der einzige bisher erfolgreiche Fall von Arteriotomie ist derjenige von Mosny und Dumont[2]). Diese Autoren konnten bei einem 38jährigen Mann einen Embolus aus der linken Arteria femoralis 6 Stunden nach Eintritt der Embolie durch einen 1 cm langen Schnitt entfernen. Die durch diese Operation wiederhergestellte Zirkulation blieb dauernd erhalten.

Zur Arteriotomie gehört auch die berühmte

Trendelenburgsche Operation bei Lungenembolie.

1908 (s. Verh. d. Deutschen Gesellsch. f. Chir.) machte Trendelenburg den Vorschlag, bei Embolie der Arteria pulmonalis zu versuchen, den Embolus durch Eröffnung der Arterie zu entfernen, um auf diese Weise die sonst rettungslos dem Tode verfallenen Menschen zu retten. Es ist bisher nicht gelungen, einen Menschen nach einer derartigen Operation dauernd am Leben zu erhalten, und mit Rücksicht auf den Umstand, daß einmal die Diagnose einer Lungenembolie recht schwierig ist, daß sie ferner in vielen Fällen zu

---

1) Murad Bey, zit. Deutsche med. Wochenschr. 1912. S. 1477.
2) Mosny und Dumont, Bull. de l'académie de méd. 1911. No. 42.

schnell zum Tode führt, um überhaupt die Ausführung irgend eines Eingriffes zu gestatten, scheinen die Hoffnungen auf häufige derartige Erfolge nicht allzu groß zu sein. Ein von Krüger publizierter Fall ging erst an einer sekundären Pleuritis zugrunde, hat aber die Operation selbst überlebt, so daß in diesem Falle entschieden von einem Erfolg derselben gesprochen werden muß.

Trendelenburg will die Operation in folgender Weise ausgeführt wissen (s. dazu Abb. 193):

Abbildung 193.

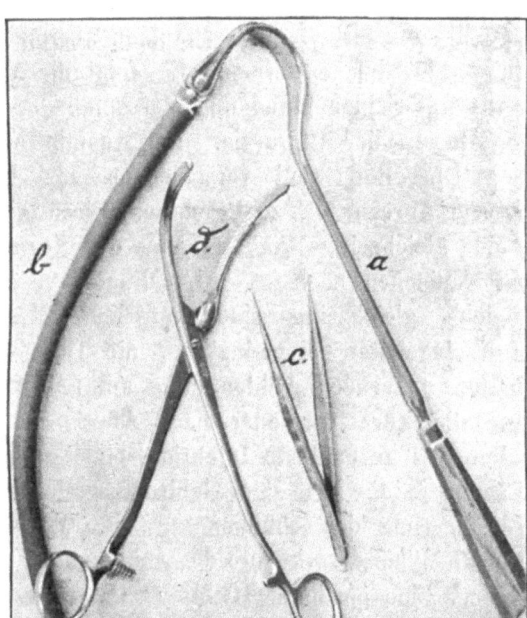

Instrumentarium zur Lungenembolieoperation nach Trendelenburg.
(Verhandlungen der Deutschen chirurg. Gesellsch. 1911.)
a und b = Instrument zum Durchführen des Schlauches; c = Pinzette zum Spreizen der Wunde in der Arteria pulmonalis; d = Klemme zum Verschließen der letzteren.

10 bis 12 cm langer Schnitt über der zweiten linken Rippe, durch einen am linken Rand des Sternums nach abwärts verlaufenden kurzen Schnitt ergänzt. Resektion eines etwa 10 cm langen Stückes der 2. Rippe, nötigenfalls eines kürzeren Stückes der 3. Eröffnung der Pleura. Die Lunge sinkt zurück, der Herzbeutel wird mit zwei Pinzetten gefaßt, in der Längsrichtung inzidiert, eine Sonde (a) zwischen Perikardialwand und der Arteria pulmonalis durchgeführt, an dieselbe

ein Schlauch (*b*) befestigt und durchgezogen, so daß es nunmehr durch Anziehen dieses Schlauches möglich ist, die Zirkulation in der Aorta und Arteria pulmonalis zu unterbrechen. Er wird zugezogen, rasch eine Inzision der Arteria pulmonalis ausgeführt, der Thrombus mit Hilfe einer gebogenen Polypenzange herausgefischt, die Arterienwunde schnell mit Hilfe der in Abb. 193 dargestellten Pinzette (*c*) angehoben, mit der Klemme (*d*) zugeklemmt und der Blutstrom freigegeben. Der Verschluß der Arteria pulmonalis darf höchstens 45 Sekunden dauern; sollte es· während dieser Zeit nicht gelungen sein, die ganze Thrombusmasse herauszufischen, so kann man die Zirkulation wieder herstellen und einige Minuten fortgehen lassen, dann abermals abklemmen und den Rest des Embolus entfernen. Es folgt die Vernähung der Arteria pulmonalis mit Seidennähten und Verschluß der Wunde nach den allgemeinen Regeln der Chirurgie. Bei Ausführung der Trendelenburgschen Operation sind verschiedene von Laewen und Sievers[1]) gegebene Anregungen zu beachten. Diese Autoren fanden nämlich, daß eine gleichzeitige Abklemmung der Aorta und Arteria pulmonalis vom Kaninchen höchstens $2^1/_2$ Minuten vertragen werden kann; wird jedoch gleichzeitig eine künstliche Respiration mit reinem Sauerstoff eingeleitet, so gelingt es, die Tiere während einer $4^1/_2$ bis 5 Minuten dauernden Abklemmung am Leben zu erhalten. Ferner gestattete die kurz vor oder nach Abschnürung der Aorta und Arteria pulmonalis ausgeführte Injektion einer sauerstoffhaltigen Ringerschen Lösung in die nach dem Gehirn zu verlaufenden Arterien eine weitere Verlängerung der Abklemmungszeit. Wurde gleichzeitig auch noch Adrenalin injiziert, so konnte die Abklemmung auf 7 Minuten ausgedehnt werden. Eine partielle, 10 Minuten lang fortgesetzte Abklemmung der Arteria pulmonalis hatte keine ungünstige Einwirkung auf die Lebensfähigkeit des betreffenden Tieres, indem eine nachträgliche komplette Verschließung der Aorta und Arteria pulmonalis genau so lange vertragen wurde, wie von einem normalen Tier. Auf Grund dieser Experimente empfehlen Laewen und Sievers während der Operation die künstliche Respiration mit Sauerstoff, Adrenalininjektionen in die linke Herzkammer sofort nach Lösung der Gefäßumschnürung und Herzmassage.

Nach Ansicht des Verfassers wäre die Trendelenburgsche Technik nach verschiedenen Richtungen hin verbesserungsfähig. Der rasche Eintritt des Todes ist wohl in erster Linie darauf zurückzuführen, daß es zu einer Ueberdehnung des rechten Ventrikels kommt, da ihm fort-

---

[1]) Laewen und Sievers, Deutsche Zeitschr. f. Chir. 1910. Bd. 105. S. 174.

während Blut zufließt, das er gegen die verstopfte Arteria pulmonalis hin nicht auspumpen kann, wodurch schließlich ein Versagen des Herzens infolge von Ueberanstrengung herbeigeführt wird. Die Unterbrechung der allgemeinen Zirkulation an sich würde erst zu einem weit späteren Zeitpunkte zum Tode führen. Es scheint infolgedessen bei einer derartigen Operation in erster Linie notwendig zu sein, den rechten Ventrikel zu entlasten. Nach Ansicht von Laewen und Sievers (l. c.) darf man die Arteria pulmonalis und Aorta ohne Gefahr nur etwa 45 Sekunden abklemmen, die beiden Hohlvenen hingegen mehrere Minuten, was durchaus erklärlich ist, da im ersteren Falle zur Unterbrechung der Blutzirkulation noch eine Ueberdehnung des Herzens kommt, was bei der Kompression der Hohlvenen nicht der Fall ist. Es scheint daher richtiger zu sein, bei der Trendelenburgschen Operation nicht die Aorta und Arteria pulmonalis abzuklemmen, sondern die beiden Hohlvenen. Es wird dann allerdings bei der Eröffnung der Arteria pulmonalis eine mäßige Blutung von der Herzhöhle her stattfinden, die jedoch durch manuelle Kompression des peripheren Teiles der Arteria pulmonalis noch verringert werden kann, so daß dieselbe im Verhältnis zu den eminenten Vorteilen, die ein derartiges Verfahren bieten würde, keinerlei Bedeutung hätte. Durch die Inzision der Arteria pulmonalis ohne zentrale Abklemmung derselben würde ferner das Blut sofort aus dem überdehnten rechten Ventrikel Abfluß erhalten und so die Gefahr der Herzschwäche durch Ueberdehnung noch weiter verringert werden. Ich habe mich im Anschluß an die Berichte von Laewen und Sievers durch entsprechende Versuche an Tieren davon überzeugt, daß man bei dieser Art des Vorgehens eine Eröffnung und Naht der Arteria pulmonalis in größter Gemächlichkeit ausführen kann, und daß die Erscheinungen einer beginnenden Herzinsuffizienz unverhältnismäßig später auftreten als bei Abklemmung der Arteria pulmonalis. Vielleicht wäre es noch richtiger, die Operation mit einer Punktion des rechten Ventrikels zu beginnen und erst dann die Hohlvenen abzuklemmen, ein Eingriff, der kaum eine Sekunde in Anspruch nehmen und das Herz sofort entlasten würde. Der damit einhergehende Blutverlust käme in praxi nicht in Betracht.

Zwecks Abklemmung der Wunde in der Arteria pulmonalis dürften an Stelle der stenosierenden Darmklemmen die von mir zur Herstellung Eckscher Fisteln angegebenen schmalen Gefäßklemmen (s. S. 30, Abb. 11) zu empfehlen sein.

Trendelenburg[1]) hatte die Idee, ein Rezidiv der Lungen-

---

[1]) Trendelenburg, s. Rimann und Wolf, Deutsche Zeitschr. f. Chir. 1909. Bd. 97.

embolie nach einer erfolgreichen Operation dadurch zu verhüten, daß man die Gerinnbarkeit des Blutes durch eine Hirudininjektion beseitigt und auf diese Weise die Entstehung neuer Thromben unmöglich macht. Dies veranlaßte Rimann und Wolf, sich mit der Frage zu beschäftigen, ob eine solche Verwendung des Hirudins in praxi möglich sein würde. Sie weisen auf Untersuchungen von Bodong und Jacobi hin, aus denen hervorgeht, daß die Injektion selbst großer Hirudinmengen zu keiner nachweisbaren Schädigung der Zirkulation, der Respiration oder des Allgemeinbefindens der Tiere überhaupt führt. Ein Milligramm Hirudin genügt, um 5 ccm Blut ungerinnbar zu machen. Da nun die Blutmenge im Maximum $^1/_{10}$ des Körpergewichtes beträgt, so hat man auf 1 kg Tier 0,02 g Hirudin zu rechnen. Es gelingt nach den Untersuchungen der beiden Autoren, die Gerinnbarkeit des Blutes im Organismus mit dieser Menge $4^1/_2$ Stunden hintanzuhalten. Bei einem Menschen von 65 kg müßte allerdings 1 ganzes Gramm Hirudin zum Preise von 75 Mark verwendet werden, um die Gerinnungsfähigkeit des Blutes für diese Zeit zu beseitigen.

Als eine Art von Embolieoperation muß auch der zuerst von Begouin[1]), später von Clairmont[2]) gemachte Vorschlag betrachtet werden, bei einer Luftaspiration nach Verletzung einer Vene das Herz freizulegen und die Luft mit einem Aspirator aus der rechten Herzhälfte herauszusaugen. Clairmonts diesbezügliche Tierversuche sind übrigens sämtlich negativ ausgefallen.

Autotransplantationen von Organen mit Hilfe der Gefäßnaht sind bislang am Menschen nicht ausgeführt worden, es sind jedoch Fälle denkbar, bei denen eine solche zweckmäßig werden könnte. So schlägt z. B. Enderlen (l. c.) vor, die Niere bei hochsitzenden Ureterfisteln nach unten zu verlagern und ihre Gefäße mit den Vasa iliaca zu anastomosieren, um das Ende des verkürzten Ureters in die Blase implantieren zu können.

Die Homoiotransplantation von Organen mit Hilfe der Gefäßnaht hat bisher, wie wir im Kapitel über Transplantation ausführlicher auseinandergesetzt haben, nur Mißerfolge gezeigt. Die Versuche von Unger, Jaboulay, ferner von Borst und Enderlen, Organe zu therapeutischen Zwecken von einem Individuum auf ein anderes zu übertragen, scheiterten sämtlich daran, daß dieselben einer Degeneration verfielen. Trotzdem scheint es, wie schon im 5. Kapitel bemerkt wurde,

---

1) Begouin, Revue de chirurgie. 1902. T. 26. p. 631.
2) Clairmont, Verhandl. d. deutschen Gesellsch. f. Chir. 1910. S. 356.

nicht ausgeschlossen zu sein, daß derartige Operationen unter Umständen einem praktischen Zweck entsprechen könnten. Man hat bekanntlich sehr häufig den Funktionsausfall wichtiger Organe, z. B. der Schilddrüse, der Epithelkörperchen usw. in der Weise zu paralysieren gesucht, daß man von anderen Individuen her kleine Stückchen dieses Gewebes auf den Patienten überpflanzte und damit auch entschieden bedeutende, wenn auch vorübergehende Besserungen erzielt, die eben anhielten, bis das transplantierte Gewebsstück resorbiert war. Wenn es nun möglich wäre, mit Hilfe der Gefäßnaht größere Gewebspartien homoioplastisch zu transplantieren, so würde die Besserung im Befinden des Patienten vielleicht wesentlich länger dauern.

Eine interessante Verwertung der Blutgefäßchirurgie stellt eine auf Anregung von Guthrie von Tuholske[1]) und Werelius[2]) in Fällen von Basedow ausgeführte Anastomosierung des zentralen Endes einer Arteria thyreoidea mit dem peripheren Ende einer Vena thyreoidea dar. Wie wir im 4. Kapitel (S. 152) berichtet haben, ist es Carrel und Guthrie durch ein solches Vorgehen gelungen, an der Schilddrüse von Versuchstieren eine kolossale Stauung mit sekundärer Schrumpfung zu erzeugen, welch letztere weit ausgiebiger war, als diejenige, die nach Ligatur der Schilddrüsenarterie oder Schilddrüsenvene auftritt. Es war naheliegend, daß es auf diese Weise möglich sein müßte, eine hochgradige Verkleinerung einer Struma ohne Strumektomie zu erreichen. Der allgemeinen Einführung dieses Eingriffes steht allerdings der Umstand entgegen, daß eine solche Operation kaum wesentlich leichter sein dürfte, als die Strumektomie selbst, hingegen würde sie den Vorteil bieten, daß die verschiedenen bei einer Strumektomie möglichen Komplikationen, speziell die Verletzung des Nervus recurrens, leichter vermieden werden könnten. Im Anschluß daran ist darauf hinzuweisen, daß uns solche Arterie-Venenanastomosen auch sonst die Möglichkeit bieten, dauernd einen Zustand stärkster passiver Hyperämie zu erzeugen, und es ist eine wichtige Frage, ob nicht bei Krankheitsprozessen, bei denen nach den Erfahrungen von Bier und seiner Schule eine solche dauernde passive Hyperämie günstig wirkt, die Herstellung derartiger Anastomosen am Platze wäre, so z. B., wenn es sich darum handelte, die Verkürzung einer Extremität auszugleichen[3]).

Wir haben im 4. Kapitel (S. 155, Abb. 166) von den Versuchen von Halsted, ferner von Matas und Allen berichtet, Blutgefäße

---

1) Tuholske, Journ. of the Amer. med. assoc. 1908. Vol. 51. p. 25.
2) Werelius, Ibid. 1909. Vol. 53. p. 172.
3) S. z. B. Block, Berliner klin. Wochenschr. 1909. S. 644.

durch Aluminiumbänder vorübergehend zu verschließen oder zu verengern und gesehen, daß ein derartiger Eingriff von den Blutgefäßen längere Zeit hindurch ohne dauernden Schaden vertragen werden kann. Dieses Verfahren hat nun nicht allein theoretische Bedeutung, sondern es hat auch in praxi vielfach ausgezeichnete Dienste geleistet: so wurde diese Methode von Halsted[1]) dazu verwendet, um bei Aortenaneurysmen durch Verengerung der Aorta eine Besserung des Krankheitszustandes zu erzielen.

In ganz analoger Weise hat auch Gatch[2]) die Aorta abdominalis bei 2 Fällen von Aneurysma, in einem Fall zentral und peripher vom Aneurysma, im anderen Fall nur zentral davon, mit einer Aluminiumklemme verschlossen und konnte auf diese Weise bedeutende Besserungen, freilich nur vorübergehender Art, erreichen.

Matas und Allen[3]) verwendeten Aluminiumbänder in 14 Fällen am Menschen, und zwar teils bei Aneurysmen, teils jedoch zu folgendem wichtigen Zweck:

Es kommt bekanntlich nicht selten vor, daß bei großen Operationen die Verschließung irgend eines größeren Blutgefäßes erforderlich wird, und es kann a priori zweifelhaft sein, ob der Patient den Verlust des Gefäßes ohne dauernden Schaden zu vertragen imstande sein wird oder nicht. Matas und Allen empfehlen nun, in einem solchen Falle das betreffende Blutgefäß zentral von der zukünftigen Operationsstelle freizulegen, eine Aluminiumklemme herumzulegen, es zu verschließen und zuzusehen, ob die bedrohliche Erscheinungen auftreten oder nicht. Treten sie auf, so wird die Aluminiumklemme wieder entfernt, und man weiß, daß man die Operation unterlassen muß oder auf irgend eine Weise, etwa durch eine Gefäßtransplantation, für die nachträgliche Wiederherstellung der Zirkulation zu sorgen hat. Man könnte natürlich in solchen Fällen versuchen, die Operation dadurch zu ermöglichen, daß man das Blutgefäß zunächst nur verengt und erst nach einiger Zeit völlig verschließt, so daß der Kollateralkreislauf Zeit hat, sich auszubilden. Treten keine Ausfallserscheinungen ein, so beweist dies, daß der Eingriff ohne Gefahr für den Patienten ausgeführt werden kann. Ein hochinteressantes hierhergehöriges Beispiel stellt ein von Matas und Allen zitierter Fall Charles Mayos dar:

Bei einer Frau, die bereits früher ein Auge verloren hatte, wurde wegen eines Exophthalmus die Karotis der anderen Seite mit einem

---

1) Halsted, Journ. of the Amer. med. assoc. 1906. Vol. 47. p. 2147.
2) Gatch, Ann. of surg. 1911. II. Hälfte. p. 30.
3) Matas und Allen, Journ. of Amer. med. assoc. 1911. Vol. 56. p. 233.

Metallband verschlossen. Schon während der Operation trat plötzlich Amaurose auf; die Klemme wurde sofort erweitert bis das Sehvermögen zurückkehrte und in diesem Zustande belassen. Die Patientin trug zur Zeit der Publikation der Arbeit von Matas und Allen die Klemme bereits seit 6 Monaten, ihr Exophthalmus hatte sich wesentlich gebessert und das Sehvermögen hatte nicht gelitten. Ferner berichten sie über einen Mann mit Karzinom des Oberkiefers, bei dem die Karotis zwecks Blutsparung bei der beabsichtigten Operation mit einem Metallband verschlossen wurde; es traten noch am Nachmittag desselben Tages Erbrechen, Lähmung der entgegengesetzten Körperhälfte, Chorea, Dyspnoe, schlechter Puls auf. 1 1/2 Stunden später wurde die Klemme entfernt, 62 Stunden später war der Mann bis auf eine leichte Starrheit des Armes und Beines der entgegengesetzten Seite wieder völlig hergestellt.

Auch Jordan[1]) hat auf die große Wichtigkeit dieses Vorgehens hingewiesen; er verwendet jedoch keine Magnesiumklemmen, sondern dreht die Blutgefäße mit Katgutfäden zu, bis die Pulsation verschwunden ist. Doberauer[2]) geht in der Weise vor, daß er einen dünnwandigen Gummischlauch um das betreffende Gefäß legt und ihn durch Torsion allmählich zuschnürt, so daß das Gefäßlumen mehr und mehr verengt und schließlich verschlossen wird. Im Laufe von 2 bis 4 Tagen haben sich genügende Kollateralen ausgebildet, so daß nunmehr nicht bloß eine Unterbindung, sondern auch eine ausgedehnte Resektion des Hauptstammes und seiner Verzweigungen gefahrlos ausgeführt werden kann. Diese Art von temporärer Ligatur schädigt das Endothel ebenfalls nicht und macht keine Thrombose. Er kann diese Operation dreimal an der Arteria iliaca communis mit Erfolg vor.

Crile[3]) verschloß die Karotis vor Operationen am Kopf und Hals vorübergehend über 150 Mal. Bei jüngeren Leuten beobachtete er sehr selten beunruhigende Symptome, bei älteren traten solche häufig auf.

Wenn es sich darum handelt, ein Blutgefäß ganz langsam im Laufe von Monaten zu verschließen, um z. B. ein Aneurysma der Aorta ohne Zirkulationsstörungen zu veröden, so könnte man sich wohl mit Vorteil des von Neff[4]) angegebenen Verfahrens bedienen. Er verwendet kleine Scharniere (Abb. 194), die durch zwei Gummibänder zusammengezogen werden. Das betreffende Blutgefäß wird in das Scharnier gelegt und um die eine Platte desselben ein langer Katgutfaden gewickelt, so daß ein kompletter Verschluß des Scharniers und infolgedessen eine Kom-

---
[1] Jordan, Verhandlungen der Deutschen Gesellschaft für Chirurgie. 1907.
[2] Doberauer, Kongr. d. deutschen Gesellsch. f. Chir. 1908.
[3] Crile, zit. nach Guthrie, Blood vessel surgery. S. 150.
[4] Neff, Journ. of the American med. assoc. 1911. Bd. 57. p. 780.

pression des Blutgefäßes zunächst verhindert wird. Im Organismus wird das Katgut allmählich resorbiert, das Scharnier schließt sich mehr und mehr, verengt das dazwischenliegende Blutgefäß und verschließt es nach Ablauf einer gewissen Zeit vollständig.

Eine weitere sehr interessante Anwendungsart der Gefäßnaht ist der Verschluß von Wunden des Ductus thoracicus durch Naht. Gobiet[1]) berichtet über eine Patientin, bei der gelegentlich einer sehr schwierigen Exstirpation eines Mammakarzinoms der Ductus thoracicus verletzt wurde. Es gelang, den etwa 1 cm langen Schlitz mit einer fortlaufenden durch die ganze Wanddicke gehenden feinsten Seidennaht unter sorgfältiger Auskrempelung der Intima zu verschließen. Die Naht schloß wasserdicht und es kam kein Tropfen Lymphflüssigkeit

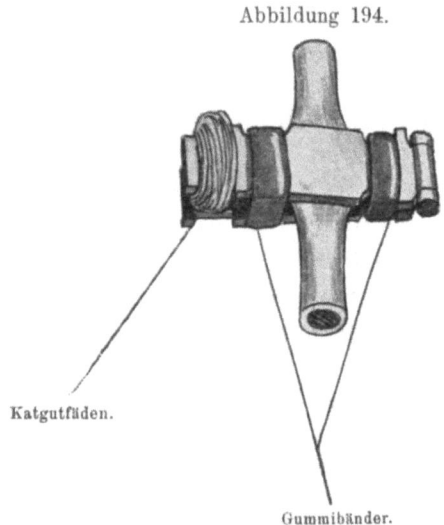

Abbildung 194.

Katgutfäden.

Gummibänder.

mehr heraus. Das Lumen war mäßig verengt, doch zeigten sich keinerlei Erscheinungen von Stauung, auch trat keine nachträgliche Lymphorrhoe auf. Wenn man bedenkt, daß die Verletzung des Ductus thoracicus bei Operationen eine durchaus ernste Komplikation ist, wird man dieses Resultat als ein sehr bemerkenswertes betrachten müssen. Auch Keen[2]), gelang es, Rißwunden des Ductus thoracicus zu vernähen; ebenso Cushing[3]), Porter (zit. bei Cushing) und Lotsch[4]). Schopf schlägt bei völliger Durchschneidung des Ductus

---

1) Gobiet, Wiener klin. Wochenschr. 1909. Nr. 23. S. 816.
2) Keen, Annal. of Surg. 1894.
3) Cushing, Annal. of Surg. 1898.
4) Lotsch, Veröffentl. auf dem Gebiete des Militär- u. Sanitätswesens. H. 35.

thoracicus vor, die Jugularis externa weit oben am Hals zu durchtrennen, ihr zentrales Ende nach unten zu schlagen und End-zu-End mit dem Ductus thoracicus zu vereinigen. Eine solche Operation ist Deanesly[1]) tatsächlich gelungen.

Eine interessante Anregung, die möglicherweise in Zukunft von weitgehender Bedeutung für Physiologie und praktische Therapie werden wird, geben Bleichröder und Unger[2]). Sie führten einen Katheter in eine Vene bzw. eine Arterie durch eine kleine Inzision ein und schoben ihn durch das Gefäßsystem nach einem bestimmten Punkt hin vor, sei es, um von dort Blut zu entnehmen, sei es, um an der betreffenden Stelle ein Medikament zu deponieren. So wurde, um Blut aus der Vena cava inferior zentral von der Vena hepatica zu erlangen, ein mit Paraffinum liquidum getränkter Ureterkatheter von der Vena femoralis aus in die Vena cava eingeführt. Daß ein solcher Katheterismus der Blutgefäße auch am Menschen ungefährlich ist, bewies Bleichröder dadurch, daß er zuerst sich selbst und später einigen anderen dazu freiwillig erbötigen Leuten einen Katheter von einem Venenschlitz am Unterarm her in die Achselhöhle, in anderen Fällen vom Oberschenkel her in die Vena cava inferior einführen ließ. Ferner versuchte er, bei schwerer puerperaler Sepsis Kollargol in der Weise am Infektionsherd zur Wirkung zu bringen, daß er einen Katheter durch einen kleinen Schlitz in die Arteria femoralis einführte, denselben bis über die Bifurkation vorschob, dann beide Arteriae femorales komprimierte und die Flüssigkeit injizierte, wodurch natürlich die gesamte Menge des Medikamentes auf die Gebärmutter selbst und ihre nähere Umgebung einwirken konnte, während bei einfacher intravenöser Injektion der größte Teil des Kollargols auf andere Stellen des Körpers verteilt worden und dementsprechend die Wirkung eine viel schwächere gewesen wäre. Er weist ferner auf die Bedeutung dieses Verfahrens hin, wenn sich die gegenwärtig bestehenden Hoffnungen auf baldige Auffindung eines Karzinommittels bestätigen sollten und bei dem letzteren, wie die diesbezüglichen Versuche erwarten lassen, die therapeutische und die toxische Dosis nahe beieinander liegen sollten; es würde dem Arzt die Möglichkeit geben, den größten Teil einer an sich geringen Menge des Mittels auf ein Uteruskarzinom zu konzentrieren, während bei intravenöser Injektion zur Erreichung derselben Wirkung eine viel höhere Dosis verwendet werden müßte, die das Leben der Patientin gefährden könnte. Es ist, wie Unger bemerkt, nicht immer

---

1) Deanesly, Lancet. 1903.
2) Bleichröder u. Unger, Berliner klin. Wochenschr. 1912. S. 1503.

nötig, zwecks Einführung eines Katheters in einen großen Gefäßstamm diesen selbst zu öffnen, da dies auch von einem kleinen Seitenzweig her gelingt. Ferner weist er darauf hin, daß seine Methode vorzüglich dazu geeignet wäre, eine arterielle Anästhesie zu erleichtern. Geht doch u. a. aus den Versuchen von Oppel[1]) hervor, daß bei intraartieller Einführung unverhältnismäßig größere Kokaindosen ohne Intoxikationserscheinungen vertragen werden, als bei intravenöser, da das Gift im ersteren Falle im Kapillargebiet der Arterie deponiert und verankert wird, im letzteren Falle hingegen in den allgemeinen Kreislauf gelangt und seine toxischen Wirkungen ausüben kann, daß ferner auch die anästhesierende Wirkung des Kokains bei intraarterieller Einführung viel intensiver ist, weil in diesem Falle die gesamte verwendete Kokainmenge dort zur Wirkung kommt, wo die Anästhesie gebraucht wird, während bei intravenöser Injektion ein sehr wesentlicher Teil für den Anästhesierungszweck verloren geht. Außerordentlich interessant sind schließlich noch Versuche Bleichröders, bei denen er einem Hund von einer Arteria femoralis her einen Ureterkatheter, der an der Spitze einen zum Ballon aufblasbaren Gummiüberzug trug, in die Aorta einführte. Durch Aufblähen desselben wurde natürlich die Zirkulation in beiden Beinen aufgehoben und Unger konnte am zweiten Bein blutleer operieren. Dieses Verfahren ist vielleicht geeignet, unsere Methoden zum Operieren unter Blutleere zweckmäßig zu ergänzen. Bekanntlich haben wir zwar eine ganze Anzahl ausgezeichneter Methoden, um an den peripheren Teilen von Extremitäten blutleer operieren zu können. Dagegen fehlt es uns bislang an einer ganz befriedigenden Methode, um z. B. bei Operationen an der Hüfte Blut zu sparen, da das Momburgsche Verfahren nicht ohne Gefahr ist. Hier könnte die Ungersche Methode vielleicht gute Dienste leisten.

Ein anderer Punkt, der entschieden einer größeren Beachtung würdig wäre, als ihm bislang zuteil geworden ist, ist die intravenöse Zufuhr von Sauerstoff. Nachdem Demarquay schon im Jahre 1867 diesbezügliche Versuche gemacht hatte, konnte Gaertner[2]) nachweisen, daß es gelingt, Hunden große Mengen Sauerstoff kontinuierlich in die Venen einzuleiten, ohne das Leben der Tiere dadurch zu gefährden. Nach den Untersuchungen von Gaertner wird der Sauerstoff zum größten Teil bereits im Venenblut auf dem Wege zum Herzen und in der rechten Herzkammer resorbiert, wobei das rechte

---

1) Oppel, Münchener med. Wochenschr. 1909. S. 1772.
2) Gaertner, Wiener klin. Wochenschr. 1902. Nr. 27 u. 28.

Herz eine hellrote Farbe annimmt. Der Rest des Gases verschwindet in den Lungengefäßen. Werden zu große Sauerstoffmengen injiziert, so kann es selbstverständlich zu einem plötzlichen Tod durch Lungenembolie kommen. Weitere hierhergehörige Versuche führte Stuertz[1]) an der zweiten medizinischen Universitätsklinik in Berlin aus. Er fand, daß ein Fünftel des Sauerstoffbedürfnisses des Organismus in dieser Weise gedeckt werden kann und daß selbst eine 15 Minuten lang fortgesetzte Injektion den Tieren keinerlei Gefahren bringt. Bei Zufuhr einer Sauerstoffmenge, die einem Drittel oder gar der Hälfte des Sauerstoffbedürfnisses des Organismus entsprach, trat sehr schnell der Tod unter enormer Dilatation des rechten Ventrikels ein. Stuertz sprach die Ansicht aus, daß dieses Verfahren eventuell bei akuter Erstickungsgefahr und gleichzeitig gut erhaltener Herzkraft, z. B. beim Eindringen von Fremdkörpern in die Luftwege, bei Verschluß der Trachea durch Diphtheriemembranen und dergleichen praktischen Wert gewinnen könnte, umso mehr, als er auch nachweisen konnte, daß der Sauerstoffverbrauch aus der Atemluft umso geringer wurde, je größer die intravenös zugeführte Sauerstoffmenge war. Küttner[2]) wiederholte die Versuche von Stuertz und konnte sie im wesentlichen bestätigen. Er leitete einem sterbenden Phthisiker 120 ccm Sauerstoff in die Venen ein, was eine vorübergehende Besserung der Respiration und des Pulses zur Folge hatte. Die bei Hämorrhagien auftretende Dyspnoe durch intravenöse Sauerstoffzufuhr zu bekämpfen, hält er für zu gefährlich, dagegen empfahl er, in solchen Fällen sauerstoffgesättigte Kochsalzlösung intravenös zu infundieren und gab einen kleinen Apparat an, der die Sauerstoffsättigung der Infusionsflüssigkeit unter aseptischen Kautelen gestattet. Die nach dieser Methode zuführbaren Sauerstoffmengen sind selbstverständlich gering. Nach Küttners Berechnung gelingt es, mit einem Liter physiologischer Kochsalzlösung etwa 20 ccm chemisch reinen Sauerstoff ins Blut zu bringen. Den Gedanken von Stuertz, die intravenöse Sauerstoffinfusion bei Erstickungsgefahr zu verwenden, scheint Küttner vollkommen verworfen zu haben. Nach meiner Empfindung jedoch wäre diese Frage entschieden einer neuerlichen experimentellen Berarbeitung wert. Sauerstoff direkt ins Blut zu leiten, wäre freilich unzweckmäßig, da man durch dieses Vorgehen das Leben des Patienten stets im höchsten Grade gefährde würde; ich habe jedoch in Gemeinschaft mit Lampl ein anderes Verfahren versucht, um dieses Ziel zu erreichen:

Wir eröffneten den Thorax eines kleinen Kaninchens, schnitten

---
1) Stuertz, Zeitschr. f. diätet. u. physikal. Therapie. 1903. Bd. 7. H. 2 u. 3.
2) Küttner, Beiträge z. klin. Chir. 1903. Bd. 40. S. 609.

das Herz heraus und banden in die an den Lungen hängenden Stümpfe der Arteria und Vena pulmonalis je eine paraffinierte Kanüle ein, worauf die Lunge samt der Trachea herausgenommen wurde. Nunmehr wurde bei einem größeren Kaninchen eine Arteria carotis und eine Vena jugularis externa freipräpariert. Dann wurde das zentrale Ende der durchschnittenen Karotis des großen Kaninchens mit der Arteria pulmonalis und die Vena jugularis desselben mit der Vena pulmonalis des kleinen Tieres anastomosiert (s. Abb. 195), so daß das aus der Karotis kommende Blut die Lunge durchfließen mußte, um in die Vena jugularis zurückkehren zu können. Nunmehr wurde dem Kaninchen Hirudin eingespritzt, um sein Blut ungerinnbar zu machen, und die Klemme

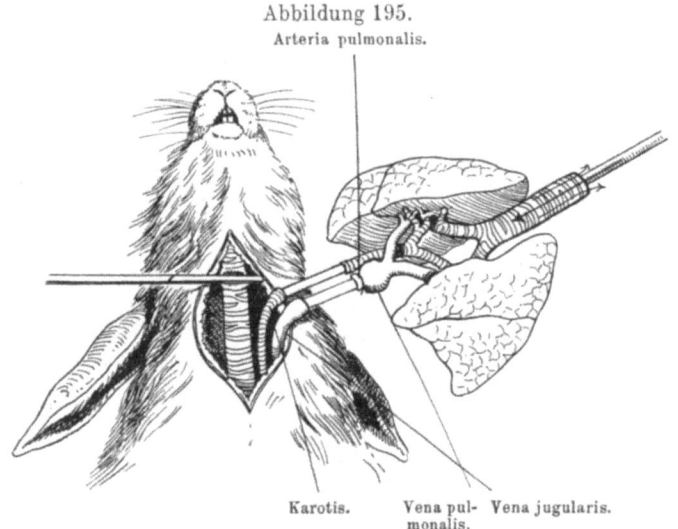

Abbildung 195.
Arteria pulmonalis.

Karotis. Vena pulmonalis. Vena jugularis.

von der Karotis und Jugularis entfernt. Hierauf wurde der Katheter eines Insufflationsapparates in die Trachea der implantierten Lunge eingeführt und so das durch dieselbe zirkulierende Blut arterialisiert. Wenn nunmehr die eigene Trachea des Tieres zugeklemmt wurde, so konnte man sehr schön beobachten, wie aus der Karotis dunkles, kohlensäurereiches Blut in die Lunge einfloß und aus derselben hellrot gefärbt und mit Sauerstoff gesättigt in die Vena jugularis zurückkehrte. Es gelang immerhin, ein Kaninchen 10 Minuten nachdem seine eigene Trachea vollkommen verschlossen worden war, durch eine derartige „extrapulmonale Atmung" am Leben zu erhalten. Eine längere Dauer der Versuche wurde teils durch die Mangelhaftigkeit unserer Versuchsanorduung, teils durch äußere Umstände (Fehlen genügender Hirudinmengen usw.) verhindert; auch war das Herz vielfach nicht imstande, Blut durch die implantierte Lunge zu pumpen und es trat nicht selten Oedem in derselben auf. Daher kamen wir zur Ueberzeugung, daß es zweckmäßiger wäre, an Stelle der Lunge eines anderen Tieres einen künstlichen Apparat zu verwenden, der das Blut aus der Arterie in die Vene pumpt und es gleichmäßig arterialisiert. Verfasser hat seine Versuche neuerdings unter diesem Gesichtspunkt wieder aufgenommen und glaubt auf dem Wege zu sein, ein Verfahren ausfindig zu machen, das eine stundenlange Fortsetzung einer solchen extrapulmonalen Atmung gestattet. Sollte dies gelingen, so bestände vielleicht die Hoffnung, diese Methode praktischen therapeutischen Zwecken zugänglich zu machen. Genauer auf diese Frage einzugehen, wäre gegenwärtig verfrüht.

Schließlich noch einige Worte über Versuche, Blutgefäße für andersartige chirurgische Zwecke zu verwerten.

Bekannt ist die Verwendung von Blutgefäßen zum Schutz oder zur Verstärkung von Nerven- und Sehnennähten[1]). Sehr wichtig sind Versuche von Unger und Bettmann[2]), die zeigten, daß man Verletzungen großer Blutgefäße bei Schädeloperationen leicht dadurch verschließen kann, daß man das Blut mittels einer Wasserstrahlluftpumpe wegsaugt, wodurch die Wunde deutlich sichtbar gemacht wird, und gleichzeitig Stücke frischer oder nach der Methode von Carrel auf Eis konservierter Gefäße auf die Wunde legt, wobei das Blut sehr schnell gerinnt und das Gefäßstück festklebt.

Recht interessant ist ferner die Verwendung von Blutgefäßen zum Ersatz verloren gegangener Partien des Ureters und der Urethra. Tietze[3]) pflanzte nach Exzision einer gonorrhoischen Striktur ein 9 cm langes Stück der Vena saphena in den 6 cm langen Defekt der Urethra ein. Nach 5 bis 6 Wochen war die Striktur wieder entstanden, von der Vene war weder makroskopisch noch mikroskopisch etwas nachzuweisen. Zu ähnlichen Resultaten führten seine Tierversuche, den Ureter oder Ductus choledochus künstlich durch Zwischenschaltung von Arterien oder Venen zu ersetzen. Das Blutgefäß wurde durch Narbengewebe ersetzt, doch blieb der Kanal manchmal durchgängig.

Becker[4]) versuchte 2 Fälle von hochgradiger Hypospadie in der Weise zu heilen, daß er den Penis mit einem Troikart tunnelierte und durch diesen Kanal ein Stück der Vena saphena magna zog,

---

1) S. z. B. Ritter, Medizinische Klinik. 1910. S. 663.
2) Unger u. Bettmann, Berliner klin. Wochenschr. 1910. S. 724.
3) Tietze, Berliner klin. Wochenschr. 1909. S. 333.
4) Becker, Verhandl. d. deutschen Gesellsch. f. Chir. 1909. Bd. 1. S. 94.

dessen Ende mit der Urethra zirkulär nach Carrel vereinigt wurde. Die Vene heilte in beiden Fällen ein.

Eine andere hierher gehörige Operation führte Stettiner[1]) aus, der ebenfalls bei Hypospadie aus einem 12 cm langen Stück der Vena saphena eine brauchbare Urethra bildete. Fritz König nähte beim Hirschschen Verfahren der Hypospadieoperation zur Sicherung der Naht ein Stück einer längsgespaltenen Vena saphena auf die Nahtstelle. Unger ersetzte bei Hunden künstlich gesetzte Urethraldefekte durch die Vena saphena oder durch die Arteria femoralis desselben Tieres. Die Gefäße heilten glatt und ohne Fistelbildung ein, die Urinsekretion war normal. Aehnliche Versuche machte auch Tandon[2]). Nach Stettiner[3]) ging der Athener Chirurg Tanpas am Menschen in der Weise vor, daß er am Oberschenkel einen kleinen Hautlappen mit einem Stück der Vena saphena bildete und ihn nach oben umschlug, worauf die Vene mit dem Ende der Urethra nach Carrel vernäht wurde. Auch v. Eiselsberg[4]) führte eine derartige Operation mit Erfolg aus, ebenso Mühsam[5]), der ein Stück einer Vene über einem Katheter in einen 6 cm langen Defekt der Urethra nach Entfernung einer strikturierten Stelle einnähte.

Aneurysma.

Die zur Beseitigung von Aneurysmen angegebenen Operationsmethoden sind außerordentlich zahlreich; neben der klassischen Methode des Antyllus (Ligatur der in den Aneurysmasack einmündenden und aus ihm austretenden Blutgefäße, Spaltung des Sackes und Ausräumen des Inhaltes bzw. Entfernung des Sackes in toto) wurde noch die Ligatur der zentralen bzw. der peripheren Gefäße allein, Dauerkompression des Sackes durch Fingerdruck oder durch besonders für diesen Zweck konstruierte Instrumente, Injektion koagulierender Substanzen (Eisenchlorid, Karbolsäure), Einführung von Draht in den Sack und Koagulation des Sackinhaltes durch den elektrischen Strom [siehe z. B. Finney[6])] usw. usw. empfohlen.

Es ist nun ohne weiteres klar, daß alle diese Verfahren insofern sehr gefährlich sind, als bei ihrer Anwendung die aneurysmatisch erweiterten Gefäße geopfert werden müssen. Nun haben wir im ersten Teil dieses Kapitels gesehen, daß mehrere der größten Gefäße überhaupt

---

1) Stettiner, Verhandl. d. deutschen Gesellsch. f. Chir. 1909. Bd. 1. S. 95.
2) Tandon, Presse médicale. 1909. No. 8.
3) Stettiner, Deutsche med. Wochenschr. 1911. S. 1162.
4) v. Eiselsberg, Chirurgenkongreß 1911.
5) Mühsam, Deutsche med. Wochenschr. 1912. S. 1093.
6) Finney, Ann. of surgery. 1912. Vol. 1. p. 661.

nicht verschloßen werden dürfen und daß bei der Ligatur aller größeren Gefäße des Menschen eine mehr oder weniger große Gefahr der Gangrän der von ihnen versorgten Organe besteht. Es ist nicht weiter verwunderlich, daß unmittelbar nach dem ersten Auftauchen brauchbarer Methoden der Gefäßnaht der Gedanke sich geltend machte, ob es nicht möglich wäre, die bisherigen Verfahren durch

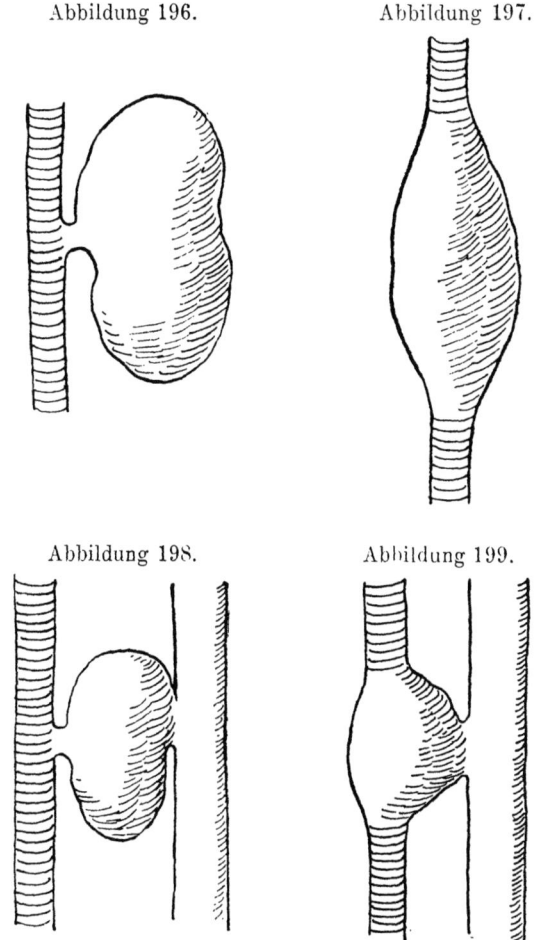

Abbildung 196.   Abbildung 197.

Abbildung 198.   Abbildung 199.

solche zu ersetzen, die eine Erhaltung der Zirkulation nach Entfernung des Aneurysmasackes gestatten, also „ideale Aneurysmaoperationen" nach Lexer[1]) auszuführen.

Die Lehre von der Aetiologie und die Entstehungsweise der Aneurysmen zählt bekanntlich zu den kompliziertesten Kapiteln der

---

1) Lexer, Verhandl. d. deutschen Gesellsch. f. Chir. 1907.

Pathologie. Für den vorliegenden Zweck spielen diese Dinge keine Rolle und es handelt sich lediglich darum, zu untersuchen, durch welche Art von Blutgefäßoperationen ein einmal vorhandenes Aneurysma — sei es nun ein wahres oder falsches, durch Lues oder ein Trauma entstandenes — ohne Gefährdung der Zirkulation beseitigt werden kann. Die beistehenden schematischen Zeichnungen (Abb. 196—204) dürften diese Erwägungen erleichtern:

Wir können für unseren Zweck einfach zwei Hauptgruppen von Aneurysma unterscheiden, das auf die Arterie beschränkte Aneurysma

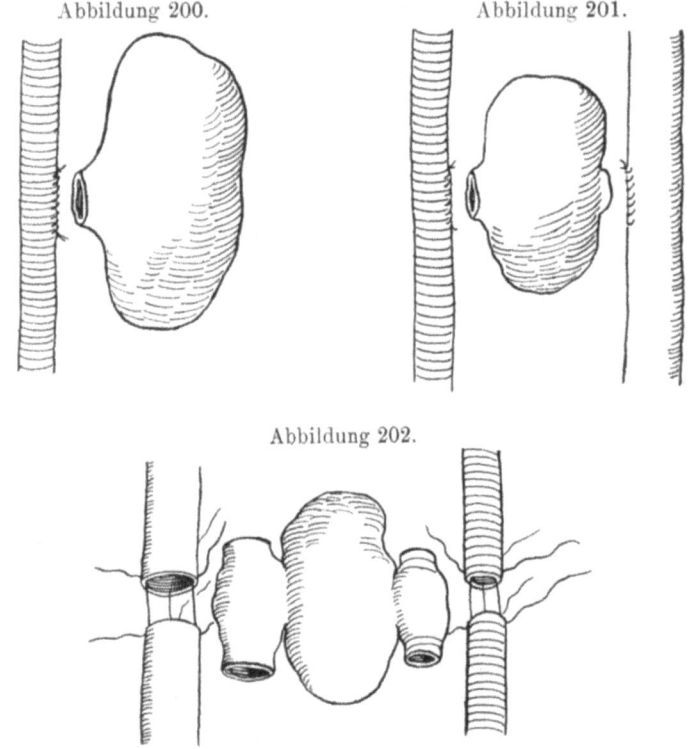

Abbildung 200.　　　　　Abbildung 201.

Abbildung 202.

arteriale (Abb. 196 u. 197) und das Aneurysma arterio-venosum, bei dem der Aneurysmasack sowohl mit der Arterie als auch mit der Vene in Verbindung steht (Abb. 198 u. 199). Ferner müssen noch zwei Formen unterschieden werden, nämlich 1. das sackförmige Aneurysma, bei dem der Sack nur durch eine kleine Oeffnung mit den sonst intakten Blutgefäßen kommuniziert (Abb. 196 u. 198) und 2. die diffuse spindelförmige aneurysmatische Erweiterung der Blutgefäße (Abb. 197 u. 199). Beim Aneurysma arterio-venosum besteht im allgemeinen eine seitliche Kommunikation zwischen dem Aneurysmasack und der Arterie einerseits, der Vene andererseits. Außerdem können natürlich noch die Seitenwände der beiden Blutgefäße an anderen Stellen aneurysmatisch ausgeweitet sein.

Die operative Behandlung dieser verschiedenen Arten von Aneurysma wird nun je nach den speziellen Verhältnissen eine verschiedene sein müssen.

In denjenigen Fällen, bei denen die Gefäßwandung zum größten Teil normal geblieben ist und nur an einer zirkumskripten Stelle mit dem Aneurysmasack in Verbindung steht, wird es gelingen die Kommunikationsöffnung zwischen Aneurysmasack und Gefäß nach Exstirpation des Sackes durch eine seitliche Naht zu verschließen und die

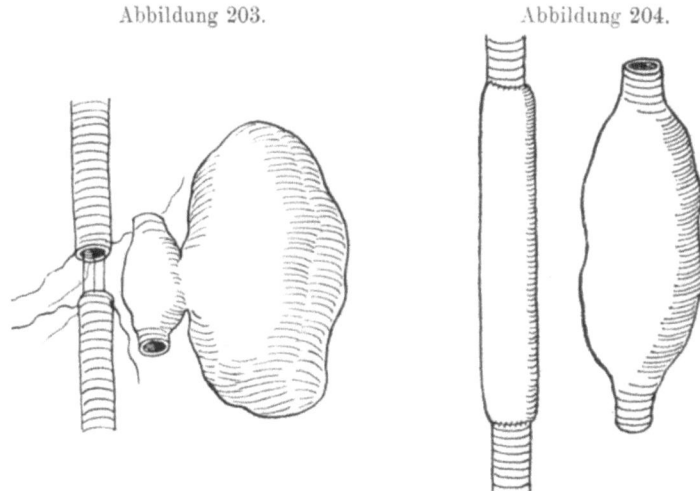

Abbildung 203.   Abbildung 204.

Arterie unter Erhaltung ihres Lumens wieder normal zu gestalten (Abb. 200 u. 201).

In denjenigen Fällen hingegen, bei denen die ganze Wand diffus erweitert ist, wird eine solche konservative Therapie durch seitliche Naht nicht möglich sein und es können nur solche Methoden in Betracht kommen, bei denen das ganze Aneurysma, i. e. die ganze aneurysmatisch erweiterte Arterie exstirpiert und die Kommunikation zwischen dem zentralen und peripheren Blutgefäßende durch End-zu-Endnaht (Abb. 202 u. 203) oder nötigenfalls durch ein frei transplantiertes Blutgefäß (Abb. 204) wieder hergestellt wird.

Matas[1]) hat allerdings versucht, auch spindelförmige Aneurysmen unter Erhaltung des Lumens in der Weise zur Heilung zu bringen,

---

1) Matas, Ann. of surgery. 38. Vol. Febr. 1903.

daß er nach Eröffnung des Aneurysmasackes einen Katheter in das zentrale und das periphere Arterienende steckte (Abb. 205) und darüber das Aneurysma in mehreren Schichten durch Faltung derartig verengerte, daß zwischen dem peripheren und zentralen Ende des Blutgefäßes nur eine Kommunikation von der Dicke des Katheters übrig blieb. Bei den schweren Veränderungen jedoch, die diffus aneurysmatische Gefäße immer aufweisen, ist es durchaus verständlich, daß derartige Versuche selten zu guten Resultaten geführt haben. Ausgezeichnet

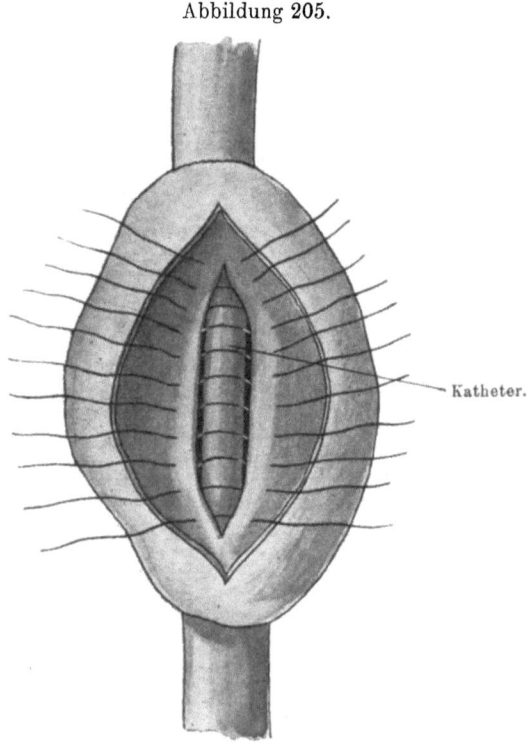

Abbildung 205.

Katheter.

ist hingegen das von Matas zum Verschluß sackförmiger Aneurysmen angegebene Verfahren, die sogenannte Endoaneurysmorrhaphie. Er geht in der Weise vor, daß er die Zirkulation in den aneurysmatisch erweiterten Gefäßen, sei es durch Esmarchsche Blutleere, sei es durch Freilegung des zuführenden und abführenden Hauptastes und Abklemmung derselben, unterbricht, dann den Sack eröffnet und im Innern des Sackes die Mündungsstellen sämtlicher Gefässe zunäht (Abb. 206). Auf diese Weise wird eine Trennung des Aneurysmasackes von der Arterie herbeigeführt. Bei Aneurysmen der Iliaka oder Femoralis muß die Iliaca communis in der Bauchhöhle abgeklemmt werden. Dann wird der Aneurysmasack durch mehrere Lagen fortlaufender Nähte gefaltet (Abb. 207) und schließlich durch zwei Nähte, deren Anlegungsart aus Abb. 208 ohne weiteres klar ist, völlig verschlossen. Diese Art der Aneurysmaoperation hat in den Fällen, in denen sie ausführbar ist, den großen Vorteil, daß einerseits die Kontinuität der Arterie erhalten bleibt, andererseits das häufig außerordentlich schwierige und gefährliche Auslösen des Aneurysmasackes aus der Umgebung unnötig wird. In einer Reihe

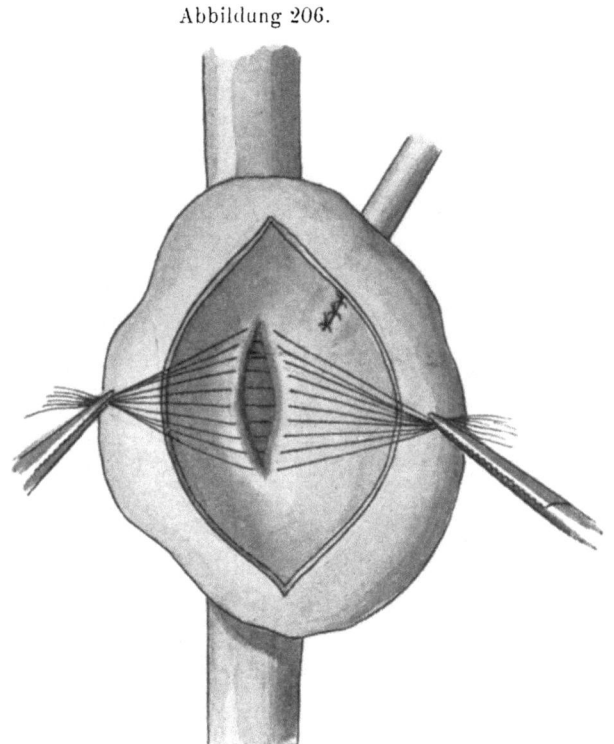

Abbildung 206.

von Fällen gelingt es allerdings nicht, die Kontinuität der Arterie zu erhalten; wie man sich in solchen Fällen helfen kann, wird weiter unten gezeigt werden. Nach einer von Matas[1]) publizierten Arbeit wurden bis zum 1. Juni 1908 85 Endoaneurysmorrhaphien ausgeführt. Es traten in 2,3 % der Fälle Nachblutungen und in 4,6 % Gangrän ein. Unter den 13 rekonstruktiven Operationen waren 4 also 28,9 % von Rückfällen gefolgt, während unter den obliterierenden Operationen kein Rückfall zu verzeichnen war. Auch

---

[1]) Matas, The journ. of the Amer. med. ass. 1908. 14. Nov.

Barling[1]) spricht sich sehr günstig über die Matassche Endoaneurysmorrhaphie aus.

Wenn man versucht, an der Hand der oben gegebenen Zeichnungen ins klare darüber zu kommen, wie man bei den verschiedenen Arten von arterio-venösen Aneurysmen vorgehen würde, so ist an folgende Möglichkeiten zu denken: Wenn das Aneurysma nur durch eine kleine Anastomosenöffnung mit der Arterie in Verbindung steht, so wird man sie durchtrennen und die Arterie seitlich nähen (Abb. 201). Die Vene ebenfalls seitlich zu nähen, ist meistens überflüssig, da die Unter-

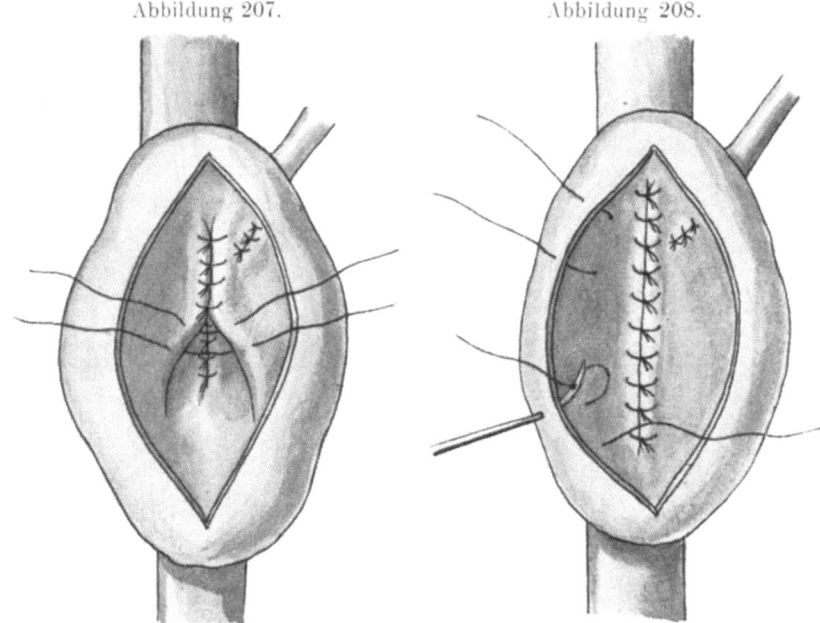

Abbildung 207.   Abbildung 208.

bindung derselben im allgemeinen ganz gut vertragen wird. Natürlich würde man in Fällen, bei denen es sich um eine lebenswichtige Vene handelt, z. B. um die Vena cava in der Nähe des Herzens, ebenfalls eine seitliche Naht derselben ausführen. In denjenigen Fällen, in denen gleichzeitig eine aneurysmatische Erweiterung der Arterie und der Vene oder wenigstens eines der beiden Blutgefäße vorliegt, wird man den Aneurysmasack samt den erweiterten Gefäßstücken exstirpieren und die Enden nähen oder die Defekte durch frei transplantierte Venen ausfüllen (Abb. 202).

Bei dieser Gelegenheit mag die folgende von Da Costa[2]) bei

---

1) Barling, Lancet. Vol. 50. 1912. 25. Mai.
2) Da Costa, Ann. of surg. 1912. I. p. 593.

einem arterio-venösen Aneurysma ausgeführte Operation erwähnt werden: Longitudinale Inzision der Vene, von dieser Oeffnung her Naht der Anastomosenöffnung zwischen der Arterie und Vene. Dann Unterbindung und Durchschneidung der Vena zentral und peripher von der Anastomosenstelle und Bildung eines Lappens aus ihrer Wand, der noch über die erste Nahtreihe festgenäht wird.

Eine Uebersicht über die bisher ausgeführten idealen Aneurysmaoperationen gibt Omi[1]). Er stellt 21 Fälle zusammen, unter denen sich 4 Fälle von Omi selbst finden.

1. 1 Fall von seitlicher Naht der Arterie allein (Heller).

2. 3 Fälle von seitlicher Naht der Arterie und Ligatur der Vene (Garrè, Meissner, Omi).

3. 1 Fall von seitlicher Naht der Arterie und der Vene.

4. 7 Fälle von zirkulärer Naht der Arterie allein (Ziembicki, Oppel, Enderlen, Ribera, Lieblein, Einar Key, Omi).

5. 1 Fall von zirkulärer Naht der Arterie und Unterbindung der Vene (Stich).

6. 1 Fall von zirkulärer Naht der Arterie und seitlicher Naht der Vene (Murphy).

7. 2 Fälle von zirkulärer Naht der Arterie und Vene (Lexer, Auvray).

8. 3 Fälle von freier Gefäßtransplantation (1 Fall von Lexer und 2 Fälle von Omi).

9. Zirkuläre Vereinigung des freien Arterienendes mit dem freien Ende des Venenstückes und umgekehrt (Goyanes).

10. 1 Fall von zirkulärer Naht der Vene und fortlaufender Naht der Löcher in der Arterie und Vene (Küttner).

Ich möchte bei dieser Gelegenheit darauf aufmerksam machen, daß das von W. Israel und mir ausgearbeitete Verfahren zur Ueberbrückung von Ligaturstellen großer Blutgefäße (s. o. S. 231) vielleicht auch zur Therapie von Aneurysmen gute Dienste leisten könnte. Wir haben oben erwähnt, daß die gefahrloseste Methode zur Beseitigung von Aneurysmen darin besteht, daß man den Sack nach Matas dadurch obliteriert, daß man ihn faltet und in sich selbst vernäht. Man könnte nun die dadurch unmöglich gemachte Blutzirkulation zwischen dem zentral und dem peripher vom Aneurysmasack gelegenen Teil der Blutgefäße in der Weise wiederherstellen, daß man eine Vene (z. B. die Vena saphena) End-zu-Seit einerseits in eine zentral

---

1) Omi, Deutsche Zeitschr. f. Chir. 118. Bd. 1912. S. 172.

andererseits in eine peripher vom Aneurysma gelegene Stelle des betreffenden Gefäßes frei implantierte (Abb. 209). Durch dieses Vorgehen würde die Kommunikation zwischen dem zentralen und dem peripheren Gefäßende indirekt wiederhergestellt und eine, wenn auch verringerte Blutzufuhr zu den peripheren Teilen der Extremität erreicht werden, was solange genügen würde, bis sich Kollateralen in ausreichender Zahl ausgebildet hätten. Ganz besonders zweckmäßig wäre nach unserer Ansicht ein solches Verfahren bei Aortenaneurysmen, bei denen eine zentrale und periphere Ligatur an sich selbstverständlich absolut unstatthaft wäre, nach Ausführung einer Ueberbrückung im eben erwähnten Sinne jedoch ohne weiteres gemacht werden dürfte. Ferner könnte man, wenn es sich darum handelt, ein durch eine Aneurysmaexstirpation verloren gegangenes Stück einer großen Arterie zu ersetzen, das neuerdings von Joseph und mir angegebene, im 2. Kapitel (S. 80 ff.) ausführlich dargestellte Verfahren anwenden, aus einer kleinen, für den Organismus entbehrlichen Arterie durch eine plastische Operation ein größeres Blutgefäß herzustellen und letzteres zwischen die beiden Stümpfe der großen Arterie zu implantieren.

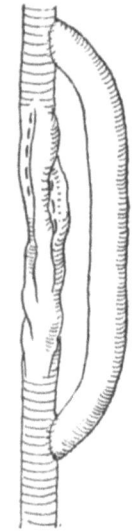

Abbildung 209.

Aszites und Ecksche Fistel.

Einen der wichtigsten Fortschritte, den die Chirurgie in der letzten Zeit gemacht hat, stellt die operative Behandlung des Aszites dar. Die Behandlung dieses Leidens zählte bekanntlich bislang zu den am wenigsten befriedigenden Aufgaben der Medizin. Die medikamentöse Therapie versagt in den meisten Fällen völlig, in anderen nützt sie nur vorübergehend. Es bleibt meistens nichts übrig, als die Patienten von Zeit zu Zeit immer wieder zu punktieren, die Leute befinden sich in einem Zustand dauernden Siechtums und gehen verhältnismäßig rasch an ihrem Leiden zugrunde. Die moderne Entwicklung der Blutgefäßchirurgie hat nun in dieser Beziehung einen Wandel geschaffen. Es gelingt heute, dieses Leiden in einem wesentlichen Prozentsatz der Fälle — wenigstens soweit es sich um Aszites handelt, der nicht durch schwerste Herz- oder Nierenerkrankungen hervorgerufen ist — durch operative Behandlung mit Erfolg zu bekämpfen und es ist zu erwarten, daß es in der nächsten Zeit gelingen wird, in dieser Richtung noch weitere Fortschritte zu machen.

Den ältesten Versuch einer chirurgischen Therapie des Aszites stellt die bekannte Talma-Drummondsche Operation dar, die angegeben wurde, um den bei Leberzirrhose auftretenden Stauungsaszites zu beseitigen.

Diese Art des Aszites beruht bekanntlich darauf, daß das Blut infolge Obliteration der feinen Pfortaderäste in der Leber aus der Vena portae nicht mehr in genügendem Maße nach dem Herzen zu abströmen kann, woraus eine Stauung im Verzweigungsgebiet der Pfortader und infolgedessen ein Aszites resultiert. Talma[1]), sowie Drummond und Morison[2]) hatten nun folgenden Gedankengang: Nicht jede Leberzirrhose führt zu Aszites und nicht eben selten sehen wir den bereits vorhandenen Aszites spontan wieder verschwinden. Die Autopsie solcher Patienten zeigt dann in der Regel sehr ausgedehnte Verwachsungen zwischen der Bauchwand einerseits und den Abdominalorganen andererseits mit Entwicklung großer Blutgefäßstämme innerhalb dieser Verwachsungen. Diese Blutgefäße nun stellen eine Verbindung zwischen dem Verzweigungsgebiet der Vena portae und demjenigen der Cava superior und inferior dar, so daß also derjenige Teil des Pfortaderblutes, der nicht mehr durch die Leber hindurch zum Herzen gelangen kann, unter Umgehung der Leber in das Cavasystem abfließt. Talma sowie Drummond und Morison hatten nun die Idee, bei Aszites infolge von Pfortaderstauung künstlich derartige Verwachsungen herbeizuführen, indem sie das Omentum majus an die vordere Bauchwand fixierten. Dieser Vorschlag ist von anderen Autoren aufgegriffen und in verschiedener Weise modifiziert worden. Die Omentofixation wurde sowohl intra- als auch extraperitoneal ausgeführt. Man versuchte die Verwachsungen dadurch ausgiebiger zu gestalten, daß man zur Omentofixation noch die Vernähung der Leber mit dem Zwerchfell, ferner der Milz und der Gallenblase mit der vorderen Bauchwand hinzufügte.

Ito und Omi[3]) gingen noch weiter, indem sie durch ausgedehnte Tamponade der Bauchhöhle eine feste Verwachsung der Darmschlingen untereinander und mit der vorderen Bauchwand herbeiführten. Letztere Autoren sowie Tilmann[4]), ferner Bozzi[5]) und Kusnetzow[6]) berichten über eine Reihe von Untersuchungen, durch die bewiesen wurde, daß die deletären Folgen einer Ligatur der Vena portae tatsächlich

---

1) Talma, Berliner klin. Wochenschr. 1898. Nr. 38 und 1900. Nr. 31.
2) Drummond und Morison, Brit. med. journ. 1896. 19. Sept.
3) Ito und Omi, Deutsche Zeitschr. f. Chir. Bd. 62. S. 141.
4) Tilmann, Deutsche med. Wochenschr. 1899. Nr. 18.
5) Bozzi, Ref. bei Schiassi, Hildebrands Jahresbericht. 1901. S. 849.
6) Kusnetzow, Ref. Zentralbl. f. Chir. 1901. Nr. 4.

durch Herstellung solcher Verwachsungen der Baucheingeweide mit der Bauchwand wirksam bekämpft werden können. Daß die Ligatur der Vena portae unmittelbar vor ihrem Eintritt in die Leber an sich absolut sicher zum Tode führt, war bereits Claude Bernard[1]) bekannt und wurde von allen späteren Autoren bestätigt; auch eine Ligatur dieser Vene peripher von der Vena gastrolienalis führt fast immer zum Tode des Versuchstieres. Nach den Versuchen von Ito und Omi gelingt es, Tiere am Leben zu erhalten, wenn man zunächst nur die peripheren Aeste der Vena portae ligiert und später nach und nach immer weiter kardialwärts Ligaturen um die Vena portae legt, bis die Vena gastrolienalis erreicht ist. Dagegen gehen die Tiere nach Ligatur der Vene zentral von der Vena gastrolienalis auch bei dieser Art des Vorgehens regelmäßig zugrunde. Wenn aber zuerst eine breite Verwachsung der Baucheingeweide untereinander und mit der Bauchwand herbeigeführt wird, so wird auch die Unterbindung der Pfortader kardial von der Vena gastrolienalis in vielen Fällen ertragen. Aehnlich äußern sich auch Pascale[2]) und Tieschi[3]).

Bunge[4]) gibt in einer ausgezeichneten Arbeit eine Uebersicht über die bis dahin publizierten Fälle von Talmascher Operation, ihre Indikationen und ihre Erfolge. Er hält diese Operation in jedem Fall von Aszites bei Leberzirrhose für indiziert, vorausgesetzt, daß der Zustand des Patienten überhaupt noch irgend einen operativen Eingriff gestattet. Auch bei der sogenannten Cirrhose cardiaque, ferner bei der pseudoperikarditischen Leberzirrhose nach Pick, der Zuckergußleber nach Curschmann hält er die Talmasche Operation für indiziert. Ebenso bei allen denjenigen Prozessen, wo infolge von Kompression der Pfortader durch Tumoren oder entzündliche Verwachsungen ein Aszites entstanden ist. Er empfiehlt, die Operation möglichst zeitig auszuführen und nicht erst abzuwarten, bis der Patient durch zahlreiche Punktionen stark heruntergekommen ist. Sie gestattet nach seiner Ansicht nicht den geringsten Aufschub, wenn eine — wenn auch noch so geringfügige — Blutung aus erweiterten Oesophagusvenen aufgetreten ist.

Die Resultate der Talmaschen Operation sind zwar nicht durchaus befriedigend, immerhin aber kann in 30 % der Fälle eine radikale, viele Jahre hindurch andauernde Heilung des Aszites erzielt werden. Seit dem Erscheinen der Arbeit von Bunge ist die Talma-

---

1) Claude Bernard, Vorlesungen über Diabetes. Deutsch von Posner. Berlin 1878.
2) Pascale, Ref. Zentralbl. f. Chir. 1902. S. 332.
3) Tieschi, Ref. in Hildebrands Jahresber. 1901. S. 848.
4) Bunge, Die Talma-Drummondsche Operation. Jena 1905. Gustav Fischer.

sche Operation von zahlreichen anderen Chirurgen ausgeführt und über ihre Resultate berichtet worden. Vor kurzem hat Kausch[1]) den Vorschlag gemacht, die konvexe Leberoberfläche und die korrespondierende Fläche des Zwerchfells, ferner das Omentum und die vordere Bauchwand mit 5 proz. Jodtinktur zu bestreichen, um so noch stärkere Verwachsungen herbeizuführen. Er erzielte mit dieser Methode ausgezeichnete Erfolge. Credé[2]) berechnet 20% Radikalheilungen.

Eine andere Möglichkeit, die Zirkulationserschwerung in der Leber infolge von Leberzirrhose und dergleichen zu beseitigen, besteht darin, daß man kollaterale Bahnen zwischen den Blutgefäßen der Nieren und dem Pfortadersystem herstellt. Derartige Experimente sind in großer Ausdehnung von Omi[3]) ausgeführt worden. Er machte folgende Versuchsserien:

1. Intraperitoneale Verlagerung der beiden Nieren und Umhüllung derselben mit Netz und Mesenterium. Später wurde die Pfortader in einem Teil der Fälle zentral, in einem anderen peripher von der Vena gastrolienalis unterbunden.

2. Vereinigung der Nieren mit Netz und Mesenterium und sekundäre Ligatur der beiden Nierenvenen.

Diese Untersuchungen zeigten, daß nach Herstellung ausgedehnter Verwachsungen zwischen Nieren und Netz eine Pfortaderunterbindung in manchen Fällen vertragen werden kann, allerdings nicht regelmäßig. Andererseits wurden auch Tiere beobachtet, die nach Herstellung derartiger Anastomosen zwischen den Gefäßen des Netzes und Mesenteriums einerseits und denjenigen der Nierenoberfläche andererseits eine beiderseitige Nierenvenenunterbindung vertrugen. Bei der Ausführung dieser Operationen wurden die Nieren in einem Teil der Fälle dekapsuliert, in einem anderen nicht. Omi fand, daß dies für den Erfolg ziemlich gleichgültig ist. Ganz besonders ausgiebige Anastomosen konnte er erzeugen, wenn er einen Netzzipfel in die median gespaltene Niere einpflanzte. Auf die Details dieser hochinteressanten und wichtigen Arbeit kann hier leider nicht eingegangen werden.

Sehr interessante hierhergehörige Versuche hat auch Katzenstein[4]) ausgeführt. Er verlagerte die Nieren von Hunden in die Muskulatur der Bauchwand, so daß die Nierengefäße stark gedehnt und in ihrem Durchmesser verringert wurden, und unterband eine Zeitlang nachher, wenn er voraussetzen konnte, daß sich bereits ge-

---

1) Kausch, Verhandl. d. deutschen Gesellsch. f. Chir. 1912. 1. T. S. 206.
2) Credé, Berliner klin. Wochenschr. 1910. Nr. 18.
3) Omi, Beitr. z. klin. Chir. 1907. Bd. 53. S. 446.
4) Katzenstein, Verhandl. d. deutschen Gesellsch. f. Chir. 1912. S. 63.

nügende arterielle Kollateralen gebildet hatten, die Nierenarterien. Es gelang ihm, 3 Tiere 10 Tage bzw. 2 und 4 Monate nach der Operation am Leben zu erhalten und durch Injektionsversuche zu beweisen, daß tatsächlich eine ausgiebige Bildung von arteriellen Kollateralen stattgefunden hatte. Sehr geistreich erscheint — nebenbei erwähnt — der Vorschlag Katzensteins, durch ein derartiges Vorgehen die freie Transplantation von Organen zu erleichtern, da sich an der Oberfläche von Organen, deren Hauptgefäße allmählich verengt worden sind, reichlich normalerweise nicht vorhandene Gefäße bilden, die nach der Transplantation mit der neuen Umgebung verwachsen und eine ausgiebige Ernährung des Transplantates sehr erleichtern würden. Es wäre tatsächlich zu erwarten, daß es durch dieses Vorgehen gelingen müßte, viel größere Gewebsstücke frei zu transplantieren, als es nach den bisherigen Methoden möglich ist.

Die eben geschilderte Talma-Drummond-Morisonsche Operation ist nun insofern in ihren Erfolgen unsicher, als die Entstehung der Anastomosen zwischen Pfortader und Cavagebiet nur allmählich im Laufe von Monaten möglich ist und in vielen Fällen, speziell bei narbiger Schrumpfung des Netzes, überhaupt ausbleibt. Es ist nun ein naheliegender Gedanke, zu versuchen, dieses Ziel auf einem einfacheren Wege dadurch zu erreichen, daß man eine Anastomose zwischen Vena cava inferior und Vena portae durch Gefäßnaht herstellt, also eine Operation ausführt, die sich von der Eckschen Fistel nur dadurch unterscheidet, daß keine Ligatur der Vena portae oberhalb der Anastomosenstelle angelegt wird. Eine Unterbindung der Vena portae würde nicht allein gar keinen Zweck haben und eventuell die Stauung noch vermehren, sondern sie würde, wie wir aus zahlreichen Tierversuchen wissen, in der Mehrzahl der Fälle über kurz oder lang unter den Erscheinungen einer Leberinsuffizienz zum Tode des Patienten führen. Dementsprechend muß auch ein neuestens von Franke[1]) gemachter Vorschlag, bei Aszites eine End-zu-Seitanastomose der Vena portae in die Vena cava herzustellen, wobei also jede Kommunikation zwischen Leber und Vena portae beseitigt würde, verworfen werden. Die Idee, die Ecksche Fistel zur Beseitigung des Aszites auszuführen, wurde schon sehr frühzeitig gefaßt und von vielen Autoren, so von Jaboulay und Briau ausgesprochen. Vidal, Lenoir und Tansini (s. Bunge, l. c.) haben auch tatsächlich derartige Operationen am Menschen ausgeführt. Allerdings konnten sie keine Dauererfolge erzielen, was ja bei den außerordentlichen Schwierig-

---

1) Franke, Zeitschr. f. biol. Technik u. Methodik. Bd. 2. H. 6. S. 262.

keiten, die die damals zur Verfügung stehenden Methoden boten, durchaus erklärlich ist. Auf den Berliner Chirurgenkongressen 1911 u. 1912 konnte ich jedoch im Anschluß an die Demonstration meines vereinfachten Verfahrens zur Herstellung von Eckschen Fisteln (siehe 2. und 4. Kapitel, S. 66 u. 159) darauf hinweisen, daß es mit Hilfe dieser neuen Methode möglich sein würde, derartige Eingriffe am Menschen rasch und ohne übermäßige Schwierigkeiten auszuführen und daß sie daher wieder in Erwägung zu ziehen seien. Gleichzeitig konnte ich auch auf Grund ausgedehnter Tierversuche berichten, daß eine solche Operation keine gefahrdrohenden Stoffwechselstörungen mit sich bringen würde. Es schien dies a priori nicht ausgeschlossen zu sein, da eine derartige Kommunikation zwischen Vena portae und Vena cava dadurch, daß einerseits das adrenalinhaltige Blut der Vena cava in die Leber, andererseits das Pfortaderblut unter Umgehung der Leber direkt in den Kreislauf gelangen würde, möglicherweise zu Schädigungen des Organismus hätte führen können. Eine große Reihe von diesbezüglichen Untersuchungen hatten mich jedoch überzeugt, daß dies nicht der Fall ist. Gleichzeitig mit mir schlug auch Franke ein dem meinigen ähnliches Verfahren vor, und wir konnten beide über Versuche an Leichen berichten, die uns belehrt hatten, daß es im allgemeinen wohl gelingen müßte, eine derartige Operation am lebenden Menschen auszuführen. Bier sprach in der Diskussion zu Frankes und meinem Vortrag die Ansicht aus, daß ein solcher Eingriff, vorausgesetzt, daß er im Frühstadium der Krankheit ausgeführt würde, wohl Aussicht auf Erfolg habe. Meiner Anregung folgend, hat nun tatsächlich Rosenstein (Berliner Chirurgenkongreß 1912, 2. Teil) eine Ecksche Fistel bei einer Frau mit Leberzirrhose angelegt. Leider entschloß sich Rosenstein, der ursprünglich eine einfache Talmasche Operation beabsichtigt hatte, erst im letzten Augenblick, eine Ecksche Fistel herzustellen und hatte daher nicht die nötigen Instrumente zur Hand. Es ist dementsprechend nicht ganz sicher, ob die von Rosenstein angelegte Anastomose dauernd durchgängig blieb, eine Befürchtung, der auch Kausch im Anschluß an Rosensteins Vortrag Ausdruck verlieh. Rosenstein rät, in Zukunft bei derartigen Operationen unbedingt nach meinen Angaben vorzugehen und sich des von mir angegebenen Instrumentariums zu bedienen. Trotzdem Rosenstein aus den erwähnten Gründen einen vollen Erfolg nicht erzielen konnte, bleibt ihm doch das große Verdienst, als erster mit Hilfe einer modernen Methode eine solche Anastomose hergestellt und auf diese Weise eine wertvolle Anregung zu weiteren Versuchen in dieser Richtung gegeben zu haben.

Auf dem gleichen Prinzip beruht eine andere, weniger eingreifende Operation, die Villard und Tavernier ausführten. Diese Chirurgen stellten eine Kommunikation zwischen dem Pfortader- und Hohlvenengebiet in der Weise her, daß sie einen Ast der Vena mesenterica superior mit einer Vena ovarica anastomosierten. Ihre Patientin verschied jedoch schon 4 Tage nach der Operation.

Die Anlegung einer Eckschen Fistel, so gut sie theoretisch begründet ist, ist insofern nicht unbedenklich, als diese Operation selbst unter Anwendung meiner neuen vereinfachten Methode einen sehr schweren Eingriff darstellt, dem die heruntergekommenen Patienten in vielen Fällen nicht gewachsen sein dürften. Abgesehen davon kann eine ungeschickte Ausführung dieser Operation zu einer kompletten Obliteration der Vena cava oder der Vena portae oder auch der beiden Gefäße führen. Dies veranlaßte auch Koch (Berliner Chirurgenkongreß 1912, S. 207), sich gegen die Ausführung einer Eckschen Fistel bei Leberzirrhose auszusprechen. Daher scheinen auch die Anregungen von Villard und Tavernier sehr wertvoll zu sein, und es mag darauf hingewiesen werden, daß es denkbar wäre, noch zwischen verschiedenen anderen kleinen Pfortader- und Cavavenen Anastomosen herzustellen, z. B. zwischen der Vena epigastrica superior et inferior einerseits und 2 Mesenterialvenen andererseits. Ein solcher Eingriff würde viel leichter und ungefährlicher sein und möglicherweise denselben Dienst tun, wie eine Ecksche Fistel.

Die bisher angeführten Methoden haben alle insofern eine beschränkte Verwendbarkeit, als sie nur bei Aszites infolge von Leberzirrhose — übrigens ist nach Ansicht vieler Autoren[1]) auch der bei Leberzirrhose auftretende Aszites vielfach entzündlicher Natur — oder anderen Arten von Pfortaderstauung erfolgreich sein können. Es sind nun in neuester Zeit Versuche gemacht worden, auch solche Formen von Aszites, die einer chronischen Peritonitis und dergleichen ihre Entstehung verdanken, operativ zu bekämpfen und zwar in der Weise, daß man die Aszitesflüssigkeit in das Venen- oder in das Lymphgefäßsystem direkt ableitet. Die bekannteste hierher gehörige Operation ist die sogenannte Venoperitoneostomie. Diese Operation besteht darin, daß man die Vena saphena weit peripher durchschneidet und ihr zentrales Ende in die Bauchhöhle implantiert. Da im Innern der Bauchhöhle ein stärkerer Druck herrscht, als im Venensystem, so ist zu erwarten, daß die Aszitesflüssigkeit in die Venen abströmt, während die vorhandenen Venenklappen ein Einfließen von Blut in die Bauch-

---

1) Siehe Klopstock, Berliner klin. Wochenschr. 1911. Nr. 5.

höhle verhindern. Diese Operation verdanken wir dem französischen Chirurgen Ruotte[1]). Er führte die Operation bei einem 62jährigen Leberzirrhotiker aus und ging so vor, daß er die Vena saphena 8 cm von ihrer Einmündungsstelle entfernt freilegte, ligierte, zentral von der Ligatur durchschnitt und das zentrale Ende ca. 2 cm weit inzidierte. Dann wurde der Hautschnitt nach aufwärts bis über den Annulus cruralis verlängert, daselbst die Bauchwand bis zum Peritoneum durchschnitten und dieses 2 cm weit inzidiert. Nach Abfluß der Aszitesflüssigkeit wurde die Vene durch einige Nähte in den Schlitz des Peritoneums implantiert und dann die Bauchwand wieder verschlossen. 5 Monate lang trat kein Rezidiv auf. Als sich aber schließlich doch wieder Aszites ansammelte, wurde die Operation an der anderen Seite ausgeführt, doch traten bereits 3 Tage nach der Operation Herzstörungen auf, denen der Patient erlag. Die Sektion ergab, daß beide Venen offen geblieben waren. Auch in einem zweiten Falle wurde die Operation ausgeführt, über deren Resultat jedoch zur Zeit der Publikation noch keine endgültigen Angaben gemacht werden konnten. Castle[2]) (Abb. 210) ging bei Anlegung einer Venoperitoneostomie folgendermaßen vor: Es wird ein 8 Zoll langer Schnitt über der Vena saphena gemacht, der $1/2$ Zoll peripher von der Durchtrittsstelle der Saphena durch die Faszie beginnt. Die Vene wird peripher abgebunden, zentral zugeklemmt, dazwischen durchschnitten und das zentrale Ende mit Lockescher Lösung gewaschen. Dem oberen Ende des Hautschnittes wird ein zweiter, 2 Zoll langer, nach außen und oben gehender, ein Viertel eines Kreisbogens beschreibender Hautschnitt angefügt, dessen Zweck darin besteht, eine scharfe Knickung der Saphena nach ihrer Implantation in die Bauchhöhle zu vermeiden. Es folgt eine mediane Laparotomie von der Symphyse nach aufwärts bis zum Nabel reichend. Nun macht der Operateur etwas lateral vom Annulus inguinalis internus von innen nach außen eine kleine Oeffnung durch das Peritoneum, den Musculus transversus, M. obliquus internus und M. obliquus externus. Durch diese Oeffnung wird eine Uterussonde durchgeführt und nunmehr zwischen Fascia superficialis und Haut hindurchgeleitet, bis sie durch den Annulus inguinalis nach außen gelangt ist. An diese Uterussonde nun wird die Vena saphena festgebunden und durch Zurückziehen derselben in die Bauchhöhle geleitet. Die Uterussonde wird samt dem festgebundenen Stückchen Vene weggeschnitten, das Ende der Vene selbst wird so inzidiert, daß ihr Rand 3 je 1 cm lange Lappen bildet, worauf diese Lappen

---

1) Ruotte, Lyon. méd. 39. Jahrg. 1907. Bd. 109. Nr. 40. p. 574.
2) Castle, Journal of the American med. Assoc. 1911. Bd. 57. p. 2123.

an das Peritoneum mit Matratzennähten fixiert werden. Die Operation wird beiderseitig ausgeführt. Beim Verschluß der Bauchhöhle wird das Mesenterium derartig mit in die Nähte gefaßt, daß es seine freie Beweglichkeit verliert und daher nicht imstande ist, sich vor die Venenöffnung zu legen. Ein auf diese Weise operierter Fall starb kurz nach der Operation, ein zweiter war zur Zeit der Veröffentlichung seit mehreren Wochen vollkommen wohl und der Aszites war nicht zurückgekehrt.

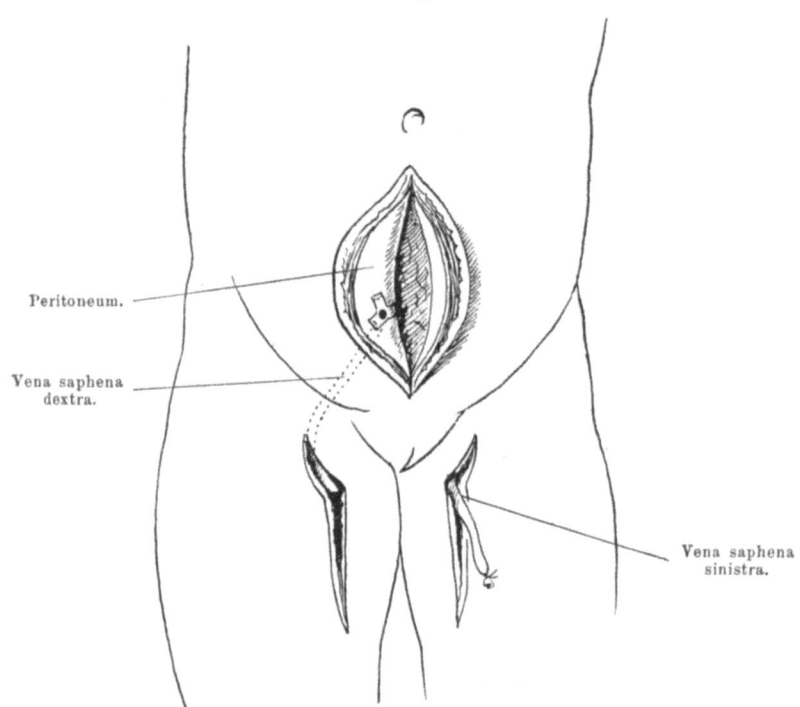

Abbildung 210.

Auf die zahlreichen anderen Operationen, die darauf ausgehen, eine Kommunikation zwischen Bauchhöhle und dem subkutanen Bindegewebe herzustellen, kann hier leider nicht genauer eingegangen werden. Man hat dieses Ziel auf verschiedene Weise zu erreichen gesucht, so durch Herstellung einer kleinen Oeffnung im Peritoneum und Einführen einer Kanüle, die die Peritonealhöhle mit dem subkutanen Gewebe verbindet, ferner dadurch, daß man feine Seidenfäden einerseits in die Bauchhöhle, andererseits in das subkutane Gewebe leitete. Eine ausgezeichnete Zusammenstellung dieser Methoden findet sich in einer Arbeit von Kausch[1]).

---

1) Kausch, Verhandl. d. deutschen Gesellschaft f. Chirurgie. 1912.

Ventrikeldrainage mit Hilfe frei transplantierter Blutgefäße nach Payr.

Parallel mit der Entwickelung einer operativen Behandlung des Aszites ist auch eine solche des Hydrocephalus gegangen, und man hat sich in beiden Fällen analoger Methoden bedient. Es kommt beim Hydrocephalus darauf an, dem im Subduralraum bzw. in der Ventrikelhöhle angesammelten Liquor nach dem subkutanen Gewebe oder nach dem Venensystem hin Abfluß zu verschaffen und bei reinem Hydrocephalus internus eine Kommunikation zwischen Ventrikel und Subduralraum herzustellen. Man hat zu diesem Zweck sehr zahlreiche Methoden angegeben, wie Einlegen eines Röhrchens, das den Subduralraum mit der Kopfschwarte verbindet u. dergl. Auf die Schilderung dieser Verfahren kann hier nicht eingegangen werden. Dagegen dürfte eine Besprechung der Versuche Payrs hier am Platze sein, den Ventrikel durch ein frei implantiertes Blutgefäß mit einem der großen Venenstämme des Gehirns bzw. des Halses in Verbindung zu setzen, um den Abfluß von Liquor in das Venensystem zu ermöglichen. Da der Druck im Ventrikel bei Hydrocephalus höher ist, als im Venensystem, war zu erwarten, daß durch ein so implantiertes Blutgefäß ein Abfluß von Liquor in die Venen stattfinden würde, ohne daß ein Rückfluß von Blut in den Ventrikel zu befürchten wäre. Ueberdies würde letzteres bei Anwendung einer Vene schon durch die Venenklappen verhindert werden.

Ursprünglich ging Payr[1]) in der Weise vor, daß er an der Einmündungsstelle der Pfeilnaht in die Koronarnaht einen kleinen omegaförmigen Hautperiost-Knochenlappen herausschnitt, an der Dura einen ebenso geformten Lappen bildete und medianwärts umklappte, so daß die Mantelkante der betreffenden Gehirnhemisphäre freigelegt wurde, und dann den Sinus sagittalis durch 2 Gummifäden, die um ihn herumgelegt und angezogen wurden, eine Strecke weit blutleer machte. Hierauf wurde der Sinus inzidiert und ein Blutgefäß implantiert, dessen anderes Ende in den Ventrikel eingeführt wurde. Meistens wurde die Vena saphena, seltener eine Arterie verwendet; ein möglichst langes Stück derselben wurde herauspräpariert, das eine Ende ein wenig nach außen umgestülpt, in die Oeffnung des Sinus hineingeschoben und in dieser Stellung durch einige Knopfnähte befestigt (Abb. 211). Dann wurde ein ziemlich dicker mit einer Zentimeterteilung versehener Aluminiumtroikart in den Ventrikel gestoßen, und das andere Gefäßende mit Hilfe

---

[1]) Payr, Langenbecks Archiv. Bd. 87. S. 803.

eines feinen Silberdrahtes durch den so gebildeten Kanal in den Ventrikel eingeführt. Der Troikart wurde nur so groß gewählt, daß die Gehirnsubstanz der Vene nachher ziemlich dicht anlag. Wenn eine Vene verwendet wurde (Abb. 211a), so verhinderten die Venenklappen den Eintritt von Blut aus dem Sinus in den Ventrikel. Wurde eine Arterie verwendet (Abb. 211b), so wurde sie nahe ihrer Implantationsstelle durch eine Ligatur (l) verengt in der Hoffnung, auf diese Weise ein Einfließen von Blut in den Ventrikel zu erschweren.

Im Anschluß an die Publikation von Payr berichtete Mac Clure[1]) ebenfalls über Versuche der Hydrozephalusbehandlung mit Hilfe frei transplantierter Blutgefäße. Er versuchte nicht, die in den Ventrikeln angehäufte Flüssigkeit nach dem Venensystem zu abzuleiten, sondern

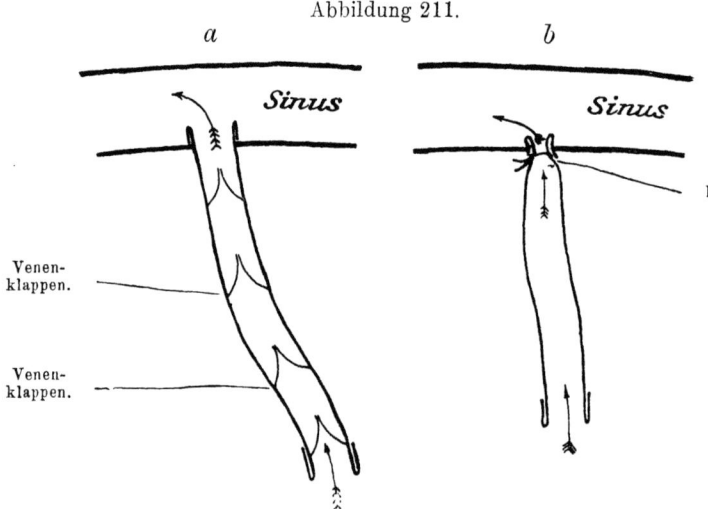

Abbildung 211.

Hydrocephalusbehandlung nach Payr. (Langenbecks Archiv. Bd. 87).

begnügte mit einer Behandlung des Hydrocephalus externus. Einer Anregung Carrels folgend, führte er an sechs Hunden folgende Operation aus: Kleine Trepanation hinter dem äußeren Ohr und Freilegung der Dura daselbst. Dann wurde ein klappenhaltiges Stück einer Vena femoralis oder der Vena jugularis externa der anderen Seite präpariert und herausgeschnitten. Das eine Ende dieser Vene wurde nunmehr in ein Loch der Dura eingenäht, das andere durch einen stumpf im Subkutangewebe des Halses gebildeten Kanal geführt und mit dem zentralen Ende der durchschnittenen Vena jugularis externa End-zu-End nach Carrel anastomosiert, so daß nunmehr die im Subduralraum angesammelte Flüssigkeit

---

1) Mac Clure, Bull. of the John Hopkins Hospital. April 1909.

direkt in die Jugularvene abfließen konnte. Die 3 Wochen bis 3 Monate nach der Operation vorgenommene Autopsie ergab, daß die Vene in 5 von den 6 Fällen offen geblieben war. Der Versuch einer solchen Operation an einem 10 Monate alten hydrozephalischen Kind führte binnen wenigen Stunden zum Tode.

In seiner zweiten Arbeit (Verhandl. d. deutschen Gesellsch. f. Chir. 1911) empfahl Payr ein ähnliches Verfahren wie Mac Clure, suchte jedoch im Gegensatz zu letzterem der im Ventrikel selbst angehäuften Flüssigkeit Abfluß zu verschaffen. Er führte daher eine in Formalin

Abbildung 212.

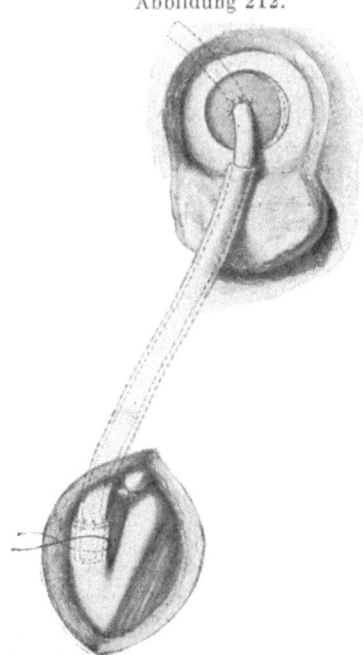

Hydrocephalusbehandlung nach Payr. (Verhandl. der deutschen Gesellsch. für Chirurgie. 1911.)

fixierte Kalbsarterie von einer kleinen hinter dem Ohr angelegten Trepanationsöffnung aus in den Ventrikel ein (Abb. 212) und anastomosierte das andere Ende derselben mit der Jugularis externa. Die Arterie wurde von ihrer Eintrittsstelle ins Gehirn bis zu ihrer Anastomosenstelle mit der Jugularis mit einem frei transplantierten Stück einer Vena saphena desselben Individuums überzogen.

Payr berichtet über 8 Fälle von Hydrocephalus, die er in dieser Weise behandelte. In 4 davon erzielte er lange andauernde Besserungen, bzw. vollständige Heilungen.

Daß eine in Formalin fixierte Kalbsarterie für den vorliegenden Zweck tatsächlich gut brauchbar ist, geht aus Versuchen von Hagemann[1]) hervor, der über die Haltbarkeit solcher interessante Untersuchungen ausgeführt hat. Er verpflanzte so behandelte Gefäße in das subkutane Gewebe, Peritoneum, Leber, Milz usw. Er fand, daß folgende Konservierungsmethode die beste ist: 1. 10 proz. Formollösung, 2. kurz dauernde Wässerung, 3. aufsteigende Alkoholreihe, 4. absoluter Alkohol, 5. Xylol bis zur völligen Aufhellung, 6. Paraffinum liquidum über Nacht. Bei dieser Art der Fixierung fand er an den Gefäßen selbst nach 6 Monaten noch kein Zeichen einer beginnenden Resorption. Die implantierten Gefäße waren bindegewebig eingekapselt.

Henle benutzte bei einer Hydrocephalusbehandlung nach Payr die der Mutter des Kindes entnommene Vena saphena. Nach Enderlen ist eine Arterie für diesen Zweck geeigneter, da eine Vene durch die im Ventrikel angesammelte Flüssigkeit zusammengepresst wird, wodurch der Austritt der Flüssigkeit aus demselben unmöglich gemacht wird.

Auch Bakay[2]) gelang es, einen Hydrocephalus durch Ableitung der Ventrikelflüssigkeit in den Sinus transversus bei einem 6 Monate alten Kinde zu bessern. Das Kind starb 6 Wochen später an Gastroenteritis.

Die Wietingsche Operation.

Diese von San Martin i Satrustegui[3]) zuerst versuchte, von Wieting[4]) zuerst mit Erfolg ausgeführte Operation beruht auf folgendem Gedankengang:

Wenn infolge einer Verlegung der Arteria femoralis durch Thrombose oder Verdickung ihrer Wand Gangrän des Beines droht, soll dem Blut dadurch Gelegenheit gegeben werden, zu den Kapillaren zu gelangen, daß man die Arteria und Vena femoralis durchschneidet und das zentrale Arterienende mit dem peripheren Venenende anastomosiert, so daß also das Blut durch die offene Vene nach der Peripherie dringen kann, mit anderen Worten, daß die Vene die Funktion der Arterie übernimmt. Der Fall, auf Grund dessen Wieting[5]) diese Operation empfahl, ist folgender:

Bei einem 40jährigen Arbeiter, dem bereits ein Jahr zuvor das

---

1) Hagemann, Verhandl. deutscher Naturforscher u. Aerzte. 1910. 2. Teil. S. 121.
2) Bakay, ref. Deutsche med. Wochenschr. 1911. S. 2091.
3) San Martin i Satrustegui, Real academia de med. Madrid 1902.
4) Wieting, Münchener med. Wochenschr. 1908.
5) Wieting, Deutsche med. Wochenschr. 1908. Nr. 28.

rechte Bein wegen angiosklerotischer Gangrän amputiert worden war, traten die Vorzeichen desselben Leidens am anderen Bein auf. Die Arterie und Vene des kranken Beines wurde freigelegt, durchschnitten und das zentrale Ende der Arterie in das periphere der Vene hineingepflanzt, das zentrale Venenende und periphere Arterienende ligiert (Technik s. Abb. 213). Sofort nach der Operation wurde der bis dahin kalte Fuß warm und nahm eine hellrote Farbe an; nirgends war ein Venenpuls zu fühlen oder zu sehen. Der Patient stand am 21. Tage nach der Operation auf, nach 7 Wochen befand er sich völlig wohl. Allerdings ist zu bemerken, daß zur Zeit der Operation erst die Vorboten dieses Leidens bestanden, daß jedoch noch keine Gangrän vorhanden war.

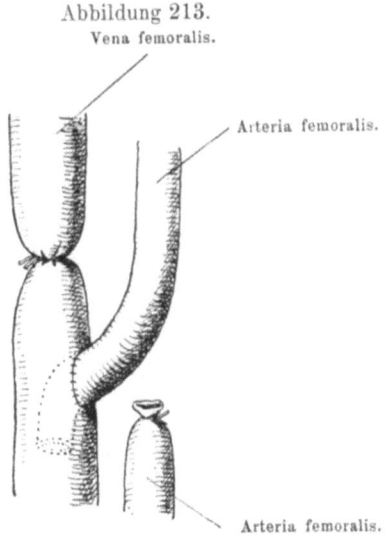

Abbildung 213.
Vena femoralis.
Arteria femoralis.
Arteria femoralis.

Es muß besonders betont werden, daß Wieting selbst sich in bezug auf die Leistungsfähigkeit dieser Methode sehr bescheiden und zurückhaltend ausgedrückt und die Indikation zu diesem Eingriff sehr eng gezogen hat. Es scheinen demgemäß die scharfen Angriffe, die gegen ihn gerichtet worden sind, nicht ganz berechtigt zu sein, um so weniger als die Einwände meistens Dinge betrafen, die Wieting gar nicht behauptet hatte. Zunächst wurde die Sache irrtümlicherweise so aufgefaßt, als ob Wieting der Meinung gewesen wäre, daß eine Umkehrung des Blutstromes stattfinde, daß also das Blut von der Vene her durch die Kapillaren hindurchdringe und auf dem Wege über die Arteria femoralis zum Herzen zurückkehre. Dem widerspricht schon allein der Umstand, daß Wieting eine Technik angegeben hat, bei der das zentrale Venen- und das periphere Arterienende ligiert wird. Dementsprechend besagt auch die im 4. Kapitel, S. 145 ff. besprochene Tatsache, daß die Umkehr des Blutstromes zum mindesten an Extremitäten nicht gelingt, an sich nichts gegen die Wietingsche Operation. Schließlich müßte ja das Blut, wenn es schon durch die Kapillaren durchgedrungen wäre, durch die Arterie zurückkehren, und es ist nicht einzusehen, wie es möglich sein sollte, daß die erkrankte Arterie das Blut zwar nicht vom Zentrum nach der Peripherie, wohl aber von der Peripherie nach dem Zentrum durchließe. Berechtigter sind zwei andere Einwände und zwar erstens, daß die Venenklappen im allgemeinen durch den arteriellen Blutdruck nicht überwunden werden können, und zweitens, daß die Vena femoralis durch so viele große Anastomosen mit anderen Venen verbunden ist, daß das Blut längst, bevor es die Kapillaren erreicht hätte, durch diese Anastomosen zum Herzen zurückfließen würde. Auf Grund dieser Einwände wurde daher die Wietingsche Operation als theoretisch nicht begründet erklärt. Immerhin würde der Mangel an guten theoretischen Erklärungen nichts besagt haben, wenn die praktischen Erfahrungen eine Wirksamkeit der Operation bewiesen hätten. Da nun u. a. aus einer von Zesas[1]) publizierten, mit 500 Literaturangaben versehenen Arbeit hervorzugehen schien, daß eine sicherstehende günstige Wirkung dieser Operation in Fällen, wo nicht auch spontan eine wesentliche Besserung hätte eintreten können, nicht zu beobachten sei, schien sie völlig abgetan zu sein und ihr Wert höchstens darin zu bestehen, daß sie die Lehre von der Umkehrbarkeit der Blutzirkulation durch die zahlreichen Untersuchungen, die sie veranlaßte, sehr wesentlich gefördert hat.

Neuerdings scheinen jedoch die Ansichten über den Wert der Wietingschen Operation wieder wesentlich günstigere geworden zu sein. In dieser Beziehung ist namentlich eine vor kurzem erschienene Arbeit von Bernheim[2]) von Bedeutung. Er gibt in derselben eine Uebersicht über die bisher publizierten 52 Fälle von Wietingscher Operation, unter denen sich 6 von ihm selbst operierte befinden, und gelangt in bezug auf den Wert der Wietingschen Operation zu einer unverhältnismäßig günstigeren Anschauungsweise als die meisten früheren Autoren. Unter den 52 Operationen wurden 2 an den oberen Extremitäten ausgeführt, einmal wegen Thrombose und beginnender Gangrän, das andere Mal wegen beginnender Gangrän; in beiden Fällen mit Erfolg. Alle übrigen Operationen wurden am Bein

---

1) Zesas, Grenzgebiete der Medizin u. Chirurgie. 1911.
2) Bernheim, Annals of surgery. 1912. Vol. 1. p. 195.

ausgeführt und zwar 4 mal wegen Raynaudscher Krankheit, 1 mal wegen Aneurysma, 1 mal wegen Zerreißung der Arteria und Vena poplitea, 1 mal wegen einer Schußverletzung, und in den übrigen Fällen bei drohender Gangrän. Bernheim berechnet unter den 52 Fällen 15 Erfolge, darunter 4 bei den von ihm selbst operierten Fällen. Daß die Operation irgend welche schädliche Wirkungen hat, hält er für ausgeschlossen. Daß unter 52 Fällen 13 Todesfälle vorkamen, erklärt er damit, daß sich eben viele Patienten zur Zeit der Operation bereits in einem verzweifelten Zustande befanden und wahrscheinlich an jeder anderen Art von Operation ebenfalls zugrunde gegangen wären. Er empfiehlt unbedingt die Ausführung einer Seit-zu-Seitanastomose zwischen Arteria und Vena femoralis mit sekundärer Ligatur der Vene zentral von der Anastomose; die Arterie soll peripher von der Anastomosenstelle offen gelassen werden. Er erwartet davon, daß der Durchfluß durch die Arterie soweit als möglich weiter vor sich gehen wird, während die Vene den Rest des arteriellen Blutes nach der Peripherie führt. Entsteht bei dieser Technik an der Anastomosenstelle ein Thrombus, so tritt er erfahrungsgemäß in der Arterie und nicht in der Vene auf, so daß die Operation, wenn sie aus diesem Grunde mißglückt, wenn auch keinen Vorteil, so doch wenigstens auch keinen Schaden mit sich bringt. Was den Einwurf von Coenen betrifft, daß die Klappen durch den arteriellen Blutstrom nicht überwunden werden können, so macht er darauf aufmerksam, daß eine lang andauernde Einwirkung des Blutdruckes auf die Klappen ganz anders zu bewerten ist als eine solche während eines kurzdauernden Versuches. Schließlich spricht er wohl nicht mit Unrecht die Ansicht aus, daß wahrscheinlich ein großer Teil der Chirurgen, die derartige Operationen ausgeführt haben, in der Gefäßnaht nicht genügend versiert gewesen sein dürften, um einwandsfreie Resultate zu erzielen. Ganz besonders bemerkenswert scheint an den Untersuchungen Bernheims der Umstand zu sein, daß sich unter seinen erfolgreichen Operationen 2 Fälle von Raynaudscher Gangrän befanden.

Nach Bernheim hat noch Morrison Davis[1]) über eine erfolgreiche Wietingsche Operation berichtet.

Im Anschluß an Bernheims Arbeit publiziert Wieting neuerdings 2 durch Ausführung der von ihm angegebenen Operation gebesserte Fälle[2]). Auch er hat sich jetzt für die Herstellung von Seit-zu-Seitanastomosen entschieden. Er verteidigt sein Verfahren energisch

---
1) Davis, Annals of surgery. 1912. Vol. 1. p. 864.
2) Wieting, Deutsche Zeitschr. f. Chir. 1912.

gegen die von Coenen, Guthrie, Enderlen u. a. gegen dasselbe gerichteten Angriffe. Er macht darauf aufmerksam, daß der Coenensche Einwand, die Klappen könnten durch den Blutstrom nicht überwunden werden, bei seiner Operation schon deshalb nicht ins Gewicht falle, weil es sich ja im allgemeinen um arteriosklerotisch veränderte Gefäße mit insuffizienten Klappen handle. Weiterhin wendet er sich gegen das Argument Coenens, daß die Wietingsche Operation deshalb wertlos sein müsse, weil eine Durchströmung des Kapillargebietes von den Venen nach den Arterien hin nicht möglich sei, denn einerseits sei dies durch Coenens Versuche nicht bewiesen und andererseits käme das bei seiner Operation gar nicht in Betracht, da es ja selbstverständlich sei, daß ein Rückfluß des Blutes durch die thrombosierten Arterien selbst dann nicht möglich wäre, wenn die Kapillaren passiert werden könnten.

Jedenfalls scheint aus den vorliegenden Mitteilungen hervorzugehen, daß die Wietingsche Operation in einzelnen Fällen erfolgreich sein kann. Worauf ihre günstige Wirkung beruht, ist allerdings unklar. Es mag sein, daß das Blut von der Vene her zwar nicht durch die Kapillaren hindurchgepreßt wird, wohl aber bis in die Kapillaren hinein gelangt, derartig, daß es wie Wellen an der Küste immer wieder bis zu einem bestimmten Punkt vorwärtsfließt und nachher wieder zurückflutet. Auf diese Weise mag den Geweben, wenn durch reichliche Anastomosen mit anderen Venen ein genügender Blutaustausch erfolgen kann, ein gewisses Ausmaß von Nahrungsstoffen und Sauerstoff zugeführt und eine geringe Ernährungsstörung überwunden werden.

Vielleicht ist der Gedanke zu erwägen, die größten Zweige der Vena femoralis, soweit sie nahe der Anastomosenstelle in dieselbe einmünden, zu ligieren, um auf diese Weise einen vorzeitigen Rückfluß des Blutes, ehe dasselbe bis in die peripheren Teile der Extremität gelangt ist, zu verhindern; auf diese Weise würde das Blut gezwungen, weit nach der Peripherie vorzudringen, ehe es Gelegenheit zum Rückfluß fände.

Im Anschluß daran sei noch bemerkt, daß Briau und Jaboulay sich der Hoffnung hingaben, daß es möglich sein würde, dem Gehirn nach einer obliterierenden Thrombose der Arteria carotis durch Herstellung einer arteriovenösen Anastomose am Hals Blut durch eine Vene zuzuführen. Sie hofften, so nicht allein die Konsequenzen einer Thrombose der Karotis zu beseitigen, sondern auch andere Gehirnerkrankungen, z. B. Sklerose, Epilepsie usw. günstig beeinflussen zu können. Ob in dieser Richtung Erfolge zu erwarten sind, ist eine

Frage, die derjenigen nach der Wirksamkeit der Wietingschen Operation parallel geht. Sollte letztere weiterhin Erfolge erzielen, so wären auch in ersterer Beziehung gewisse bescheidene Erfolge vielleicht nicht ganz ausgeschlossen.

Die Behandlung von Varizen mit Hilfe der Gefäßnaht.

Die früheren Methoden der Varizenbehandlung, also diejenige von Trendelenburg (Ligatur der Vena saphena), ferner die Exstirpation der erweiterten Venen (Madelung), der Zirkelschnitt im oberen Drittel des Oberschenkels nach Wenzel, der Spiralschnitt nach Rindfleisch usw. waren sämtlich insofern nicht ganz befriedigend, als keines dieser Verfahren die Gefahr eines Rezidivs mit Sicherheit hintanzuhalten vermochte, ganz abgesehen davon, daß die Verfahren von Wenzel und Rindfleisch die Gefahr eines dauernden Oedems des Beines mit sich bringen.

1906 nun gab Pierre Delbet[1]) ein neues Verfahren an, das auf folgendem Gedankengang beruht:

Die Varizen sind in vielen Fällen die Konsequenz einer primären Insuffizienz der in der Vena saphena enthaltenen Venenklappen. Die Folge derselben ist, daß die gesamte Blutsäule zwischen der Einmündungsstelle der Saphena in die Vena femoralis und dem Herzen auf der Wand der Saphena lastet und sie dilatiert. Eine Ligatur der Saphena nach Trendelenburg verhindert zwar eine weitere Ueberlastung der Wand dieses Gefäßes, doch besitzt das in ihr enthaltene Blut nun keine ausreichende Abflußgelegenheit mehr, da genügende Anastomosen zwischen den oberflächlichen und tiefen Beinvenen nicht vorhanden sind. Delbets Ueberlegung nun ging dahin, daß man eine Beseitigung der Klappeninsuffizienz ohne Behinderung des Abflusses aus der varikösen Vena saphena dadurch erreichen könnte, daß man zwischen die großen Venen der Bauchhöhle bzw. den obersten Abschnitt der Vena femoralis einerseits und die Mündungsstelle der Saphena in die Femoralis andererseits ein gut funktionierendes Klappenpaar einschaltet. Da nun die Vena femoralis gerade unterhalb der normalen Einmündungsstelle der Vena saphena eine Reihe starker Klappenpaare besitzt, so mußte dieses Ziel in der Weise zu erreichen sein, daß man die Vena saphena von ihrer Mündungsstelle in die Femoralis wegschnitt und tiefer unten peripher von den Klappenpaaren wieder in die Femoralis reimplantierte.

---
1) Delbet, Pierre, Traitement des varices par l'anastomose saphéno-fémorale. Le Bull. Méd. 1906. No. 99.

Hesse und Schaack[1]) nahmen den bis dahin wenig beachteten Gedankengang Delbets von neuem auf und überzeugten sich zunächst davon, daß die Femoralis kardial von der Einmündungsstelle der Saphena nicht immer Klappen enthält, daß hingegen peripher davon und zwar höchstens 10 cm von der Einmündungsstelle der Saphena entfernt, immer mindestens ein Klappenpaar vorhanden ist. Daraus folgerten sie, daß es nötig ist, die Vena saphena mindestens 10 cm peripher von ihrer ursprünglichen Einmündungsstelle zu reimplantieren. Sie nahmen diesen Eingriff an 23 Patienten vor, sämtlich schweren

Abbildung 214.

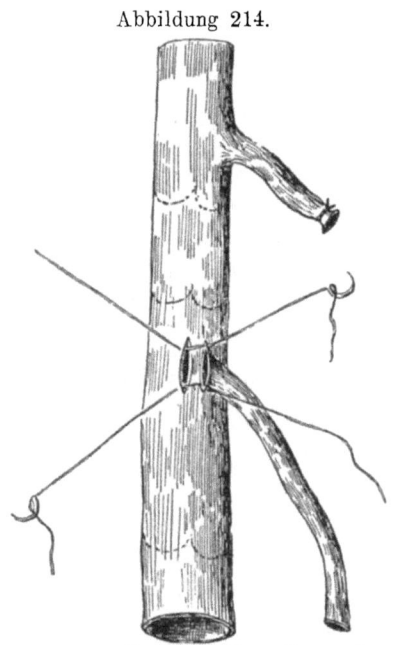

Vena femoralis.   Vena saphena.

Delbetsche Operation, nach Hesse und Schaack. (Verhandl. der deutschen Gesellsch. für Chirurgie. 1911.)

Fällen von Varizen. Die Operation wurde folgendermaßen durchgeführt (Abb. 214): Zunächst wurde ohne Esmarchsche Blutleere im Scarpaschen Dreieck ein 12 bis 15 cm langer Hautschnitt in der Richtung der großen Gefäße geführt. Die Vena saphena wurde isoliert, und wenn mehrere Aeste derselben vorhanden waren, alle mit Ausnahme des größten unterbunden. Dann wurde die Vena femoralis genügend weit nach unten freipräpariert. Die Vena saphena wurde an ihrer Einmündungsstelle in die Femoralis ligiert, peripher davon abgeklemmt,

---

1) Hesse u. Schaack, Verhandl. d. Deutschen Gesellsch. f. Chir. 1911. S. 142.

dazwischen durchschnitten und ihr Ende End-zu-Seit wenigstens 10 cm peripher von ihrer ursprünglichen Einmündungsstelle reimplantiert. Es wurden zunächst 2 Haltenähte im oberen und unteren Wundwinkel angelegt und dann fortlaufend genäht.

Die Autoren vorloren einen Fall an Sepsis, alle anderen 22 Fälle zeigten kurz nach der Operation (eine sofortige Besserung war natürlich nicht zu erwarten) zunächst einmal Verschwinden des Trendelenburgschen Symptoms. In 21 von den 23 Fällen konnte Durchgängigkeit der Anastomose konstatiert werden. Was die Indikationsstellung betrifft, so ist es nach Hesse und Schaack von größter Wichtigkeit, daß nur Patienten mit positivem Trendelenburgschen Symptom für die Operation geeignet sind. Inwieweit dieses Verfahren den bisherigen überlegen ist, läßt sich beim Mangel genügender klinischer Erfahrungen bisher nicht beurteilen.

Zur Technik von Hesse und Schaack sei bemerkt, daß sie, wie die Resultate der Verfasser zeigen, zwar offenbar ihrem Zweck entsprochen hat, daß es jedoch immerhin empfehlenswert wäre, sich in Zukunft der größeren Sicherheit wegen der im 2. Kapitel, S. 75ff beschriebenen Methode der End-zu-Seit-Implantation von Venen zu bedienen, da diese infolge der exakteren Adaptierung der Endothelflächen aneinander die Gefahr einer Thrombose auf ein Minimum reduziert.

Im Anschluß an den Vortrag von Hesse konnte Frangenheim ebenfalls über einen erfolgreichen Fall von Delbetscher Operation berichten. Ferner berichtet auch Kostic[1]) über 2 gelungene Fälle dieser Art.

Eine der Delbetschen ähnliche Methode zur Beseitigung von Varizen gab Coenen[2]) an: Er unterband in der Kniekehle die vom Unterschenkel kommende variköse Vena saphena parva an ihrem oberen Ende und durchschnitt sie etwas peripher davon; hierauf wurde sie mit dem kardialen Ende der peripher abgebundenen und zentral davon durchschnittenen Vena tibialis postica durch zirkuläre Naht vereinigt; sein Gedankengang dabei war, daß durch diese Anastomose für das in den Krampfadern angestaute Blut ein neuer Abzugskanal in die Vena femoralis geschaffen würde. Tatsächlich konnte er auch sehen, daß sich die Vena tibialis nach Fertigstellung der Naht von unten nach oben hin mit Blut füllte. Ueber endgiltige Resultate konnte er freilich noch nicht berichten. Nebenbei mag hier ein sehr geistreicher Vorschlag von Katzenstein[3]) erwähnt werden, der von

---

1) Kostic, Wiener klin. Wochenschr. 1912. Nr. 19.
2) Coenen, Verhandl. d. Deutschen Gesellsch. f. Chir. 1911. S. 266.
3) Katzenstein, Verhandl. d. Deutschen Gesellsch. f. Chir. 1911. I. Teil.

der Idee ausging, daß die Varizenbildung in der Vena saphena hauptsächlich dadurch begünstigt wird, daß diese Vene allein unter allen großen Venen der unteren Extremitäten außerhalb der Muskulatur gelegen ist, wodurch natürlich die Pumpwirkung durch Muskelbewegung, die ja bekanntlich bei der Blutzirkulation eine wesentliche Rolle spielt, ausfällt. Er präparierte daher die Vena saphena am Oberschenkel in möglichst weiter Ausdehnung frei, legte sie auf den Musculus sartorius und bildete aus demselben durch Zusammennähen der Muskelränder einen Kanal. Er stellte also, wie er sich ausdrückt, ein „peripher gelegenes, vom Willen des Patienten abhängiges Herz" her. Seine Resultate sind sehr gute, die Beschwerden verschwanden vollständig, wenn auch die Varizen selbst zum Teil erhalten blieben.

Bluttransfusion.

Die Idee, durch Alter oder Krankheit geschwächten Menschen dadurch zu helfen, daß man ihnen das Blut junger und gesunder Menschen einspritzte, ist so alt wie die Medizin überhaupt. Landois[1]) sowie Howe[2]) geben einen interessanten Ueberblick über die in früherer Zeit gemachten Versuche der Bluttransfusion. So erzählt schon Ovid in seinen Metamorphosen, daß Medea das Blut junger gesunder Männer nahm, mit Kräutersäften mischte und alten Männern in die Venen einspritzte, um ihnen ihre Jugend wiederzugeben.

Savonarola, der berühmte florentinische Prediger, berichtet folgendes: Als Papst Innocenz VII. an der Grenze seines Lebens angelangt war und an mancherlei Alterserscheinungen litt, ließen sich zwei junge, gesunde Männer bereit finden, ihr Blut zu spenden, um den Papst zu retten. Dem Papst wurde Blut entzogen, das in die Venen der beiden jungen Männer eingespritzt wurde. Kurze Zeit darauf wurde nun umgekehrt diesen Blut entnommen und in die Venen des Papstes gespritzt. Alle drei gingen an der Operation zugrunde.

Auf die zahlreichen Experimente und klinischen Untersuchungen, die im Laufe der Jahrhunderte gemacht wurden, um den Wert der Transfusion zu ergründen, soll hier nicht weiter eingegangen werden. In der Mehrzahl der Fälle versuchte man die Transfusion von tierischem, speziell von Lammblut. Es traten sehr häufig — wie das heutzutage durchaus verständlich ist — Todesfälle unter den Erscheinungen von Hämoglobinurie und endovasalen Gerinnungen auf, so daß es schließlich

---

1) Landois, Die Bluttransfusion. Leipzig 1875.
2) Howe, Med. Science. 1889. Vol. 7. p. 214.

gegen Ende des vorigen Jahrhunderts unter dem Einfluß von Traube, Cohnheim, Bergmann u. a. dazu kam, daß die Bluttransfusion verworfen und gänzlich aus der praktischen Therapie verbannt wurde. Man beging dabei — wie es scheint — den Fehler, die Transfusion von tierischem Blut auf den Menschen nicht genügend von der Transfusion des Blutes eines Menschen auf einen andern zu unterscheiden, so daß man die mit der ersteren Transfusionsmethode gemachten schlechten Erfahrungen auch auf die letztere übertrug. Erst in neuester Zeit hat sich, namentlich auf Grund der ausgedehnten experimentellen und klinischen Arbeiten von Crile[1]), die Erkenntnis Bahn gebrochen, daß wir in der direkten Bluttransfusion **zwischen artgleichen Individuen** ein ausgezeichnetes und unter Wahrung bestimmter Vorsichtsmaßregeln ungefährliches Mittel in der Hand haben, um zahlreiche Krankheitsprozesse, namentlich aber anämische Zustände in der günstigsten Weise zu beeinflussen. Durch Criles Bemühungen hat die Bluttransfusion in die amerikanische Medizin bereits wieder in ausgedehntestem Maße Eingang gefunden und auch in Europa gewinnt sie neuerdings immer mehr Anhänger. In Deutschland hat sich namentlich Morawitz[2]) um die Wiedereinführung der Bluttransfusion — allerdings nur mit defibriniertem Blut — Verdienste erworben.

Die naheliegendste Verwendungsart der direkten Bluttransfusion besteht nun im Ersatz von Blut, das durch ein Trauma oder auf irgend eine andere Weise verloren gegangen ist. Bislang hat man sich bekanntlich in solchen Fällen mit subkutanen oder intravenösen Kochsalzinfusionen begnügt.

Es drängt sich daher zunächst einmal die Frage auf, ob die Bluttransfusion tatsächlich irgend welche besondere Vorteile aufweist, die die einfache Infusion von Kochsalzlösung nicht zu bieten hat, und ob diese Vorteile den ungleich schwierigeren Eingriff der Bluttransfusion auch rechtfertigen. Da ist nun zunächst einmal auf die eminente blutstillende Wirkung des transfundierten Blutes hinzuweisen, durch die es möglich gemacht wird, Blutungen, die sonst auf keine Weise gestillt werden können, rasch und sicher zum Stehen zu bringen. Es gelingt so, Menschen zu retten, die ohne Bluttransfusion bzw. bei Anwendung einfacher Kochsalztransfusionen verloren wären. Die Ursache der blutstillenden Wirkung des transfundierten Blutes ist nicht genau bekannt.

---

1) Crile, Bloodpressure in surgery. Philadelphia 1903. An experimental inquiry into surgical shock. Philadelphia 1899, Annals of surgery. 1907. II. p. 329. 1908. I. p. 1051. 1909. II. p. 348.

2) Morawitz, Münchener med. Wochenschr. 1907.

Weiterhin jedoch ergibt sich die Frage, ob die Bluttransfusion auch dann wesentlich mehr leistet als die einfache Kochsalztransfusion, wenn es sich darum handelt, bei einer bereits stehenden Blutung die akuten Erscheinungen der Anämie (mangelhafte Herztätigkeit, Erschwerung der Respiration usw.) zu beseitigen. Einige Publikationen schienen dafür zu sprechen, daß auch die einfache Kochsalzinfusion in dieser Beziehung genügt. Hierher gehören z. B. die Untersuchungen von Nolff[1]), der nachweisen konnte, daß Kaltblütler den Verlust großer Blutmengen sehr gut vertragen, wenn man ihnen nur ihr Gefäßsystem mit einer genügenden Menge Flüssigkeit füllt. So konnte er einem Hundshai etwa $4/5$ seines Blutes entziehen und dasselbe ohne Schaden durch Meerwasser, das auf den richtigen osmotischen Druck gebracht und dem etwas Harnstoff zugesetzt worden war, ersetzen.

Morawitz[2]) und Inagaki[3]) zeigten, daß das Blut von Hunden größtenteils durch eine Aufschwemmung von Hundeerythrozyten ersetzt werden kann, wenn man nur dafür sorgt, daß die Viskosität durch Gummizusatz auf einer entsprechenden Höhe gehalten wird. Delbet[4]) berichtet, daß ein Hund, der völlig ausgeblutet war, sich durch Injektion der gleichen Menge Kochsalzlösung wieder erholen konnte. Nicht ganz erklärlich ist allerdings die Angabe des Autors, daß das Blut des Hundes unmittelbar nach der Transfusion 1 300 000 rote Blutkörperchen im Kubikmillimeter enthielt, nach 4 Stunden jedoch bereits $4^1/_2$ Millionen. Aus diesen Versuchen würde tatsächlich hervorgehen, daß die Infusion von physiologischer Kochsalzlösung bei bereits stehenden Blutungen ganz genügende Dienste leistet. Andere Untersuchungen beweisen jedoch, daß die Bluttransfusion der Kochsalzinfusion auch in dieser Beziehung unendlich überlegen ist. Levin[5]) verblutete Hunde in 8 Fällen aus der Karotis völlig, d. h. er entnahm ihnen eine Blutmenge, die 4,5 bis 5,5 % ihres Körpergewichtes entsprach und wartete, bis das Herz nicht mehr schlug und die Atmung eben aufgehört hatte. Dann verband er die Karotis eines anderen Hundes mit der Jugularis des verbluteten Tieres und konnte letzteres durch Transfusion von Blut wieder herstellen. Dagegen zeigten seine 6 Kontrollversuche, bei denen Hunde ebenfalls verblutet wurden und dann Kochsalzlösung eingespritzt erhielten, daß es absolut nicht gelingt, ein Tier durch eine

---

1) Nolff, Arch. internat. de Physiol. Vol. 1. p. 96.
2) Morawitz, Hofmeisters Beiträge. Bd. 7. S. 153. 1906.
3) Inagaki, Zeitschr. f. Biologie. Bd. 49. S. 77. 1907.
4) Delbet, Bull. et mémoire de la société de chir. 38. No. 17. 1912.
5) Levin, Ann. of surgery. 1909. Vol. 1. p. 323.

Kochsalztransfusion nach einem so starken Blutverlust wieder herzustellen.

Ganz besonders eklatant geht die Ueberlegenheit der Bluttransfusion gegenüber der Kochsalzinfusion aus Versuchen von Zeller[1] hervor, der Tiere völlig verblutete, hierauf auch die Reste des Blutes durch wiederholtes Durchspülen mit Kochsalzlösung aus dem Gefäßsystem entfernte und dann doch imstande war, die Tiere durch Bluttransfusion zum Leben zurückzurufen.

Aus diesen Versuchen und aus zahlreichen klinischen Erfahrungen geht mit Sicherheit hervor, daß die Bluttransfusion tatsächlich Menschen und Tiere noch nach allerschwersten Blutverlusten retten kann, wo von einer Transfusion von Kochsalzlösung nichts mehr zu erwarten ist. Die Erklärung dieser Tatsache ist einfach genug, wenn man bedenkt, daß durch eine Kochsalztransfusion ja nur der Flüssigkeitsgehalt im Gefäßsystem wieder hergestellt wird, daß dagegen die roten Blutkörperchen, deren Funktion für eine normale Atmung unbedingt nötig ist, ferner die für einen normalen Kreislauf und für eine normale Ernährung unumgänglich notwendigen Eiweißkörper nicht ersetzt werden. Bei leichteren Blutungen kann eine Kochsalztransfusion sicherlich genügen. Bei ganz schweren Blutungen und bei stark heruntergekommenen Individuen wird jedoch eine Bluttransfusion ungleich Besseres leisten können als die einfache Kochsalzinfusion.

Die nächste Frage ist natürlich, ob die Transfusion von defibriniertem Blut bzw. Serum der direkten Bluttransfusion an Wert nachsteht. Zahlreiche Erfahrungen beweisen die Ueberlegenheit der letzteren. Ein charakteristisches Beispiel dafür stellt ein von Booth[2] publizierter Fall dar, der schwere typhöse Blutungen, die auf Injektion von Menschen- und Kaninchenserum absolut nicht stehen wollten, durch direkte Bluttransfusion stillen konnte. Der Zustand des Patienten besserte sich unmittelbar nach der Operation zusehends und er wurde wieder hergestellt.

Daß eine Bluttransfusion zwischen artgleichen Individuen keinerlei wesentliche Nachteile für den Organismus hat, geht unter anderem aus den schon früher besprochenen Versuchen von Enderlen über Parabiose hervor (s. S. 166), bei denen das Blut zwischen zwei Hunden fast vollständig ausgetauscht wurde, ohne daß irgendwelche Schädigungen der Tiere daraus erwuchsen. Auch die eben zitierten Ver-

---

1) Zeller, Med. Jahrb. Bd. 25. 1908. S. 480.
2) Booth, Yale med. Journ. Vol. 18. No. 5.

suche von Levin, sowie solche von Hektoen und Carlson[1]) beweisen dies.

Außer für schwere Blutungen ist die Bluttransfusion auch für zahlreiche andere Zwecke empfohlen worden.

Crile verwendet sie bei Shock, auch wenn dieser nicht mit einer Blutung kombiniert ist und begründet dieses Vorgehen durch eine große Zahl von Tierexperimenten. Delbet (l. c.) bestreitet allerdings die Beweiskraft dieser Experimente, doch ist auch er der Ansicht, daß Bluttransfusion bei Shock unter Umständen von guter Wirkung sein kann.

Weiterhin findet die Bluttransfusion bei perniziöser Anämie Anwendung. Hier lauten die Berichte fast übereinstimmend dahin, daß durch die Transfusion eine sehr bedeutende, allerdings nur vorübergehende Besserung des Krankheitsbildes erzielt werden kann. Solche Berichte geben Elliot[2]), Woolsey[3]) u. a. Wenn Bennecke[4]) bei intravenöser Injektion von defibriniertem Blut keine Erfolge bei perniziöser Anämie sah, so scheint die auffallende Differenz dieses Befundes demjenigen anderer Autoren, die direkte Bluttransfusion verwendeten, gegenüber, darauf hinzuweisen, daß das defibrinierte Blut in dieser Beziehung dem normalen nicht gleichwertig ist.

Wieso die Bluttransfusion bei perniziöser Anämie günstig wirkt, ist nicht ganz klar gestellt. Um einen Blutersatz handelt es sich dabei wohl nicht, dazu ist die transfundierte Blutmenge viel zu klein; vielmehr scheint es sich um eine Anregung der Tätigkeit des Knochenmarkes zu handeln.

Eine weitere erfolgreiche Verwendung findet die Bluttransfusion namentlich in Amerika bei Blutungen neugeborener Kinder. Bei Leukämie ist die Bluttransfusion nach den Untersuchungen von Crile vollkommen wirkungslos.

Sehr zweckmäßig ist die Anwendung der Bluttransfusion wie der Serumbehandlung überhaupt[5]) bei Leuten, die an sich stark zu Blutungen neigen, wie bei Hämophilen, Arteriosklerotikern, Ikterischen usw., um die Blutungsgefahr bei bevorstehenden großen Operationen einzuschränken; auch die allgemeine Widerstandsfähigkeit solcher besonders heruntergekommener Menschen würde durch eine solche präventive ausgiebige Bluttransfusion bedeutend erhöht werden.

---

1) Hektoen und Carlson, Journal of infetious diseases. Vol. 8. 1901. p. 319.
2) Elliot, Annals of surgery. 1911. Vol. 2. p. 131.
3) Woolsey, Annals surgery. 1911. Vol. 2. p. 132.
4) Bennecke, Münchener med. Wochenschr. 1912. Nr. 11.
5) Wirth, Wiener med. Wochenschr. 1909. Nr. 3. S. 149.

Cole[1]) fand, daß man Bluttransfusionen auch bei Pellagra mit sehr gutem Erfolg verwenden kann.

Enderlen (l. c.) hält die Transfusion für indiziert bei hochgradigen Blutverlusten nach Traumen und Entbindungen, ferner bei Kohlensäure-, Leuchtgas- und anderen Vergiftungen, die zu Methämoglobinbildung führen.

Von hohem wissenschaftlichen Interesse ist die Idee, Erkrankungen in der Weise zu heilen, daß dem Patienten Blut eines Individuums transfundiert wird, das gegen die betreffende Krankheit immun ist oder an einer Krankheit leidet, deren Symptome denjenigen der Krankheit des Empfängers gerade entgegengesetzt sind. So hat Walter[2]) Menschen mit perniziöser Anämie das Blut Polycythämischer infundiert. Delbet denkt daran, Typhuskranken Blut von Leuten zu infundieren, die eben einen Typhus überstanden haben und daher gegen diese Krankheit in hohem Grade immun sind. Es ist klar, daß dieses letztere Vorgehen einen sehr vorteilhaften Ersatz für die einfache Serumbehandlung darstellen würde. Allerdings fehlen praktisch klinische Erfahrungen in dieser Richtung noch völlig, und sind auch die experimentellen Grundlagen für ein solches Vorgehen noch nicht in genügendem Maße geschaffen. Interessant, wenn auch praktisch ohne Bedeutung, ist die Tatsache, daß Crile auch Hunde mit infektiösen Granulomen, die histologisch das Bild von Lymphosarkomen zeigten, durch Transfusion von Blut immunisierter Hunde heilen konnte.

Technik der Bluttransfusion.

Crile hat gelehrt, welche Vorsichtsmaßregeln nötig sind, um eine Bluttransfusion zu einem ungefährlichen Eingriff zu gestalten[3]). Zunächst ist die Anstellung der Wassermannschen Reaktion mit dem Blute des Spenders sowie eine gründliche allgemeine Untersuchung desselben erforderlich. Da ferner aus zahlreichen neueren serologischen Untersuchungen hervorgeht, daß auch bei Einwirkung des Serums eines Individuums auf das Blut eines artgleichen hämolytische und Agglutinationserscheinungen auftreten können und, wie Loeb[4]) durch interessante Versuche nachweisen konnte, die bei Transfusion artfremden Blutes auftretenden schweren Erscheinungen in einer Reihe der Fälle auf einer hämolytischen, in der anderen auf einer agglutinierenden Wirkung des Serums des einen Individuums auf die Blutkörperchen

---

1) Cole, Journ. of the Amer. med. assoc. 1911. 25. Febr.
2) Walter, Med. Klinik. 1911. Nr. 19. S. 728.
3) S. auch Schultz, Berliner klin. Wochenschr. 1910. Nr. 30.
4) Loeb, Virchows Archiv. 1910. Bd. 201. S. 5.

des anderen beruhen, ist es nötig, zu untersuchen, ob das Serum des Spenders im Blut des Empfängers und umgekehrt das Serum des Empfängers im Blut des Spenders Hämolyse oder Agglutination hervorruft.

Von größter Wichtigkeit ist es ferner, wie Crile[1]) auseinandersetzt, daß man, die Bluttransfusion nach starken Blutverlusten nur ganz allmählich ausführt und bei Eintritt der Erscheinungen einer Herzdilatation das Kopfende des Empfängers tief lagert, 10 Minuten wartet und erst dann die Transfusion fortsetzt. Namentlich bei der Transfusion auf kleine Kinder ist sorgfältig auf Symptome beginnender Herzerweiterung und Lungenblähung zu achten. Das Vorhandensein organischer Herzerkrankungen stellt eine unbedingte Kontraindikation gegen die Bluttransfusion dar, da das Herz der plötzlichen Mehrarbeit nicht gewachsen ist. Daß die Asepsis bei der Bluttransfusion allerstrengstens eingehalten werden muß, ist selbstverständlich. Man bedient sich der Lokalanästhesie, vermeidet jedoch die Verwendung von Adrenalin, da die Gefäße sich unter Einwirkung desselben zu stark kontrahieren.

Wie aus dem oben Gesagten hervorgeht, muß das Blut transfundiert werden, ohne durch vorhergehende eingreifende chemische Prozeduren, also speziell Defibrinierung, in seinem Charakter wesentlich verändert worden zu sein. Der naheliegendste Gedanke wäre, das Blut aus einem Gefäß des Spenders in eine Hirudinlösung einfließen zu lassen und das so vorübergehend gerinnungsunfähig gemachte, sonst aber in keiner Weise veränderte Blut zu transfundieren. Zeller[2]) hat tatsächlich diese Art des Vorgehens in Erwägung gezogen und sie wäre in allen den Fällen, wo es nicht auf eine sofortige gerinnungsbefördernde Wirkung des transfundierten Blutes ankommt, durchaus empfehlenswert. Da es jedoch in der Mehrzahl der Fälle gerade auf die blutstillende Wirkung ankommt, wird man sich im allgemeinen einer Methode bedienen müssen, die die Transfusion undefibrinierten Blutes gestattet, ohne ihm dabei seine Gerinnungsfähigkeit zu rauben. Man kann das Blut einer Vene des Spenders entnehmen und in eine solche des Empfängers einspritzen, oder man entnimmt das Blut besser dem zentralen Ende einer Arterie des Spenders und läßt es in eine Vene des Empfängers einfließen. Es ist bei der Bluttransfusion von größter Wichtigkeit, daß das transfundierte Blut ordentlich mit Sauerstoff gesättigt ist. Auch aus diesem Grunde dürfte die Transfusion arteriellen Blutes richtiger sein, als die von

---

1) Crile, Surgery, gynaec. and obstetr. Vol. 9. Nr. 1. p. 1909.
2) Zeller, Deutsche Zeitschr. f. Chir. 1908. Bd. 95. S. 488.

venösem. Man kann zur Injektion zweckmäßig die Vena mediana cubiti wählen, bei kleinen Kindern jedoch und bei Erwachsenen mit engen Gefäßen ist es besser, die Saphena zu verwenden. Die Blutentnahme erfolgt am besten aus der Arteria radialis.

Die Schwierigkeit der direkten Bluttransfusion beruht darauf, daß es infolge der Gerinnungsfähigkeit des Blutes nötig ist, sich bei Herstellung der Kommunikation zwischen dem Gefäß des Spenders und demjenigen des Empfängers derselben Vorsichtsmaßregeln zu bedienen wie bei der Gefäßnaht. Dementsprechend hat Carrel[1]) zahlreiche Bluttransfusionen mit direkter Naht ausgeführt, derart also, daß er das zentrale Ende der Arteria radialis des Spenders mit dem zentralen Ende der Vena mediana cubiti des Empfängers durch zirkuläre Naht vereinigte. Der Carrelschen Gefäßnaht zur Ausführung von Bluttransfusionen bedient sich auch Enderlen[2]). Irgendwelche Störungen werden dabei nicht beobachtet. Kleine Thromben, die sich an der Nahtstelle bilden, werden einfach durch Wegdrücken beseitigt und erschweren die Transfusion nicht. Auch Floercken[3]) geht in dieser Weise vor, ebenso Tuffier[4]), der berichtet, daß Carrel an seiner Klinik eine Transfusion mit direkter Gefäßnaht ausführte. Auch Horsley[5]) empfiehlt diese Methode, doch näht er nicht wie Carrel mit überwendlichen, sondern mit Matratzennähten.

Die Verwendung der direkten Gefäßnaht zur Bluttransfusion hat nun den Nachteil, außerordentlich schwierig zu sein. Tuffier berichtet allerdings, daß Carrel in seinem Fall die Gefäßnaht in fünf Minuten ausführte, doch dürfte diese Operation in den Händen der meisten anderen Chirurgen unverhältnismäßig mehr Zeit beanspruchen. Daher eignet sich diese Methode für die Praxis nicht. Schon wesentlich einfacher ist es, sich zu diesem Zweck einer Payrschen Magnesiumprothese zu bedienen, was auch in Amerika sehr häufig geschieht. Noch einfacher ist die Anwendung der in Abb. 215 dargestellten Crileschen Kanüle. Sie wird in der Weise benutzt, daß man die Vene zunächst durch die Kanüle hindurchzieht, nach außen umstülpt und zwischen *a* und *b* festbindet, worauf man die Arterie darüberzieht und zwischen *b* und *c* durch einen Faden befestigt. Eine zweckmäßige Modifikation der Crileschen Kanüle hat Bernheim[6]) angegeben. Man sollte a priori erwarten, daß es richtiger

---

1) Carrel, Lyon chirurg. 1908.
2) Enderlen, Zit. Hotz, Deutsche Zeitschr. f. Chir. 1910. Bd. 104. S. 603.
3) Floercken, Zentralbl. f. Chir. 1911. 4. März.
4) Tuffier, Bull. et mém. de la soc. de chir. T. 38. p. 18.
5) Horsley, Journ. of the Amer. med. assoc. 1910. p. 663.
6) Bernheim, Ann. of surg. 1909. Oct.

E. Jeger, Die Chirurgie der Blutgefäße und des Herzens.

wäre, erst die Arterie durchzuführen und die Vene darüber zu stülpen, doch haben die Erfahrungen von Crile und auch von Delbet gezeigt, daß das erwähnte Vorgehen besser ist.

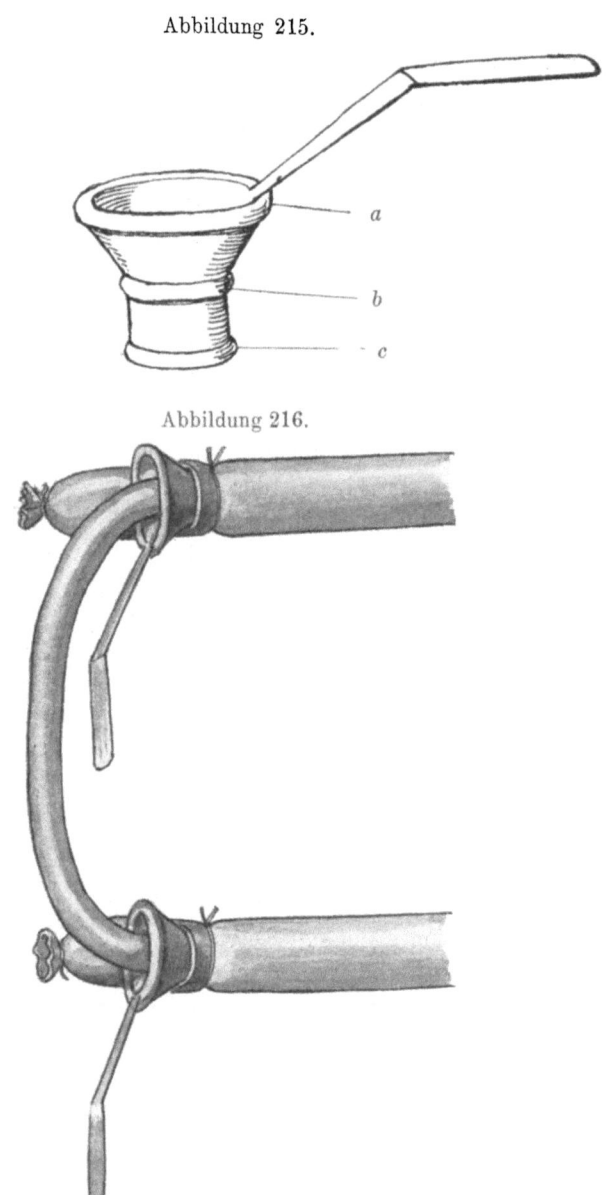

Abbildung 215.

Abbildung 216.

Die Crilesche Kanüle ist sehr zweckmäßig, hat aber den Nachteil, daß man verschiedene Größen derselben zur Verfügung haben muß. Um nun diese Unannehmlichkeit umgehen zu können, hat Elsberg ein ebenso einfaches als ingeniöses Instrument angegeben, das für alle möglichen Größen verstellbar ist. Es ist bereits im 2. Kapitel (S. 56, Abb. 50) ausführlich beschrieben worden. Man geht in der Weise vor, daß man die Kanüle in geöffnetem Zustand unter die Arterie legt, sie leicht zuschraubt, das Arterienende derartig nach außen umstülpt, daß seine Ränder sich an den Widerhaken verfangen, das Ende der Vene darüberzieht und alles mit einem Faden festbindet, nachdem man vorher die Kanüle maximal aufgedreht hat. Durch dieses Vorgehen kommt Endothel auf Endothel zu liegen, die Transfusion erfolgt glatt und ohne Gefahr einer Thrombose. Ein ähnliches Instrument hat auch Janeway[1]) angegeben.

Alle die erwähnten Verfahren nun sind insofern etwas unpraktisch, als sie es notwendig machen, die Extremitäten des Spenders und Empfängers einander stark zu nähern, so daß man in einem sehr beschränkten Territorium zu arbeiten gezwungen ist. Unter diesen Bedingungen ist die Herstellung einer Anastomose zwischen zwei Gefäßen sehr schwierig und überdies ist es dabei nötig, Arterie und Vene auf eine weite Strecke aus ihrem Bett zu isolieren, um sie einander überhaupt genügend nähern zu können. Daß dies in weniger geschickten Händen die Chance für das Gelingen der Transfusion sehr verringert, ist selbstverständlich. Beth Vincent[2]) empfiehlt aus diesem Grunde, die Arterie des Spenders und die Vene des Empfängers durch ein Glasrohr zu verbinden, das an beiden Enden Rillen trägt und innen mit Paraffin ausgegossen ist; wie schon wiederholt erwähnt wurde, verhindert ein Paraffinüberzug wenigstens eine Zeitlang die Blutgerinnung. Frank und Baehr[3]) empfahlen zu diesem Zweck die Verwendung von paraffinierten, gehärteten Kalbsarterien, ein Vorschlag, den neuerdings Payr[4]) wieder aufgenommen hat. Sie nehmen Karotiden von Hunden mittlerer Größe; die Blutgefäße werden mit Kochsalzlösung gewaschen, an jedem Ende mit einer Crileschen Kanüle versehen und dann mittels eines Drahtes ausgespannt. Nun kommen sie auf 24 Stunden in 2 proz. Karbollösung, dann zweimal auf je eine Stunde in sterile Kochsalzlösung, hierauf in sterilisiertes Paraffinöl und werden in einem sterilen Glasröhrchen bis zur Operation aufgehoben. Unter 26 Versuchen mit derartigen paraffinierten Karotiden hatten Frank und Baehr nur einen Mißerfolg. Die Art und Weise,

---
1) Janeway, Ann. of surg. 1911. Vol. 2. p. 720.
2) Beth Vincent, Bulletin of the department of surgery of the medical school of Havard University 1912. Vol. 7. p 43.
3) Frank und Baehr, Journ. of the Amer. med. Assoc. 1909. Vol. 52. No. 22.
4) Payr, Münchener med. Wochenschr. 1912. Nr. 15. S. 20.

in der sie die mit den beiden Kanülen armierte Karotis verwenden, erhellt ohne weiteres aus der beigegebenen Zeichnung (Abb. 216). Carrel versuchte die Verwendung über Chlorcalcium getrockneter Karotiden, die durch Erhitzen auf 100 bis 105° C sterilisiert waren; eine bis anderthalb Stunden vor der Transfusion wurden sie durch Einlegen in Lockesche Lösung aufgeweicht. Tuffier bedient sich nach einer neueren Mitteilung kleiner, von Gentill hergestellter silberner Röhrchen, die in ihrem Innern mit einem Paraffinüberzug versehen werden.

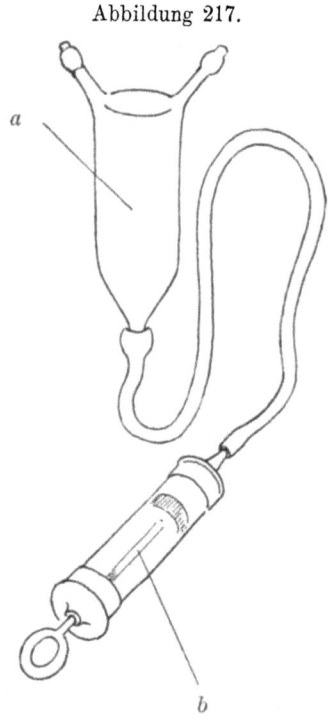

Abbildung 217.

Ein Nachteil der beschriebenen Methoden besteht darin, daß man nicht exakt bestimmen kann, wieviel Blut nach einer bestimmten Zeit aus dem Körper des Spenders in denjenigen des Empfängers übergeflossen ist. Man ist auf allgemeine Kriterien, wie Besserung des Aussehens, stärkere Spannung des Bulbus beim Patienten, Sichtbarwerden der vorher unsichtbaren Gefäße in der Konjunktiva und dergleichen angewiesen. Daß es — namentlich im Interesse des Spenders — wünschenswert wäre, eine etwas exaktere Methode zu besitzen, ist klar. Dies veranlaßte Curtis und David[1],

---

[1] Curtis und David, Journ. of the Amer. med. Assoc. Vol. 57. P. 2. p. 1453.

einen Apparat zu konstruieren (Abb. 217), der die genaue Messung der transfundierten Blutmenge gestattet. Er besteht aus einem Glasrohr, *a*, das nach einem Ende zu in 2 Oliven übergeht. Das andere Ende des Glasrohres verengt sich und steht durch einen Schlauch mit einer graduierten Spritze (*b*) in Verbindung. Das Glasrohr wird mit Paraffinöl ausgegossen und dann die eine der beiden Oliven mit der Vene des Spenders, die andere mit derjenigen des Empfängers verbunden. Hierauf wird unter abwechselnder Kompression der Vene des Spenders und des Empfängers Blut aus der Vene des ersteren herausgesogen und in die des letzteren eingespritzt. Das Ausgießen der Röhre mit Paraffinöl genügt angeblich vollkommen, um eine Gerinnung des Blutes hintanzuhalten.

Das Verfahren von Curtis und David hat nach Ansicht des Verfassers noch eine andere wesentliche Bedeutung. Während alle anderen Verfahren nur unter der Voraussetzung durchführbar sind, daß das Blut in das Venensystem eingepumpt wird, dürfte die Methode von Curtis und David auch eine Infusion in das zentrale Ende einer Arterie, also gegen die Richtung des Blutstromes gestatten. Dies könnte aus folgendem Grunde unter Umständen von Wert sein:

Wie aus den Untersuchungen von Landois[1], ferner von Maydl[2] hervorgeht und neuerdings von Zeller (l. c.) ausdrücklich betont wird, kann die intravenöse Infusion von Blut, wie auch von anderen Flüssigkeiten unter Umständen schwere Gefahren mit sich bringen, und zwar dadurch, daß die bei schlechter Herztätigkeit überfüllte und gedehnte rechte Herzhälfte durch intravenöse Injektion einer größeren Flüssigkeitsmenge noch weiter überdehnt werden und schließlich zum Stillstand kommen kann. Aus diesen Gründen wäre bei daniederliegender Zirkulation eine zentripetale arterielle Transfusion viel richtiger, wobei die Flüssigkeit teils in den Bulbus aorta gelangen, die Koronararterien durchströmen und das Herz zu kräftiger Tätigkeit anregen, teils aber direkt in das Zentralnervensystem fließen und das venöse Blut daselbst verdrängen würde. Von dem gleichen Gedankengang ausgehend raten auch Crile und Dolley[3], bei Shock Adrenalin-Ringer-Lösungen nicht intravenös, sondern intraarteriell in der Richtung gegen das Herz zu injizieren.

Bernheim[4] führte eine erfolgreiche Bluttransfusion bei einem 36 Stunden alten Baby mit Melaena neonatorum aus. Die wesentlichen

---

1) Landois, Die Transfusion des Blutes. Leipzig 1885.
2) Maydl, Med. Jahrbücher. 1884.
3) Crile und Dolley, Journ. of exper. med. 1906. Vol. 8. P. 6.
4) Bernheim, Journ. of Amer. med. Assoc. 1912. Vol. 58. p. 1007.

Schwierigkeiten dieser Operation veranlaßten ihn, für ähnliche Zwecke ein kleines Instrument zu konstruieren, das aus zwei mit Paraffin überzogenen feinsten Glaskanülen besteht, deren eine in die Arterie des Spenders, deren andere in die Vene des Empfängers eingebunden wird, worauf beide mit Hilfe eines Glasschliffes zusammengesteckt werden.

Moritz[1]) geht bei der direkten Bluttransfusion einfach in der Weise vor, daß er eine feine, mit einem Hahn versehene Nadel in die Vene des Empfängers und eine ganz gleiche in die Vene des Spenders einführt, dann dem Spender mit einer gewöhnlichen Spritze eine Portion Blut entnimmt und es möglichst schnell in die Vene des Empfängers einspritzt. Um eine Gerinnung des Blutes in der Kanüle selbst hintanzuhalten, hat ein Gehilfe die Kanüle in der Vene des einen der beiden Beteiligten mit Kochsalzlösung auszuspritzen und so etwa entstandene Blutkoagula zu entfernen, während der Operateur mit dem anderen beschäftigt ist.

---

1) Moritz, Münchener med. Wochenschr. 1911. S. 393.

7. Kapitel.
Experimentelle Herzchirurgie.

Vorbemerkungen.

Die Chirurgie des Herzens und der großen endothorakalen Gefäße befindet sich gegenwärtig am Anfang ihrer Entwicklung und in vielen Punkten sind bislang nicht einmal die elementaren Vorarbeiten, die zu klinisch brauchbaren Methoden führen könnten, vollendet. Die praktischen Erfolge beschränken sich in dieser Richtung bislang auf die operative Behandlung der exsudativen und obliterierenden Perikarditis, die Herznaht nach Verletzungen und ganz vereinzelte Fälle von Naht der großen endothorakalen Gefäße. Auch die experimentelle Forschung ist bislang nicht viel weiter gekommen. Immerhin beweisen ihre Resultate bereits, daß ausgedehnte Operationen an der Aorta und den Lungengefäßen in absehbarer Zeit möglich sein werden, und eine Reihe von Untersuchungen berechtigt auch, an die Möglichkeit einer weiteren Entwicklung der Chirurgie des Herzens selbst zu denken. Der Gedanken, daß es mit der Zeit gelingen könnte, kongenitale Mißbildungen des Herzens, Herzklappenfehler und dergleichen einer operativen Behandlung zugänglich zu machen, wird bislang von den meisten Autoren kurzerhand als Phantasterei betrachtet. Es wäre selbstverständlich durchaus unwissenschaftlich, heute schon in dieser Beziehung bestimmte Hoffnungen auszusprechen oder gar bestimmte Operationen für die Praxis zu empfehlen. Genau ebenso unwissenschaftlich aber wäre es, heute — wo die experimentelle Forschung in dieser Richtung noch so wenig geleistet hat — der Herzchirurgie bereits jede Zukunft abzusprechen. Wenn man bedenkt, daß Theodor Billroth im Jahre 1883 — also knapp 13 Jahre vor der ersten erfolgreichen Herznaht — den Vorschlag einer solchen mit der Erklärung zurückwies, „ein Chirurg, der eine solche Operation versuchen würde, würde die Achtung seiner Kollegen verlieren", so wird man sich sagen müssen, daß es wenig Berechtigung hat, in der Chirurgie irgend welche Dinge ein für allemal als unmöglich zu erklären, weil sie es gegenwärtig noch sind. Man darf eben nicht vergessen, daß nicht bloß die chirurgische Technik, sondern auch die anderen ärztlichen Hilfsmittel Fortschritte machen und so die Leistungsfähigkeit des Chirurgen steigern können. Es scheint unter diesen Umständen durchaus nötig zu sein, allem, was die experimentelle Chirurgie des Herzens bisher geleistet hat — aber auch allen noch so vagen Vorschlägen, die in dieser Beziehung gemacht worden sind —, die größte Aufmerksamkeit zu schenken und in dieser Richtung weiterzuarbeiten. Sollten diese Arbeiten zu praktischen Resultaten führen, so wird dies einen großen Fortschritt der Chirurgie bedeuten, wenn nicht, so bleibt denselben immer noch der Wert wichtiger und interessanter wissenschaftlicher Untersuchungen. Verfasser wird im folgenden versuchen, einen Ueberblick über diese Dinge zu geben, verwahrt sich jedoch a priori gegen die Auffassung, als ob die im folgenden besprochenen Möglichkeiten bereits als praktisch-klinische Vorschläge zu betrachten seien.

Ein wesentliches Hindernis für die weitere Entwicklung der experimentellen Herzchirurgie besteht darin, daß wir bislang keine recht brauchbaren Methoden haben, um mit Erfolg am Versuchstier endothorakale Operationen ausführen zu können. Wir haben bereits im ersten Kapitel erwähnt, wie schwierig es ist, die Entstehung eitriger Pleuritiden nach endothorakalen Eingriffen zu vermeiden und daselbst auseinandergesetzt, in welcher Weise Carrel versucht hat, diese Schwierigkeiten zu umgehen, sowie auch einige eigene Versuche besprochen, um die Resultate dieser Operationen zu verbessern. Es wäre für die Entwicklung der Herzchirurgie unbedingt nötig, daß in dieser Beziehung weitere Fortschritte gemacht werden. Solange fast jedes Tier nach einem derartigen Eingriff binnen wenigen Tagen an eitriger Pleuritis zugrunde geht, ist selbstverständlich jeder Versuch, in der Chirurgie des Herzens und der großen endothorakalen Blutgefäße weiterzukommen, auf Schritt und Tritt gehemmt. Dementsprechend ist auch die Literatur der experimentellen Herzchirurgie bislang eine sehr kleine geblieben.

Der im folgenden zu erledigende Stoff wird am besten in zwei Teile geteilt, nämlich in die Chirurgie der großen endothorakalen Gefäße und diejenige des Herzens selbst.

Die Operationen an den endothorakalen Gefäßen.

Die Operationsmethoden an den endothorakalen Gefäßen sind im Prinzip dieselben wie an anderen Blutgefäßen und verlangen nur insofern besondere Modifikationen, als der Blutdruck in der Arteria pulmonalis und der Aorta besonders hoch ist und die Naht infolgedessen besondere Widerstandsfähigkeit besitzen muß, als zweitens die Wandstruktur dieser Gefäße sich von derjenigen anderer wesentlich unterscheidet und drittens eine lange Zeit andauernde Abklemmung derselben vom Herzen nicht vertragen wird.

Zunächst einige Bemerkungen über den letzteren Punkt: Aus den Untersuchungen vieler Autoren, unter denen hier nur die bereits im 6. Kapitel (S. 242) zitierten von Laewen und Sievers genannt sein mögen, geht hervor, daß der Hauptstamm der Arteria pulmonalis sowohl, als derjenige der Aorta unmittelbar nach ihrem Austritt aus dem Herzen nur ganz kurze Zeit (1—2 Minuten) abgeklemmt werden darf, ohne dem Herzen irreparabeln Schaden zuzufügen. Die vorübergehende Abklemmung einer der beiden Lungenarterien hingegen wird ohne weiteres ertragen, so daß es möglich ist, an einer solchen ohne besondere Kautelen zu operieren (s. u. a. die im 4. Kapitel berichteten Versuche über Anastomosen zwischen der Arteria anonyma und einer Arteria pulmonalis). Ganz Analoges gilt von den Lungenvenen: Die gleichzeitige Kompression sämtlicher Lungenvenen führt binnen wenigen Minuten zum Tode, die Kompression einzelner Stämme macht keinerlei bedrohliche Erscheinungen. Die gleichzeitige Kompression beider Hohlvenen wird wesentlich länger vertragen, als diejenige der Aorta und Arteria pulmonalis (bis zu 10 Minuten), noch wesentlich länger diejenige einer der beiden Hohlvenen. Dagegen führt eine endgültige Ligatur einer der beiden Hohlvenen unmittelbar vor dem Eintritt derselben ins Herz mit Sicherheit zum Tode. So fand Haecker[1]) nach einer Ligatur der Vena cava inferior eine rasche Abschwächung und Unregelmäßigkeit der Herzaktion; das Tier erholte sich nicht mehr und kam 4 Stunden nach der Operation ad exitum; die Sektion ergab eine starke Stauung sämtlicher Bauchorgane, sonst keine Veränderungen. Ein anderer Hund ging 12 Stunden nach Ligatur der Cava superior zugrunde. Der Verschluß der Aorta wird begreiflicherweise um so längere Zeit vertragen, je weiter peripher von ihrem Abgang aus dem Herzen sie komprimiert wird. Eine Abklemmung jenseits des Abganges der für den Kopf und die vorderen Extremitäten bestimmten Arterien kann bis zu 17 Minuten[2]) vertragen werden, doch gefährdet sie auch innerhalb dieses Zeitraumes schon die Lebensfähigkeit des kaudalen Endes der Medulla spinalis in hohem Maße und stellt überdies eine sehr hohe Anforderung an die Leistungsfähigkeit des Herzens, der nur gesunde Organe gewachsen sein dürften. Zusammenfassend kann

---

[1]) Haecker, Langenbecks Archiv. Bd. 84. S. 1035.
[2]) S. Carrel, Ann. of surg. 1910. Vol. 1. p. 83.

also gesagt werden, daß es zu Operationen an den Hohl- und Lungenvenen, ferner an einer der beiden Lungenarterien keiner besonderen Kautelen bedarf, daß es hingegen bei Operationen an der Aorta und am Hauptstamm der Arteria pulmonalis unbedingt nötig ist, eine länger andauernde Unterbrechung der Zirkulation zu vermeiden.

Wir haben bereits im 2. Kapitel, S. 66—71 u. 107 einige kurze Bemerkungen darüber gemacht, nach welchen Methoden man vorzugehen hat, um langwierige Operationen an großen Blutgefäßen ohne bzw. mit nur ganz kurzdauernder Unterbrechung des Blutstromes ausführen zu können. Es sind dies die seitliche Abklemmung eines Teiles der Seitenwand der Blutgefäße, die provisorische Einfügung eines paraffinierten Glasrohres in dasselbe und die Ueberbrückung der Operationsstelle durch ein zentral und peripher von derselben in das Gefäß eingeschaltetes Rohr, das dem Blut die Möglichkeit gibt, aus dem zentralen in den peripheren Teil des Gefäßes zu gelangen, ohne die Operationsstelle selbst passieren zu müssen. Es sei gestattet, nunmehr etwas genauer auf diese drei Verfahren einzugehen.

Es ist a priori zu bemerken, daß eine teilweise Abklemmung bzw. eine mäßige Verengerung der großen Gefäße ohne weiteres vertragen wird. Man kann daher eine Reihe von Operationen dadurch ermöglichen, daß man denjenigen Teil der Wandung, an dem operiert werden soll, so abklemmt, daß der größte Teil des Lumens für den Blutstrom durchgängig bleibt. Man hat sich zu diesem Zweck verschiedener Verfahren bedient. Das naheliegendste ist, eine sehr schmale Klemme, ähnlich der im 2. Kapitel in Abb. 68 dargestellten, anzulegen. Guleke[1]) hat sich zu Operationen an der Aorta ascendens einer den bekannten Ovarialzangen ähnlichen Klemme (Abb. 218, unteres Modell) bedient. Dieses Verfahren leidet jedoch an dem Uebelstand, daß die sehr zerreißliche Wandung der Aorta thoracalis durch einen selbst geringen Druck leicht lädiert wird, daß aber der hohe Blutdruck eine besonders stark fassende und schwer abgleitende Klemme erfordert. Dazu kommt noch, daß selbst die feinsten Klemmen immer noch einen zu großen Teil der relativ schmalen Gefäße ausschalten. Verfasser ist nach zahlreichen Mißerfolgen zu der bereits im 2. Kapitel, S. 70, Abb. 76 u. 77 geschilderten „Abnähungsmethode" gelangt, die darin besteht, daß der betreffende Teil der Gefäßwand durch eine Matratzennaht von dem übrigen Gefäßlumen abgetrennt wird, so daß er ohne Blutung eröffnet werden kann. Nach Schluß der Operation wird der Faden entfernt. Diese Verfahren gestatten bereits eine ganze Reihe

---

1) Guleke, Langenbecks Archiv. Bd. 93. S. 260.

von Operationen, so z. B. die End-zu-Seitimplantation eines kleinen Gefäßes in die Wand der Aorta bzw. der Arteria pulmonalis u. dgl.

Das zweite Verfahren, die Einfügung eines Rohres in eines der großen Gefäße, soll z. B. folgendem Zweck dienen: Es sei etwa wegen einer aneurysmatischen Erweiterung nötig, ein Stück der Aorta zu resezieren und durch ein anderes Blutgefäß zu ersetzen. Man wird dann so vorzugehen haben, daß man das zu implantierende Gefäß über ein Rohr zieht, die Aorta unter provisorischer Abklemmung durchschneidet, das Rohr rasch in das zentrale und periphere Ende

Abbildung 218.

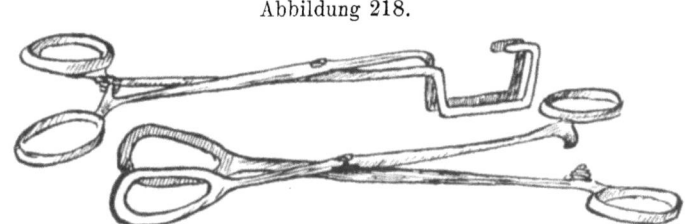

Zangen zur partiellen Abklemmung der Aorta ascendens nach Guleke.
(Langenbecks Archiv. Bd. 93.)

Abbildung 219.

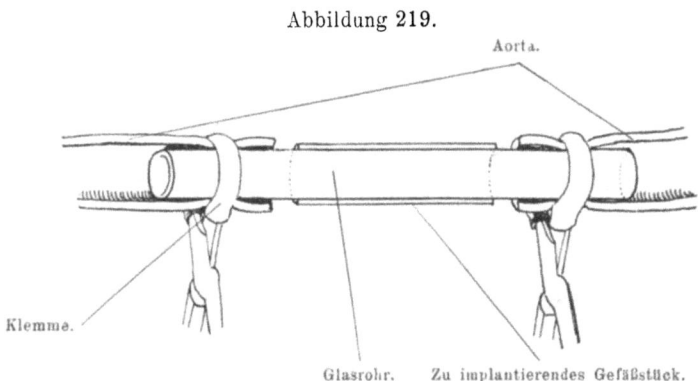

der Aorta einfügt, daselbst befestigt und den Blutstrom wieder freigibt. Das Blut kann nunmehr durch das Rohr zirkulieren und es ist möglich, die End-zu-Endvereinigung des zu implantierenden Gefäßes mit den Enden der Aorta in aller Ruhe vorzunehmen. Carrel (l. c.), der eine Reihe derartiger Versuche ausgeführt hat, gibt keine Details über seine Technik. Fleig (s. 2. Kapitel, S. 108, Abb. 142) hat vorgeschlagen, zu diesem Zweck ein mit einer Vene ausgekleidetes Metallrohr zu verwenden. Verfasser selbst hat sich in einigen Fällen der folgenden Technik bedient (Abb. 219):

Das zu implantierende Gefäßstück wird über ein paraffiniertes und an seiner Außenfläche außerdem noch mit Vaseline bestrichenes Glasröhrchen geschoben, das nur so groß sein darf, daß diese Prozedur ohne jedes Spannen und Zerren des Gefäßstückes geschehen kann. Hierauf wird nach provisorischer Abklemmung des großen Gefäßes zentral von der Implantationsstelle das zu resezierende Stück herausgeschnitten, das Glasröhrchen erst zentral, dann peripher eingeschoben und mit einer Klemme (s. Abb. 220) befestigt. Man steckt dabei das Röhrchen so tief in die beiden Enden des Gefäßes ein, daß nunmehr eine zirkuläre Naht zwischen diesen und dem zu implantierenden Gefäßstück ohne jede Spannung möglich ist. Nachdem die eine zir-

Abbildung 220.

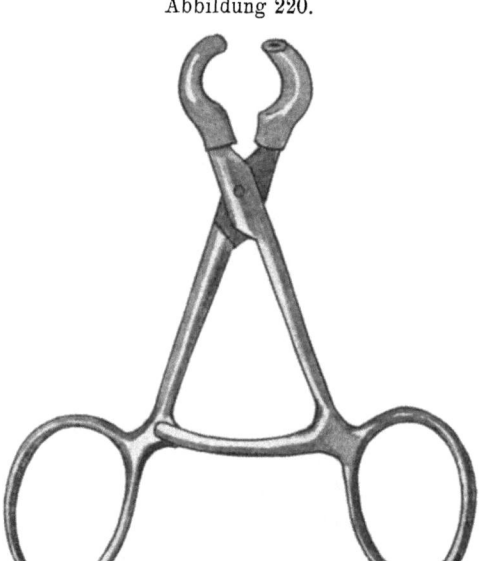

kuläre Naht ganz und die andere zu ²/₃ vollendet ist, wird das Blutgefäß abermals möglichst weit zentral abgeklemmt, das Röhrchen rasch entfernt und die Naht mit einigen Stichen vollendet. Eventuell kann man auch, wenn die Unterbrechung der Zirkulation selbst für die kurze, zur Vollendung der Naht erforderliche Zeit nicht wünschenswert ist, die Naht ganz vollenden, dann durch eine seitliche Inzision das Glasrohr entfernen, den Schlitz mit der von mir angegebenen oder der Stewartschen Klemme (s. S. 69, Abb. 74, 75) seitlich abklemmen, den Blutstrom freigeben und nunmehr erst die Oeffnung vernähen. Bei dieser Art des Vorgehens braucht der Blutstrom überhaupt nicht mehr als etwa 40 Sekunden unterbrochen zu werden.

Die dritte Methode, die Ueberbrückung mit Hilfe eines Glasrohres käme z. B. dann in Betracht, wenn es sich darum handeln würde, irgend eine Operation im Bereiche des Aortenbogens auszuführen. Dazu ist eine Reihe von gebogenen Glasröhren erforderlich, die an ihren beiden Enden in die Mitte kurzer Rohrstücke einmünden. Das gewählte Röhrchen (s. Abb. 221) wird mit hartem Paraffin ausgegossen und außen mit Vaseline bestrichen. Dann wird die Aorta descendens nach provisorischer Abklemmung eröffnet, das eine Röhrchen eingefügt und mit zwei Klemmen befestigt. Man gibt den Blutstrom wieder frei und wartet, bis das Herz sich völlig erholt hat. Dann klemmt man die Aorta wieder ab, inzidiert auch die Aorta ascendens und fügt das zweite Röhrchen ein. Da letzteres an einem Ende verschlossen ist, kann der Blutstrom nunmehr nur durch das gebogene Rohr, nicht aber durch den zwischen seinen beiden Enden befindlichen

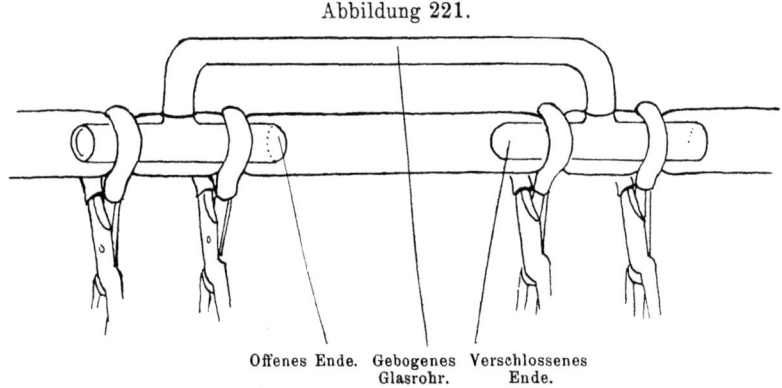

Abbildung 221.

Offenes Ende.   Gebogenes   Verschlossenes
                Glasrohr.   Ende.

Teil der Aorta hindurchfließen, so daß an letzterem eine beliebige Operation ohne Blutung ausgeführt werden kann. Freilich muß betont werden, daß dieses Verfahren in praxi weit schwieriger ist, als man erwarten sollte.

Eine weitere sehr wesentliche Erschwerung aller Operationen an der Aorta ascendens und der Arteria pulmonalis stellt die kolossale Zerreißlichkeit dieser Gefäße dar. Während Nachblutungen an anderen Blutgefäßen kaum zu befürchten sind, hat jeder Operateur, der sich bislang mit Operationen an der Aorta beschäftigt hat, einen wesentlichen Teil seiner Tiere durch sekundäres Aufgehen der Naht und Verblutung verloren (s. u.). Die Struktur dieser Gefäße erinnert einigermaßen an verkalkten Faserknorpel; faßt man irgend eine Stelle derselben mit einer starken Klemme an, so bricht sie einfach heraus und jede Naht schneidet durch, wenn man sie etwas fester anzieht. Man kann gegen diese Uebelstände nur dadurch aufkommen, daß man mit dicken Fäden näht und beim Knüpfen jeden starken Zug vermeidet. Glücklicherweise ist die Gefahr einer obturierenden Thrombose an diesen Gefäßen wesentlich geringer als an anderen. Sehr wichtig ist es, sich gegen eine sekundäre Dehiszenz der Nähte zu schützen. Vielleicht werden in dieser Beziehung die Vorschläge von Bernheim (Ueberziehen der Nahtstelle mit einem Stück einer Vene[1]) und von Verfasser [Umwickeln der Nahtstelle mit einem Streifen Faszie oder Peritoneum (s. S. 42, Abb. 27)] von Wert sein. Carrel (l. c.) empfiehlt die Verwendung von U-Nähten nach Briau und Jaboulay.

Die Operationen, die an den großen endothorakalen Gefäßen ausgeführt worden sind, bzw. ausführbar wären, sind dieselben wie an anderen Blutgefäßen, also Verschluß seitlicher Verletzungen durch Naht, komplette Durchschneidung und Wiedervereinigung, Interposition anderer Gefäßstücke, Herstellung von End-zu-Seit- oder von Seit-zu-Seit-Anastomosen. Als Ersatzmaterial für Stücke der Aorta kommen der Hauptsache nach große Venen in Betracht; außerdem wäre noch an die Möglichkeit zu denken, nach dem von Josef und mir ausgearbeiteten Verfahren (s. S. 80) große Blutgefäße aus kleineren zu formen und letztere zur Implantation zu verwenden.

Neben der Naht nach Verletzungen wäre die wichtigste Aufgabe, die die Chirurgie der endothorakalen Gefäße zu lösen hätte, die Beseitigung von Aneurysmen der Aorta. Leider stellt dieselbe jedoch bislang einen frommen Wunsch dar, und es muß ganz entschieden betont werden, daß unser technisches Können gegenwärtig noch nicht genügend weit entwickelt ist, daß man es wagen dürfte, einen derartigen Eingriff auszuführen. Es mögen hier nur einige kurze Bemerkungen Platz greifen, wie man eine solche Operation wohl zu machen haben würde:

Bei einem Aneurysma der Aorta thoracica descendens könnte man einfach entsprechend der oben beschriebenen Methode nach Wegschneiden des Aneurysmas ein mit einer größeren Vene überzogenes Glasrohr in die beiden Enden der Aorta einführen, die Vene durch zirkuläre Nähte in die Aorta einnähen und schließlich das Glasrohr durch einen seitlichen Schlitz der Aorta wieder entfernen. Bei einem Aneurysma des Arcus aortae hingegen wäre ein solches Verfahren wohl nicht möglich und bei einem diffusen Aneurysma in dieser Gegend ist ein wirklich brauchbares Verfahren nicht recht denkbar. Bei mehr zirkumskripten könnte man etwa in der Weise vorgehen, daß man

---

1) Bernheim, Bull. of the John Hopkins med. School. 1909. p. 116.

ein paraffiniertes Glasrohr von der in Abb. 221 angegebenen Form provisorisch zentral und peripher von dem Aneurysma in die Aorta einfügen und dann nach Abklemmung des Aortenbogens die nötige Operation (Ersatz durch eine Vene usw.) ausführen würde. In denjenigen Fällen, in denen ein kompletter Verschluß des Aortenbogens zwecks Beseitigung des Aneurysmas notwendig wäre, würde man wohl am besten so vorgehen, daß man nach dem von Israel und mir angegebenen Ueberbrückungsverfahren (s. S. 262, Abb. 209) eine größere Vene erst End-zu-Seit zentral, dann End-zu-Seit peripher von dem Aneurysma in den Aortenbogen einpflanzte, worauf eine Ligatur des Aortenbogens möglich wäre. Wenn bei einer derartigen Operation größere von der Aorta abgehende Blutgefäße, z. B. eine Anonyma, mit abgebunden werden müßten, so bliebe nichts übrig, als sie vom Aneurysma abzuschneiden und in eine andere Stelle der Aorta End-zu-Seit zu reimplantieren. Freilich ist die Gefäßchirurgie heute noch viel zu wenig entwickelt, als daß man sich an eine derartige Operation mit Aussicht auf Erfolg heranwagen könnte.

Unter den über die Naht der Aorta thoracica publizierten Arbeiten sind besonders diejenigen von Carrel (l. c.) und von Guleke (l. c.) von Bedeutung.

Ersterer machte folgende Versuche: In sechs Fällen wurde die Aorta thoracica descendens ganz oder teilweise quer durchschnitten und wieder vernäht. Ein Tier starb an einer sekundären Blutung einige Wochen nach der Operation. Die anderen erholten sich völlig und befanden sich 5 Monate nach dem Eingriff noch vollkommen wohl. Bei einem wurde die Anastomosenstelle $2^1/_2$ Monate nach der Operation freigelegt und erwies sich als gut durchgängig und nicht verengt. Zweimal wurde ein Lappen aus einer Vene in einen Defekt der Aorta thoracica eingeflickt. Die Tiere starben am 8. bzw. 12. Tage nach der Operation an Nachblutungen, die in einem Fall durch Nekrose des Lappens, im anderen durch Dehiszenz einer Naht bedingt war. Einmal wurde ein Stück einer Vene an Stelle eines Stückes der Aorta descendens eingepflanzt. Das Tier befand sich 5 Monate nach der Operation noch vollkommen wohl. Ueber die Versuche Carrels, in die Aorta thoracica Röhrchen aus Glas oder Aluminium zu intubieren und dieselben dauernd liegen zu lassen, wurde schon im 3. Kapitel (S. 137, Abb. 156—158) berichtet.

Um die Aorta ascendens ohne Blutung und ohne komplette Unterbrechung des Blutstromes eröffnen zu können, pflanzte Carrel das eine Ende einer großen, im Eisschrank aufbewahrten Vene in die Herzspitze, das andere in die Aorta descendens ein, so daß das Blut nach Abklemmung der Aorta ascendens gerade oberhalb des Herzens retrograd durch die Aorta descendens in die Gehirnarterien gelangen konnte. Seine Resultate waren im allgemeinen schlecht, doch gelang es ihm einmal, unter Anwendung dieser Methode die Aorta ascendens zu inzidieren und nach Jaboulay zu nähen; nach $2^1/_2$ Monaten ergab die Autopsie in vivo eine einwandsfreie Verheilung.

Guleke versuchte unter Anwendung seiner oben beschriebenen Klemme bei 17 Hunden die Naht der Aorta ascendens. Es passierte ihm wiederholt, daß die Klemme abglitt, so daß er die Naht vollenden mußte, während ein Assistent die Wunde durch Fingerdruck verschloß. 5 Tiere gingen infolge Versagens des Insufflationsapparates zugrunde, 5 während der Operation an Shock oder durch Blutungen. Bei den 7 anderen gelang die Operation. In 3 Fällen (Beobachtungsdauer 50, 30 und 19 Tage) war das Resultat einwandsfrei, bei 3 Tieren fanden sich kleine Thromben, bei einem ein kleines Aneurysma an der Nahstelle. Die histologische Untersuchung der Narben ergab, daß die elastischen Fasern und natürlich auch die Muskelfasern sich nicht wiedergebildet hatten und daß außerdem ausgedehnte Nekrosen und Blutungen in der Media vorhanden waren. Dagegen war die Intima stark verdickt und widerstandsfähig. Guleke schließt aus diesen Befunden, daß die Naht der Aorta ascendens jedenfalls nur bei gesunden Gefäßwänden statthaft wäre.

Allgemeines über Herzchirurgie.

Die experimentelle Chirurgie des Herzens hat bislang noch weniger geleistet als diejenige der großen endothorakalen Gefäße. Es ist selbstverständlich, daß die erfolgreichen Herznähte am Menschen eine große Zahl von Arbeiten über die Herzverletzungen und die Nahttechnik am Herzen veranlaßt haben, darüber hinaus jedoch sind nur sehr wenige Forscher gegangen, so daß dieses große Feld bislang fast völlig brach liegt. Eine Besprechung der experimentellen Herzchirurgie ist somit insoferne undankbar, als die wenigsten Punkte eine ausreichende experimentelle Bearbeitung gefunden haben und daher theoretische Spekulationen einen viel breiteren Raum einnehmen müssen als bei einer streng wissenschaftlichen Arbeit der Fall sein sollte. Trotzdem möchte Verfasser hier eine solche geben, wobei es eben zukünftigen Arbeiten überlassen bleiben muß zu untersuchen, welche von den denkbaren Herzoperationen im Experiment, welche am Patienten selbst durchführbar sein werden.

Es sei zunächst gestattet, einige interessante historische Daten über die Entwicklung der Herzchirurgie zu geben[1]).

Schon Homer war es bekannt, daß Verletzungen des Herzens nicht augenblicklich zum Tode führen. An mehreren Stellen der Ilias finden sich Beschreibungen, nach denen sich das verletzte Herz noch einige Zeit weiter bewegte, daß die so Verwundeten sogar noch imstande waren, zu sprechen. Hippokrates, Aristoteles, Celsus, Plinius hielten Herzwunden für unbedingt tödlich. Ebenso Galen, der jedoch bereits erkannte, daß nicht penetrierende Herzwunden langsamer zum Tode führen, als penetrierende. J. Hollerius (1498 bis 1562) sprach als Erster die Ansicht aus, daß Herzverletzungen nicht unbedingt zum Tode führen müssen. Ambroise Paré (1509 bis 1590) berichtet, daß ein Edelmann, der einen Degenstich in das Herz erhalten hatte, seinen Gegner noch 200 m weit verfolgen konnte, ehe er tot umfiel. Sanctorius (1561—1636) brachte einem Kaninchen einen Stich ins Herz bei, worauf es noch mehrere Monate lebte. Idonis Wolf gibt 1642 die Beschreibung einer durch Vernarbung geheilten Herzwunde, die 4 Jahre vor dem Tode durch Verletzung mit einem Schwert entstanden war. van Swieten hielt Heilungen für möglich und erkannte die besondere Gefahr der Verletzung der Herzbasis sowie der großen Koronargefäße. Morgagni (1761) erkannte die Bedeutung der Herztamponade für den tödlichen Ausgang von Herzverletzungen. A. G. Richter (1786—1804) empfahl bei Herzverletzungen absolute Ruhe und Aderlässe, um ein Abstoßen des Thrombus, der die Herzwunde verschließt, zu verhindern. Fischer (l. c.) lieferte 1868 eine große Arbeit über Herzverletzungen, in der auf Grund von 452 Fällen die Anschauung von der absoluten Tödlichkeit der Herzwunden endgültig widerlegt wurde. Roberts schlug 1881 die Naht von Herzverletzungen vor, Del Vecchio[2]) und Salomoni[3]) bewiesen die Möglichkeit einer solchen durch Tierversuche und Rehn[4]) gelang als Erstem die Naht einer penetrierenden Stichwunde des rechten Herzens am Menschen — einer der größten Triumphe der Chirurgie. Seither sind zahlreiche Herznähte vorgenommen worden. Pool[5]) stellt 236 Fälle zusammen. Auf die Klinik der Herznaht am Menschen soll hier nicht näher eingegangen werden; sie wird in allen Lehr-

---

1) Fischer, Langenbecks Archiv. Bd. 9. S. 571. — Haecker, Langenbecks Archiv. Bd. 84. S. 1034 ff.
2) Del Vecchio, ref. Zentralbl. f. Chir. 1895. S. 574.
3) Salomoni, 11. Kongreß der italienischen chirurgischen Gesellschaft in Rom 1896.
4) Rehn, Verhandl. deutscher Naturforscher u. Aerzte 1896.
5) Pool, Annals of surgery. 1912. Vol. 1. S. 485.

büchern der Chirurgie und Operationstechnik ausführlich behandelt. Dagegen sollen im Folgenden alle diejenigen Beobachtungen und Versuche beschrieben werden, die als Basis für eine weitere Entwicklung der experimentellen Chirurgie des Herzens in Betracht kommen.

Ueber die Narkose und die Methoden zur Vermeidung eines Pneumothorax bei Herzoperationen ist dem im 1. Kapitel Gesagten wenig hinzuzufügen. Daß man nur mit Aether und nicht mit Chloroform narkotisieren soll, ist selbstverständlich. Wichtig ist, daß das Herz selbst nicht schmerzempfindlich ist, so daß man also nur zur Eröffnung und zum Verschluß des Thorax größere Mengen Narkotikum zuführen muß (s. Haecker, l. c.). Wenn irgend möglich, wird man mit einem Ueberdruckapparat arbeiten. Es geht ja aus mannigfachen klinischen und experimentellen Erfahrungen hervor, daß Herzoperationen auch ohne Anwendung eines solchen glücklich durchgeführt werden können, doch wäre es unzweckmäßig, auf die Vorteile desselben zu verzichten. Hunde vertragen einen Pneumothorax sehr schlecht, Kaninchen etwas besser[1]). Gerade für Herzoperationen ist die Verwendung der Meltzerschen Insufflationsnarkose besonders empfehlenswert; ihre zahlreichen Vorzüge wurden schon im ersten Kapitel besprochen. Dem dort Gesagten ist noch hinzuzufügen, daß die Beweglichkeit des Thorax bei Operationen, die eine weite Eröffnung desselben fordern, sehr verringert ist, so daß die spontanen Atembewegungen wesentlich erschwert werden; bei der Meltzerschen Narkose spielt dies keine Rolle. Ferner geht aus den Untersuchungen von Läwen und Sievers (s. unten) hervor, daß Unterbrechungen der Zirkulation bei konstantem Einblasen von Sauerstoff in die Lungen viel länger und besser vertragen werden als sonst. Es muß hier auf zwei praktisch wichtige Momente aufmerksam gemacht werden: 1. Die Ueberdrucknarkose erschwert im Gegensatz zur Unterdrucknarkose die Tätigkeit des rechten Herzens[2]). Dies ist damit zu erklären, daß die Lungenkapillaren durch den erhöhten Innendruck komprimiert werden, so daß die rechte Herzkammer gegen einen erhöhten Widerstand zu arbeiten hat. Daraus folgen die Regeln, den Innendruck nur gerade so hoch zu treiben, als unbedingt nötig ist, und ferner, den Luftstrom bei der Insufflation von Zeit zu Zeit für einige Sekunden ganz abzustellen, damit die Lungen kollabieren können. 2. Die kollabierten Lungen nehmen mehr Blut auf, als die geblähten; daher bluten Herzwunden weniger, wenn die Lungen kollabiert sind. Man wird also, solange offene, blutende Herz-

---

1) s. Bode, Beiträge z. klin. Chir. 1897. Bd. 19. S. 167.
2) s. Haecker, l. c.; Sauerbruch, Verhandl. d. deutschen Ges. f. Chir. 1907; Cloetta, Langenbecks Arch. 1912. Bd. 98. S. 835.

wunden vorhanden sind, den Ueberdruck auf ein Minimum reduzieren. Freilich darf dies nicht zu lange fortgesetzt werden, da es sonst durch Asphyxie zu Unregelmäßigkeiten der Herztätigkeit und schließlich zum Versagen des Herzens kommen kann.

Die zahlreichen Verfahren der Herzfreilegung am Menschen sollen hier nicht besprochen werden[1]). Es ist natürlich bei Operationen am Tierherzen wünschenswert, die Eröffnung der Pleura zu vermeiden. Leider ist dies jedoch in den meisten Fällen nicht möglich, da die Methoden zur Freilegung des Herzens ohne Eröffnung der Pleura am Tier nur einen beschränkten Zugang gewähren und speziell Operationen an der Herzbasis und an den großen Gefäßen nahe ihrer Austrittsstelle aus dem Herzen nicht gestatten. Dazu kommt noch, daß die tierische Pleura so zart ist, daß ferner die topographischen Verhältnisse so sehr variieren, daß es meistens trotz aller Versicht zur Eröffnung derselben kommt. Elsberg[2]) durchschnitt am Kaninchen den 3., 4. und 5. Rippenknorpel nahe dem linken Sternalrand, präparierte die Rippen ohne Verletzung der Pleura frei, bog sie nach außen ab, durchschnitt den Musculus triangularis sterni und konnte so das Perikard ohne Eröffnung der Pleura freilegen. Fuchsig[3]) empfiehlt, einen Hautschnitt von der Brustbeinkörper-Schwertfortsatzgrenze nach abwärts anzulegen, den Schwertfortsatz von hinten her freizumachen, das Zwerchfell stumpf abzulösen und so die Unterfläche des Perikards ohne Eröffnung der Pleura freizulegen. Diese Methode dürfte für experimentelle Zwecke kaum in Betracht kommen. Die bekannte Kochersche Schnittführung ist am Hunde weit weniger brauchbar als am Menschen.

Da in der Mehrzahl der Fälle die Eröffnung der Pleura doch unvermeidlich ist, geht man am besten a priori von einem Interkostalschnitt nach Wilms[4]) vor. Das Tier wird auf die rechte Seite gelegt, ein Kissen darunter geschoben und der Thorax je nach dem Teil des Herzens, an dem operiert werden soll, im 3., 4. oder 5. Interkostalraum vom Sternum bis zur Wirbelsäule eröffnet. Durch einen großen automatischen Wundhaken wird die Wunde maximal dilatiert und man hat nunmehr eine ausgezeichnete Uebersicht über das gesamte Herz und die großen Gefäße. Dieser Technik haben sich u. a. Haecker (l. c.) und Guleke (l. c.) bedient. Ist der Zugang zum rechten Herzen nicht genügend, so kann man auch noch das Sternum quer spalten und eventuell noch eine Längsspaltung desselben hinzufügen. Iselin[5])

---

1) s. z. B. Simon, Deutsche Zeitschr. f. Chir. 1912. Bd. 115. S. 254.
2) Elsberg, Beiträge z. klin. Chir. 1899. Bd. 25. S. 426.
3) Fuchsig, Verhandl. d. deutschen Ges. f. Chir. 1911.
4) Wilms, Zentralbl. f. Chir. 1906. S. 817.
5) Iselin. Deutsche Zeitschr. f. Chir. 1910. Bd. 105. S. 572.

gibt an, daß Hunde die Längsspaltung des Sternums gut vertragen. Wichtig ist schließlich noch die Technik von Schepelmann[1]), der einen rechtskonvexen Bogenschnitt von der linken Regio infraclavicularis über die rechte Parasternallinie nach dem linken Rippenbogen bis zur Mammillarlinie führte, den linken Musculus pectoralis von den Rippen lateralwärts abpräparierte und die 3.—6. Rippe sowie die Pleura in der linken Parasternallinie durchschnitt. Nach Schluß der Operation legte er die erste Nahtreihe möglichst weit links an und rückte mit jeder folgenden weiter nach rechts, so daß eine Infektion der Pleura durch Aufreißen der Wunde nicht zu befürchten war.

Einer kurzen Besprechung bedarf weiterhin die bei jeder Herzoperation erforderliche Eröffnung des Perikards. Sie stellt einen sehr bedeutungsvollen und nicht ungefährlichen Akt solcher Operationen dar. Daß der über dasselbe hinwegziehende Nervus phrenicus geschont werden muß, ist selbstverständlich. Aber auch sonst kann es bei der Inzision des Perikards zu ernsten Zwischenfällen kommen. Schon aus älteren Untersuchungen und klinischen Erfahrungen[2]) geht hervor, daß das Herz auf jeden Insult des Perikards mit einer Verschlechterung seiner Tätigkeit reagieren ja selbst zum dauerndem Stillstand kommen kann, was wohl auf einen reflektorischen Vorgang zurückzuführen ist. Es kommt bei Herzoperationen nicht selten vor, daß ein bis dahin gut arbeitendes Herz in dem Augenblick, in dem das Perikard gefaßt wird, stillsteht, zu flimmern beginnt und nicht mehr zum regelmäßigen Schlagen gebraucht werden kann. D'Agata überzeugte sich durch experimentelle Untersuchungen neuerdings von der Richtigkeit dieser Beobachtung und empfiehlt die schon früher von Heitler[3]) vorgeschlagene Bepinselung des Perikards mit 10 proz. Kokain vor seiner Eröffnung. Auf diese Weise werden alle Zwischenfälle sicher vermieden. Die Frage, ob man das Perikard nach Schluß der Operation vollständig vernähen soll, wird bekanntlich von Klinikern verschieden beantwortet. Bernheim[4]) spricht sich dagegen aus, da 1. leichte sekundäre Blutungen bei verschlossenem Perikard verhängnisvoll werden können, bei offenem hingegen harmlos sind, und 2. nach Herzoperationen oft Erweiterungen des Herzens eintreten, so daß es durch das verschlossene Perikard beengt werden kann. Er denkt sogar an die Möglichkeit, das Herz bei Myokarditis durch Eröffnung des Perikards zu entlasten. Daß eine Resektion eines größeran Stückes des Peri-

---

1) Schepelmann, Langenbecks Archiv. 1912. Bd. 97. S. 739.
2) s. D'Agata, Langenbecks Archiv. 1912. Bd. 98. S. 460.
3) Heitler, Gesellschaft d. Aerzte, Wien. 5. Januar 1898.
4) Bernheim, Bulletin of the John Hopkins Medical School. 1909. p. 107.

kards für das Herz nicht gleichgültig ist, beweist D'Agata, der nach solchen Operationen stets eine etwas verminderte Leistungsfähigkeit des Herzens und eine Degeneration der oberflächlichen Herzmuskelschichten fand.

Eine primäre Drainage des Herzbeutels dürfte in der experimentellen Herzchirurgie wohl kaum zu empfehlen sein.

Die Skepsis, die die meisten Autoren dem Gedanken an eine weitere Entwicklungsmöglichkeit der Herzchirurgie entgegenbringen, dürfte zu einem nicht geringen Teil auf die Erwägung zurückzuführen sein, daß herzkranke Menschen, die an sich schon bei jeder Operation mehr gefährdet sind als andere, einen operativen Eingriff am Herzen selbst noch viel weniger vertragen würden, als einen solchen an einem anderen Organ. Dies ist sicher für all diejenigen Fälle richtig, die durch schwere Degenerationszustände des Herzmuskels selbst kompliziert sind, und an solchen ist gegenwärtig eine Herzchirurgie auch ganz undenkbar. Bei Krankheiten, die nicht mit myokarditischen Erscheinungen kompliziert sind, braucht hingegen diese Besorgnis nicht unbedingt zu Recht zu bestehen. Es ist zu beachten, daß wir gerade die besten Methoden, die uns zur Verfügung stehen, um einem Herzkollaps wirksam entgegenzutreten, nämlich die Herzmassage und die Injektion von Medikamenten in das Herz selbst, bei keiner anderen Art von Operation so rasch und sicher zur Anwendung bringen können, als eben bei solchen, die am freigelegten Herzen vorgenommen werden. Es ist nötig, einige Worte über diese Methoden zu sagen, da auch in der experimentellen Herzchirurgie leicht Zwischenfälle eintreten können, bei denen das Tier nur durch richtige Anwendung dieser Verfahren gerettet werden kann.

Die Schwierigkeiten, mit denen man beim Versagen des Herzens zu kämpfen hat, sind zweifacher Art. Einerseits gelingt es nur sehr schwer, ein einmal stillstehendes Herz wieder zum regelmäßigen Schlagen zu bringen und andererseits besitzen die Organe zum Teil eine sehr geringe Widerstandsfähigkeit gegen jede Unterbrechung der Blutzufuhr. In erster Linie gilt dies vom Zentralnervensystem; die in dieser Richtung angestellten Versuche haben zu sehr verschiedenen Resultaten geführt, doch kann mit Sicherheit angenommen werden, daß eine Zirkulationsunterbrechung von mehr als 20 Minuten irreparable Schädigungen desselben bedingt.

Daß es möglich ist, ein stillstehendes Herz wieder zum Schlagen zu bringen, ist eine jedem Physiologen wohlbekannte Tatsache. Langendorff ging zu diesem Zweck bekanntlich so vor, daß er in die Aorta eines herausgeschnittenen Herzens Flüssigkeit unter Druck einpumpte. Dadurch wurden die Aortenklappen verschlossen, die Flüssigkeit drang in die Koronargefäße ein, durchströmte dieselben und floß in den rechten Ventrikel ab. Durch diese Versuchsanordnung konnte Langenbeck Herzen, die schon seit vielen Stunden stillstanden, wieder zum dauernden, regelmäßigen Schlagen bringen. Kuliabko[1]) konnte die Herzen von Kindern, die 8 bis 30 Stunden vorher an Infektionskrankheiten zugrunde gegangen waren, nach dieser Methode wieder beleben.

Es ist nun durchaus begreiflich, daß viele Autoren sich mit der Frage befaßt haben, ob es nicht möglich wäre, auf eine ähnliche Weise auch das stillstehende Herz in corpore wieder zum Schlagen zu bringen. Schon im vorigen Kapitel wurde über Versuche von Zeller berichtet, Kollapszustände des Herzens dadurch zu bekämpfen, daß er physiologische Kochsalzlösung oder Blut in eine Arterie in der Richtung gegen das Herz zu injizierte. Aehnliche Versuche waren früher schon von anderen Autoren gemacht worden und Velich[2]) gelang es, einige Tiere auf diese Weise wieder zu beleben. Zur Unterstützung dieses Verfahrens, wie auch anderer Methoden zur Wiederbelebung des Herzens haben zahlreiche Autoren, wie Schiff (zitiert nach Velich), ferner Zeller (l. c.), Guthrie[3]) die Aorta descendens gleichzeitig komprimiert. Dadurch wird die injizierte Flüssigkeit verhindert, sich durch die Verzweigungen der Aorta im Körper zu verteilen und gezwungen, teils die Koronargefäße zu passieren, teils durch die Karotiden in das Gehirn zu fließen und so die Zirkulation daselbst aufrecht zu erhalten. Fernerhin wird dadurch der Erniedrigung des Blutdruckes durch Erschlaffung der Kapillaren entgegengearbeitet. Zum Verschluß der Aorta haben Zeller und Guthrie von einer Karotis her eine Doppelsonde in die Aorta eingeführt, die nahe ihrem Ende einen Gummiballon trug und es gestattete, durch Aufblähen des Ballons die Aorta dicht abzuschließen und Flüssigkeit in dieselbe einzuspritzen. Für praktische Zwecke kommt dieses Verfahren natürlich nicht in Betracht. Bei Herzoperationen würde man die Aorta descendens einfach manuell komprimieren, sonst etwa durch einen Momburgschen Schlauch oder auch durch energischen Druck auf die Aorta abdominalis von außen die Zirkulation in derselben möglichst einzuschränken suchen.

Eine zweite wichtige Methode zur Wiederbelebung des Herzens ist die Herzmassage, die zweckmäßig mit dem eben besprochenen

---

1) Kuliabko, Pflügers Archiv. Bd. 27. S. 593.
2) Velich, Münchener med. Wochenschr. 1903. No. 33.
3) Guthrie, Interstate med. journ. 1908. Vol. 15. No. 6.

Verfahren kombiniert wird. Daß die Herzmassage Bedeutendes zu leisten vermag, geht aus zahlreichen klinischen Beobachtungen hervor[1]). Auf die theoretische Frage, worauf ihre Wirkung beruht, ob auf einer mechanischen Entleerung des Herzens, ob auf einer Exzitation desselben, ob auf Herstellung einer künstlichen Zirkulation, braucht hier nicht eingegangen zu werden.

Von größter Wichtigkeit ist fernerhin eine ausgiebige Sauerstoffzufuhr. Bei der Anwendung von Infusionen muß die Infusionsflüssigkeit mit Sauerstoff gesättigt werden. Im übrigen stellt die Meltzersche Insufflationsnarkose in dieser Beziehung das denkbar beste Verfahren dar. Schon vor Einführung derselben in die Praxis konnte Haecker (l. c.) nachweisen, daß ein bereits stillstehendes Herz durch energische Aufblähung der Lunge wieder zu regelmäßiger Tätigkeit gebracht werden kann.

Von Medikamenten empfehlen Crile (l. c.), ferner Laewen und Sievers (l. c.) die endokardiale Injektion von Adrenalin, Hesse[2]) die Injektion von 20 proz. Kampferöl in den Herzmuskel selbst.

Die Herzverletzungen sind, wie schon bemerkt, seit die Herznaht ihre ersten klinischen Erfolge erzielt hat, Gegenstand einer großen Zahl experimenteller Arbeiten gewesen, deren Resultate in Kürze folgende sind:

Wird auf das Herz ein stärkerer Druck ausgeübt, so tritt eine Beschleunigung und Unregelmäßigkeit des Herzschlages auf, welche sich bis zu den Erscheinungen des „Herzflimmerns" steigern kann und nach Aufhören des Reizes allmählich wieder verschwindet. Besonders intensiv treten diese Erscheinungen auf, wenn ein größeres Koronargefäß komprimiert wird. Auf Verletzungen — selbst solche mit feinsten Nadeln — folgt stets ein momentaner Stillstand des Herzens und eine ziemlich lang andauernde Arrhythmie; eine genauere Analyse dieser Erscheinungen zeigt, daß diese Arrhythmie durch Extrasystolen bedingt ist. In ganz analoger Weise reagiert das Herz auch auf das Kneifen mit einer Pinzette; die gequetschten Muskelpartien nehmen längere Zeit an den Herzbewegungen nicht teil. Dauernde Schädigungen brauchen dem Herzen aus kleineren Verletzungen nicht zu erwachsen. Die Prognose derselben ist — abgesehen von der Blutung — von sehr verschiedenen Momenten abhängig. Zunächst sind penetrierende Verletzungen deshalb viel gefährlicher als andere, weil das Endokard gegen Insulte weit empfindlicher ist als die anderen Gewebe des Herzens und eine Läsion desselben leicht

---

1) S. v. Cackovic, Langenbecks Archiv. 1909. Bd. 88. S. 917.
2) Hesse, Bruns' Beiträge. Bd. 75.

zu komplettem, definitivem Herzstillstand führt. Weiterhin ist natürlich jede Verletzung eines größeren Koronargefäßes eine schwere Komplikation. Von besonderer Wichtigkeit jedoch ist der Umstand, daß die Empfindlichkeit der verschiedenen Regionen des Herzens durchaus nicht gleich ist. Während Verletzungen der Herzspitze relativ harmlos sind, sind solche in der Nähe der Atrioventrikularfurche höchst gefährlich und eine winzige Verletzung der vorderen Interventrikularfurche nahe der Atrioventrikulargrenze (Punkt von Kronecker und Schmey) führt augenblicklich zum irreparabeln Herzstillstand.

Die Intensität der Blutung nach Herzverletzungen hängt natürlich in erster Linie von der Größe der Wunde ab. Ob der größte Durchmesser derselben längs oder quer verläuft, ist irrelevant, da die Herzmuskelfasern einander nach allen Richtungen durchflechten. Dagegen bluten Wunden, deren Kanal senkrecht zur Herzoberfläche verläuft, begreiflicherweise stärker als schräge. Die Wunden des linken Ventrikels bluten weniger intensiv als solche des rechten, einerseits wegen der größeren Wanddicke des ersteren, andererseits jedoch weil das im rechten Herzen befindliche venöse Blut eine geringere Gerinnungsfähigkeit besitzt als das arterielle. Am stärksten bluten natürlich Wunden an den dünnwandigen Vorhöfen. Es ist klar, daß Verletzungen, die während der Systole beigebracht worden sind, stärker bluten als solche, die während der Diastole entstanden sind. Die Blutung selbst erfolgt bei kleinen Wunden während der Systole des betreffenden Herzabschnittes, bei größeren fließt auch während der Diastole Blut aus.

Eine nicht zu unterschätzende Gefahr bei großen Herzwunden ist die Luftaspiration. Während einer bestimmten Phase der Diastole herrscht im Innern des Herzens ein negativer Druck und es kann genau wie nach Venenverletzungen zur Ansaugung von Luft kommen, die natürlich alle Erscheinungen einer Luftembolie herbeiführen kann.

Ueber die Technik der Herznaht selbst ist nur wenig zu sagen. Als Nahtmaterial wird meistens Seide empfohlen; bei Verwendung von Katgut sind Nachblutungen durch zu rasche Resorption beobachtet worden. Die Fäden sollen ziemlich dick sein, da feine leicht durchschneiden. Im allgemeinen ist es richtig, bei der Naht nur das Epi- und Myokard zu fassen, das Endokard jedoch zu vermeiden, da das Herz, wie schon oben erwähnt wurde, gegen Verletzungen des Endokards besonders empfindlich ist. Auch bluten penetrierende Stiche viel stärker. Allerdings ist es nicht selten im Interesse einer exakten Adaptierung nötig, die ganze Dicke der Herzwand zu fassen und bei der Naht des Vorhofes sind meist durchgreifende **und** oberflächliche

Nähte nötig, um die Blutung zu beherrschen. Es ist sehr empfehlenswert, nach dem Vorschlag von Heitler das Herz vor Anlegung der Naht mit 10 % Kokain zu bepinseln, da das Nähen so weit geringere Störungen der Herztätigkeit bewirkt. Bei der Herznaht nach Verletzungen, bei der jeder Zeitverlust vermieden werden muß, ist dieser Vorschlag Heitlers kaum anwendbar; in der experimentellen Herzchirurgie hingegen ist er von wesentlichem Wert. Da bei penetrierenden Herznähten natürlich ebenso wie bei Gefäßnähten die Gefahr einer Thrombose besteht, sollte man die gleichen Kautelen beobachten wie bei letzteren, also mit Vaseline imprägnierte Fäden verwenden, das Operationsterrain sorgfältig abdecken usw. Ein Fassen der Herzwand mit Pinzetten soll natürlich möglichst vermieden werden. Es ist zu empfehlen, zunächst an beiden Enden der Wunde Haltenähte anzulegen und sich mit diesen die weitere Naht zu erleichtern. Wenn die Blutung nicht zu intensiv ist, so legt man am besten erst alle Fäden durch die Herzwand und knüpft nachher einen nach dem anderen während der Diastole. Fortlaufende Nähte sind unzweckmäßig. Koronargefäße sollen möglichst vermieden werden.

Besteht die Absicht, das Herz irgendwo zu inzidieren, in seinem Innern irgend einen Eingriff vorzunehmen und die Wunde dann möglichst rasch zu verschließen, so ist folgendes Vorgehen empfehlenswert: Man legt zu beiden Seiten der beabsichtigten Inzisionsstelle eine Reihe von U-Nähten an und läßt die beiden Enden jedes Fadens lang. Dann wird die Inzision zwischen den beiden Reihen angelegt und nach Vollendung der Operation je ein Doppelfaden der einen Reihe mit dem gegenüberliegenden der anderen verknüpft. Man kann so binnen wenigen Sekunden eine große Herzwunde verschließen.

Elsberg[1]) hat Versuche darüber angestellt, ob das Herz sehr lange Nahtreihen vertragen kann. Er legte in einigen Fällen Nahtreihen an, die am Sulcus atrioventricularis auf der rechten Seite begannen und über die Herzspitze bis zum Sulcus atrioventricularis auf der linken Seite verliefen und selbst noch Teile der Vorhofswände mit einschlossen; die Tiere blieben am Leben und zeigten keine dauernden Herzstörungen.

Praktisch wichtig ist es, nach Vollendung einer Herznaht das im Herzbeutel angesammelte Blut zu entfernen, da die Gerinnsel die Reibung erhöhen und so die Herztätigkeit erschweren. Bernheim empfiehlt, etwas steriles Oel in denselben zu gießen.

Die Vorgänge bei der Heilung von Herzwunden sind dieselben wie

---

1) Elsberg, Bruns' Beiträge. Bd. 25. S. 426.

bei den Muskelwunden überhaupt: Eine Regeneration der Muskelfasern findet nicht statt, die Narbe besteht vielmehr zunächst aus Granulationsgewebe, das sich allmählich in derbes Bindegewebe umwandelt; sie stellt immer einen Locus minoris resistentiae dar.

Ob es möglich ist, Stücke der Herzwandung plastisch durch heterogenes Material zu ersetzen, ist zweifelhaft. Einzelne klinische Berichte sprechen dafür: so berichtet z. B. Laewen[1]), daß er einen Defekt des Herzens nach einer Verletzung durch ein Stück Pektoralis ausgefüllt habe. Eine eingehende experimentelle Bearbeitung dieser Frage steht noch aus.

Experimentelle Herzchirurgie im engeren Sinne.

Um die Erfüllung der Aufgabe, Mißbildungen des Herzens wie z. B. ein offen gebliebenes Foramen ovale, ferner Erkrankungen der Herzklappen operativ zu heilen, zu ermöglichen, mußten zunächst Methoden gesucht werden, um das Innere des Herzens zugänglich zu machen. Dies kann natürlich nur dadurch geschehen, daß man die Zirkulation in den Herzhöhlen für die zur Operation erforderliche Zeit unterbricht oder so weit herabsetzt, daß der Blutverlust bei der Eröffnung derselben auf ein Minimum verringert wird. Bei kurzdauernden Operationen, die keine breite Eröffnung des Herzens erfordern, genügt es, die künstliche Atmung für kurze Zeit zu unterbrechen, da, wie oben mitgeteilt wurde, Blutungen aus Herzwunden auf diese Weise eingeschränkt werden. Weiter kann man die Blutzufuhr zum Herzen dadurch vermindern, daß man den rechten Vorhof, bzw. die ganze Herzbasis komprimiert. Im Detail ist man dabei verschieden vorgegangen. Block[2]) legte das Herz bei Kaninchen frei und zog es so stark heraus, daß es „zu einem häutigen Schlauch" ausgedehnt wurde, wobei Atmung und Puls unterbrochen wurden. Er vermochte nunmehr blutleer Herznähte anzulegen und das Tier überlebte die Operation um 4 Wochen.

Der bekannte Haeckersche Handgriff (Haecker l. c.) besteht darin, daß man den rechten Vorhof zwischen dem 3. und 4. Finger der linken Hand komprimiert und gleichzeitig mit dem Daumen und Zeigefinger den unteren Teil des Herzens faßt und nach oben luxiert, so daß die Gefäße abgeknickt werden. Longo[3]) empfahl, eine Ligatur gleichzeitig um beide Ventrikel zu legen und zuzuziehen; allerdings

---

1) Laewen, Med. Gesellschaft zu Leipzig. Ref. Deutsche med. Wochenschr. 1912. S. 294.
2) Block, Verhandl. d. deutschen Ges. f. Chir. 1882. S. 109.
3) Longo, Chirurgia del cuore. Gaz. degli ospedali e dello clin. 1889.

soll dieses Verfahren weder für Hunde, noch für Menschen, sondern nur für Kaninchen geeignet sein.

Um Eingriffe am Herzen ausführen zu können, die eine breite Eröffnung einer Herzhöhle erfordern, genügt eine Verminderung der Zirkulation nicht, sie muß vielmehr komplett unterbrochen werden. Wir haben bereits im 6. Kapitel (S. 243) die Versuche von Laewen und Sievers[1]) über die gleichzeitige Kompression beider Hohlvenen besprochen. Nach diesen Autoren wird eine solche sicher bis zu $3^3/_4$ Minuten ertragen. Daß die Kompression der Hohlvenen länger vertragen wird als diejenige der Arteria pulmonalis und Aorta, erklärt sich einerseits dadurch, daß das Herz in letzterem Fall durch Zufluß immer neuer Blutmengen, die es nicht entleeren kann, überdehnt wird, andererseits jedoch dadurch, daß bei der Kompression der Hohlvenen die Zirkulation in den Koronargefäßen nicht völlig unterbrochen wird, da bei jeder Herzrevolution eine Portion Blut in die Lungen gepumpt, daselbst arterialisiert und in das linke Herz übergeführt wird, von wo es in die Aorta und weiter durch die Koronargefäße in das rechte Herz zurückgelangt. Die Allgemeinerscheinungen nach Kompression der beiden Hohlvenen sind denjenigen nach der Kompression der Aorta und Arteria pulmonalis ähnlich: Die Gehirnanämie äußert sich in Krämpfen, schnappenden Atemzügen, Verschwinden der Kornealreflexe. Nach Lösung der Kompression kommt es zunächst zu einer starken Dilatation des Herzens, es arbeitet zunächst unregelmäßig und oberflächlich. Der Blutdruck steigt allmählich an und bleibt dann eine Zeit lang abnorm hoch. Die Kompression kann wesentlich längere Zeit vertragen werden, wenn man dieselben Hilfsmittel in Anwendung bringen, wie bei der Kompression der großen Arterien (s. o., S. 242). Haecker (l. c.), der das Herz bei zahlreichen Operationen durch Kompression der beiden Hohlvenen anämisierte, bediente sich zum Verschließen jeder der Venen eines Gummischlauches, der um das Gefäß gelegt und dann mit Hilfe eines den bekannten Polypenschnüren ähnlichen Instrumentes zugezogen wurde. Carrel klemmte den ganzen Herzstiel mit Hilfe weicher Klemmen 1 bis 5 Minuten ab; unter acht Tieren starb eines durch Versagen der Respiration, eines an Herzflimmern, die anderen erholten sich.

Im Gegensatz zu den besprochenen Methoden, durch die das gesamte Herz anämisch wird, stehen diejenigen, bei denen nur die Anämisierung eines Teiles des Herzens angestrebt wird. Elsberg (l. c.)

---

1) Laewen und Sievers, Deutsche Zeitschr. f. Chir. 1908.

band eine elastische Ligatur um die beiden Ventrikel an der Grenze des unteren und mittleren Drittels der Herzkammerwände. Die Herzaktion wurde nach vorübergehender Arhythmie wieder regelmäßig, auch in dem abgeschnürten Teil stellten sich wieder schwache Kontraktionen ein. Er konnte an der so abgeschnürten Herzspitze verschiedene große Operationen mit Erfolg ausführen (s. unten). Allerdings konnte Wehr[1]), der in 11 Fällen die Anlegung einer elastischen Ligatur nach Elsberg versuchte, nie ein Tier am Leben erhalten.

Die sämtlichen eben beschriebenen Methoden leiden daran, daß sie an die Widerstandsfähigkeit des Herzens ungewöhnlich hohe Anforderungen stellen, denen selbst ganz gesunde Herzen nur selten gewachsen sind. Dagegen scheint es, daß die Exzision größerer Herzpartien, wenn nur der Eingriff selbst überstanden wird, nachträglich keine schweren Erscheinungen zu machen braucht. Man wird nach dem Rat von Haecker so vorgehen, daß man zunächst beiderseits der beabsichtigten Operationsstelle U-Nähte anlegt (s. oben) und sie nach Vollendung der Operation rasch verknüpft. Die wichtigsten bisher ausgeführten Versuche, Operationen am anämisierten Herzen auszuführen sind folgende:

Bloch (l. c) berichtet 1882, daß er Stücke der Herzwand seitlich abgebunden und so entfernt habe, ohne das Tier zu verlieren.

Elsberg (l. c.) machte durch eine elastische Ligatur (s. oben) das untere Drittel beider Ventrikel blutleer, führte knapp unterhalb der Ligatur ein Messer durch die ganze Dicke des Herzens und schnitt die Herzspitze komplett von oben nach unten entzwei. Dann wurde die Wunde durch Knopfnähte verschlossen und die elastische Ligatur gelöst. Unter 4 so operierten Tieren starb eines an Sepsis, eines verblutete sich durch Abgleiten der Ligatur, die anderen Tiere blieben 1—12 Wochen am Leben. Ferner schnitt er — ebenfalls unter elastischer Ligatur — eine Ventrikelwand transversal völlig auf und vernähte sie wieder. Auch diese Wunde heilte glatt. In anderen Fällen wurden die Herzohren ligiert und weggeschnitten. Schließlich gelang es ihm sogar, Tiere am Leben zu erhalten, denen er eine Tabaksbeutelnaht so um das Herz legte, daß er das untere Fünftel, Viertel, Drittel, ja fast die Hälfte des Ventrikels abgeschnürt und wegschnitt und hierauf die Schnittfläche durch eine seroseröse Naht verschloß. Leider sind diese imponierenden Resultate Elsbergs bisher von keinem Nachprüfer bestätigt worden.

Wehr (l. c) gelang es, ein Stück der linken Ventrikelwand nahe

---

1) Wehr, Langenbecks Archiv. Bd. 59. S. 953.

der Herzspitse erfolgreich zu resezieren, wobei die Blutstillung einfach durch Fingerdruck geschah.

Haecker (l. c.) klemmte ein Stück des rechten Vorhofes mit einer gebogenen Klemme ab, resezierte es und ligierte die Wunde. Das Tier blieb am Leben. In 4 Fällen resezierte er nach Abklemmung beider Hohlvenen ein Stück des rechten bzw. linken Ventrikels. Ein Tier ging während der Operation zugrunde, die anderen lebten 30 bis 50 Stunden. Einmal gelang es ihm, einen Hund am Leben zu erhalten, dem er den rechten Ventrikel weit eröffnete, von da auch das Septum ventriculorum breit durchtrennte und dann rasch die Wunde in der Ventrikelwand verschloß (künstliches Foramen ovale).

Iselin[1]) berichtet kurz, daß ein Hund, dem er ein Herzohr unterband, bereits nach 3 Tagen wieder hergestellt war.

Die meisten hierher gehörigen Versuche wurden zwecks Heilung von Herzklappenfehlern gemacht. Ueber diese soll unten im Zusammenhang berichtet werden.

Einen hochinteressanten — wenngleich erfolglosen und für die praktische Chirurgie hoffnungslosen — Versuch machte Carrel (l. c.) an der Koronararterie. Sein Gedankengang war, daß eine Angina pectoris, die durch eine Verkalkung der Ursprungsstelle der Arteria coronaria aus der Aorta bedingt ist, dadurch beseitigt werden könnte, daß man sie durchschneidet und ihr peripheres Ende mit dem zentralen Ende einer anderen Arterie anastomosiert. Er implantierte das eine Ende einer langen, bis dahin in Eis aufbewahrten Karotis in die Aorta descendens und versuchte das andere Ende mit dem peripheren Ende der durchschnittenen Koronararterie zu vereinigen. Die Herstellung der Anastomose nahm 5 Minuten in Anspruch, nach 3 Minuten trat jedoch bereits Herzflimmern ein. Es gelang zwar, das Herz durch Massage wieder zum Schlagen zu bringen, doch starb das Tier zwei Stunden später. Carrel meint, daß es vielleicht mit Hilfe einer Payrschen Prothese gelingen könnte, diese Operation erfolgreich durchzuführen.

Am Schluß dieses Werkes sollen nunmehr die Versuche, Herzklappenfehler durch Operationen günstig zu beeinflussen, besprochen werden. Wenngleich in dieser Beziehung praktisch brauchbare Methoden noch nicht erreicht sind und voraussichtlich auch noch lange auf sich warten lassen werden, so haben doch die Bemühungen einer Reihe ausgezeichneter Forscher bereits zu gewissen experimentellen Erfolgen geführt, die die operative Behandlung der Herklappen-

---

1) Iselin, Deutsche Zeitschr. f. Chir. 1905. Bd. 110. S. 572.

fehler nicht mehr als Utopie erscheinen lassen. Die Versuche wurden teils von Pathologen, teils von Chirurgen ausgeführt. Die weitaus meisten dieser Experimente gingen darauf hinaus, künstlich Insuffizienzen bzw. Stenosen von Klappen zu erzeugen. Die Pathologen verfolgten dabei den Zweck, die Erscheinungen dieser Herzfehler experimentell zu studieren. Die Chirurgen gingen von dem — im Jahre 1902 zuerst von Brunton[1]) ausgesprochenen — Gedanken aus, stenosierte Klappen durch Diszission bzw. Erweiterung wieder durchgängig zu machen, insuffiziente durch Verengerung des betreffenden Ostiums wieder schlußfähig zu gestalten. Eine Zusammenstellung der älteren von Physiologen und Pathologen ausgeführten Versuche gibt Heinz[2]). Die Methoden, deren man sich zur Erzeugung von Klappeninsuffizienzen

Abbildung 222.

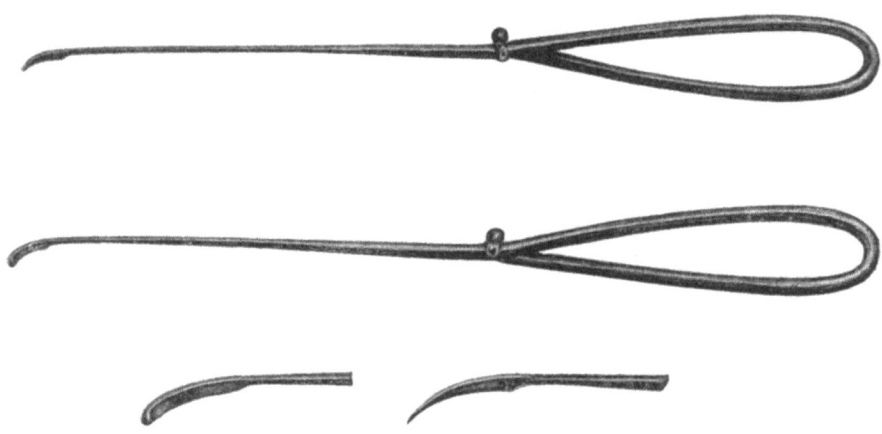

Chordotome nach Schepelmann. (Langenbecks Archiv. Bd. 97.)

bediente, waren verschieden; so wurden Aorteninsuffizienzen in der Weise erzeugt, daß man eine Sonde von einer Karotis her in die Aorta einführte und die Klappe durchstieß oder auch mit einem gedeckten Messerchen oder einer feinen Zange ein Stück der Klappe herausriß.

Haecker (l. c.) versuchte Klappen in der Weise insuffizient zu machen, daß er das Herz unter Blutleere breit eröffnete und einen Klappenzipfel resezierte; sämtliche Tiere gingen während der Operation zugrunde. Dagegen hatte er bei folgendem Verfahren Erfolg: An der Herzkante wurde dicht oberhalb der Atrioventrikulargrenze eine große, mit einem Katgutfaden armierte Nadel eingestochen und dicht unter-

---

1) Brunton, The Lancet. 1902. Vol. 1. p. 362.
2) Heinz, Handb. d. exper. Pathol. u. Pharmakol. 1906.

halb derselben wieder ausgestochen, wobei ein Klappensegel mitgefaßt wurde. Durch Verknoten beider Fadenenden wurde das Klappensegel an die Ventrikelwand fixiert und es trat ein typisches systolisches Geräusch auf. Der Hund lebte 12 Tage und starb dann an Pleuritis und Perikarditis.

Abbildung 223.

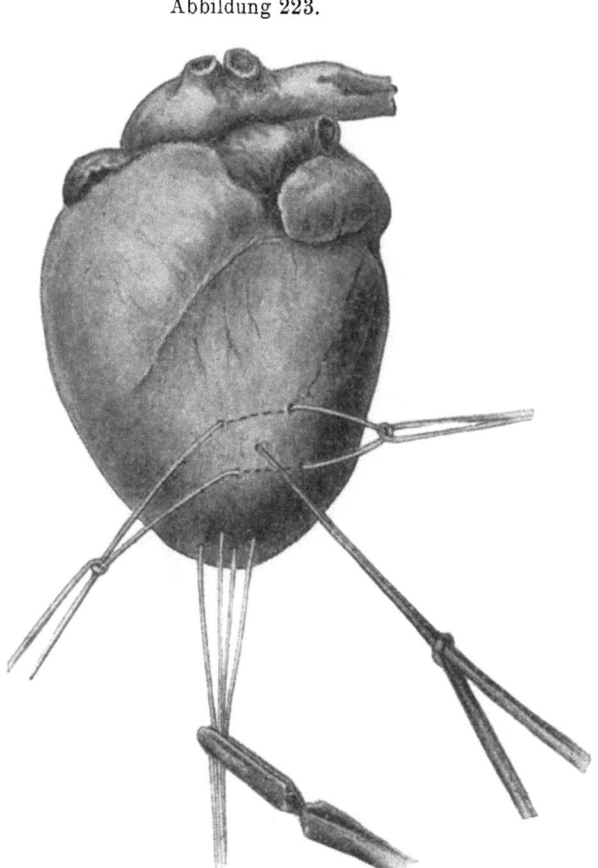

Durchschneidung von Sehnenfäden nach Schepelmann.
(Langenbecks Archiv. Bd. 97.)

Die einfachste und sicherste Methode zur Erzeugung einer Insuffizienz der Mitralis oder Trikuspidalis stammt von Brunton (l. c.) und Tollemer[1]). Es besteht darin, daß ein feinstes, gestieltes Messerchen (s. Abb. 222) direkt in den Ventrikel eingestochen und damit die Klappen bzw. die Sehnenfäden durchschnitten wurden.

---

1) Tollemer, La presse méd. 1902. No. 20.

Cushing und Branch[1]) konnten unter 25 so operierten Tieren 11 am Leben erhalten. Schepelmann[2]) ging so vor, daß er zunächst die Herzspitze mit einem dicken Faden faßte. Dann wurden (s. Abb. 223) parallel zueinander an der Vorderwand des linken Ventrikels 2 Seidenfäden durch die oberflächlichen Herzschichten gelegt. Dazwischen wurde zuerst mit einem spitzen „Chordotom" (s. Abb. 222) ein feines Loch gemacht, dann mit einem geknöpften Chordotom eingegangen und die Sehnenfäden durchschnitten (s. Abb. 224).

Abbildung 224.

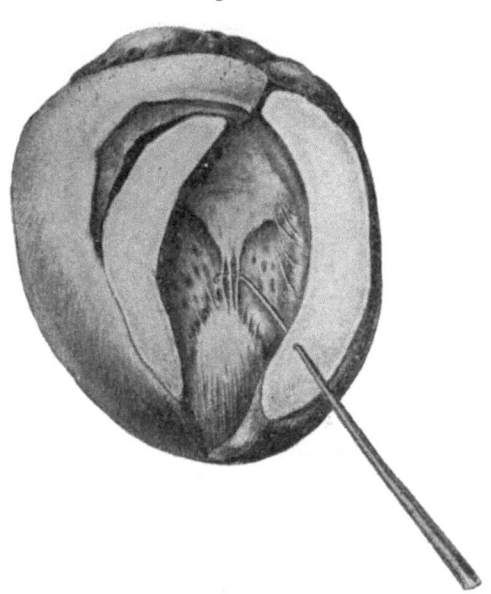

Durchschneidung von Sehnenfäden nach Schepelmann.
(Langenbecks Archiv. Bd. 97.)

Carrel (l. c.) denkt daran, stenosierte Klappen mit dem in die Herzhöhle eingeführten Finger zu dilatieren, ferner an den Klappen sitzende Vegetationen durch Kurettement zu entfernen.

Zur Herstellung von Stenosen der Aorta hat Haecker in drei Fällen versucht, um die Aorta unmittelbar nach ihrem Austritt aus dem Herzen eine Schnürnaht zu legen und sie so zu verengern. Einmal gelang ihm dies; es trat ein starkes systolisches Geräusch auf, der Hund lebte 12 Tage und starb schließlich an einer sekundären Blutung.

Bernheim[3]) stellte Mitralstenosen in der Weise her, daß er an

---
[1] Cushing und Branch, Journ. of med. research. 1908.
[2] Schepelmann, Langenbecks Archiv. 1912. Bd. 97. S. 739.
[3] Bernheim, Bulletin of the John Hopkins medical school. 1909. p. 107.

der Atrioventrikulargrenze einen Teil der Klappenbasis mit einer gekrümmten Nadel faßte und dieselbe durch Ligatur des Fadens verengte. Von 30 Tieren blieben 10 am Leben und wurden nach 1 Woche bis 4 Monaten getötet. In einem Falle gelang es ihm, die Erscheinungen der so erzeugten Mitralstenose durch Diszission der Mitralklappe zu kompensieren. Aehnlich wie Bernheim ging auch Schepelmann vor.

Carrel (l. c.) versuchte die Herstellung einer Mitralstenose durch Exzision eines Keiles der Herzwand unmittelbar unterhalb der Atrioventrikulargrenze. Ein so operierter Hund war nach 2 Monaten noch gesund.

Die Versuche, zur Beseitigung von Klappeninsuffizienzen künstlich Stenosen zu erzeugen, dürften in der Chirurgie kaum eine Zukunft haben. Denn erstens würde durch eine solche Operation die Klappenbasis sehr verengt und zweitens käme es zu schweren muskulären Schädigungen des Herzens. Eher möglich erscheint es, daß es einmal gelingen wird, schwere Fälle von Mitralstenose durch Diszission mit dem Chordotom in eine relativ benignere Insuffizienz zu verwandeln.

Keinerlei Berechtigung besitzt ein neuerdings von Schepelmann[1]) gemachter Vorschlag, bei Trikuspidalstenose ein Stück des Ventrikelseptums zu entfernen und weiterhin mit Hilfe einer frei transplantierten Arterie eine Kommunikation zwischen beiden Herzohren herzustellen. Er meint, daß durch letztere Anastomose das Blut die Möglichkeit gewinnen würde, unter Umgehung der stenosierten Trikuspidalklappe aus dem rechten in den linken Vorhof zu gelangen, daß ferner durch den künstlich erzeugten Septumdefekt Blut aus dem linken in den rechten Ventrikel fließen könnte, das letzterer zwecks Arterialisierung in die Lungen pumpen würde. Er berücksichtigt jedoch nicht, daß bei einer Kommunikation zwischen beiden Herzohren das Blut nicht bloß aus dem rechten in den linken Vorhof fließen, sondern auch vom linken in den rechten regurgitieren könnte, daß das durch den Septumdefekt in den rechten Ventrikel gelangende Blut bei der Systole desselben größtenteils durch den Septumdefekt in das linke Herz zurückströmen, nicht aber in die Lungenarterien gelangen würde, daß das im linken Ventrikel befindliche Blut bei der Kammersystole in den rechten Ventrikel ausweichen könnte, statt in die Aorta zu strömen. Durch eine solche Operation würden Verhältnisse geschaffen, wie sie sonst nur bei einer Kombination eines Septumdefektes mit zahlreichen Herzklappenfehlern denkbar wären.

---

1) Schepelmann, Deutsche Zeitschr. f. Chir. Bd. 120. H. 4.

Es sei schließlich dem Verfasser gestattet, in aller Zurückhaltung die Frage aufzuwerfen, ob man nicht in der operativen Therapie der Herzklappenfehler dadurch weiter kommen könnte, daß man an Stelle stenosierter oder insuffizienter Herzklappen Venenklappen zur Anwendung brächte:

Nehmen wir zunächst ein spezielles Beispiel: Es sei die Aufgabe gestellt, eine Mitralstenose durch eine Operation günstig zu beeinflussen: Dieser Herzfehler hat bekanntlich zur Folge, daß das Blut während der Diastole des Ventrikels nicht in genügender Menge aus dem linken Vorhof in die linke Kammer gelangen kann. Wenn man nun das eine Ende eines Blutgefäßes in den linken Vorhof, das andere in die linke Kammer einpflanzen würde, so würde nunmehr während der Diastole des Ventrikels eine genügende Blutmenge durch dieses Gefäß vom linken Vorhof in die linke Kammer gelangen können, d. h. die Erscheinungen einer Mitralstenose würden verschwinden. Allerdings dürfte man sich dazu nicht eines gewöhnlichen Blutgefäßes bedienen; denn bei Verwendung eines solchen würde zwar während der Diastole des Ventrikels Blut in die Kammer gelangen können, während der Systole desselben jedoch würde Blut aus der Kammer durch das Gefäß in den linken Vorhof zurückgepreßt werden, mit anderen Worten, es würden die Erscheinungen einer Mitralstenose in diejenigen einer Mitralinsuffizienz umgewandelt werden. Damit wäre dem Patienten nicht geholfen. Wenn man nun aber nicht ein gewöhnliches Blutgefäß verwenden würde, sondern ein solches, das in seinem Innern Klappen besitzt, die so stehen, daß sie zwar den Durchtritt von Blut aus dem linken Vorhof in die linke Kammer, nicht aber aus der Kammer in den Vorhof gestatten, so würden die Erscheinungen der Mitralstenose beseitigt werden, ohne daß man dafür diejenigen einer Mitralinsuffizienz in Kauf nehmen müßte. Es frägt sich nur, wo man ein mit einer genügend widerstandsfähigen Klappe ausgestattetes Blutgefäß hernehmen soll.

Die Verwendung einfacher Venenklappen für diesen Zweck wäre nicht möglich, da die Venen durch den mächtigen Blutdruck maximal dilatiert und so die Klappen insuffizient gemacht werden würden. Verfasser hat sich nun die Frage vorgelegt, ob es nicht möglich wäre, in irgend einer Weise widerstandsfähige Klappen künstlich herzustellen. Zunächst könnte man die Klappen dadurch schlußfähig erhalten, daß man die klappenhaltige Vene daran verhindert, sich über ein gewisses Maß auszudehnen. Ich versuchte dies in der Weise, daß ich über die Vene eine in Formol fixierte Kalbsarterie schob, die so eng war, daß die Vene sich in ihr nur wenig ausdehnen konnte.

Weiterhin versuchte ich die Widerstandsfähigkeit der Venenwand gegen den Blutdruck dadurch zu steigern, daß ich sie mit einem langen, feinen Katgutstreifen fest umwickelte. Auch wäre an die Möglichkeit zu denken, die Vene an der Klappenbasis mit einem Aluminiumstreifen nach Halsted (s. 4. Kapitel) zu umgeben und so die Dilatation derselben zu verhindern.

Eine zweite Möglichkeit würde die sein, Klappen künstlich aus Venen herzustellen. Jianu[1]) hat für die Varizenbehandlung dem Gedankengang Delbets (s. 6. Kapitel) folgend empfohlen, an der Vena saphena eine brauchbare Klappe nach der in Abb. 225 dargestellten Methode

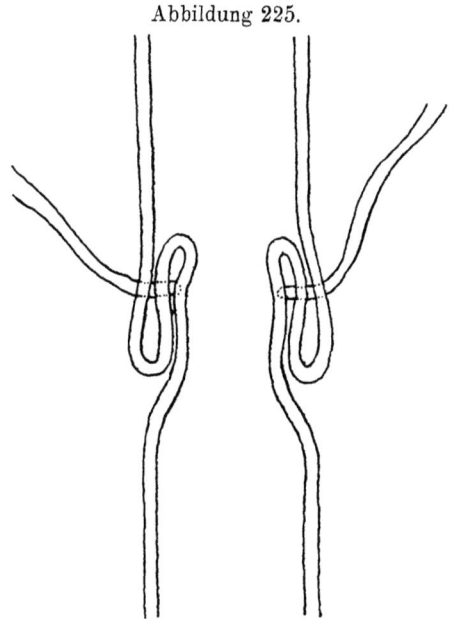

Abbildung 225.

herzustellen: An zwei einander gegenüberliegenden Punkten wird etwas von der Außenwand der Vene mit je einer doppelt armierten Nadel gefaßt. Etwas weiter oben wird der Doppelfaden von außen nach innen, wieder eine Strecke weiter oben von innen nach außen durch die Venenwand geführt. Werden nun die beiden Enden jedes Fadens miteinander verknüpft, so invaginiert sich das untere Stück der Vene in das obere und es entsteht eine Art Klappe.

Unabhängig von Jianu habe ich im Verein mit Lampl ähnliche Experimente ausgeführt. Wir versuchten die Herstellung brauchbarer Klappen nach zahlreichen Methoden. Schließlich gingen wir in folgender

---

1) Jianu, Revista de Chir. 1908. August.

21*

Weise vor: Eine Vene wurde in sich selbst invaginiert (s. Abb. 226), dann die äußere Wand an zwei Punkten (Abb. 227a) inzidiert, je ein Zipfel der inneren Umschlagsfalte (Abb. 228b) herausgezogen und durch eine Naht fixiert (c). Die Vene, welche die so gebildete Klappe trug, wurde End-zu-End zwischen die beiden Enden der durchschnittenen Karotis desselben Tieres eingepflanzt. Die Resultate waren zwar wenig befriedigend, in einem Falle jedoch war die Vene nach 14 Tagen nicht thrombosiert, das periphere Karotisende pulsierte deutlich und das herausgeschnittene Präparat (s. Abb. 229) war nur in der Richtung der Klappen, nicht umgekehrt, für Flüssigkeit passierbar. Ob die Klappe dauernd funktionsfähig geblieben wäre, ist allerdings fraglich. Immerhin scheint es nicht unmöglich zu sein, nach einer ähnlichen Methode Klappen herzustellen, die imstande sein werden, dem Blutdruck dauernd Widerstand zu leisten.

Verfasser hat nun versucht, sich durch eine größere Reihe von Experimenten davon zu überzeugen, ob die Einschaltung klappenhaltiger Venen zwischen zwei Herz-

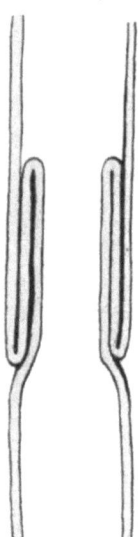

Abbildung 226.

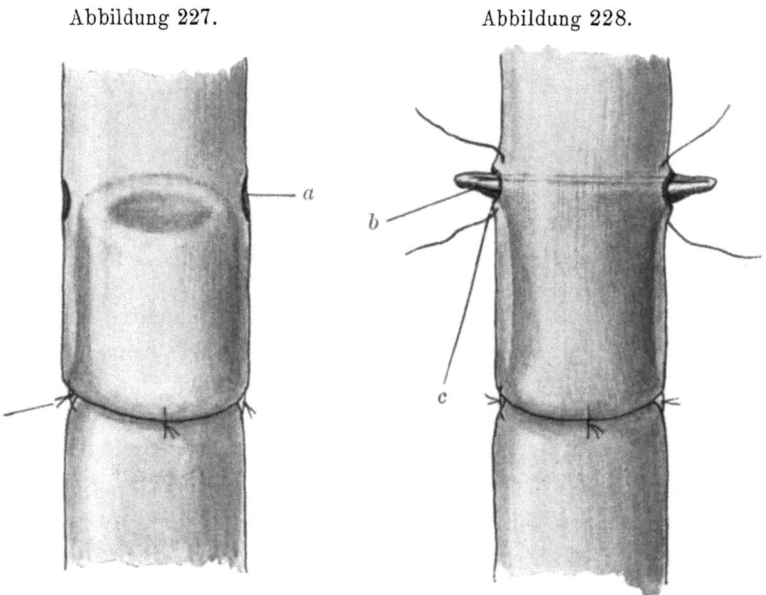

Abbildung 227.   Abbildung 228.

höhlen praktisch durchführbar ist. Dauerresultate wurden bisher nicht erzielt, doch konnte bereits mit Sicherheit gezeigt werden, daß solche

Eingriffe technisch möglich sind. Es sei gestattet, einen solchen Versuch in extenso zu schildern:

Ziemlich kleiner, männlicher Spitz. Operation am 11. Dezember 1912. Einleitung der Meltzerschen Insufflationsnarkose. Die linke Vena jugularis wird freigelegt und in ihrer ganzen Ausdehnung herausgeschnitten. An ihr kraniales Ende wird eine Payrsche Prothese von der in Abb. 44 dargestellten Form befestigt. Die Vene kommt samt der Prothese zunächst in sterile physiologische

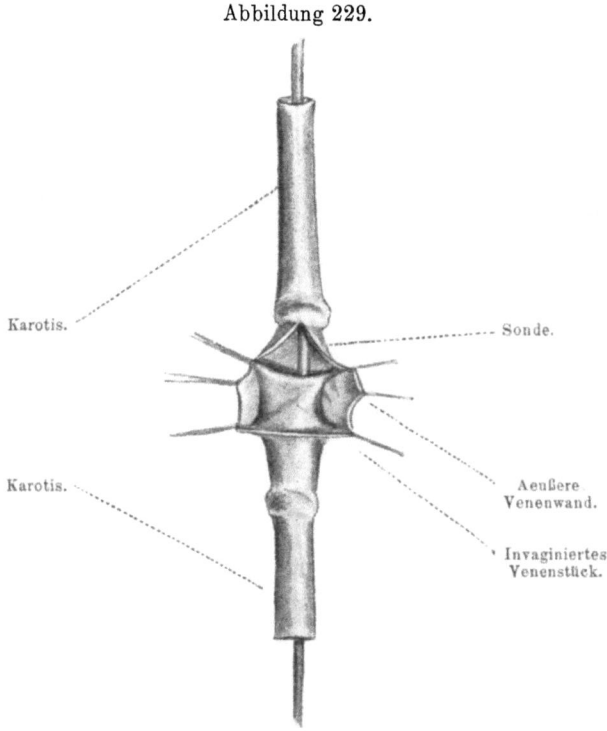

Abbildung 229.

Kochsalzlösung. Das Tier wird auf die rechte Seite gelegt, der Thorax durch einen Schnitt im 4. linken Interkostalraum weit geöffnet und die Wunde mit einem automatischen Wundhaken stark dilatiert. Die Lunge wird mit einer in Vaseline getränkten Seidenkompresse eingehüllt. Freilegung der Arteria anonyma. Sie wird nahe der Aorta zugeklemmt, möglichst weit peripher ligiert und durchschnitten. End-zu-Endanastomose zwischen dem zentralen Ende der Anonyma und dem kardialen Ende der Vena jugularis nach Carrel (s. schematische Abb. 230). Dann wird das Perikard weit eröffnet. An der Vorderfläche des linken Ventrikels etwa $1^{1}/_{2}$ cm unter der Atrioventrikulargrenze wird durch das Epikard und Myokard eine Tabaksbeutelnaht mit einem ziemlich starken Faden angelegt. Der Assistent faßt die Prothese mit einer Klemme. Der Operateur durchsticht die Herzwand in der Mitte der Tabaksbeutelnaht mit einem schmalen spitzen Skalpell, der Assistent führt rasch die Prothese in die mäßig blutende Wunde ein, der Operateur fixiert sie durch Zuziehen der Tabaksbeutelnaht. Die Blutung steht sofort, die Vene pulsiert stark, erweitert sich maximal, ein Klappenpaar wird deutlich sichtbar. Das Herz, das

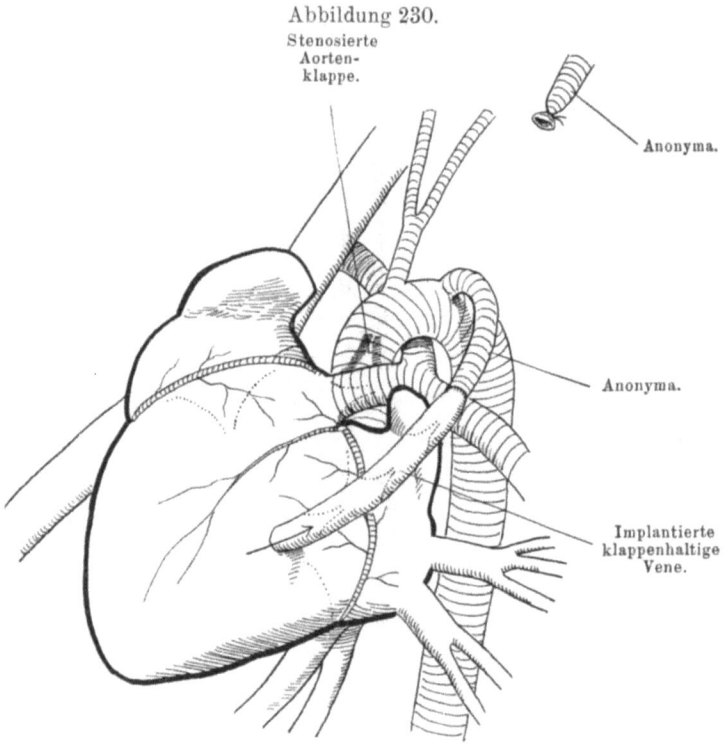

Abbildung 230. Stenosierte Aortenklappe.

sich wie nach jeder Herzoperation vorübergehend dilatiert und arrhythmisch geschlagen hat, pulsiert nach wenigen Sekunden wieder normal. Entfernung der Klemme von der Anonyma. Die Vene wird etwas schmäler. Keine Naht des Herzbeutels. Verschluß der Thoraxwunde in typischer Weise (kein Drain). Großer Verband. Der Hund beginnt unmittelbar nach Entfernung des Trachealrohres spontan ziemlich angestrengt zu atmen.

12. Dezember: Hund liegt noch den größten Teil des Tages, steht aber einige Male auf und macht einige Schritte. Atmung ruhig. Puls an den Femoralarterien rhythmisch und kräftig. Schnauze kalt.

13. Dezember: Befund im wesentlichen der gleiche. Das Tier steigt spontan eine etwa 20 Stufen hohe Treppe hinauf. Puls normal.

14. Dezember: Befinden schlechter. Das Tier liegt wieder viel, wankt, wenn man es aufrichtet. Puls nach wie vor kräftig und rhythmisch. Der Verband wird gewechselt. Ziemlich ausgedehntes Luftemphysem.

15. Dezember: Tier stirbt um 10 Uhr vormittags. Autopsie: Ausgedehntes Luftemphysem; sonst normale Beschaffenheit der Thoraxwunde. Ausgedehnte serofibrinöse Pleuritis und fast komplette Atelektase

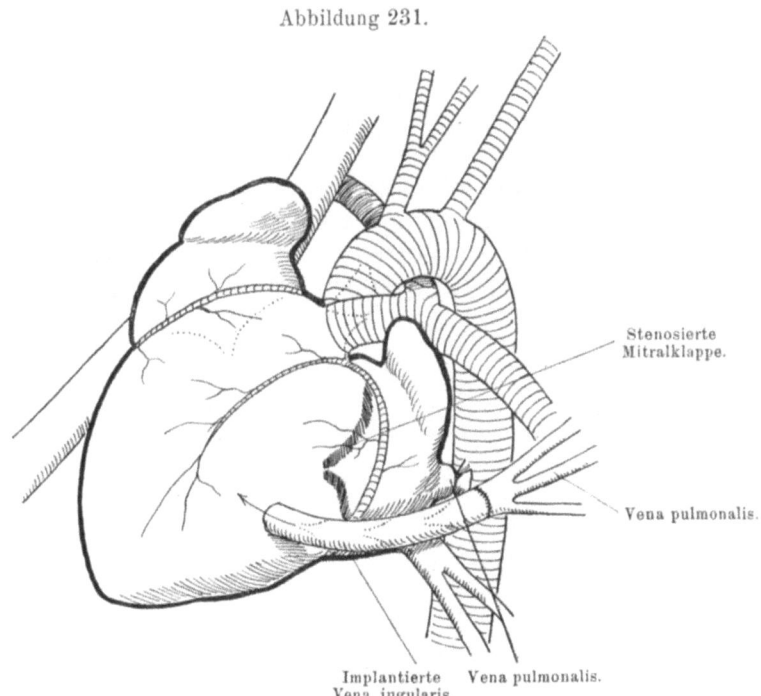

Abbildung 231.

Stenosierte Mitralklappe.

Vena pulmonalis.

Implantierte Vena pulmonalis.
Vena jugularis.

der linken Lunge. Die implantierte Vena jugularis ist stark gefüllt, enthält in ihrem Innern ein ganz frisches Gerinnsel. Der linke Ventrikel wird eröffnet. Die Prothese steht an seiner Innenfläche etwa 2 mm weit vor. An ihrem inneren Ende einige kleine, nicht obturierende Thromben Im Herzbeutel einige kleine Blutgerinnsel und wenig flüssiges Blut. Die Anastomosenstelle zwischen Vene und Arterie ist durchgängig.

Der Gedankengang dieser Operation war der, dem Blut bei einer supponierten Aortenstenose aus dem linken Ventrikel durch die implantierte Vene und die Arteria anonyma Abfluß in die Aorta zu verschaffen. In analoger Weise ging ich in anderen Versuchen bei einer supponierten Mitralstenose vor (s. Abb. 231), indem ich eine Vena pulmonalis nahe dem Herzen ligierte, peripher davon durchschnitt und End-zu-End mit dem kranialen Ende der exstirpierten Vena jugularis anastomosierte, während das kardiale Ende derselben in den linken Ventrikel implantiert wurde, um so dem in der Lunge befindlichen Blut die Möglichkeit zu geben, unter Umgehung der stenosiert gedachten Mitralklappe in den linken Ventrikel zu gelangen; allerdings traten bei diesen Versuchen immer schwere Stauungserscheinungen in dem betreffenden Lungenlappen auf, so daß von der Operation in dieser Form nichts zu erwarten wäre.

Mit Rücksicht auf die noch wenig befriedigenden Erfolge dieser und ähnlicher Versuche soll auf eine ausführlichere Besprechung derselben verzichtet werden. Es kann gegenwärtig nicht einmal mit Sicherheit vorausgesagt werden, ob es gelingen wird, experimentelle Dauerresultate zu erzielen und es wäre dementsprechend lächerlich, sich in Erörterungen darüber einzulassen, ob solche Operationen einmal einen Wert für die praktische Chirurgie gewinnen können. Da sie aber vielleicht geeignet sein dürften, die experimentelle Chirurgie des Herzens einigermaßen zu fördern, glaubte Verfasser dieselben in aller Kürze mitteilen zu sollen.

Sachregister.

A.

Abdecken 34.
Abklemmung, partielle 66, 69, 70.
Abkühlung, Schutz gegen A. 5.
Adventitia, Entfernung der A. 35.
Aluminiumbänder 155, 246.
Anämie 143, 154.
Aneurysma 246, 254.
— Ueberbrückung des A. 262.
Aorta, Ersatz der A. 80, 137.
— Ligatur der A. 227.
— Naht der A. 236.
— thoracica 297, 303.
Aortenaneurysmen 302.
Arteria pulmonalis 163, 242.
Arteriennaht, zirkuläre 34.
— Resultate der A. 118, 235.
Arterientransplantation 100, 122, 129, 132, 230.
Arterienvenenanastomosen 57, 127, 154.
Arteriotomie 239.
Aszites 262.
Autotransplantation, Allgemeines über A. 176.

B.

Basedow 151, 245.
Baumwollfäden 28.
Blutgefäßanastomosen, Zirkulationsveränderungen infolge von B. 141.
Blutleere, Esmarchsche 32.
Blutplättchen 17.
Blutstrom, Umkehrung des B. 145.
Bluttransfusion 282.
Blutung, Beherrschung der B. 41.
Botalloscher Gang 165.

C.

Cava, Ligatur der C. 191, 228, 231.
Chordotom 319.
Coronararterien 317.

D.

Darm, Transplantation des D. 215.
Darmarterien 238.

Desinfektion 5, 15, 22.
Drainage 3.
Ductus choledochus 253.
— thoracicus 248.
Durchblutungsversuche 168.

E.

Ecksche Fistel 31, 62, 83, 159.
Einflicken von Gefäßstücken 62.
Elfenbeinprothesen 90.
Elsbergsche Kanüle 56, 291.
Endoaneurysmorrhaphie 258.
Endothel, Adaptierung des E. 21, 79.
Endothorakale Operationen 8.
End-zu-Endanastomosen 61, 87, 89, 90, 91, 93, 94, 100, 101, 104, 105, 106, 110.
End-zu-Seitanastomosen 34, 48, 51, 52, 71, 77, 89, 90, 91, 93, 94, 97, 98, 101, 102, 104, 106, 107.
Epithelkörperchen, Transplantation der E. 211.
Esmarchsche Blutleere 32.
Eventration 5.
Exophthalmus 246.
Exsudat 12.
Extremitäten, Transplantation der E. 215.

F.

Fäden 22, 23, 27.
Fibrinbildung 17.

G.

Galalithprothesen 110.
Gangrän 98.
Gefäßtransplantation 129, 132, 230.
Gehirnfunktion 169.
Gerinnselbildung 16.
Geschichte der Gefäßnaht 1, 82 ff.
Gewebesaft 22.
Glasröhrchen 89, 299.

H.

Haar als Nahtmaterial 27.
Haltefäden 36, 46.

Halteinstrument 45.
Handschuhe 6.
Heilungsprozeß nach Gefäßnähten 112.
Herz, Durchblutung des H. 168.
— Freilegung des H. 305.
— Transplantation des H. 212.
Herzkollaps 309.
Herznaht 312.
Herzoperationen, Blutsparung bei H. 314.
Herzverletzungen 311.
Herzwand, Resektion von H. 316.
Heterotransplantation, Allgemeines über H. 172.
Hirudin 243.
Hohlvenen, Verschluß der H. 242.
Homoiotransplantation, Allgemeines über H. 171.
Hydrocephalus 271.
Hyperämie 142, 157, 245.

I, J.

Infektion 3, 7, 12, 20.
Instrumente für Gefäßnaht 26.
Insufflationsnarkose 8 ff.
Invagination 90.
Jugularis, Transplantation der J. 230.

K.

Kalk, Verwendung des K. 15.
Karzinom 237.
Katgutfäden 103.
Katheterismus von Blutgefäßen 249.
Klemmen 30.
Knochenprothesen 97.
Knopfnaht 42.
Koagulation 16, 22.
Konservierung von Gefäßen 133.
Kopf, Transplantation des K. 159, 225.

L.

Lappenplastik 59, 105.
Lappenwunden 53.
Leber, Hyperämie der L. 163.
Ligatur großer Gefäße 227.
Luftembolie 241.
Lungenstauung 158.

M.

Magnesiumprothesen 47, 104, 107.
Media 21.
Mesenterialvene 163.
Milz, Transplantation der M. 226.
Mosquito 34.
Myxödem 151.

N.

Nachbehandlung 7.
Nadelhalter 34.

Nadeln 23, 26.
Naht, Technik der N. 38, 47.
Nahtmaterial 27.
Narben nach Gefäßwunden 115.
Narkose 5.
Nebennieren, Transplantation der N. 202.
Nieren, Transplantation der N. 181.
Nierengefäße 190, 237.

O.

Operationstechnik, Allgemeines über O. 6.
Ovarien, Transplantation der O. 211.

P.

Parabiose 167.
Partielle Abklemmung 65.
Perikard 308.
Peritoneum 135.
Pfortaderblut 62.
Pinzetten 33.
Plastik großer Gefäße 80.
Prothesen 47, 48, 49, 51, 72, 97, 98.
Prothesenhalter 49, 99.

R.

Resultate der Gefäßnaht 118, 119, 122, 128, 132, 236.
— — Organtransplantation 181.
Ringprothesen 48, 49, 75.

S.

Sauerstoff, Einblasen von S. 250.
Scheren 33.
Schilddrüse 152, 203.
Schlitzwunden 53, 82, 87, 88, 104, 105.
Seide 27.
Seidentücher 34.
Seit-zu-Seitanastomosen 62, 63, 64, 65, 85, 109, 151.
Serre fine 30.
Statistik 235.
Sterilisation 28.
Struma 152, 245.
Substanzverluste, Versorgung der S. 94.

T.

Talmasche Operation 263.
Technik der Gefäßnaht 25.
Thorax, Operation im Innern des T. 8.
Thrombose 16, 22, 239.
Thrombokinase 24.
Tieroperationen, Allgemeines über T. 2 ff.
Transplantation, Allgemeines über T. 176.

U.

Ueberbrückung von Ligaturen 108, 230.
U-Nähte 44, 89, 96, 100.
Ureter 135, 165, 253.
Urethra 253.

V.

Varizen 279.
Vaseline 23.
Vena portae 228.
Venen, Implantation von V. in Arterien 79, 107, 108.
Venenklappen 126, 322, 323.
Venennaht 55, 83, 119, 235.
Venentransplantation 122, 123, 235.
Venoperitoneostomie 268.
Ventildrainage 12.
Verbände 6, 14.
Verengerung von Blutgefäßen 6, 22, 154.
Verlangsamung des Blutstromes 20.
Verschluß, allmählicher 247.
— von Operationswunden 6, 15.
Vorbereitung der Tiere 4.

W.

Widerstandsfähigkeit von Gefäßnähten 113.
Wietingsche Operation 98, 109, 274.

Z.

Zinkpflaster 100.
Zylinderprothesen 51.

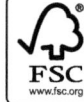

MIX
Papier aus verantwortungsvollen Quellen
Paper from responsible sources
FSC® C105338

If you have any concerns about our products,
you can contact us on
ProductSafety@springernature.com

In case Publisher is established outside the EU,
the EU authorized representative is:
**Springer Nature Customer Service Center GmbH
Europaplatz 3, 69115 Heidelberg, Germany**

Printed by Libri Plureos GmbH
in Hamburg, Germany